CW00695662

ISBN 978-0-265-29712-4
PIBN 10338319

BEITRÄGE

ZUR

AUGENHEILKUNDE

FESTSCHRIFT

JULIUS HIRSCHBERG

VON SCHÜLERN UND FREUNDEN

AUS ANLASS

SEINER FÜNFUNDZWANZIGJÄHRIGEN WIRKSAMKEIT
ALS PROFESSOR AN DER UNIVERSITÄT BERLIN

IN VEREHRUNG ÜBERREICHT

LEIPZIG
VERLAG VON VEIT & COMP.
1905

MIT 24 ABBILDUNGEN IM TEXT UND 10 TAFELN

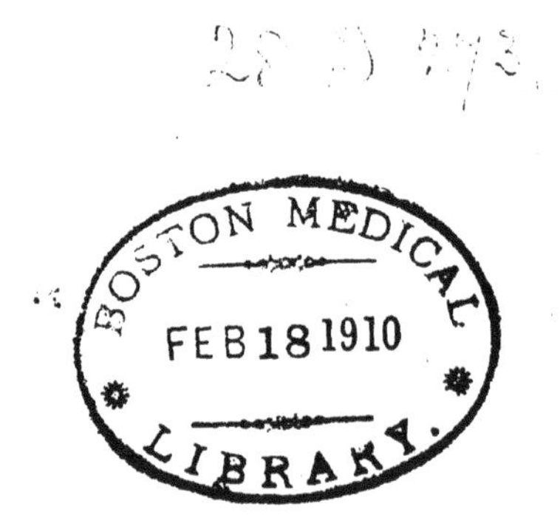

Druck von Metzger & Wittig in Leipzig.

Inhalt

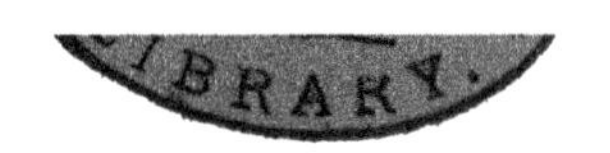

Blépharoplastie par la méthode italienne modifiée (opération de Graefe).

Par le

Professeur **de Lapersonne**
de Paris.

Bien que décrite partout, la blépharoplastie par la méthode italienne a été rarement pratiquée. Ayant eu l'occasion de faire récemment une opération de ce genre et ayant obtenu un excellent résultat, il m'a paru intéressant de montrer les avantages de cette méthode dans certains cas bien déterminés d'ectropion cicatriciel. Le succès est rendu maintenant plus facile par une asepsie parfaite et par la simplification des appareils qui rendent supportables l'immobilisation dans une position gênante.

C'est avec intention que j'ai choisi ce sujet de chirurgie oculaire pour le faire figurer dans le Livre Jubilaire que la piété de ses élèves prépare pour la glorification de mon éminent collègue, le professeur Hirschberg. Tout le monde sait combien mon vénéré maître Panas aimait cette chirurgie autoplastique et quels nombreux et ingénieux procédés il a introduit dans la chirurgie des paupières. Dans son Traité des Maladies des yeux, il consacre plusieurs pages à cette opération qu'il n'avait pas eu l'occasion encore de pratiquer, depuis qu'elle avait été remise en honneur par le professeur Berger. Il m'a semblé qu'à défaut du Maître disparu, qui n'aurait pas manqué d'offrir à son illustre ami une de ses études les plus magistrales, je devais apporter cette modeste contribution sur un de ses sujets de prédilection.

D'ailleurs il ne faut pas oublier que si la méthode à lambeaux pédiculés, pris à distance, porte le nom de méthode italienne ou de Tagliacozzi, nous devons à Karl Ferdinand Graefe, le père du grand ophtalmologiste, un perfectionnement assez considérable pour qu'on ait pu donner à son opération le nom de méthode allemande. A ce titre encore cette étude méritait de figurer dans cet ouvrage.

On sait que K. F. Graefe, supprimant les lenteurs de la méthode italienne appliquée à la rhinoplastie, taillait sur le bras et, dans la même séance, fixait au nez le lambeau qui devait servir à le reformer. Entre les mains de Graefe et de ses élèves, cette opération donna de très beaux résultats dans la rhinoplastie; avec Fabrizi (de Modène) les indications furent étendues à la réparation de plaies ou de cicatrices vicieuses de différentes parties du corps. Mais de nombreux revers attribués à la méthode allemande et qui n'étaient imputables qu'au défaut d'antisepsie, entraînant la suppuration et le sphacèle du lambeau, la firent abandonner pour un assez long temps. Dieffenbach, revenant à l'ancienne pratique de Tagliacozzi, en exagérait même la lenteur.

N'avons-nous pas vu les procédés les plus rationnels, en chirurgie oculaire comme en chirurgie générale, abandonnés en raison des accidents formidables auxquels ils donnaient lieu jusqu'au jour où l'antisepsie a permis de les employer sans danger? N'a-t-on pas délaissé presque complètement l'extraction de Daviel pour revenir à l'ancien abaissement de la cataracte? Et l'ovariotomie n'a-t-elle pas été traitée d'opération criminelle?

L'application immédiate du lambeau cruenté sur la surface à recouvrir d'après la méthode de Graefe, devait nécessairement conduire à la blépharoplastie. Ce n'est cependant qu'en 1879 que le professeur Berger l'employa pour la première fois. Il s'agissait d'un cas d'ectropion complexe dans lequel toute la peau de la face et du front avait été transformée en tissu cicatriciel par un lupus. Très laborieuse par elle-même et par ses suites, l'opération eut cependant un plein succès, le pédicule du lambeau fut sectionné le vingt-deuxième jour et, six mois après, M. Berger présentait le résultat très satisfaisant à la Société de Chirurgie.[1]

Depuis cette époque, et pendant plus de vingt ans, M. Berger s'est attaché à perfectionner cette méthode d'autoplastie et à rechercher ses applications diverses, non seulement pour les restaurations de la face, mais aussi pour la correction des difformités résultant de pertes de substances ou de cicatrices du tronc et des membres. S'il a été suivi par un assez grand nombre de chirurgiens pour cette seconde partie, il n'y a pas beaucoup d'opérateurs qui aient essayé la méthode italienne modifiée pour les autoplasties de la face. Dans ces derniers temps, cependant, mon collègue et ami Charles Nélaton a fait un assez grand nombre de rhinoplasties pour lesquelles il s'est servi de

[1] Bull. et Mém. de la Soc. de Chirurgie N. S. T. VII p. 203. 17 mars 1880.

la méthode italienne. Avec M. Ombredanne, chirurgien des hôpitaux, il vient de faire paraître sur cette question un livre des mieux documentés.[1]

Quant à la blépharoplastie, elle n'a été faite en France, du moins à ma connaissance, que quatre fois et par M. Berger. Trois cas se rapportent à des ectropions de la paupière inférieure, ils ont donné les meilleurs résultats. Dans un quatrième, il s'agissait de la restauration des deux paupières chez une épileptique: la malade succomba à la suite d'accidents à forme syncopale, la veille du jour où on devait détacher le lambeau. La mort fut attribuée à l'intoxication iodoformique.

Depuis longtemps j'étais convaincu de la possibilité d'obtenir d'excellents résultats par cette opération et j'attendais une occasion favorable pour la pratiquer. Il me semblait que la position du bras, placé au contact de la région temporale, pour rapprocher le lambeau brachial de la paupière, serait beaucoup moins gênante que la position exigée pour la rhinoplastie. D'autre part il me paraissait que nous étions assez sûrs de notre asepsie pour obtenir une bonne vitalité du lambeau.

En ce qui concerne l'appareil de contention, j'avais le choix entre l'appareil plâtre de Ch. Nélalon, qui a l'avantage de pouvoir être fait immédiatement par le chirurgien et d'être très solide, mais qui est lourd et très chaud, et l'appareil de Berger, qui a été très simplifié par son auteur. Ayant eu l'occasion de voir appliquer ces deux appareils, je n'ai pas hésité à choisir le second. Je demande la permission de le décrire sommairement; un de nos photographies, d'ailleurs, en donne une bonne idée.

L'appareil de Berger[2] se compose:

1° D'une capeline en peau de chien, sorte de passe-montagne, doublée et bordée en peau plus fine, capitonnée sur le sommet de la tête pour éviter la pression douloureuse de l'avant-bras, capitonnée aussi sur les tempes et sur tous les points où peut s'exercer une compression capable de déterminer des douleurs ou d'amener des lésions de la peau. Cette capeline se fixe au moyen de lacets en avant et en arrière sur la ligne médiane. Sa portion cervicale peut se resserrer au moyen d'une courroie bouclée sur la nuque et dont

---

[1] Ch. Nélaton et Ombredanne, La Rhinoplastie en Traité de médecine opératoire et de thérapeutique chirurgicale de Berger et Hartmann. Paris 1904. Steinheil.

[2] Berger, Bulletin de l'Académie de Médecine 1896, p. 260.

le resserrement assure l'adaptation de la partie inférieure de l'appareil au pourtour de la mâchoire, à la région sus-hyoidienne et au cou. Une courroie placée autour de la tête fixe à la circonférence du crâne la partie supérieure de la capeline, passant au-dessus des oreilles.

2° Une large ceinture de cuir entoure la taille et se trouve reliée à la capeline par plusieurs courroies croisées en avant et en arrière. Lorsque le malade est tranquille dans son lit, cette ceinture qui assure l'immobilité de l'appareil et qui soulage la région sus-hyoidienne et le maxillaire inférieur, peut être débouclée.

3° Un gantelet en tissu élastique, lacé d'un bout à l'autre, prend la main, l'avant-bras et la partie inférieure du bras. Au niveau du pli du coude et du premier espace interdigital il y a un espace libre, bordé de peau souple pour éviter les lésions cutanées.

4° Le gantelet est fixé à la capeline et le système entier est immobilisé par des sangles, qui passent d'une part dans les glissières ou coulants, disposés tout autour de la capeline et d'autre part dans des coulants disposés sur le gantelet au-dessus et au-dessous du coude. Cette disposition permet non seulement de fixer le bras et l'avant-bras, mais aussi de leur faire subir le mouvement de rotation nécessaire pour la parfaite application du lambeau. En effet, contrairement à ce qu'on est obligé de faire pour la rhinoplastie, après avoir taillé le lambeau brachial, dans une partie parfaitement déterminée d'avance, le bras est fixé à la tête par les sangles et suivant les coulants dans lesquels elles sont passées, le bras peut être plus ou moins rapproché. Ainsi on s'assure d'avance que le lambeau s'applique facilement sans tiraillements et sans torsion de son pédicule. Les points de suture peuvent être dès lors facilement placés.

Ayant fait fabriquer cet appareil sur mesure par MM. Mayet et Guillot, bandagistes des hôpitaux, je me disposai à opérer mon malade.

*
* *

Il s'agissait d'un garçon de 22 ans, solide et bien portant, qui présentait des cicatrices étendues de la face à la suite de brûlures par chute dans le feu à l'âge de 13 mois. Tout le côté droit de la face, les régions temporale, frontale et pariétale du crâne étaient recouverts par un mince tissu cicatriciel, réduit en certains endroits à une lame d'épiderme accolée au périoste. Le bord palpébral supérieur répondait à la région du sourcil, la paupière inférieure était également en ectropion très marqué (Fig. 1). Les contractions de l'orbiculaire ne faisaient qu'exagérer cet ectropion, sans amener l'occlusion. L'œil toujours larmoyant qui, jusqu'à l'hiver dernier, était resté indemne, présentait une kératite assez intense ulcéreuse et panneuse; la vue était très diminuée; cet œil faisait souffrir le malade.

A gauche il existe un léger ectropion de la paupière inférieure qui ne gêne pas l'occlusion des paupières. Sur différentes parties du corps on voit de larges cicatrices de brûlures. La main droite est réduite à un moignon ne portant qu'un seul doigt et le pouce. Notre homme s'en sert adroitement mais ne peut écrire qu'avec la main

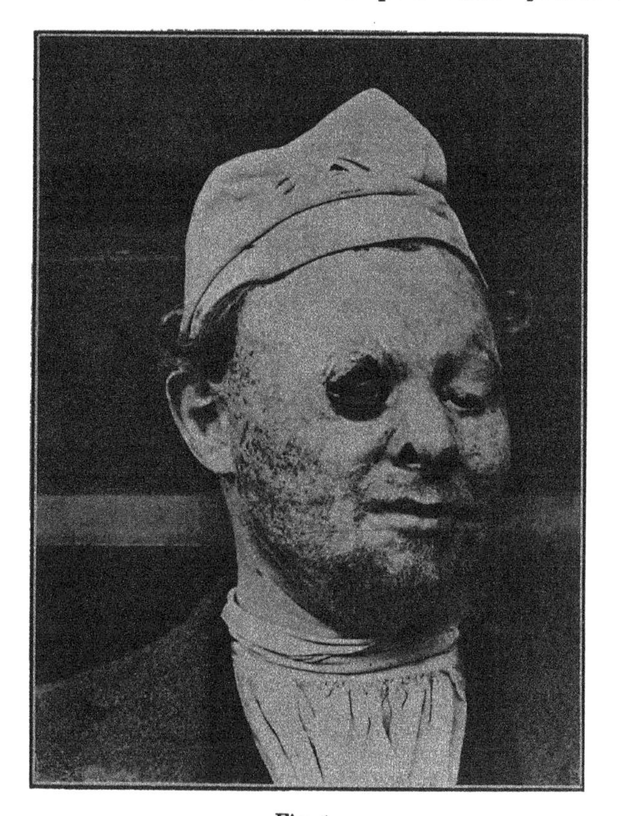

Fig. 1.

gauche. Celle-ci d'ailleurs est aussi très déformée; le pouce est entier; aux 2°, 3° et 4° doigts, la dernière phalange manque, le petit doigt est à peu près intact.

Notons enfin que du côté du membre supérieur droit, les cicatrices ne remontent pas au-dessus du coude. La peau du bras est parfaitement saine, blanche, glabre: il s'agit d'un blond, tirant sur le roux.

Pour arriver à protéger cet œil droit, il ne fallait pas songer à prendre un lambeau dans les régions voisines, toutes cicatricielles. Comme il s'agissait d'un garçon intelligent, j'avais mis en parallèle devant lui les avantages et les inconvénients du lambeau sans pédicule, pris dans une région éloignée, mais dont la vitalité serait précaire, et du lambeau pédiculé, selon la méthode italienne, avec l'immobilisation longtemps prolongée du bras dans une position gênante; il n'avait pas hésité à choisir la seconde méthode.

Ayant habitué notre malade au port de l'appareil pendant plusieurs heures par jour, je procédai à l'opération le 14 mai 1904. Je plaçai d'abord les parties principales de l'appareil, la capeline, le brassard et la ceinture non serrée, muni de ses lacs élastiques.

Le malade étant chloroformé, je pratiquai successivement 1° l'avivement des bords palpébraux, 2° le relèvement de la paupière inférieure par des incisions à la Wharton Jones, 3° la dissection de la paupière supérieure, 4° enfin la suture des bords des paupières rendues très mobiles par cette dissection. Au-dessus du bord palpébral supérieur, j'avais eu la précaution de conserver une mince lame de tissu de 2 à 3 millimètres de largeur. Autour de la perte de substance fronto-palpébrale, résultant de l'abaissement du bord palpébral, le tissu cicatriciel qui remplaçait la peau était assez adhérent à l'os, je le libérai tout autour pour faciliter la coaptation du lambeau que j'allais apporter.

Les mesures de la surface à recouvrir étant prises, je disséquai sur le bras droit, à l'union du tiers moyen et du tiers inférieur sur les surfaces interne et antérieure, un large lambeau à grand axe presque transversal, à base interne, avant la forme d'un U, aussi large près du sommet qu'à la base et ayant environ 8 centimètres dans l'axe horizontal et 4 centimètres dans le vertical. Le lambeau était doublé d'une bonne couche de tissu cellulaire sous-cutané, que je me gardai bien d'enlever. L'hémorrhagie étant facilement arrêtée par la compression, je laissai absolument à vif, sans essayer de les rapprocher, les bords de la plaie brachiale pour ne pas gêner la circulation du lambeau.

Le bras fut alors porté dans la position calculée d'avance et à laquelle à plusieurs reprises le malade avait été habitué: toutes les pièces de l'appareil furent alors réunies entre elles par les lacs bien tendues. L'immobilisation étant parfaite, le lambeau fut renversé et nous vîmes qu'il se coaptait très bien sans tiraillements ni torsion exagérée du pédicule. Réunion par de nombreuses sutures à la soie fine. Comme pansement nous nous sommes contentés de compresses de gaze stérilisée, maintenués humides par de l'eau stérilisée. L'opération a duré une heure un quart.

Les jours suivants le malade a supporté sans fatigue, avec gaieté même, la position du bras sur la tête. Calé avec de coussins, fréquemment assis sur son lit, levé dès le troisième jour, on le voit dans

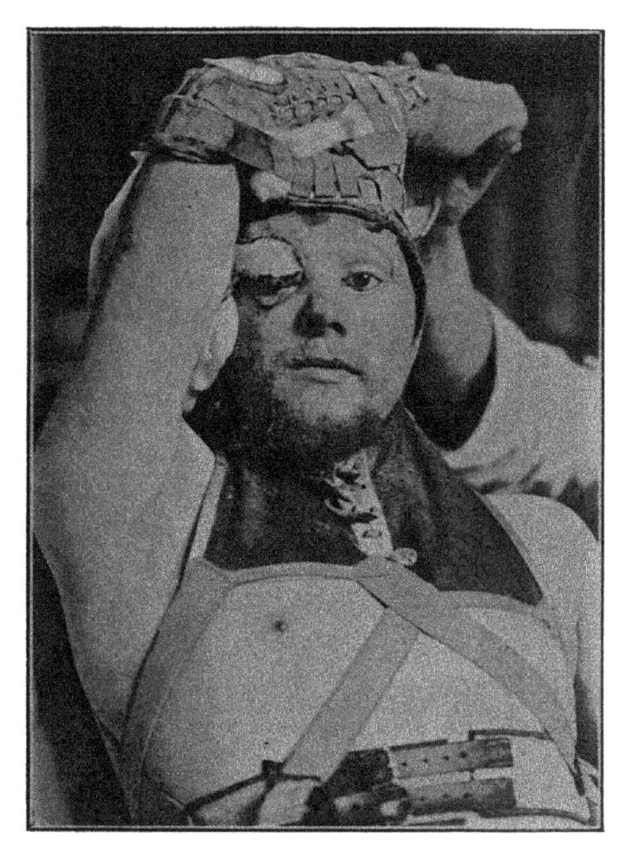

Fig. 2.

son appareil au onzième jour: la photographie a été prise dans son lit. (Fig. 2).

Les pansements humides ont été, vite remplacés par des pansements secs, les fils de la tarsoraphie on été enlevés le cinquième jour: les autres du 6° au 8° jour. Ils se sont tous réunis par première intention sauf deux à la partie supéro-interne. Le lambeau est resté bien vivant, il n'y a pas eu de desquamation de son épiderme, mais il était insensible.

Le 26 mai, c'est-à-dire 12 jours pleins après l'opération, le malade étant chloroformisé, le pédicule a été sectionné; de plus la base du lambeau a été suturée au bord externe de la perte de substance et nous avons fait deux points de suture complémentaires en haut et en dedans au niveau des points qui n'avaient pas pris.

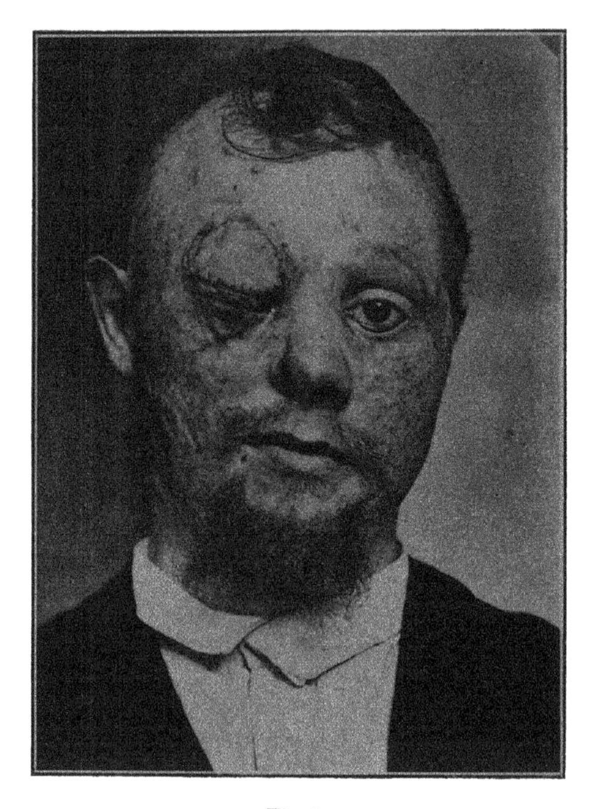

Fig. 3.

Tout l'appareil étant enlevé, nous avons ramené lentement, mais sans difficulté, le bras le long du corps. Sur la perte de substance du bras, nous avons adapté avec quelques sutures le reste de la base du lambeau sectionné et nous avons placé 5 greffes dermo-épidermiques à la Reverdin-Ollier sur la surface cruentée débarrassée de ses bourgeons charnus, à quelque distance du bord déjà épidermisé. La plaie a été recouverte de protective et le pansement n'a été levé que 5 jours après; toutes les greffes étaient adhérentes.

Du côté de la paupière, la base du lambeau ne s'est pas réunie, les fils ont coupé, mais la réunion par bourgeonnement était complète le 16 juin, au moment de la sortie du malade. Notre collègue Berger nous a dit depuis que dans ses dernières rhinoplasties, il avait renoncé à suturer immédiatement la base du lambeau sectionné, dont la vitalité n'était pas suffisante pour faire les frais d'une réunion rapide et qu'il se contentait de façonner le lambeau quelques temps après.

La dernière photographie, sans retouches et très poussée, accuse tous les détails, toutes les cicatrices. Elle a été prise exactement 32 jours après l'opération, au moment du départ du malade (Fig. 3). Le lambeau n'est pas exubérant et a pris la forme de la perte de substance. Il mesure 48 millimètres dans son diamètre transversel et 31 millimètres dans le vertical.

* *

Le succès obtenu dans ce cas tient à plusieurs causes. La principale est, à mon avis, l'usage d'un bon appareil d'immobilisation, assez léger pour ne pas fatiguer le patient, assez élastique pour lui permettre quelques mouvements, ne pas gêner sa respiration et lui laisser la faculté de se lever, permettant au chirurgien de rectifier tous les jours la position grâce à l'emploi des lacs élastiques et des coulants sans avoir la crainte de tirailler le lambeau.

Il va sans dire qu'une asepsie rigoureuse a seule permis une réunion rapide et sans incidents Mais il y avait aussi une surveillance très étroite à exercer, des pansements fréquents et délicats à faire, des changements de position pour soulager l'opéré, des encouragements à lui donner. L'interne en service, M. Maugeais, a fait tout cela avec beaucoup d'intelligence et de dévouement. Mais ne sommes-nous pas habitués à trouver cette délicate bonté dans nos jeunes collaborateurs et ne les voyons-nous pas s'attacher d'une façon touchante à nos grands opérés? Il faut noter que pas une seule fois il n'a été nécessaire de donner des hypnotiques et que les fonctions digestives ont toujours été excellentes.

Je dois ajouter que nous avons eu affaire à un opéré d'une patience exemplaire, très désireux de guérir et ce qui n'est pas inutile de dire, extrêmement reconnaissant de ce qu'on a fait pour lui.

Je reste donc convaincu que la blèpharoplastie par la méthode italienne modifiée sera de plus en plus l'opération de choix lorsque l'état cicatriciel des tissus ne permettra pas de prendre un lambeau pédiculé dans le voisinage des paupières. Nous savons trop bien que les lambeaux sans pédicule ont une vitalité insuffisante. Quel que soit le mode de dissection de ce lambeau, quels que soient les précautions aseptiques prises pour obtenir une réunion rapide, le tissu cicatriciel sous-jacent a une tendance presque fatale à se reformer contre laquelle ne peut lutter un lambeau dont la vitalité est si précaire. Bien plus ce lambeau se résorbe: Panas a eu l'occasion d'examiner histologiquement un pareil lambeau, trois mois après l'opération, chez un épileptique mort dans un accès. La peau transplantée, lisse et vernissée, était partout adhérente au tissu cellulaire souscutané. Le derme, très réduit d'épaisseur, manquait de papilles, bien que l'épiderme conservât sa constitution habituelle. La vascularité du lambeau était relativement pauvre et nulle part il n'y avait de nerfs.[1]

Le seul point délicat c'est évidemment de faire supporter pendant 12 à 20 jours une position gênante et fatigante. N'a-t-on pas observé des raideurs articulaires lorsqu'on a enlevé l'appareil et Ch. Nélaton n'a-t-il pas cité un cas d'embolie mortelle au moment où on a voulu ramener le bras dans la position ordinaire? Je pense que pour cette opération il ne faut s'adresser qu'à des sujets jeunes, *voulant guérir.* Le placement de l'appareil pendant plusieurs heures dans les jours qui précéderont l'opération, permettra de tâter leur susceptibilité et de mesurer pour ainsi dire leur degré de patience.

Paris, le 14 juillet 1904.

---

[1] Traité des Maladies des yeux II, p. 176.

Xanthome double et symétrique des conjonctives bulbaires.

Par le

Dr. **van Duyse,**

Professeur de clinique ophtalmologique à l'Université de Gand.

(Avec planche I et II.)

Le xanthome n'a pas été signalé jusqu'ici sur la conjonctive bulbaire.

Il n'est pas rare de rencontrer sur la peau des paupières, notamment chez les femmes ayant passé les quarante ans, des taches d'ordinaire symétriques, de couleur jaunâtre, jaune soufre ou peau de chamois. Elles sont plates ou proéminentes; ces productions, xanthélasma ou xanthome, plan et tubéreux, se développent plus rarement en d'autres régions du tégument cutané. Sur 103 cas de xanthome POENSGEN a trouvé 92 fois les paupières atteintes.

En des observations demeurées tout à fait rares, le xanthome a été relevé au niveau de certaines muqueuses: muqueuse nasale, bouche, œsophage, larynx, trachée, bronches (SMITH, LEGG, CHAMBARD). Il a été observé également sur des membranes séreuses (capsule de la rate), sur l'intime des vaisseaux (cône aortique dans le cas de LEHZEN, KNAUS), sur l'endo- et le péricarde (BALZER).

Dans un cas unique la cornée a été le siège d'une production xanthomateuse (cas de DE GRAEFE-VIRCHOW-HIRSCHBERG).

Les lignes qui suivent sont consacrées à l'étude d'un xanthome double et symétrique des conjonctives bulbaires. Elles montreront la similitude de cette néoplasie avec les xanthomes cutanés décrits par les auteurs notamment par KNAUS, TOUTON, GEYER, RICHTER. Cette analogie avait été pressentie en clinique de par la coexistence des xanthomes des paupières et de la face.

Observation.[1]

Madame D., 47 ans, mariée, n'a jamais été enceinte. Elle est d'excellente constitution, un peu replète et éminemment nerveuse. Père mort à 83 ans; mère âgée de 87 ans et encore en bonne santé. Ni l'un ni l'autre n'ont présenté d'affection cutanée. Une sœur est morte à la suite d'un cancer généralisé du sein. Un frère bien portant présente de temps à autre des poussées d'eczéma professionnel.

Madame D. est actuellement à l'époque de la ménopause. Sa santé n'en est guère altérée. Son teint est mat, comme il l'a été de tout temps. Comme antécédents pathologiques, son médecin a relevé des crises douloureuses à l'épigastre, et quoique l'existence de calculs n'ait pas été établie, il a rattaché l'une d'elles à des coliques hépatiques. Il y a une dizaine d'années il y eut des troubles digestifs avec symptômes d'infection gastro-intestinale, subictère persistant et amaigrissement prononcé. Depuis lors la santé est redevenue parfaite. Les urines ne contiennent aucune trace de sucre, ni d'albumine.

L'existence des productions épibulbaires a été relevée par le Dr. Monjoie au début de 1903. Elles avaient évolué au dire de l'intéressée depuis de longs mois, les excroissances d'aspect graisseux ayant lentement augmenté de volume.

Sur chaque œil, de part et d'autre de la cornée non intéressée, est plantée une masse inégalement arrondie, ovalaire, de coloration jaunâtre, faiblement rougeâtre, portant des vaisseaux à sa surface irrégulière et saillante entre les paupières. Les quatre tumeurs occupaient, à part la cornée, presque toute l'ouverture de la fente palpébrale et s'étendaient sur le bulbe au delà du niveau des bords des paupières normalement ouvertes, gênant les mouvements et l'occlusion de ces dernières. Le diamètre de ces tumeurs, identiques de forme et d'aspect, varie entre 5 et 10 mm, leur épaisseur entre 2 et 4 mm. Elles se sont développées lentement, parallèlement dans les deux yeux et sont parfaitement symétriques. C'est la gêne apportée aux excursions palpébrales, bien plus que la défiguration, qui a déterminé le sujet à réclamer leur ablation. Elles sont indolores et n'ont pas provoqué de catarrhe conjonctival, apparent du moins.

Les paupières sont le siège de xanthomes, mais non à l'endroit où on les relève habituellement.

A droite ils forment une bandelette naissant au dessus du canthus interne; contournant ce dernière ils finissent en devenant plus larges, au dessous du ligament palpébral, dans la paupière inférieure. De ce côté un xanthome occupe, en regard de la fente palpébrale, la face latérale de la racine du nez. Il existe également une production de ce genre à la tempe droite.

---

[1] L'anamnèse nous a été obligeamment communiquée par le Dr. Monjoie, de Huy.

A gauche le xanthome occupe le tiers extérieur de la paupière supérieure. Un exemplaire est planté immédiatement sous le sourcil, en regard du précédent. Plusieurs nodules, 5 à 6, occupent la région jugale, le plus voisin de la paupière, en forme de bandelette et se disposent à la hauteur du rebord orbitaire inférieur, partie externe.

A la poitrine on remarque un xanthome au niveau de la 3ᵉ articulation chondro-sternale gauche ainsi que sur le sein gauche; une demi-douzaine de ces productions se montrent à l'union de la région deltoïdienne antérieure avec le bras.

Toutes ces tumeurs ont une coloration jaune pâle et sont peu saillantes, sauf celle de la paupière supérieure gauche qui proémine de 3 à 4 mm; elles sont la plupart arrondies, à contour irrégulier et d'un diamètre de 5 à 10 mm. Absolument indolores, elles font partie intégrante de la peau, se meuvent avec elle.

Deux tumeurs épibulbaires (latérale droite — *A* — et nasale gauche — *B*) furent enlevées par le Dr. Bribosia, de Namur, le 5 février 1904. La tumeur nasale droite — *C* —, la plus volumineuse, fut extirpée huit jours plus tard. Elle paraissait s'étendre assez profondément du côté de la caroncule et adhérer à la capsule du tendon du droit interne. L'opération fut relativement laborieuse, l'hémorragie abondante; l'autoplastie conjonctivale put être réalisée. Quant à la tumeur latérale — *D* — de l'œil gauche, elle avait déjà fait l'objet d'une intervention opératoire du Dr. Monjoie et il restait à ce niveau une cicatrice un peu épaisse et plate. Cette tumeur était en tout semblable aux trois autres. Les deux yeux étaient demeurés absolument normaux au point de vue fonctionnel.

Les trois tumeurs de la conjonctive nous furent adressées par le Dr. Bribosia dans le liquide chromo-osmique de Flemming.

Sur les pièces fixées la tumeur *C* avait une dimension moyenne de 8 mm de long sur une épaisseur de $2^1/_2$ à 3 mm, ce qui répond à l'évaluation clinique. Les autres avaient, à peu de chose près, pareille dimension. La tumeur *D*, par son emplacement, était symétrique par rapport à *A*, et *B* l'était par rapport à *C*.

Étude histologique.

Les trois tumeurs ont été préparées par la même méthode (8 jours de liquide de Flemming, lavage à l'eau courante, alcools progressifs, chloroforme, paraffine). Les séries microtomisées ont été colorées par la safranine.

La structure est la même pour toutes les tumeurs. J'analyserai la tumeur *C*.

La figure 1 (pl. I) représente, à un faible grossissement, une portion antérieure de cette dernière. Il n'est pas possible de dire s'il s'agit du segment tourné vers la cornée ou vers le canthus externe. A la gauche de la figure le xanthome fait une saillie plus forte *S*, s'avançant plus avant que les parties de droite *P* dont une faible portion est représentée. Sur celle-ci la surface de l'épithèle fait des angles rentrants et des saillies; il est onduleux et beaucoup de cellules y ont subi la transformation en éléments caliciformes. En *S*, à la gauche, il s'est produit des invaginations épithéliales *i*, *e*. Une prolifération néoplasique plus puissante a soulevé ici l'épithèle en forme de nodule *S*.

Avec le grossissement actuel il est visible que des leucocytes ou des éléments à noyaux riches en chromatine *e*, *n* sont surtout représentés au pourtour des vaisseaux et dans les parties superficielles du derme.

Ils entourent notamment, disposés en couches concentriques, les invaginations épithéliales *i*, *i*.

Les faisceaux connectifs *fe*, *fe* du derme de la muqueuse s'écartent en travées épaisses ou fines pour loger une masse ou substance granuleuse, riche en noyaux *x*, *x*. Cette masse recèle notamment dans les couches supérieures du derme des grains et gouttelettes de graisse *xg* de dimension extrêmement variable et colorées par l'acide osmique. La direction des gros faisceaux connectifs *fe* paraît plus ou moins parallèle à la surface épithéliale. A un fort grossissement (figure 2, pl. I) on constate que la substance granuleuse de tantôt, répartie entre les faisceaux connectifs *fe* est constituée par des cellules à masse protoplasmique abondante, dont la limite est tantôt nette, tantôt peu distincte, de sorte que les éléments paraissent confluer. Elles rappellent, à première vue, celles que CHAMBARD[1] a représentées, il y a 25 ans (cellules conjonctives transformées en blocs d'aspect graisseux), que GALLEMAERTS et BAYET[2] ont photographiées, et dont VILLARD a le mieux représenté l'aspect réticulé (1903). Le protoplasme de quelques-uns de ces éléments passe insensiblement dans celui d'éléments voisins: finement granuleux au faible grossissement, il apparaît à présent spongieux, réticulé. La grandeur et la forme des blocs cellulaires varient avec l'espace que leur laisse l'écartement des fibres connectives tendues en forme de réseau. De réseau paraît purement collagène et ses travées, inégalement épaisses, rappellent les faisceaux connectifs onduleux en transformation hyaline. Il est des faisceaux faisant un cadre à des cellules isolées (pl. I, figure 2, en bas). Les noyaux de ces cellules, de ces „blocs" sont arrondis, ovalaires, vésiculeux. Ils ont souvent des contours

---

[1] Fig. 3, pl. 17, loc. cit.
[2] Fig. 2, phototypique.

irréguliers, comme ratatinés; ils peuvent être allongés. Leur teneur en filaments chromatiques tendus vers la périphérie est variable; un gros nucléole existe dans la plupart des réseaux chromatiques. La caryolyse est évidente: il se forme un réseau à grains colorables, réseau qui s'amincit et dont les filaments deviennent granuleux, se fragmentent et disparaissent. On retrouve des fragments de chromatine dispersés dans le protoplasme de quelques cellules.

Les noyaux sont uniques, doubles, multiples. La délimitation laborieuse des limites cellulaires en rend le compte souvent difficile.

Les éléments à protoplasme abondant, réticulé forment le contingent principal du xanthome. Ils l'emportent notamment sur la substance fondamentale des faisceaux collagènes. Ce sont les éléments caractéristiques de la production, ce sont les cellules xanthomateuses.

A côté des volumineuses cellules spongioplasmatiques il en est que l'on doit qualifier de géantes (v. pl. I, figure 4, *cg, g*). Elles ne sont pas nombreuses.

Les noyaux occupent en grand nombre les régions moyennes de la cellule géante; les plus centraux sont en voie de désagrégation, ne laissant subsister que des traces, de sorte que les autres paraissent à première vue disposées en couronne tout en laissant à la périphérie une marge envahie par des granulations de graisse dont la teinte varie du gris au noir sombre.

Les cellules géantes alternent avec des cellules xanthomateuses, spongioplasmatiques, également chargées de granulations de graisse et dans lesquelles le réticule a des mailles assez larges pour qu'on puisse parler de cellules physaliphores, rappelant partiellement les cellules que Virchow avait le premier relevées dans la lèpre.[1]

La graisse intracellulaire est représentée par des granules, des gouttelettes de dimension variable allant — au grossissement des figures 3, 4 —, du volume des fines poussières à celui d'une tête d'épingle, avec l'inégale coloration osmique relevée ci-dessus.

Il en est qui par leur abondance cèlent le protoplasme et le noyau; d'autres, n'occupant qu'une faible partie de la cellule, laissent bien voir le spongioplasme.

Il y a des particules de graisse libre entre les faisceaux connectifs, en l'absence de cellules. Pour quelques-uns de ces amas il faut penser à un protoplasme cellulaire atteint par le microtome en dehors du noyau et bourré d'une grappe de granules de graisse.

---

[1] Comp. Babès. La lèpre, in Nothnagel's spez. Pathol. u. Therap., p. 87, 1900.

Il est à remarquer que la majeure partie des gouttelettes de graisse ont la dimension des mailles du spongioplasme; que beaucoup d'entr'elles, logées à l'état plus ou moins isolé dans ces mailles, sont faiblement colorées.

Un séjour prolongé des coupes dans la thérébentine enlève jusqu'au moindres traces de graisse colorée par l'acide osmique.

Il n'existe pas d'indices de l'existence d'un pigment quelconque dans les préparations.

Je signalerai accessoirement la dilatation de vaisseaux préexistants au sein du xanthome, le gonflement des endothèles de ces vaisseaux et la présence de cellules d'engrais.

La genèse des cellules xanthomateuses est facile à saisir sur toutes les préparations: elles apparaissent dans les fentes lymphatiques sous forme de jeunes éléments endothéliaux, connectifs par conséquent, disposés en séries linéaires superficielles et parallèles à la surface dans le derme de la conjonctive (v. pl. I, figure 1 et figure 2, *ce* au niveau de *E,* épithèle) et en séries plus ou moins concentriques au pourtour des vaisseaux. Elles naissent dans les fentes lymphatiques, notamment dans les fentes périvasculaires. Leur forme est souvent épithélioïde, polyédrique par pression réciproque. Le noyau est volumineux, sphérique ou ovalaire; le protoplasme d'abord compact, devient finement granuleux, grenu, puis réticulé par l'accumulation de vésicules claires serrées les unes contre les autres.

On observe toutes les transitions entre la cellule endothéliale en voie de prolifération et d'hypertrophie et les cellules spécifiques du xanthome.

Ayant reçu les xanthomes dans la liqueur de FLEMMING je n'avais plus le choix des réactifs de la graisse. Partout où les granules, variant du gris au noir, ont été relevés, tant dans les cellules xanthomateuses et les cellules géantes, que dans les cellules épithéliales de la conjonctive, dans les interstices de celles-ci[1] et dans le tissu sous-épithélial (v. pl. I, figure 3), il s'agit de graisse et non pas d'un pigment dû à l'activité cellulaire. En effet, par le séjour des coupes déjà fixées sur les plaques, dans l'essence de thérébentine, il ne reste dans celles-ci aucune molécule pigmentée ou noire.

---

[1] VILLARD avait admis que les granulations situées dans les interstices compris entre les cellules épithéliales étaient des grains de pigment, interprétation que BIRCH-HIRSCHFELD a considérée comme étant erronée: ce sont des grains de graisse. VILLARD admettait qu'il s'agissait de pigment libre de cellules xanthomateuses régressives, pigment entraîné par le courant plasmatique entre les épithèles. C'est de la graisse que ce courant entraîne ainsi.

Pas n'est besoin de la réaction par le Soudan III, excellent indicateur de la graisse dans les coupes de tissu frais obtenues au microtome à glace, pour se former une conviction à cet égard, à moins d'attribuer au pigment une origine lipoïde (pigment chromogène des tumeurs).

Toutefois en dehors de l'action de la thérébentine, il est des champs microscopiques, tels que celui de la figure 2, tout entiers privés de coloration osmique. Comme il en est d'autres où la réaction osmique est graduelle, voire totale, on serait tenté d'admettre avec JOSEPH que dans ces champs-là les cellules xanthomateuses contiennent dans leurs réticules une substance qui n'est pas de la graisse réelle et que cet auteur ne qualifie pas autrement.

Peut-être la graisse qui a infiltré les cellules a-t-elle disparu par le fait des alcools progressifs, sans préjudice du chloroforme usité pour l'enrobage dans la paraffine. Le réseau à mailles fines, qui représente alors le corps de la cellule et que l'hématoxyline de HEÍDENHAIN et la thionine décèlent le mieux, n'est d'après A. BIRCH-HIRSCHFELD, selon toute apparence, que la substance protoplasmique située entre les gouttelettes de graisse.

Diagnostic.

Comme tumeurs appelant la comparaison immédiate avec les xanthomes de la conjonctive on peut mettre en ligne:

1⁰ les *kystes multiloculaires* décrits par FEHR (clinique de HIRSCHBERG) et dûs à des invaginations de l'épithèle superficiel, avec métamorphose muqueuse des éléments [GINSBERG, VOSSIUS. — Naevus pigmenté de WINTERSTEINER et PIUDIKOWSKI. — *Cystome épithélial de la conjonctive* de EDWARD L. OATMAN, dont le dermo-épithéliome DE PARINAUD serait un stade de transition survenant dans la plupart des kystes épithéliaux. — Epithéliome bénin cystique de JACQUET et SCHAPRINGER (d'après FEHR)].

Les invaginations épithéliales sont entourées de cellules lymphoïdes et sous l'épithèle de la surface on trouve du pigment granuleux, libre dans le tissu sous-conjonctival ou logé dans les cellules. Cette transformation néoplasique de la conjonctive donne lieu à des tumeurs peu saillantes de couleur orange, miroitantes, d'aspect gélatineux, glissant sur la sclérotique, avec nombreux vaisseaux à la surface. Leur développement lent, progressif ne donne lieu à aucune plainte. Dans les 3 cas de FEHR [sujets de 19, 21 et 38 ans] aucune de ces productions n'étaient situées dans la fente palpébrale.

2° les *dermoïdes, lipodermoïdes* et *lipomes*. Variétés d'une même production congénitale, les premiers siègent au proche voisinage de la cornée ou empiètent sur elle. Ils sont blancs et jaunâtres, si de nombreux lobules de graisse en constituent la base. Quant au lipome sous-conjonctival, localisé en dehors et en haut entre le droit externe et le droit supérieur, il apparaît jaunâtre et se montre parfois jusque dans la fente palpébrale. La congénitalité est un criterium suffisant pour empêcher la confusion.

3° J. Gonin a décrit un *angio-fibrome* du droit externe avec dégénérescence hyaline. Cette tumeur sous-conjonctivale, placée sur le tendon du droit externe, de couleur jaunâtre et recouverte de vaisseaux, apparaît dans la fente palpébrale, en tout semblable à un lipome.

On n'a pas rencontré jusqu'ici de cas analogues au précédent. J'ai rappelé plus haut qu'un cas de xanthome épibulbaire avait été décrit.

Hirschberg eut à énucléer l'œil d'un sujet que de Graefe avait jadis présenté à la Société de médecine de Berlin (séance du 5 juin 1867). Il s'agissait d'un cas de xanthomes multiples de la peau, dont Virchow s'est occupé dans ses *Archives* (1871), après la mort de de Graefe, et que Hirschberg décrit dans l'*Archiv für Augenheilkunde* de 1874. de Graefe avait une première fois, en 1865, extirpé chez le sujet, âgé de 20 ans, une tumeur précornéenne de l'œil droit, encore voyant. Deux ans plus tard il fit au même niveau une deuxième abrasion de la production, une tumeur proéminente, jaune sale, recouvrant la majeure partie de la cornée. Quelques semaines après cette dernière intervention, Hirschberg constatait une nouvelle récidive, laquelle transformait la totalité de la cornée et il fit l'énucléation du bulbe. Dans la récidive de 1867 Leber avait trouvé la production en majeure partie constituée par de grandes cellules anastomosées, à gros noyaux et quelques „cellules de granulation". La base de la tumeur, analogue à celle de la cornée, était infiltrée de nombreux „nids de granulations graisseuses".

La tumeur, plantée sur le globe énucléé par Hirschberg, avait une épaisseur de 7 à 8 mm, une longueur de 17 mm. La surface de coupe était gris jaunâtre: tissu riche en cellules de forme et de dimension variées, tenant du tissu de granulation et du tissu de sarcome, mais avec une infiltration diffuse de graisse à gros grains dans les éléments, semblable à celle que Waldeyer a revendiquée pour le xanthelasma. La plupart des cellules étaient transformées en corpuscules granulo-graisseux arrondis.

Hirschberg signale au surplus l'analogie histologique des néoplasies de la cornée et de la peau.

Max Borst, traitant du xanthome, dit que le processus se fait surtout dans les fentes lymphatiques et les vaisseaux lymphatiques. Si la prolifération cellulaire se fait au voisinage des vaisseaux, c'est dans les gaines lymphatiques périvasculaires qu'elle surgit.

La nature endothéliale du xanthome a été défendue en 1883 par de Vincentiis: la cellule xanthomateuse est une cellule endothéliale du tissu connectif de la peau. Le xanthome est une néoplasie vraie, une tumeur qui mérite le nom d'endothéliome adipeux. Ces vues ont été confirmées par Touton, Poensgen, Eichhoff, Köbner, A. Birch-Hirschfeld et d'autres.

Elles ne le sont pas moins par les données histologiques de notre cas spécial. L'origine aux dépens du périthèle vasculaire doit faire penser à une altération vasculaire.

Pour Virchow le tissu de la néoformation était un tissu connectif lipomatode, un fibrome lipomatode. L'origine connective du xanthome avait été reconnue en 1866 par Pavy. Touton parle de la multiplication des cellules connectives qui se sont agrandies et transformées dans les grandes cellules du xanthome, chargées de graisse[1] et rarement pigmentées.

Fibrome, endothéliome: l'origine est bien connective.

Le fait de répulluler sur place après l'ablation est une particularité propre à l'endothéliome, au sarcome endothélial, qui dans l'espèce serait un endothéliome intralymphatique, un lymphango-endothéliome (par opposition à l'endothéliome intravasculaire ou haemangio-endothéliome).

Toutefois la malignité des xanthomes n'équivaut pas à celle des endothéliomes de nos cliniques chirurgicales: son développement lent, la symétrie de sa répartition, l'infiltration de graisse dans les grandes cellules endothéliales néoplasiques lui confèrent un cachet de bénignité relative. L'involution des tumeurs cutanées a été observée pour des exemplaires non symptomatiques, non-diabétiques. Ces particularités en font une néoplasie à part.

---

[1] Pour Török les cellules xanthomateuses sont des cellules de graisse embryonnaires et hétérotopiques. Pollitzer (xanthomes palpébraux) fait dériver la graisse de fibres musculaires aberrantes et dégénérées. Unna admet pour ces productions des paupières une infiltration xanthomateuse, un infarctus lymphatique xanthomateux, la graisse provenant de la musculature de l'orbiculaire, hypothèse que Jarisch et Joseph ont combattue.

A propos des récidives je signalerai la repullation dans la cornée (cas de DE GRAEFE-VIRCHOW-HIRSCHBERG) avec extension en surface. Cette allure du xanthome ne s'écarte guère de celle des sarcomes mélaniques épibulbaires, infiniment moins redoutables que celle des mêmes tumeurs à localisation intrabulbaire. Ils récidivent après leur abrasion (jusqu'à six fois dans un cas suivi par nous).

Les exemples de récidive ne manquent pas: POENSGEN consigne l'histoire de deux garçons dont les pères étaient enfants de sœur. Il existait chez eux des xanthomes cutanés multiples symétriques aux mains, aux coudes, aux genoux, aux tendons d'Allulle, à la fesse gauche. L'exstirpation des tumeurs des coudes et de la fesse fut suivie de récidive. Sur les paupières, primitivement indemnes, se développèrent des tumeurs symétriques.

DUHOT a observé également la récidive dans la cicatrice d'un xanthome cutané.

La marche envahissante du xanthome a été relevée par CARRY: partant de la peau, le néoplasme passe au tissu sous-cutané et peut atteindre les fascias, les tendons et le périoste (nodules sous-cutanés du xanthome tubéreux: GULL, PAVY, POENSGEN).

La disposition symétrique des xanthomes, constatée par POENSGEN notamment, a été signalée par EHRMAN, RAYER (Atlas, 1838), BRACHET, MOQUART.

Les cas de xanthomes palpébraux que j'ai observés étaient symétriques, occupaient la région située au dessus du canthus interne des yeux et le segment nasal des paupières supérieures. La localisation aux paupières inférieures est plus rare. JACQUEAU cite un cas de xanthomes symétriques des paupières inférieures, survenus à deux ou trois ans d'intervalle et qu'il rapporte à des troubles tropho-neurotiques.

Nos xanthomes des conjonctives étaient particulièrement symétriques.

L'absence de sucre dans les urines écarte dans notre observation l'idée du xanthome symptomatique. Il faut tenir compte aussi dans le xanthome de l'existence de la pento-glycosurie; elle a déterminé son apparition dans un cas de COLOMBINI.

Les xanthomes diabétiques se reconnaissent à la rapidité de leur évolution et de leur involution, cette dernière sous l'influence de la thérapeutique (TÖPFER, KRYSTALLOVICZ), à l'auréole hyperémique entourant les productions, à leur dureté, et d'après la plupart de ceux qui les ont observés à une localisation spéciale. XERHEIMER et LITSCH notamment indiquent pour celle-ci les régions des extenseurs: les coudes, les genoux, les lombes.

Donnée intéressante pour l'ophtalmologie: SCHWENTER-TRECHSLER a fait ressortir cette particularité que dans le xanthome diabétique les paupières demeurent toujours indemnes. Pour lui aussi les surfaces d'extension des extrémités sont les surfaces spécialement envahies. SCHEWELL, LEVEN révendiquent de leur côté la non-participation des paupières pour le xanthome diabétique.

Il convient d'accepter cette assertion clinique avec réserve depuis que BOSELLINI (1902) a affirmé que le xanthome diabétique peut se présenter sous la forme de xanthomes planes, papuloïdes, nodulaires, diversement groupés et occupant les paupières et d'autres parties du corps.

A côté du xanthome diabétique on tend à distinguer deux autres variétés cliniques:

1⁰ le xanthome juvénile classé comme tel par l'hérédité [HUTCHINSON, LEGENDRE, WILKS, CHURCH, MACKENZIE, STORTIN, EICHOFF] et l'apparition congénitale ou précoce de la lésion qui se développe, sans tendance à la guérison. Cette variété est encore caractérisée par la rareté de la localisation isolée aux paupières (CHAUVIÈRE).

2⁰ au rebours du xanthome juvénile, les xanthomes de l'adulte, dont notre cas est un spécimen, apparaissent tardivement, et se localisent fréquemment aux paupières. Ils peuvent aboutir à la guérison. On note chez ceux qui les portent des symptômes hépatiques. Ainsi l'ictère a été fréquemment enregistré. On a vu que chez notre malade des crises hépatiques, peu définies il est vrai, se sont installées à un moment donné. Faut-il admettre chez elle une insuffisance hépatique légère, une combustion imparfaite des matériaux assimilables, compatible avec une santé en apparence excellente?

On a indiqué dans cet ordre d'idées, au point de vue de l'étiologie du xanthome, l'arthritisme, les maladies du sang (QUINQUAUD), bref des anomalies survenant dans les échanges organiques.

Il n'est nullement prouvé en tout cas que dans le xanthome palpébral des adultes des troubles de la nutrition ne sont pas en jeu (SCHWENTER-TRECHSLER).

A. BIRCH-HIRSCHFELD dit avoir relevé dans les xanthomes palpébraux typiques étudiés par lui la présence de cellules géantes. Il ne convient pas d'assigner une place à part au xanthome à cellules géantes (UNNA), de le classer parmi les maladies infectieuses (JARISCH).

Notre cas de xanthomes multiples épioculaires tend à confirmer cette idée.

HARDAWAY et CHAMBARD ont parlé de xanthomes neuropathiques, l'éruption des tumeurs se faisant sur le trajet de certains nerfs, par exemple sous forme de zoster pectoral.

JOSEPH [dans le Traité des maladies de la peau de MRÁZEK, Vienne 1903] estime que nous ne savons rien encore des causes qui font naître le xanthome.

Cette assertion n'a point empêché A. BIRCH-HIRSCHFELD de chercher une raison anatomique à la grande fréquence des xanthomes palpébraux et à leur localisation vers l'angle interne. A ce niveau existe un carrefour vasculaire, domaine susceptible d'altérations (coloration bleuâtre, gonflement au cours des menstrues) et de processus stasiques. Ceux-ci jouent un rôle important dans les métamorphoses graisseuses et dans les processus irritatifs (proliférations périthéliales), modalités qui se font jour spécialement dans les troubles généraux retentissant sur le système vasculaire.

Epicrise.

Novembre 1904: l'état général de la malade ne laisse rien à désirer. Les tumeurs du buste ont disparu pour la plupart ou sont en voie de disparition. Il n'existe plus que de petites taches isolées et peu saillantes à la région supérieure gauche du sternum, sur le sein droit, à l'épigastre et en dessous de l'omoplate gauche. A la peau de la face il reste seulement deux petites tumeurs saillantes comme des demi-pois sur les paupières supérieure et inférieure gauche.

Sur les conjonctives on constate encore des plaques à couleurs irréguliers rappelant des agglomérés graisseux et situées au niveau des fentes palpebrales.

D'après le Dr. MONJOIE, médecin traitant, il y a une répullulation modérée de tissus qui n'auraient pas été radicalement extirpés ce existe aussi une petitė plaque de xanthome sur la coroncule lacrymale gauche, non signalée lors de l'envoi des parties excisées.

Ces faits établissent une fois de plus l'involution des xanthomes cutanés non-diabétiques.

Mémoires cités.

1. Balzer, Xanthome plane multiple avec tumeurs de l'endocarde et du péricarde. Arch. de physiol., f. 4, p. 65. 1884.

2. A. Birch-Hirschfeld, Beitrag z. Anat. des Lidxanthelasma. Arch. f. Ophth., T. LVIII, f. 2, p. 207. 1904.

3. Bosellini, Anal. in Ann. de dermat. et syphil., p. 827. 1902.

4. Max Borst, Die Lehre von den Geschwülsten. T. I, Xanthom, p. 121. 1902.

5. Carry, Annal. de Dermat., 1880.

6. E. Chambard, Des formes anatomiques du xanthelasma cutané. Arch. de physiol. normale et pathol., 2. série, T. VI, p. 691. 1879.

7. Chauvière, Contribution à la forme juvénile du xanthome. Ann. de dermat. et de syphil., 1897.

8. Church, S. Barthol. Hosp. Rep., T. X.

9. Colombini, Pentosurie und Xanthoma diabeticum. Monatsh. f. prakt. Dermatol., T. 24, p. 129. 1899.

10. Duhot, Xanthome tubéreux et en tumeur. Ann. de policl. centrale, No. 6. 1901.

11. C. de Vincentiis, Endothelioma adiposo. Rivista clinica, No. 7. 1883.

12. Eichoff, Deutsche med. Wochenschr., 1884.

13. Fehr, Über gelatinöse Geschwülste der Conjunctiva bulbi. Centralbl. f. Augenheilk., T. XXV, p. 202. 1901.

14. Gallemaerts et Bayet, Contribution à l'étude histologique du xanthome. Mémoires de la soc. belge de microscopie, 1889.

15. Geyer, Beitr. z. Histol. und Lehre von Xanthoma tuberosum multiplex. Arch. f. Dermat., T. 40. 1899.

16. J. Gonin, A subconjonctival angiofibroma of the external rectus with hyaline degeneration. Arch. f. Augenheilk., T. XXXIX, Avril 1899, Pl. V et Arch. of Ophth. T. XXXIII, No. 2, Mars, p. 113. 1904.

17. Hardaway, Annal. de dermatol., p. 350. 1885.

18. Hirschberg, Ein Fall von Hornhauttumor nebst multiplen Hautgeschwülsten von gleicher Struktur (Fibroma lipomatodes). Arch. f. Augenheilk., T. IV, p. 63. 1874.

19. Hutchinson, Med. chir. Transact., 1871.

20. Jacqueau, Xanthelasma symétrique de deux paupières inférieures. Lyon médic., No. 7. 1901.

21. Jarisch, Die Hautkrankheiten. Vienne 1900.

22. JOSEPH, Handb. der Hautkrankheiten, herausgegeben von MRAČEK. T. III, p. 484. Vienne 1903.

23. K. KNAUS, Über Xanthoma multiplex. Inaug.-Diss., Würzburg 1888. (?)

24. KÖBNER, Über Xanthoma multiplex planum, tuberos. et molluscif. Vierteljahrsschr. f. Dermatol. und Syph., T. XV, f. 3, p. 412. 1888.

25. KRYSTALLOVICZ, Zur Histol. des Xanthoma glycosuricum. Monatsh. f. prakt. Dermat., T. 29, p. 201. 1899.

26. G. LEHZEN et K. KNAUS, Über Xanthoma multiplex planum, tuberosum, mollusciforme. VIRCHOWS Arch., T. 116, f. 1, p. 85. 1889.

27. LEVEN, Fall von Xanthoma tuberosum bei Diabetes. Monatsbl. f. prakt. Dermat., T. 37, No. 6, p. 273.

28. EDWARD L. OATMANN, Epithelial cystoma of the conjunctiva. Arch. of ophth., 1904.

29. PAVY, GUYS Hospital Reports. 1866.

30. POENSGEN, Mitteilung eines seltenen Falles von Xanthelasma multiplex. VIRCHOWS Arch., T. 91, p. 350. 1883. — Ibid. T. 102, p. 410. 1885.

31. POLLITZER, New York Journ., 1899.

32. QUINQUAUD, Bull. de la soc. clin., 1878.

33. RICHTER, Über generalisierte Xanthome, besonders das Xanthom „en tumeurs". Monatsh. f. prakt. Dermatol., T. 36, No. 2. 1903.

34. SCHEWELL, A case of xanthoma diabeticum. J. of cutaneous diseases. 1900.

35. W. FRANK SMITH, Journ. of cutan. med., 1869.

36. SCHWENTER-TRECHSLER, Xanthoma glycosuricum. Ann. de dermat. et syph., No. 27. 1898.

37. TÖPFER, Ein Fall von Xanthoma tuberosum diabeticum. Arch. f. Dermat. u. Syphil., T. 40, p. 97. 1897.

38. TORÖK, Ann. de dermat. et de syphil., p. 50. 1893 et 1894.

39. TOUTON, Vierteljahrsschr. f. Dermat. und Syph. 1885.

40. UNNA, Specielle pathol. Anat. v. Orth. Die Hautkrankheiten. Art.: Xanthoma. 1900.

41. H. VILLARD, Recherches histol. sur le xanthelasma des paupières. Archives d'opht., T. 23, No. 6, p. 364. 1903.

42. VIRCHOW, Über Xanthelasma multiplex (Molluscum lipomatodes). VIRCHOWS Arch., T. 52, p. 504. 1871.

43. WALDEYER, Xanthelasma palpebrarum. VIRCHOWS Arch., T. 52, p. 318. 1871. (Anal. histol. de LEBER.)

Légende.

(Pl. I et II.)

Fig. 1. Vue d'ensemble des tissus du xanthome [Zeiss obj. AA, oc. 4]. *S*, nodule proéminent. — *P*, partie surélevée, moins saillante que la précédente et plus étendue. — *E*, épithèle avec invaginations *i*, *i*. — *e.n*, cellules jeunes entourant les invaginations de l'épithèle et disposées en séries parallèles. En *P*, elles courent en séries linéaires sous l'épithèle. — *f.c*, faisceaux connectifs du derme. — *x*, *x* masses „granuleuses" nucléées. — *xg*, les mêmes infiltrées de gouttelettes de graisse.

Fig. 2. Zeiss obj. DD, oc. 4. Réseau collagène *fc*, *fc* dont les mailles hébergent, en les moulant, les éléments xanthomateux *x*, *x* à protoplasme spongieux, réticulé. Prolifération endothéliale périvasculaire *p v*, *p v*.

Fig. 3. Zeiss imm. homog. 2 mm, oc. 4. *E*, épithèle avec cellules vésiculeuses, caliciformes et granulations de graisse dans le protoplasme, les interstices épithéliaux et les éléments connectifs du tissu sous-épithélial. — *c.e*, *c.e* cellules endothéliales dans les fentes connectives et au pourtour des vaisseaux. — *x.g*, éléments du xanthome chargée de gouttelettes de graisse.

Fig. 4. Zeiss imm. homog. 2 mm, oc. 4. Cellules xanthomateuses géantes infiltrées de granulations graisseuses *c.g.g.*

Trattamento della Cataratta

trascritto

da un codice del Secolo XV

di

MARCO SINZANOGIO da Sarnano[1]

dal

Prof. **Giuseppe Albertotti**

in Modena.

Catharacta est quedam macula panicularis infra oculum coram pupilla qua visus prohibetur ex humiditate extranea descendente in oculum diuturnitate capitis frigiditate oculi congelata: Que quidem humiditas quia aliunde descendit de humoribus ipsius oculi maxime in albugineo ut innuebar in X^{0} de egritudinibus et sinthomate dicitur fieri de causa privata. Aliunde vero descendit de stomaco et cerebro in forma fumi seu vaporis et post infra oculum in aquam convertitur dicitur in X^{0} interiorum fieri de causa comunicata: Utrum autem ista humiditas congregetur intra uveam et corneam ut probat

---

[1] Questa dissertazione, inedita, intorno alla cataratta é contenuta in un volume, già appartenente alla deplorevolmente dispersa Biblioteca Boncompagni di Roma, il quale ora è di proprietà del Dottor CARLO PIANCASTELLI di Fusignano, che cortesemente me ne permise lo studio. La descrizione particolareggiata del volume e delle singole opere che esso contiene si legge nel Catalogo di manoscritti ora posseduti da D. Baldassarre Boncompagni, compilato da E. NARDUCCI, 2ª Edizione, Roma 1892, e nella mia pubblicazione Il libro delle affezioni oculari di Jacopo Palmerio etc. Modena 1904.

Il volume consta di parecchi incunabuli medici legati assieme con un manoscritto del secolo XV. La parte manoscritta, nella quale, oltre al Trattamento della Cataratta che ora si pubblica, stanno altri scritti di oculistica e diversi scritti medici, può considerarsi come il liber studiorum (ossia appunti di studio, trascrizioni, parafrasi, sunti di trattatti) di un tal Marco Sinzanogio da Sarnano che lo scrisse durante gli anni 1476 a 1480 mentre studiava medicina a Perugia, come si rileva dai seguenti passi:

[c. 200ro] ... Expletus est liber ... per me Marcum de Sinzanogijs de Sernano tunc tempore perusie epidimia extante die vltimo anni 1476.

[c. 162ro] ... Explete sunt recepte ... scripte per me Marcum Synzanogium de Sernano anno domini 1479 et die XXI. aprilis.

[c. 195ro] ... Et ego Marcus Sinzanogius de Sernano scripsi anno vltimo studij mej 1480 et die xvi. maij etc. Amen. G. A.

Jesus vel inter albugineum et cristallinum ut innuebat Galienus X° utilitatum non curo denuntiare ad presens: Intelligendum tamen quod catharacta secundum tria sua tempora tria sortitur nomina: Quantum enim ad sui principium dicitur ymaginatiua seu fantasia: Et quia facit apparere in aere diuersas res que non sunt. Quantum ad sui medium dicitur suffusio et aqua descendens et quedammodo eo quod videtur infra pupillam ut nebula aquosa: Quantum ad sui finem dicitur catharacta quia prohibet visum ut catharacta. Sed Galienus ubi supra· prout etiam dicit Auicenna diuersificatur quantum in quantitate quantum in substantia. quantum vero in qualitate. Secundum quantitatem vero quia quanquam est ita magnam quod occupat totam pupillam et prohibet totum visum. quandoque vero non occupat nisi partem et tum res videntur diuersarum formarum scilicet, lunares fenestrate oblunge et id genus. In substantia vero sumunt diversitatem quia quamquam est subtilis et mobilis, et tunc videntur res nebulate ac si pannus esset super oculum, et quamquam videntur res similes cordis pilis muscis et radiis ascendentibus et descendentibus in lacrimalibus secundum quod magis monetur: quamquam vero est ita grossa quod forme rerum non apprehenduntur: in qualitate etiam diversificatur quia quamquam est cineritia quamquam celestina, quamquam alba, quamquam nigra et serena: Auicenna enim ponit sex varietates colorum catharactarum [carta 235 ro, col. 2] quia dividit albam in margaritate et gypsealem Benevenutus septem quia addit viridalem. Alchoatim ponit decem quia addit rubente, argentinam et vitreate. Jesus ponit XII quia addit simile argento vivo et lividam. Acanamosus non ponit nisi quatuor secundum quatuor humores. Cause istarum catharactarum quedam sunt primitive ut casus, et percussio, febris, dolor capitis, frigiditas nimia et oculi debilitas: Quedam sunt antecedentes sicut mali fumi vaporosi a malis humoribus et grassis cibis et male digestis elevati: Quedam vero coniuncte et iste sunt materie exeuntes in oculo: Signa catharactarum confirmatarum satis manifesta sunt ex data descriptione: Distinguitur autem catharacta a gutta serena quia in catharacta videtur macula infra pupillam, in gutta serena nihil infra pupillam apprehenditur. Et ideo dicitur serena vel enim spiritus visibilis non venit propter opilationen nervi optici, ut dicitur in 4° interiorum: vel si venit catharacta est nigra et non apprehenditur ut Benuenutus testatur: Signa vero catharactarum non confirmatarum sunt: conturbatio pupille et minoratio visus et apprehensio ydolorum et fantasiorum dictarum in aere. Signa vero distintiva propter causam primitivam habentur in 4° interiorum et sunt tria in summa, primum quidem quod ymagines qui in cachomia ventris habentur oculis fuerit utriusque equaliter contingunt: que vero propter causam oculi in altero solo. 2° vero secundum tempus. Si enim trium vel quatuor mensium aut ampliorum steterit et nihil appareat nebulosum in oculo a ventre procedit: si vero apparuerit id nebulosum ab oculis venit: 3°, secundum periodum, si vero continuatur fantasia sed atamen interpollatur maxime post bonas digestiones et assumptionem ycarum et senserunt horam adventus medicatorum in stomaco a ventre procedit. Si interim non interpollatur nec propter bonum regimen nec per evanescentiam non secundum compaxionem sed secundum dispositionem primam factam videlicet hoc contingerit in oculis: Et ad hoc adducit testimonia quorundam qui curant per herbas in aliis regionibus: Signa autem quando venit propter cerebrum infectum et turbidum sunt febres frenetice scotomia dolores [235 ro, 1] fortes in capite et lesiones operationum ymaginativarum ut Galienus: et 3° de egritudine et sinthomate dedit per exempla: judicatur quod gucta serena non curatur quod est opilatio nervi aut natura mali et inepta ad operandum: Judicatur quod catharacta que non dilatatur clauso alio oculo per aliquam fricationem et compassionem nec in sufflationem nec in sufflationem [*sic* nel testo] aliquam et nihil videt est nimis dura et antiqua quod non est subiicibilis acui nec potest deponi bene et si deponitur statim revertitur et redescendit. Judicatur quod catharacta que non dilatatur per fricationem non constringitur sed remanet sparsa et videt adhuc formas rerum et non transiuit tres vel quatuor annos aut quinque sicut dicit acanamosus, est nimis tenera et non est confirmata et ideo non est subiicibilis acui nec operanti quod non posset duci per instrumentum imo instrumentum transiret per eam sicut per aquam non bene gelatam. Judicatur quod catharacta que est boni coloris aerei vel celestini cum quadam albedine et reducitur ad formam suam quando dilatatur et nisi aliquando claritatem esse in ea vel translucentia est mediocris et satis confirmata quia est obediens et subiicibilis operationi. Judicatur autem quod catharacta cuius pupilla nec per fricationem nec per suflationem nec per alterius oculi clausionem non dilatatur non est acceptabilis quia est cum opilatione nervi optici et posito quod deponetur non videt aliquid. Judicatur per Benvenutum quod catharacta nigra serenata et citrina cuius pupilla est tota dilatata non est laudabilis. Judicatur per alcoatim quod catharacta que fuerit in homine habente oculos malos aut habente dolorem in capite aut in oculis aut tussim vel sternutationen vel reuma vel vomitum aut aliquam infirmitatem molestam non est operanda quia periculum est de motione accidentis et reditionis catharacte. Judicatur etiam per alcoatim et Jesum quod catharacta que fuerit a cancro et percussione non est laudabilis quia humores oculorum sunt transfusi et resoluti ibidem post [235ʳᵒ, 2] depositionem parum aut nil videt. Non exerces te in opere catharactarum quia medicine in eis parum proficiunt et operatio satis est deludosa precipue quando non est bene indicata: propter primum dicit Galienus in X⁰ meamir quod promissiones omnium ipsarum manierum sunt magne, operatio vero ipsarum aliunde quidem nulla, attamen valde parva: propter secundum omnes valentes viri operationem cum ferro cursoribus dimiserunt. Judicatur tamen per avicennam quod quando succurritur, inquam in principio sui confert in ea regimen, et hoc probat per hoc quod vidit in quodam homine hiis qui habent memoriam et interim qui curavit se ipsum cum evacuationibus et abstinentia et administratione colliriorum subtiliantium et resolventium. Quando autem est confirmata, non est conveniens ut dicitur nisi cura cum instrumento: Tempus congruum ad deponendum catharactas debet esse clarum serenum quietum septemtrionale non meridionale ut dicit Jesus: et hora tertiarum et de mense maij vel septembris ut dicit acanamosus eo quod tunc non sunt nubes nec tonitrua nec caliditates nec frigiditates intense que ledant pacientes. Instrumentum, quo deponitur catharacta arabice dicitur elmadach latine acus et debent esse mediocres, subtiles et longe extra manubrium ad longitudinem ungule pollicis et manu breve debet esse lene aptum ad tenendum. Et licet Benevenutus eas eligat de argento. et acanamosus de auro plus mihi placet de bono ferro tractabili et non frangibili: In curatione duo sunt regimina vel est particulare vel regimen habet dietam et evacuationem: Dieta autem ipsarum est duplex una ante confirmationem altera post confirmationem. Et operationem cum ferro ante autem confirmationem. Si quis vult eam curare cum medicinis videlicet quod teneat bonam dietam et bonum regimen in sex rebus non naturalibus et tribus non necessariis que sui generalitate sunt illis annexe declinantes ad caliditatem et siccitatem cum subtiliatione ut est aer cibus et potus inanitio et repletio somnus et vigilia motus et quies et accidit anime obviatio rerum ab extra balneatio et ad solem [236ʳᵒ, 1] et lunam statio: hec enim sunt res a quibus est impossibili hominen egredi in toto tempore vite sue. Verum quia de ordinatione istarum rerum tam ad istum casum precipue quam ad cibaria. Galienus fecit libellum specialem de subtiliate vocata dieta. Et magister Acanamosus etiam de hoc fecit tractatum: Et ego pro illustri homine rege boemie et tunc ordinis philosophici in hoc sunt vocati et satis dictum est hoc in apostematibus frigidis. De exquisitissima supersedeo quantum est de presenti: In summa tamen dico quod est cavendum a cibariis que istas tres agregant per etates: quarum prima est humorositatem et cruditatem velut sanguis generatus ab eis non sit flatus. secundum grassitiem et vaporosilatem ut non offendant stomacum nec caput. 3° est costrictionem ymo laxent ventrem ut materiam vice post vicem non contineant. Et propter hoc frigidus et humidus aer et panis crudus et azimus et Iegumina, caules caseus fructus carnes grasse et viscose et pinguedo. Insuper pisces et potus aqueus turbulentus crapula et in digestio eis a comunitate medicorum inhibentur. Rasis tamen in speciali dicit quod acuta qualibet sicut cepe et allea et sinapis et eruca atque porri nocumentum in capite adducunt ergo oculos obscurant propter caliditatem quam habent vaporosam ut Avezoar dicit: Juuant autem tales abstinentia maxime serotina et sobrietas in potu et usus feniculi de quo dicit democritus ut Avicenna testatur, quod reptilia venenosa cecata interim tempore yemali dum egrediuntur de cavernis in vere comedunt et fricant oculos cum eo et recuperant visum. Et comestio herbe adil quam credo eufragiam in hoc mirabile dat iuvamentum ut dicit hebreus Mesue. Et brodum raparum in quo columbi ablatis capitibus sint cocti laudatur ab Avezoar experta. Et epar ircinum assatum comestum et liquor colorizatus valet in noctilopa que ex humiditate vicinante isti casui ut in meamir et in XI memoroarum dicebat Galienus. Et si [236 ro, 2] lardatur cum pipere Iongo et sale nitro melioratur eius effectus secundum Avicenna; extracitare oculos in legendo litteras nostras subtiles et in respiciendo quid de picturis proficit et corroborat visum ut dicit Rasis: Et submergere oculos apertos in acqua decotionis croci confert, ut dicit Avezoar. Et probatum est miro modo. Et similiter Avicenna apertis oculis ingredi et submergi aquam claram viridem et stare per horam in visus confortatione laudat precipue in Juvene et sub estivo tempore, ita ego in disgregatione aque, idem dumtaxat quod aqua non sit frigida et sit in vase viridi aut citrino et inspicere in oculis asini silvestris disgregat aquam ut dicit Avezoar et speculum de calibe laudatur ad hoc perspectivi. Et Magister Arnoldus dicit quod herbarum viriditas, aquarum proprietas gemmarum pretiositas et stellarum sublimitas intuitum refocillant: Et per consequens aquam digerent et resolvunt et fricando pedum. Et loctio capitis aut pectinatio materias ab oculis et a capite evacuant et divertunt ut idem dicit: Et frequens inspiratio pueri qui semen feniculi aut idem acutum masticaverit in oculis aquam digerit et consumit ut docet experientia manifesta. Usus vero seminum subtiliantium aquam consumit et dispergit. Et ideo

Draganta consulebatur per taddeum de semine feniculi anisi anitos, sileris montani zenzeris cubebarum gariofilorum, piperis longi, nucis muscate radicis celidonie eufragie, rute bectonie, haste regie et id genus. Et de iis potes fieri pulvis aut electuarium et uti mane et sero modicum sine potu evacuatio autem fiat per digesta mane cum numer convenienti et apparato ut est cum yera pigra [*sic*] aut pillule cochie sive auree. demum purgetur caput cum pillulis diacastoreis dissoluta una cum suco majorane. Et hoc est quod Avicenna dicebat: In protendentibus vero aquam videlicet ut incutias et mundifices corpus et precordia [?] solum demum venias ad mundificandum caput cum gargarismis et caput pungijs et masticutionibus et videlicet ut illud fiat frequenter valde [236 ro, 1] secundum quod dicitur. Nam scriptum est in oculis patientis adiuva accipi bonum. Regimen autem quod competit in catharacta est quod in casu in quo esset suspicio quod non fuerit bene firma, utatur piscibus et cepis et aliis rebus prohibitis superius et in eo addatur ut firmum fiat. Et hoc est etiam quod dicebat Avicenna: et quando voluntas adest ut fiat cura cum instrumento primitivo habenti aquam vel nutriatur pisce recente, et cibis humetantibus denique fiat cura. Sed regimen quod competit post depositionem catharacte, sunt requies silentium et obscuritas et iaceat in lecto capite elevato et parum comedat et que comedit sint mollia que non indigeant masticatione ut pulmenta, ova sorbilia et aqua sit potus eius ut dicit Jesus aut vinum acerbum ut Acanamosalus pertinere regimen in principio in quam-aqua sit congelata fiat cum medicinis incisivis subtiliativis et comsumtis. Et incipiatur p^{0} secundum Avicenna alimentis sicut feniculus cum melle et oleo et si oleum esset balsamus esset spes in illo. Et Galenus in meamir et in X^{0} terapeuticen appareat collirium de mirra in quo recipit libanotum galbanus et crocus et similia. Et Rasis comendat collirium de fellibus. Recipe fellis gruis ancipitris aquile vel irci unum vel duo vel plura in vase eneo dessicatorum partes X colloquintide Serapini euforbij in partem unam terantur, in aqua feniculi et rute fiat colirium ad eandem intentionem dicit Jesus sief quare. Recipe fellis vace unum munero asa fetide 3. 1. balsami 3. 5. dissolvuntur in vase vitreo et permittatur desicari et fiat sief. Et ad eandem intentionem valet sief. buruch de succo rute et feniculi et basiliconis et aqua magna Petri Spani et omnia talia que visum ament et confortant. Regimen autem pertinere postquam catharacta est confirmata et bona subtilis indicata est, quoad clisterizate patiente et flobotomato et si competere et constrictis timporibus et fronte cum alio emplastro constrictivo vel alia actione non moveantur humores nec descendant ad oculos et ipso ieiuno presente et consolato omni alia paxione privata die pulcra in tertiis luna decrescente non in ariete peragrate [236 ro, 2] oculo ligato constituatur in loco bene claro a parte lucis super scannum bene firmatum equitando et retro ipsum sit bonus minister qui teneat sibi caput bene firme. et tunc operatur postquam masticaverit semen feniculi vel allea vel aliquid acutum coram patiente sedeat aliquantulum altius patiente in eodem scanno tenendo patientis manus subtus genua eiusdem patienti et operator amplectatur genua patientis cum suis tibiis et tunc operiatur patienti oculos cum altera manu. Operator interim dextrum oculum cum sinistra manu et sinistrum cum dextra, et aperto oculo insuflet in eo ter aut quater ut catharacta motum cum calore recipiat demum precipiat patienti ut vertat oculum versus nasum et teneat ipsum firmum et tunc in nomine Dei intromittat retornando acum per medium coniunctive deviando venulas ipsius in pingendo et perforando intus quousque percipiat acum esse in vacuum et postea vertat acum versus corneam et cum videbit acus intus per corneam impingat eam usque ad medium pupille et aliquibus plus et quodammodo plicando et apprehendendo catharactam reponat et transponat eam inferius et hic cum ea teneat acum quantum dicet ter paternoster aut unum miserere, et si catharacta surgit, quotiens eam cum acu capiat quod inferius remaneat, cavendo tamen de dilatatione uvee et tactu cristallini et postquam bene firmata fuerit et non resurgit extrae acum volvendo eam sicut intra misisti: et tunc ad extollendam artem tuam obumbrato oculo cum caputio suo occulta sibi subulam semel et dicas quid est et tunc Deo benedicto ponatur super oculum albumen ovi cum cotone et ligentur ambo oculi ut unus alium non moveat et quiescat et ducatur caute ad lectum propinquum, et ut dictum est regatur primo die nil comedendo et non remuteretur usque ad crastinum vel tertiam diem ut dictum habemus et tunc remutetur usque ad novem dies et tunc lavato oculo suaviter cum aqua frigida paulatim ad suas redeat operationes: Et si catharacta resurget post primam mutationem et sedationem laboris, iterum deponatur si est possibile per idem foramen et per eundem modum. Jesus [237 ro, 1] autem et Avicenna eam transpositionem precipiunt inter corneam et uveam quod est mihi et Alchoatim et Benvenuto difficile. Et aliqui grecorum antiquis, ut recitant Albucasis et Avicenna sumendo foramen subtus corneam cum acu tornulata eam sugendo extraunt quod non laudo quia forte cum aqua egrederitur albugineus et esset error novissimus peior priorj. Amen.

(RR. Ospedali Riuniti di Livorno — Sezione oculistica.)

La trombosi della vena centrale della retina.

Studio clinico ed anatomo-patologico

del

Prof. Dott. **Elia Baquis**
in Livorno.

Casi di perdita assoluta e subitanea della vista in occhi antecedentemente sani non erano sfuggiti all'osservazione degli oculisti dei tempi passati, ma questi, per la loro deficenza in cognizioni anatomo-patologiche ed in mezzi tecnici di diagnosi, non avevano potuto formarsi alcun concetto della loro essenza e del meccanismo della loro produzione.

Fu soltanto al principio della seconda metà del secolo scorso che il Graefe, approfittando delle nuove scoperte del Virchow nel campo dell'anatomia patologica e del sussidio che recava alle indagini oculistiche la recente invenzione dell'oftalmoscopo, potè dare una razionale interpretazione di questo grave accidente.

In un uomo, colpito poche settimane innanzi da traumatismo al torace, era scomparsa improvvisamente la vista dall'O. D. Il Graefe riscontrò nel fondo oculare i segni della più spiccata anemia: arterie filiformi; vene quasi vuote, più sottili nei tronchi centrali che nei periferici; retina albescente in tutto il polo posteriore, tranne nella regione maculare, che si presentava sotto l'aspetto di una chiazza rosso-ciliegia; nessuna pulsazione dei vasi retinici alla pressione digitale sul bulbo.

In base a tali sintomi il Graefe ammise una interruzione del circolo sanguigno nei vasi della retina e, resultando il paziente, per l'esame praticato dal Traube, affetto da endocardite in corso, suppose che il disturbo circolatorio nell'ambito retinico fosse dovuto ad un embolo che, distaccatosi dal cuore e giunto colla corrente sanguigna fino nel tronco dell'arteria centrale, ivi si fosse soffermato obliterandola. Due anni più tardi il paziente moriva per i progressi della endocardite e lo SCHWEIGGER, all'esame anatomo-patologico dell'occhio affetto, riscontrava esattamente nel tronco dell'arteria centrale, in prossimità della lamina cribrosa, un nodulo obliterante evidentemente formatosi nel luogo ove era avvenuta la primitiva embolia.

Questo caso, rimasto classico per la sua purezza, veniva a portare una così nuova luce nell'inesplorato campo delle amaurosi improvvise che l'inerente quadro clinico fu per varii anni ritenuto dagli oculisti come segno assolutamente certo di un'embolia dell'arteria centrale. Tuttavia tali concetti assoluti non poterono ricevere una costante conferma dalle ricerche ulteriori poichè, nel mentre in certi casi il reperto oftalmoscopico tracciato dal GRAEFE apparve effettivamente collegato ad un'embolia del tronco dell'arteria centrale, in molti altri si dovè invece constatare che la causa della subitanea obliterazione del circolo retinico non era un'embolia ma una trombosi locale dell'arteria, oppure un'endoarterite, od anche un semplice spasmo della parete vascolare simile a quello che colpisce i vasi delle estremità nella malattia del RAYNAUD.

In tutti questi casi però, per quanto controversa possa essere la natura anatomo-patologica dell'ostacolo al circolo sanguigno retinico, rimane ad ogni modo costante la sede della lesione nell'ambito dell'arteria centrale. Ma a costituire l'albero vascolare retinico non le sole arterie prendono parte ma anche le vene, cosicchè era logico supporre che pure lesioni venose potessero generare alterazioni funzionali non meno importanti di quelle provocate dalle accennate lesioni arteriose.

Fu merito del MICHEL di avere, nel 1878, gettato le basi cliniche ed anatomo-patologiche di un'altra forma di amaurosi improvvisa dovuta non già ad embolia dell'arteria centrale ma a trombosi della vena. Quest'autore aveva infatti avuto occasione di osservare varii individui colpiti da questo grave accidente nei quali l'esame oftalmoscopico, invece di presentare la caratteristica anemia del fondo oculare descritta dal GRAEFE, mostrava i segni della stasi sanguigna spinta al più alto grado. Le arterie apparivano sottili, le vene enormemente dilatate e tortuose, la papilla e la retina più o meno estesamente cosparse di emorragie. Un simile reperto, invero non conciliabile con un'ostruzione dell'arteria centrale, fu interpretato dal MICHEL come collegato ad una obliterazione della vena per trombosi del suo tronco principale e difatti l'esame anatomico che quest'autore potè eseguire in uno dei suoi casi confermò pienamente il suo concetto diagnostico dimostrando nella vena centrale, in prossimità della lamina cribrosa, un trombo organizzato che intieramente la occludeva.

Un quadro clinico come questo tracciato dal Michel, in base all'osservazione oftalmoscopica ed al controllo anatomo-patologico, non sembrerebbe passibile di obbiezioni inquantochè il più stretto legame logico sembra in esso passare tra la lesione anatomica e l'inerente disturbo funzionale. Supponendo infatti occlusa dietro la papilla la via di deflusso al sangue venoso è logico prevedere che questo, spinto insistentemente dalle arterie, dovrà accumularsi nelle vene, distenderle al massimo grado e finalmente infrangerne le pareti irrompendo libero nei tessuti.

Tuttavia non solo alle conclusioni del Michel non mancarono obbiezioni, ma non fecero neanche difetto chiare prove anatomo-patologiche escludenti l'esistenza di un nesso costante ed assoluto fra questo reperto oftalmoscopico e la trombosi della vena. L'Angelucci infatti nello stesso anno esaminava anatomicamente nella clinica del prof. Zehender a Rostock tre casi di trombosi della vena centrale in due dei quali era mancato il quadro oftalmoscopico tracciato dal Michel non presentando nè notevole dilatazione delle vene, nè emorragie retiniche; e nel terzo, malgrado che l'esame oftalmoscopico non si fosse potuto eseguire, le emorragie facevano ugualmente difetto nelle sezioni istologiche.

Ricerche di altri autori dimostrarono inoltre che un quadro clinico ed oftalmoscopico come quello tracciato dal Michel potè aversi anche in occhi nei quali l'esame anatomico dimostrò la vena centrale assolutamente sana e lese invece le arterie o per alterazione anatomica o per spasmo della muscolare. E così pure, secondo il Magnus, un versamento emorragico tra le guaine del nervo ottico potrebbe generare una sindrome clinica ed oftalmoscopica non diversa da quella tracciata dal Michel come dipendente da trombosi della vena.

Da questo breve cenno appare dunque chiaro come, nei casi di amaurosi improvvisa, straordinariamente numerose e variabili possano essere le lesioni che hanno dato luogo al disturbo circolatorio nell'ambito dei vasi retinici e che pertanto la diagnosi basata sull'esame oftalmoscopico avrà oggidì tutt'al più un valore di probabilità e solo potrà divenire maggiormente sicura nell'avvenire quando saranno meglio chiariti i rapporti che passano fra il reperto clinico e le alterazioni anatomo-patologiche. Emerge da ciò l'utilità della pubblicazione dei casi nei quali l'esame anatomico potè accompagnare il reperto clinico e questo è appunto lo scopo e la ragione giustificatrice del presente lavoro.

Storia Clinica.

Bargellini Angelo, di anni 60, celibe, proprietario di un piccolo chiosco giornalistico, si presenta nelle ore pomeridiane del 4 decembre 1903 alle consultazioni oftalmoiatriche dei RR. Ospedali di Livorno lamentandosi di avere improvvisamente perduta la vista dall'O. S. Al mattino si era alzato di buon'ora e recato al suo chiosco ove si era seduto come al solito sullo sgabello centrale avendo difaccia il finestrino anteriore ed a sinistra la porticina d'ingresso. Ad un tratto si sentì chiamare da una voce che proveniva dal lato sinistro e rimase sorpreso di non vedere la persona che parlava. Solo volgendo interamente la testa da quel lato potè scorgerla e la necessità di mettersi in quell'atteggiamento scomodo e per lui non abituale lo convinse che un disturbo si doveva essere prodotto nel suo occhio sinistro: cuoprì infatti quello destro e constatò che l'altro era divenuto assolutamente cieco. Cinque ore più tardi si presentava all'esame clinico.

Il paziente proviene da genitori che morirono in età avanzata per malattia acuta, ha due fratelli sani ma ne ha perduti molti in varie età in seguito a malattie di breve durata. Nè da piccolo nè da giovane ebbe malattie d'importanza, nè si contagiò di sifilide. Soltanto da quasi vent'anni soffre di disturbi gastrici con dilatazione dello stomaco e digestioni lente e difficili cosicchè nei periodi di esacerbazione la nutrizione dell'organismo se ne risente assai generandosi debolezza e dimagramento. In uno di questi periodi, tre anni fà, nel mentre era come al solito seduto al suo chiosco, gli si abbagliò la vista, gli scomparvero gli oggetti che gli stavano dinnanzi e finalmente cadde in deliquio. Quando riprese i sensi si trovò in una sala dell'ospedale ove si rimise dopo un vomito abbondante. Il giorno dopo potè riprendere le sue occupazioni.

In questi ultimi tempi si sentiva debole più del consueto ed aveva avuta qualche contrarietà che lo aveva moralmente depresso.

Il paziente è di media statura, di costituzione scheletrica e muscolare regolare, con scarso pannicolo adiposo e cute pallida. Bene visibili le arterie temporali superficiali. Il cuore è nei limiti normali ma fa udire rinforzato il 2° tono sul focolaio aortico. Le orine non contengono zucchero nè albumina. L'apparenza generale del paziente è quella di un uomo sofferente e deperito nella nutrizione e nelle forze.

L'O. D. ha apparenza normale, tono normale, iride bene reagente, mezzi diottrici trasparenti. L'esame oftalmoscopico però rivela in esso un notevole assottigliamento delle arterie retiniche in confronto delle vene, le quali appaiono invece ingrossate dalla periferia fino al contorno della papilla ove bruscamente diminuiscono di calibro. Non si notano emorragie nè chiazze degenerative. Vi è un'ipermetropia di + 4 D. con V = $^2/_3$ e campo visivo normale.

L'O. S., mobile e bene situato, presenta pure tono normale, cornea e camera anteriore bene conformate. La pupilla appare uguale a quella dell'O. D., ma, cuoprendo quest'ultimo, entra in media midriasi e non reagisce affatto allo stimolo luminoso nè trasmette all'altr'occhio il riflesso consensuale. Solo si ristringe consensualmente quando si illumina l'O. D.

All'esame oftalmoscopico si constata che tutti i mezzi diottrici dell'occhio sono limpidissimi ma che la retina è sede di gravissime alterazioni. La papilla è quasi scomparsa sotto una serie di emorragie radiali confluenti che ne tolgono alla vista i contorni: non è però affatto sporgente. Le arterie nella maggior parte della retina e sulla papilla sono invisibili oppure ridotte a sottilissimi filamenti. Le vene, in parte sono scomparse sotto numerose chiazze emorragiche che colla loro direzione radiale ne accennano il primitivo decorso, in parte sono invece visibili anche meglio che in stato normale poichè appaiono enormemente distese dal sangue in esse accumulato, hanno un colore bruno fosco ed un andamento flessuoso. Tutta la retina, dalla macula lutea all'equatore, è cosparsa di emorragie grandi e piccole, a forma allungata, disposte sul decorso dei vasi ed in numero tale da non lasciare quasi il più piccolo tratto di retina che ne sia immune. Sono però tutte contenute nello spessore del tessute retinico, nelle cui maglie sembrano essersi riversate, e non fanno sporgenza nè invasione nel vitreo il quale appare assolutamente inalterato e libero di corpi nuotanti. Manca pure sulla retina qualunque stria o chiazza chiara, sia disseminata alla sua superficie, sia lungo i vasi.

La vista si riduce ad una indecisa percezione del movimento della mano a trenta centimetri di distanza. Non vi è nell'occhio dolore spontaneo, nè si provoca colla pressione.

Un tale reperto oftalmoscopico unito alla subitaneità del disturbo ed al fatto che si trattava di un soggetto arteroslerotico mi autorizzava a formulare la diagnosi di trombosi della vena centrale. Prescrissi al paziente il riposo, la dieta lattea e lo ioduro di potassio, invitandolo a farsi rivedere fra qualche giorno.

Per due settimane rimase assente poichè, com'egli diceva, voleva aspettare a vedere l'effetto della cura, e forse avrebbe indugiato ancora a presentarsi se l'occhio non avesse incominciato a farsi sede di violenti dolori. Ritornò allora alle consultazioni e difatti potei tosto constatare che l'aspetto dell'occhio leso era completamente cambiato. Una fitta iperemia interessava tutta la congiuntiva bulbare e gli strati episclerali, la cornea appariva ulcerata per una larga estensione arciforme dal lato temporale in prossimità del limbus, la pupilla contratta ed irregolare. La congiuntiva palpebrale era pure rossa e tumefatta ed abbondanti filamenti di catarro giallastro occupavano il fornice inferiore.

Evidentemente si trattava di un attacco di congiuntivite catarrale acuta che veniva ad aggravare la primitiva malattia e che, per il cattivo stato di nutrizione generale e locale, assumeva in questo caso una forma più grave, complicandosi con ulcerazione marginale della cornea ed irite plastica. L'esame oftalmoscopico in queste condizioni riusciva difficile ma nonostante dimostrava che le emorragie del fondo si erano fatte ancor più confluenti e le vene meno dilatate. Il tono non era aumentato. La funzioue visiva era però divenuta ancor meno distinta e ridotta alla semplice percezione di luce.

Con spennellature di nitrato d'argento, instillazioni di atropina e fasciaturo occlusiva le condizioni esterne dell'occhio rapidamente migliorarono ma nel frattempo si aggravavano le interne. Malgrado abbondanti e replicati sanguisugi alla tempia, l'irite plastica non cedeva, il margine pupillare andava lentamente saldandosi colla capsula del cristallino e l'atropina riusciva inefficace a distaccare le sinechie; anzi essa dovè in breve venir tralasciata perchè il tono oculare incominciava ad aumentare. Il vitreo intanto diveniva diffusamente torbido ed impediva l'esame del fondo.

Dopo tre mesi dall'inizio del male, della congiuntivite e dell'ulcerazione corneale era scomparsa ogni traccia ma l'occhio presentava invece tutti i segni di un glaucoma secondario accompagnato da forte ipertonia, amaurosi assoluta ed intensa dolorabilita. Non rimaneva altro scampo che l'enucleazione alla quale il paziente si sottomise il 2 marzo 1904.

L'operazione, eseguita sotto narcosi cloroformica, fu sopportata senza accidenti e, dopo pochi giorni, il paziente potè lasciare l'ospedale con una protesi bene tollerata. Oggi, trascorsi quattro mesi dall'enucleazione, il paziente, grazie alla cessazione dei dolori e ad una cura ricostituente, si è assai bene rimesso in salute ed è migliorato di nutrizione e di colorito. La vista dell'O. D. si mantiene buona ma non si è modificato l'aspetto del fondo nel quale appaiono sottili le arterie e molte ingrossate le vene retiniche.

Esame Anatomo-Patologico.

Tecnica.

Conoscendo la necessità di fare in questo caso un accurato esame dei vasi centrali nel nervo ottico era stata mia cura, al momento della sezione del nervo, di eseguire una forte trazione sul bulbo e così potei riuscire ad asportare con esso un tratto di nervo ottico lungo 12 millimetri. Il bulbo venne subito immerso in liquido di Müller, con aggiunta di qualche cristallo di cloralio idrato per impedire lo sviluppo di germi, e mantenuto per tre settimane in questo reattivo più volte rinnovato. Venne quindi il nervo ottico con un taglio trasversale sezionato rasente al polo posteriore lasciandolo tuttavia aderente ad esso mediante un breve residuo di guaina durale. Il bulbo venne alla sua volta diviso in due callotte con una sezione equatoriale e i tre pezzi, non completamente disgiunti l'uno dall'altro, vennero per altre tre settimane mantenuti nel reagente fissatore e quindi lavati per due giorni in acqua corrente e passati per gli alcooli graduali fino a perfetto indurimento in alcool assoluto.

Completata la separazione dei pezzi, venne quindi ciascuna callotta inclusa in celloidina e così pure il nervo ottico, orientato verticalmente per farne sezioni trasversali, colla parte che aderiva al bulbo rivolta in alto per riuscire la prima sezionata.

Del nervo ottico vennero eseguite duecento sezioni trasversali disposte e montate in serie, le quali permettono di seguire ininterrottamente da un capo all'altro le alterazioni che esso presenta. Del polo posteriore vennero eseguite cento sezioni nella parte intermedia in modo da procurare una serie continua nella quale è compresa la sezione longitudinale del moncone oculare del nervo, la papilla e la retina fino all'equatore. Del polo anteriore vennero eseguite sezioni a livello del meridiano orizzontale comprendenti la porzione mediana della cornea, dell'iride, della lente cristallina e del corpo ciliare nonchè del tratto periferico della retina dall'equatore all'ora serrata.

I reagenti impiegati furono: l'ematoxilina di Böhmer, il reattivo di van Gieson, il picrocarminato d'indaco, l'eosina, l'orceina secondo la formula del Livini, l'ematoxilina del Weigert per le fibre midollate, usata secondo il processo tecnico del Vassale, e la tintura di jodio.

Nervo Ottico.

Le mie prime ricerche portarono sul nervo ottico ch'io incominciai a sezionare dalla parte limitrofa al bulbo procedendo gradualmente verso quella più distante. Data la diagnosi ch'io aveva fatta di trombosi della vena centrale, io mi aspettava senz'altro, come era avvenuto ad altri osservatori, di ritrovare subito dietro la lamina cribrosa la vena centrale trombizzata. Invece il reperto istologico del nervo apparve così diverso da quello ch'io aveva immaginato che alla prima impressione credetti di avere completamente errata la diagnosi.

Prendendo in esame le prime sezioni, distanti appena due millimetri dalla lama cribrosa, meravigliava soprattutto la perfetta normalità dello stato del nervo (fig. 1) e il normale rapporto tra sostanza

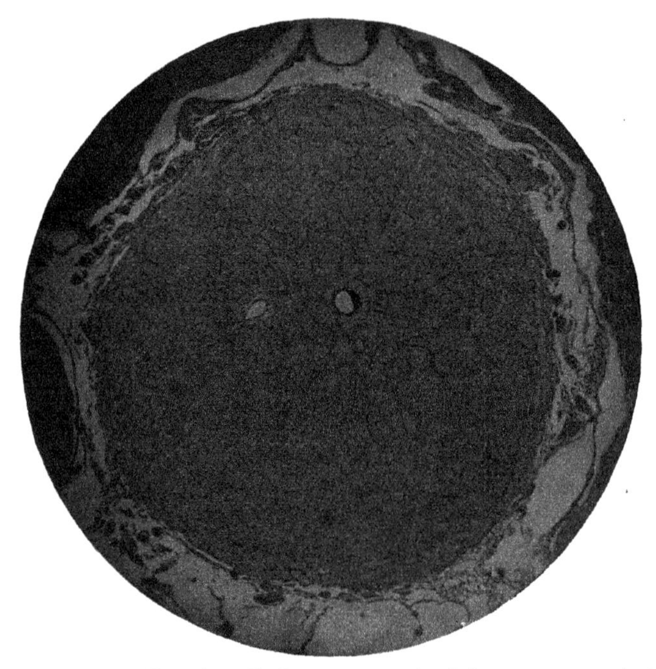

Fig. 1. Ingrand. 25 diametri. Sezione trasversale del nervo poco al di dietro della lamina cribrosa. La vena incomincia ad allontanarsi dall'arteria. Proliferazione endoteliale nello spazio intervaginale. Fibre nervose normali.

nervosa e setti connettivi (fig. 2). La colorazione del Weigert dimostrava all'evidenza la perfetta conservazione delle fibre ottiche: non una fibra degenerata, non un fascio di fibre diradato. L'arteria centrale appariva rotonda, larga, beante, con pareti normalissime, intima di normale spessore ed endotelio perfettamente conservato. Il suo lume (fig. 1) era quasi completamente vuoto di sangue del quale si vedeva soltanto un piccolo residuo sotto forma di un coagulo granuloso aderente a guisa di falce sopra un terzo della periferia interna del vaso: tale coagulo appariva applicato sull'endotelio normale. Nessuna infiltrazione di leucociti si poteva osservare nel cordone connettivo centrale entro il quale il vaso scorreva.

La vena centrale (fig. 1) si presentava ugualmente normale nell'apparenza, aveva una sezione quasi triangolare e le sue pareti non mostravano alcun ingrossamento o allontanamento dal tipo fisiologico. L'intima era liscia e l'endotelio bene conservato. Il lume appariva assolutamente vuoto nel maggior numero delle sezioni: solo in alcune si poteva constatare un gruppetto di leucociti non aderenti alla parete. Nel tessuto circostante alla vena leucociti scarsissimi o completamente assenti. In conclusione il tronco del nervo ottico e l'arteria e la vena centrale presentavano il tipo della più perfetta normalità di struttura e tutt'al più poteva recare sorpresa il fatto di non trovare sangue nei vasi centrali.

Il solo fatto patologico che si riscontrava nella sezione trasversale del nervo si riferiva alle guaine le quali presentavano una ipertrofia superiore a quella che talora si osserva, anche fisiologicamente, nelle persone di età avanzata. Dalla guaina piale da un lato (fig. 1, 2), da quella durale dall'altro, partivano fasci di fibre connettive neoformate i quali, avanzandosi nello spazio intervaginale, venivano a rinforzare quel tessuto lamellare che alcuni autori continuano a chiamare col nome di guaina aracnoidale, formando un tessuto compatto ma oltremodo variabile di spessore nelle varie sezioni, si da formare in alcune un manicotto talmente compatto da riempire tutto lo spazio intervaginale, riducendosi invece in altre a pochi filamenti. In ogni caso i nuovi fascetti di connettivo erano costantemente rivestiti da cellule endoteliali che in taluni punti offrivano una tale moltiplicazione da formare un rivestimento così stratificato al fascio primitivo da renderne lo spessore otto o dieci volte maggiore. Si costituivano così dei cilindri i quali nelle sezioni trasversali assumevano l'aspetto di dischi a striatura concentrica (fig. 2) e molti di essi, degenerando, davano luogo alla formazione di masse rotonde omogenee che non reagivano colla tintura di jodio come la sostanza amiloidea ma si coloravano in rosso intenso coll'eosina o col reattivo di van Gieson ed in bleu cupo fino al nero assoluto coll'ematoxilina di Böhmer. Malgrado questo processo irritativo e degenerativo ad un tempo delle guaine ottiche non si riscontrava nello spazio intervaginale alcuna traccia di emorragia e neanche accumulo di leucociti. La periferia del nervo in contatto con queste alterazioni vaginali non pareva modificata e nei vasi proprii del nervo ottico il sangue sembrava circolare liberamente.

Riguardo ai vasi centrali solo un fatto era da notare che, senza assumere l'importanza di un fatto patologico, pure era degno di attenzione. Per quanto le prime sezioni del nervo fossero vicinissime alla lamina cribrosa pure i vasi centrali non erano più l'uno presso dell'altro e, nel mentre l'arteria (fig. 1) occupava regolarmente il centro del nervo, entro il connettivo che ne forma l'asse

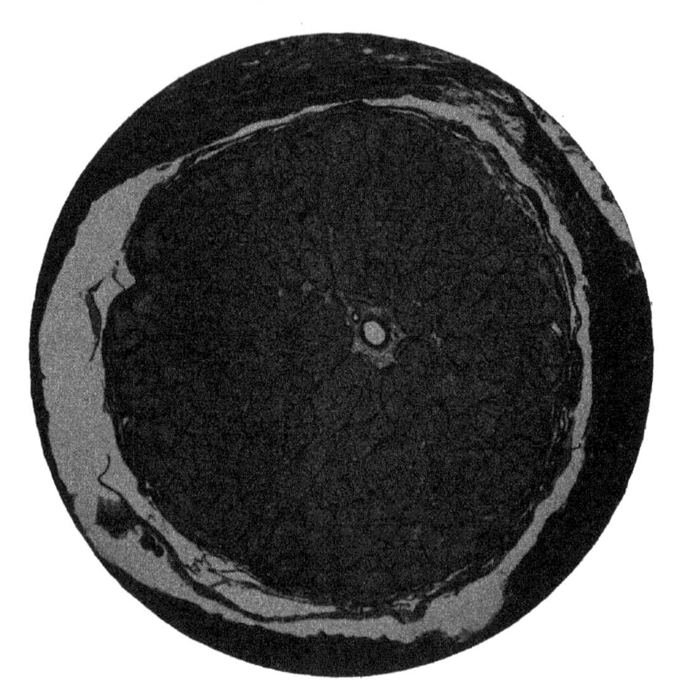

Fig. 2. Ingrand. 25 diametri. Sezione trasversale del nervo 4 mm. dietro la lamina cribrosa. Colorazione col reattivo di v. Gieson. La vena ha abbandonato completamente il nervo e si vede a sinistra nello spessore della guaina piale quasi vuota e compressa. Le fibre ottiche sono normali ed il connettivo dei setti ha un regolare sviluppo. Nello spazio intervaginale a sinistra ed in basso tre dischi jalini.

centrale, la vena appariva già distante oltre un millimetro dall'arteria e completamente libera tra i fasci nervosi.

Nel corso di poche sezioni successive sempre più la vena si allontanava dall'arteria e, alla distanza di appena quattro millimetri dalla lamina cribrosa, usciva addirittura dal nervo continuando a decorrere sulla faccia interna della guaina piale dal lato opposto a quello ove entrava l'arteria centrale (fig. 2, 3, 4). La vena centrale pertanto aveva nel suo andamento questo di singolare che era cioè quasi tutta extra-nervea ed entrava nell'ottico appena al di dietro della lamina cribrosa seguendo un cammino lateralmente opposto a quello dell'arteria. Ne derivava di conseguenza che portando l'osservazione sulle sezioni distanti appena quattro millimetri dalla lamina cribrosa e su tutte le successive si aveva la strana impressione che la vena centrale mancasse affatto nel nervo ottico vedendosi soltanto l'arteria rotonda e beante (fig. 2) occuparne il centro. La vena invece appariva a lato del nervo sotto la guaina piale e si sarebbe scambiata con una della vene proprie dell'ottico se non se ne fosse potuto seguire il decorso retrogrado fino al punto di penetrazione nell'interno del nervo stesso e al suo arrivo sulla papilla.

Salvo l'assenza della vena centrale le sezioni di nervo che decorrono dal piano dell'uscita di essa, situato a quattro millimetri di distanza dalla lamina cribrosa, fino a quelle situate in un piano distante dieci millimetri, cioè quasi all'estremo del moncone asportato, non presentano nessun'altra alterazione degna di nota tranne quella delle guaine ottiche sopra ricordata. Giunti però a questo piano si osserva un fatto singolare che cioè si incontra il luogo d'ingresso dell'arteria centrale la quale nell'entrare nel nervo assume un decorso così esattamente radiale che tutto il suo intero percorso dallo spazio vaginale al cordone centrale del nervo cade interamente nella sezione. Questa disposizione è degna di nota poichè è assolutamente retto l'angolo che fa l'arteria entrando nel nervo e retto pure quello che essa fa quando s'immette nel cordone centrale. Anche in questo ramo trasversale l'arteria ha pareti normali, endotelio bene conservato ed appare quasi assolutamente vuota di sangue.

Dal lato quasi diametralmente opposto al suo punto d'entrata si osserva nello spessore della guaina piale la vena decorrere vicinissima ad un altro tronco venoso col quale si unisce dopo breve percorso assumendo un volume assai maggiore ed incominciando ad apparire piena di sangue. Segni di flebite non si notano in essa in tutto il suo singolare decorso.

Poche sezioni mancano ancora a completare l'esame del nervo nel suo tratto più distante dall'occhio. Quelle appena successive all'entrata dell'arteria mostrano l'asse centrale contenente solo l'arteria satellite (fig. 3) il cui tronco radiale si osserva pure poco appresso entrare nel nervo poco al di dietro del punto di entrata dell'arteria.

Il fatto più interessante lo presenta il ramo di origine dell'arteria centrale nel suo breve decorso nello spazio intervaginale. Quì il tronco originario (fig. 3) cade nella sezione tagliato trasversalmente ed accompagnato da vasi arteriosi e venosi destinati al nervo. In questa sezione trasversale il tronco originario dell'arteria appare quasi totalmente occupato da una massa di tessuto connettivo sclerotico aderente solidamente da un lato alla parete vascolare coll'intima

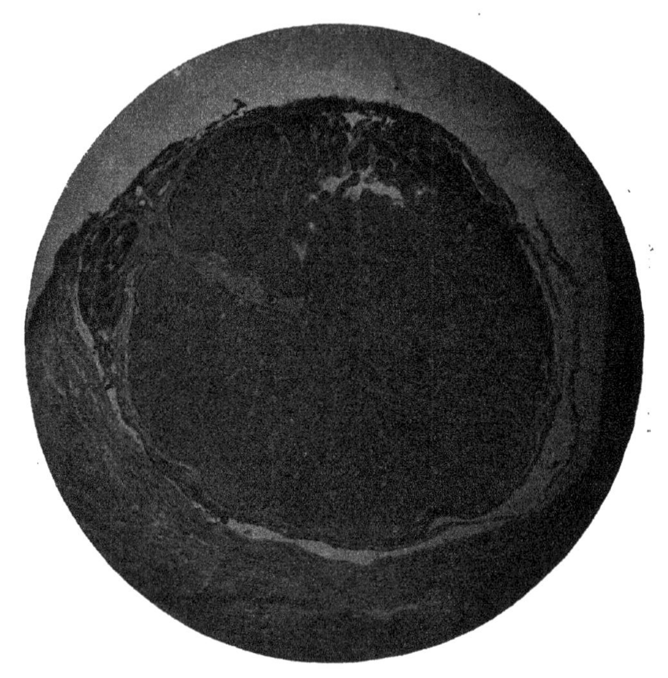

Fig. 3. Ingrand. 25 diametri. Sezione del nervo a 12 mm. dalla lamina cribrosa. L'arteria centrale non é ancora entrata nel nervo. Nell'asse si vede solo la sua arteria satellite. Nel tronco iniziale dell'arteria centrale, visibile nello spazio intervaginale a sinistra, si scorge il vaso quasi obliterato dal nodulo endoarteritico. La vena é ancora visibile in basso e a destra sotto la guaina piale.

della quale (fig. 3, 4) si continua senza distinzione. Ha la forma di una massa poliposa e sporge nel lume del vaso occupandolo quasi in totalità. La sua presenza si segue in dieci sezioni successive fino all'esaurimento di tutto il tronco di nervo asportato. La sua superficie libera è regolarmente rivestita di endotelio ed alquanto anfrattuosa. Nei seni di tali anfratti e nello spazio che rimane fra essa e la parete vasale si scorge un residuo di sangue apparentemente normale. Nell'interno di questa massa non si osserva che un tessuto connettivo compatto con nuclei allungati, simile a quello dell'intima vasale, senza traccia alcuna di detriti cellulari o di pigmento. A questo livello è pure constatabile (fig. 3, 4) un principio di sclerosi del nervo data da un'ipertrofia del connettivo dei setti nella parte

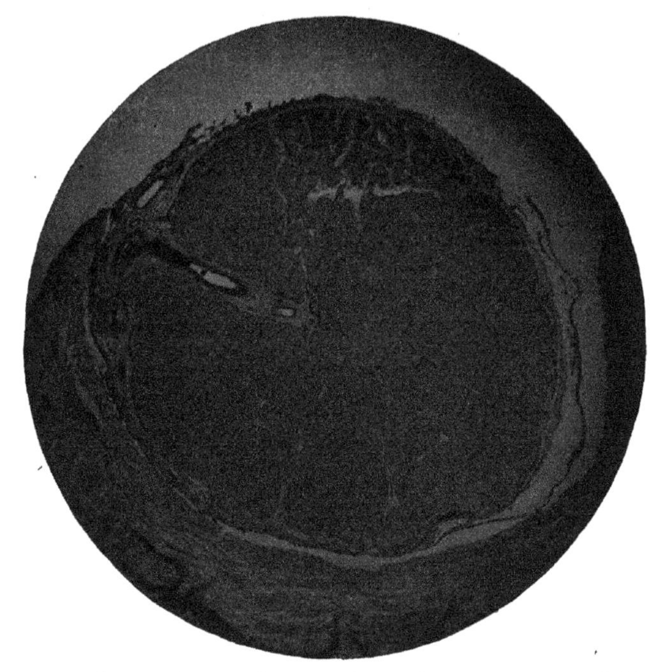

Fig. 4. Mostra gli stessi fatti della (fig. 3) al punto d'entrata dell'arteria centrale nel nervo.

più superficiale del settore che sta di fianco al luogo ove decorre questo vaso parzialmente obliterato.

Globo oculare. Polo anteriore.

Essendo stato diviso il globo oculare lungo l'equatore in due segmenti, l'uno anteriore l'altro posteriore, l'esame istologico dovrà portarsi separatamente su ciascuno. Incominciando da quello anteriore (fig. 5), è da notare che la cornea conserva la sua curvatura, il suo normale rivestimento epiteliale e la sottostante membrana di Bowman. Le ulcerazioni sono perfettamente riparate e nel luogo ove si erano prodotte si riscontra un leggero assottigliamento della cornea ed un tessuto giovine ricco di nuclei cellulari bene colorati. La membrana propria, salvo una leggera infiltrazione in prossimità del limbus e al dintorno del canale di SCHLEMM, è bene conservata; così pure la membrana del DESCEMET il cui endotelio non presenta traccie di proliferazione. La camera anteriore è normalmente profonda ma nella sua parte posteriore presenta un deposito jalino debolmente colorato dalla ematoxilina nel quale non si scorgono elementi cellulari al difuori di scarsi leucociti.

L'iride non presenta gravi alterazioni nelle sua struttura salvo un certo grado di iperemia e di degenerazione jalina delle pareti

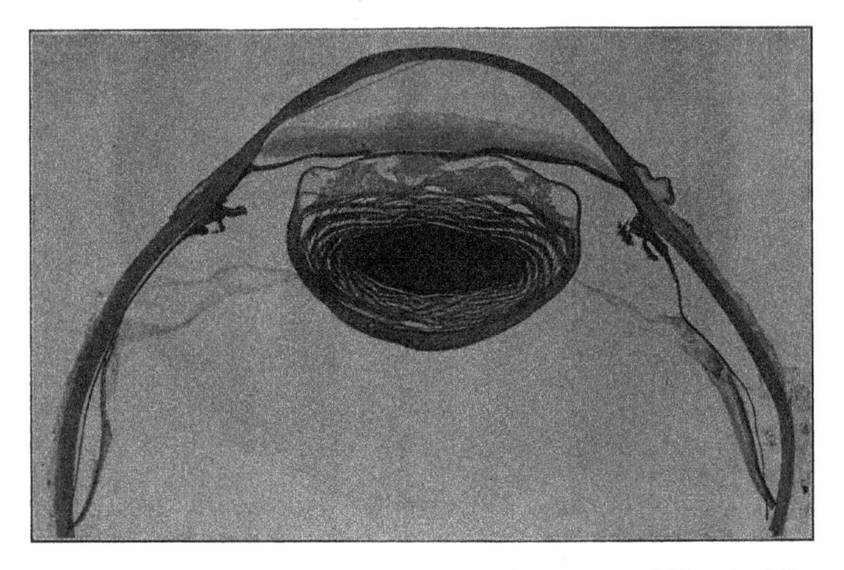

Fig. 5. Ingrand. 8 diametri. Polo anteriore. Obliterazione dell'angolo irido-corneale. Sinechia circolare irido-capsulare. Atrofia del corpo ciliare.

vasali. Gravemente alterata appare invece l'iride nella sua posizione inquantochè colla periferia ciliare aderisce tutto intorno e per larga estensione (fig. 5) alla faccia posteriore della cornea, distaccandosene poi bruscamente per raggiungere la capsula lentis alla quale pure mostrasi più o meno estesamente adesa col suo margine pupillare. Si osserva inoltre un certo grado di ectropion uveae non ugualmente sviluppato nei varii quadranti.

Il corpo ciliare mostrasi assottigliato, con iperemia e degenerazione jalina dei suoi vasi, spinto all'innanzi e leggermente distaccato dalla sclerotica.

La lente cristallina si presenta fortemente vacuolizzata ma è tuttora rivestita dalla cristalloide, sotto la quale si osserva l'epitelio inalterato.

L'ora-serrata, la porzione ciliare della retina presentano alterazioni delle quali parlerò trattando di quelle del polo posteriore.

La coroide è leggermente assottigliata.

Polo posteriore.

Il polo posteriore del globo oculare mostra un manifesto ingrossamento della retina nei dintorni della papilla. La retina e la

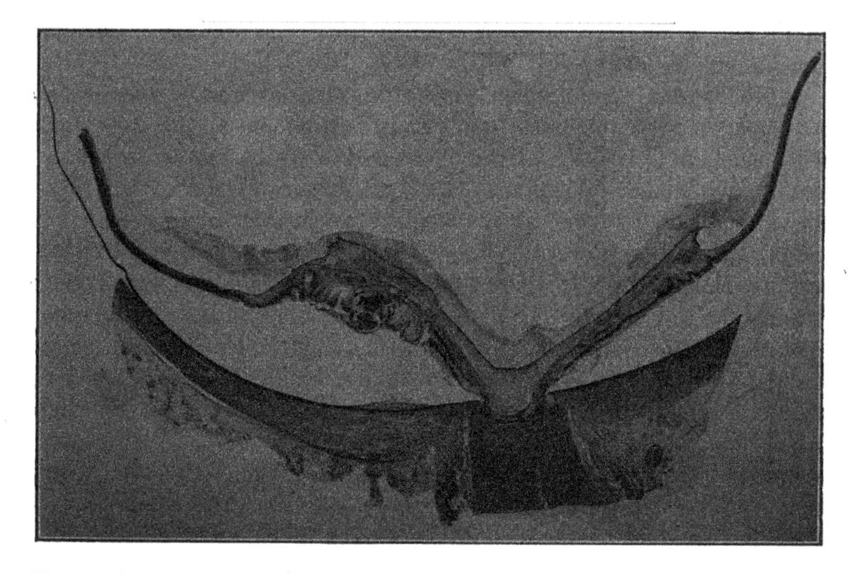

Fig. 6. Ingrand. 8 diametri. Polo posteriore. Arteria centrale sezionata longitudinalmente nel nervo. Trombo della vena a livello della lamina cribrosa. Escavazione della papilla. Emorragie diffuse nella retina ed a focolaio rotondo verso destra. Enorme edema retinico al polo posteriore. Retina normale all'equatore. Proliferazione connettiva sulla papilla e sul polo posteriore. Coroide e sclerotica inalterate.

coroide allo stato fresco erano perfettamente aderenti nella loro posizione fisiologica e solo nelle sezioni appare quella (fig. 6) alquanto sollevata per l'effetto corrugante dei reagenti.

Seguendo collo sguardo tutto il percorso delle pareti oculari si riscontra che la sclerotica mantiene ovunque il suo normale spessore e la sua fisiologica struttura. Così pure esaminando attentamente la coroide dalle parti centrali fino all'ora-serrata non è possibile scorgere in essa la minima alterazione. I vasi sono mediocremente pieni di sangue, nessun infiltrato circoscritto o diffuso si nota in essa, e pure l'epitelio pigmentato retinico, che strettamente le aderisce, non presenta in tutta la sua estensione la più piccola area di ipertrofia o di distruzione. Tutt'al più si può notare nella coroide un certo grado di uniforme assottigliamento evidentemente provocato dall'aumento della pressione endooculare.

Alterazioni veramente importanti si trovano invece nella retina e nel nervo ottico. Abbiamo già veduto che tutto il tratto di nervo asportato non presentava alcuna importante alterazione di struttura: invece il moncone rimasto aderente al bulbo per una estensione di circa due millimetri mostra alterazioni così notevoli che meritano una minuta descrizione.

Nelle prime sezioni, quasi tangenti alla sua periferia, incominciano ad apparire le guaine nelle quali si riscontrano ancor più accentuati i fenomeni di ipertrofia dei fasci connettivi e di ipergenesi e degenerazione endoteliale già notati nelle sezioni trasversali. Giunti sulla sostanza del nervo si osserva in esso un aumento di nuclei ed in taluni punti, proprio sotto la guaina piale, circoscritti infiltrati di cellule bianche, ma avvicinandosi all'asse centrale tale infiltrazione scompare. Ad un certo punto incomincia ad apparire all'estremo distale del moncone la sezione della vena centrale in direzione molto obliqua a causa appunto del suo obliquo decorso. In circa dieci sezioni se ne può seguire tutto il percorso dall'estremo distale del nervo fino alla lamina cribrosa e si nota chiaramente che, nel mentre a due millimetri dalla lamina stessa essa è ancora normale come nelle sezioni trasversali, poco al di qua incomincia ad apparire intorno ad essa, e più da un lato che dall'altro, una forte infiltrazione di leucociti. Il lume però appare ancora discretamente ampio, senza ingrossamento dell'endotelio e vuoto di sangue. Avvicinandoci ancora al bulbo l'infiltramento parvicellulare intorno alla vena aumenta ed il suo lume incomincia a ristringersi senza tuttavia mostrare una ipertrofia della parete vasale. Giunti in contatto della lamina cribrosa, e quasi nel suo spessore, la vena rimane bruscamente trasformata in un nodulo di tessuto organizzato (fig. 8) costituito da un connettivo giovane con grosse cellule a nuclei grandi, pallidi, ovali, commiste con elementi più piccoli a nuclei rotondi più intensamente coloriti. Attraversata la lamina cribrosa e giunti collo sguardo sulla papilla, la vena ritorna ad apparire nuovamente pervia e divisa nei due rami principali nei quali la parete si mostra enormemente inspessita e completamente degenerata in una sostanza chiara ed omogenea che non si colora coll'ematoxilina ma si tinge in rosso intenso col reattivo di van Gieson. Entro questi cilindri privi della più elementare struttura fa singolare contrasto l'endotelio vascolare che mantiensi inalterato.

Proseguendo nell'esame delle sezioni longitudinali del nervo, appena giunti al livello dell'estremo papillare della vena incomincia a presentarsi all'estremo distale del moncone la sezione dell'arteria e, mantenendo questa un andamento rettilineo nell'asse del nervo, dopo poche sezioni appare tutta quanta longitudinalmente sezionata sotto il campo del microscopio (fig. 6, 8) e si presenta larga, beante ed assolutamente normale come in tutto il suo antecedente decorso. Nel suo lume si riscontra una certa quantità di sangue bene conservato e costituito quasi esclusivamente da globuli rossi. Attraversata la lamina cribrosa l'arteria centrale si divide in due rami, nei quali però non si mantiene ulteriormente l'integrità del tronco principale, ma si riscontra un processo di generale ingrossamento, prevalente nell'intima e nella media, per effetto del quale le arterie prendono l'aspetto di grossi cordoni nel cui interno (fig. 7) il lume vasale si riduce ad un calibro sottilissimo.

Riassumendo, la sezione longitudinale del nervo ottico mostra da parte della vena un'infiltrazione parvicellulare perivasale ed una trombosi a livello della lamina cribrosa; da parte dell'arteria una normalità assoluta del tronco ed una sclerosi accentuatissima dei suoi rami principali.

Retina.

Le alterazioni che presenta la retina sono straordinariamente interessanti e complicate sicchè meritano esse pure una descrizione particolareggiata. Esse sono massime al polo posteriore in un tratto esteso tutto all'intorno della papilla per un raggio di circa nove millimetri. Da questo limite fino all'ora-serrata non sembra invece la retina alterata, almeno per quel che si può giudicare coi piccoli ingrandimenti; essa è aderente alla coroide ed ha uno spessore uniforme e non esuberante dai limiti fisiologici.

Muovendo còllo sguardo da queste parti anteriori apparentemente normali verso le posteriori si giunge ad un tratto, appunto alla distanza di nove millimetri dalla papilla, in un luogo ove la retina (fig. 6) improvvisamente aumenta di spessore al punto che, specie dal lato temporale, supera cinque volte quello normale. Tale ingrossamento cede poi bruscamente ai contorni della papilla la quale presenta una profonda escavazione.

Esaminando attentamente i tratti di retina inspessiti si nota, anche coi piccoli ingrandimenti, che ben diversa è la superficie retinica dal lato del vitreo che da quello che guarda la coroide. Nel mentre dal primo essa è relativamente liscia, dall'altro è straordinariamente anfrattuosa e festonata come se avesse subìto una serie di pieghettature. Osservando la sua struttura si scorge facilmente che essa risulta di due strati giustapposti: quello esterno a superficie anfrattuosa (fig. 6, 7) dato dalla retina rigonfiata e pieghettata, quello interno (fig. 6, 7, 8) più liscio dato da una membrana, formata di cellule e vasi, applicata di contro alla superficie interna della retina.

Aumentando gl'ingrandimenti si osserva che l'accrescimento di spessore della retina è dato in primo luogo da un edema diffuso a

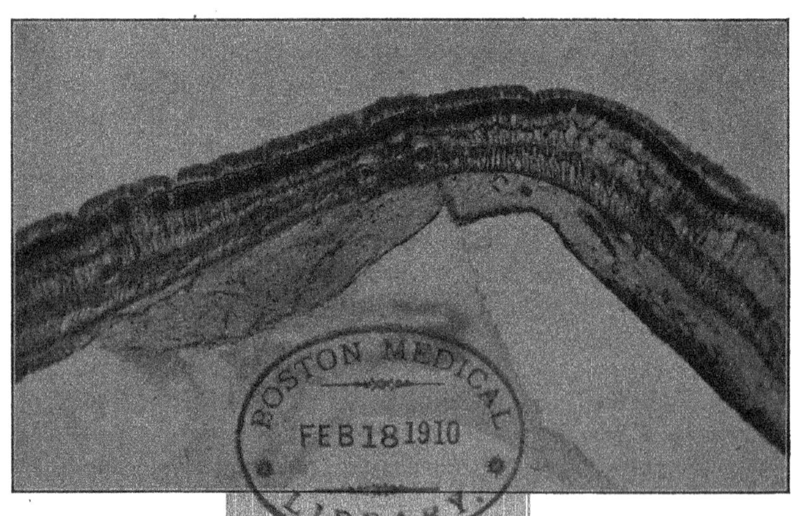

Fig. 7. Ingrand. 60 diametri. Edema della retina. Sollevamento degli articoli delle cellule visive dalla limitante esterna. Trombi nelle vene. Ristringimento delle arterie. Neoformazione connettiva extra-retinica.

tutti i suoi strati, ma prevalentemente a quello reticolare interno, e tale da determinare nel tessuto retinico la produzione di una straordinaria quantità di lacune sferoidali ripiene di un umore limpidissimo; in secondo luogo da focolai emorragici, ora diffusi, ora circoscritti, sotto forma di masse globose (fig. 6) di forti dimensioni la cui sezione rotonda può a prima vista assumere l'aspetto di una vena turgida tagliata in direzione trasversale.

I vasi retinici si osservano per lo più sezionati trasversalmente, talora longitudinalmente. In ogni caso è facile constatare che essi sono colpiti dalle più gravi alterazioni. Le arterie sono enormemente inspessite ma quasi ovunque presentano ancora una traccia di lume, (fig. 7) sebbene ristrettissimo; le vene sono quasi tutte trombosate e trasformate (fig. 7) in cordoni solidi, retratti e distaccati dal tessuto ambiente mediante uno spazio assolutamente vuoto.

Esaminando coi forti ingrandimenti la retina delle porzioni equatoriale e ciliare si nota che la sua integrità è soltanto apparente poichè sono scomparse del tutto in essa le cellule gangliari e le fibre ottiche delle quali non si riesce a rintracciare il minimo residuo. Tutte le maglie del tessuto retinico dalla limitante interna alla limitante esterna sono infarcite di globuli rossi del sangue così diffusamente ed omogeneamente disseminati da apparire rilevabili solo ad una intensa osservazione. Vasi sanguigni se ne scorgono pochissimi ed in prevalenza sono vene fortemente dilatate dal contenuto sanguigno.

Nelle parti centrali invece non si osserva un infarcimento diffuso di emazie ma focolai emorragici vasti e numerosi bene circoscritti. Nelle parti risparmiate dall'emorragia si osserva però un versamento incoloro nel quale riscontrasi una grande quantità di pigmento ematico sotto forma di globetti gialli lucenti di varia grandezza, sia liberi, sia incorporati in cellule rotonde od allungate, con uno o più nuclei bene colorati, rivestenti i caratteri di leucociti migranti.

Inquanto alle speciali alterazioni dei varii strati retinici, esse si possono così compendiare. Limitante interna conservata in tutta la sua estensione e sempre uniforme di spessore, qua e là ondulata o pieghettata ma sempre continua nel suo decorso; ove presenta qualche rarissima interruzione questa è così breve da permettere appena il passaggio ad un minuscolo vasellino sanguigno. Lo strato delle fibre ottiche è assolutamente scomparso alla periferia della retina ma è ancora in parte visibile sui dintorni della papilla solchè le fibre appaiono rigonfiate e degenerate e non più colorabili col processo del Weigert nel mentre tra loro ha preso sviluppo una produzione cellulare di natura connettiva.

Le cellule gangliari sono scomparse affatto e nel luogo che esse avrebbero dovuto occupare si osservano invece leucociti migrati carichi di granuli pigmentarii. Solo eccezionalmente se ne vedono qua e là alcune, ma corrugate nel loro corpo, senza più traccia di nucleo e solo riconoscibili per i loro prolungamenti che la rarefazione del tessuto limitrofo cagionata dall'edema ha in certo modo isolati e resi meglio rintracciabili.

Lo strato reticolare interno è quasi scomparso e sostituito da un largo trabecolato nelle cui maglie trovasi un trasudato limpido ed amorfo con qualche granulo pigmentario. Di elementi cellulari in esso rimangono solo visibili i tratti discendenti delle fibre di Müller le quali appaiono allungate, per lo stiramento meccanico subìto dalla retina, ma niente affatto ingrossate e tanto meno proliferate. Esse terminano colle loro espansioni imbutiformi sulla limitante interna senza formare arcate nè sfrangiature.

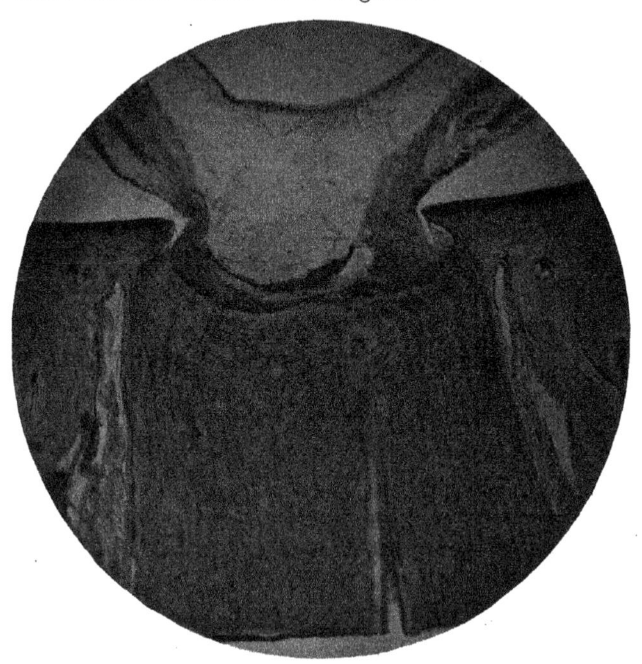

Fig. 8. Ingrand. 30 diametri. Sezione centrale del nervo ottico alla sua entrata nel bulbo. Arteria centrale normale. Trombo nella vena. Escavazione della papilla e neoformazione connettiva embrionale.

Lo strato dei granuli interni è pure rarefatto per le vescicole chiare edematose che ne hanno disgregato gli elementi, però le cellule residuali sono discretamente conservate e i loro nuclei si colorano, come in condizioni normali, di una tinta pallida nella quale spiccano bene uno o due nucleoli. I nuclei delle fibre di Müller sono pure visibili in questo strato e riconoscibili per la loro forma allungata: essi appaiono costantemente in stato di riposo.

Lo strato reticolare esterno è pure sede di una diradazione per effetto dell'edema retinico ed in alcuni punti per il versamento emorragico ma i suoi filamenti sono ancora in gran parte visibili e, per quanto divaricati, non sembrano gravemente lesi. Nelle larghe lacune formatesi nello strato granulare interno e negli strati reticolari si trovano inoltre, oltre a residui pigmentarii, delle zolle di sostanza omogenea, colorabili coll'ematoxilina, che hanno forma variabile dalla globosa alla poliedrica e non ricordano colla loro configurazione alcuno degli elementi fisiologici di quella regione ma rappresentano più verisimilmente la degenerazione di un versamento ivi antecedentemente coagulato.

Lo strato granulare esterno è quello che presenta il maggiore interesse poichè contrasta in singolar modo colle alterazioni distruttive e degenerative dalle quali sono affetti gli altri strati retinici. Nella massima parte della retina esso riscontrasi perfettamente conservato e, anche nei luoghi ove per l'edema o per lo stravaso sanguigno i suoi elementi sono disgregati, i nuclei che lo costituiscono presentano ancora la loro struttura normale e la intensa colorazione che ritraggono fisiologicamente dai reattivi. Anzi, dove l'edema produce un diradamento e attenua così quella grande compattezza che rende abitualmente indecifrabile questo strato, si osserva non solo l'integrità e la perfetta colorazione di questi nuclei ma si constata eziandio che un grandissimo numero di essi presenta una manifesta filamentazione della cromatina quale si ha nella moltiplicazione cellulare per scissione indiretta. Le figure cariocinetiche che predominano sono però quelle di gomitolo, cioè le iniziali, ma anche le altre fasi, sebbene più raramente, sono riscontrabili.

Questi segni di attività proliferativa si osservano prevalentemente in prossimità della limitante esterna e per lo più interessano nuclei quasi rotondi delle stesse dimensioni di quelli delle cellule visive. Fra questi però se ne trovano qua e là alcuni più grandi, più allungati e più pallidi, sempre diretti radialmente, che sembrerebbero appartenere al tessuto di sostegno.

La limitante esterna è integra dappertutto. Sopra di essa si scorgono i coni e i bastoncini assolutamente integri nelle porzioni equatoriali e periferiche della retina. In quelle centrali invece sono essi pure alterati e la lesione consiste in generale in un allontanamento che essi subiscono dalla limitante per effetto della produzione (fig. 7) alla superficie di essa di un gran numero di vescicole edematose le quali comprimendo lateralmente gli articoli delle cellule visive li affastellano in gruppetti che assumono l'aspetto di una frangia a pennacchi. In altri punti tutto lo strato dei bastoncini appare distaccato in massa e portato a breve distanza dalla limitante per l'interposizione di un versamento libero.

In questo meccanico allontanamento dei bastoncini e coni dalla limitante si osserva qua e là in modo molto evidente (fig. 9) il fenomeno descritto dal Tartuferi e dal Deutschmann della nucleazione dei coni cioè della fuoriuscita dei nuclei dallo strato granulare e della loro penetrazione entro l'articolo interno della cellula visiva.

Al di là dello strato dei bastoncini e coni si osserva uno spazio che s'interpone fra essi e l'epitelio pigmentato ma, per le ragioni già dette, io ritengo che questo sia nient'altro che un prodotto dell'azione corrugante dei reattivi inquantochè la prima volta che l'occhio fu sezionato la retina aderiva alla coroide in tutta la sua estensione.

L'epitelio retinico pigmentato e la coroide presentano l'apparenza della più assoluta normalità.

La papilla appare molto escavata e lo strato delle fibre nervose giunto ai suoi margini fa una brusca discesa per modellarsi sull'angolo acuto che forma tutto all'intorno l'anello sclerale. Nel fondo della papilla sono visibili (fig. 6) i due rami principali dell'arteria centrale, fortemente sclerosati e quasi obliterati nel loro lume, ed i due tronchi venosi caratterizzati dalla completa degenerazione jalina delle loro pareti e dalla vacuità del loro lume nel quale si mantiene tuttavia l'endotelio inalterato.

L'escavazione papillare non mostrasi però vuota, ma (fig. 8) occupata in parte da detriti di una sostanza jalina coagulata, debolmente colorata dall'ematoxilina; in parte da cellule alcune rotonde, altre fusate, in rapporto l'una coll'altra mediante i loro rami; in parte in fine da un connettivo giovine apparentemente formato in sito per l'aggregazione delle cellule ora menzionate.

Questo giovine connettivo appare percorso da vasi di carattere embrionale alcuni dei quali hanno l'aspetto di puri capillari, consistendo di un solo strato di endotelio, altri hanno una parete un poco più spessa e sembrano derivare dal fondo della papilla o dai lati di quella. Essi si dirigono verso il vitreo ma, dopo breve percorso, formando un angolo s'innoltrano, parallelamente alla superficie della retina (fig. 6, 7, 8), nello spessore della membrana che la riveste.

Questa membrana, che ai lati della papilla in tutta l'estensione del polo posteriore si addossa alla retina, è costituita da un semplice tessuto connettivo embrionale esclusivamente formato da cellule ramificate, per lo più disposte in serie longitudinale, e connesse l'una al'altra per mezzo dei rispettivi rami. Tra le larghe maglie di questa rete connettiva si scorge una grandissima quantità di vasi, pure a carattere embrionale, la maggior parte dei quali sembra derivare dai già descritti vasi neoformati della papilla. Eccezionalmente però, seguendo a ritroso il decorso di alcuno di essi, si può giungere ad un punto ov'esso piega bruscamente ad angolo per addentrarsi nella retina, attraverso una brevissima interruzione della limitante interna, e mettersi in rapporto con un vaso retinico più o meno sclerosato dal quale sembra derivare.

Oltre i vasi, tra le maglie di questo giovine connettivo, si osservano larghe effusioni sanguigne in alcune delle quali i globuli rossi sono benissimo conservati, in altre sono sostituiti da un reticolo fibrinoso o da un detrito finamente granuloso con abbondante pigmento ematico.

Questa lamina connettiva, il cui spessore uguaglia quasi quello della retina nei punti di massimo rigonfiamento, non sempre trovasi in immediato contatto colla limitante interna, ma qua e là se ne allontana e nello spazio rimasto fra le due membrane si osserva pure un abbondante versamento emorragico nel quale si notano talora numerosi leucociti.

Dal lato del vitreo questo strato termina con una superficie assai liscia nella quale sembra essersi prodotta una condensazione di cellule allungate, come a formare una specie di membrana limitante i cui estremi appaiono arrotolati verso il centro dell'occhio.

Epicrisi.

Discussione del reperto clinico ed oftalmoscopico.

Tali essendo le alterazioni cliniche ed anatomo-patologiche riscontrate nell'occhio leso potrebbe sembrar facile stabilire in base ad esse la diagnosi. Tuttavia occorre por mente che fra l'inizio del male e l'enucleazione erano trascorsi tre mesi e che negli ultimi due il fondo oculare era rimasto inesplorabile. In questo frattempo una quantità di nuove alterazioni morbose avevano dovuto aggiungersi alle primitive e così dar luogo ad un quadro complicato ben diverso da quello iniziale. La distanza che generalmente s'interpone fra l'inizio del male e l'indagine anatomo-patologica è appunto l'inconveniente che tutti gli autori lamentano come causa di confusione fra le lesioni iniziali e quelle secondarie.

Dal reperto anatomo-patologico abbiamo veduto resultare: una obliterazione parziale dell'arteria centrale nel suo ramo originario prima di immettersi nel nervo, una trombosi della vena centrale nella lamina cribrosa, un ristringimento od una obliterazione dei vasi retinici, emorragie nello spessore della retina e nel vitreo, neoformazione di connettivo e finalmente irite plastica e glaucoma. Dinnanzi ad un numero così grande di lesioni endooculari come si potrebbe facilmente determinare quale sarà stata quella iniziale? È pertanto necessario procedere con ordine all'esame minuto di tutte le circostanze che hanno accompagnato il caso clinico basandoci specialmente sui sintomi iniziali e sul reperto oftalmoscopico.

Ricordiamo anzitutto che la perdita della vista fu istantanea ma non assoluta poichè in prossimità dell'occhio il paziente vedeva ancora il movimento della mano. Le alterazioni visibili all'esame oftalmoscopico erano esclusivamente limitate alla retina e consistevano in assottigliamento delle arterie, dilatazione fortissima delle vene ed emorragie grandi e piccole a strie radiali sulla papilla e su tutto l'ambito retinico fino oltre l'equatore. La papilla non era sporgente ed il tono non aumentato.

Questa sindrome collima mirabilmente colla classica descrizione data dal Michel nel 1878 della trombosi della vena centrale. Sull'esame di sette casi clinici quest'autore ammise che in soggetti di età avanzata, oscillante fra i 51 e gli 81 anni, con arterosclerosi senza albuminuria, possa lentamente, per causa marantica, vale a dire per un rallentamento progressivo della circolazione, avvenire sulle pareti venose, specie ove il vaso forma un gomito, una lenta deposizione di leucociti che, progressivamente aumentando, porterebbe finalmente alla obliterazione completa del vaso. A questo punto la perdita della vista sarebbe improvvisa ma non istantanea ed assoluta come nella embolia dell'arteria centrale. Dato il processo per il quale la vena verrebbe lentamente ad obliterarsi il Michel dimostra come questa lesione possa diagnosticarsi anche durante il suo periodo preparatorio, prima cioè che l'obliterazione sia completa, e distingue perciò tre gradi, ossia tre fasi, della trombosi della vena centrale. 1° Occlusione completa del vaso, accompagnata da enorme dilatazione e tortuosità delle vene, emorragie sulla papilla e su tutta le superficie retinica, arterie e vene invisibili nelle aree di suffusione ematica. 2° Occlusione parziale, caratterizzata da abbondanti strie emorragiche sulla retina fino nei dintorni papillari, arterie sottili, vene grosse e tortuose, ma arterie e vene ancor visibili nel loro decorso fino sulla papilla. 3° Occlusione minima, col semplice reperto di stasi retinica cioè di una manifesta sproporzione tra il calibro delle arterie e quello delle vene, in vantaggio di queste, e scarse emorragie.

Confrontando il caso clinico colle linee classiche del quadro del MICHEL, resultava anche nella presente osservazione trattarsi di un uomo di 60 anni, non albuminurico ma arteriosclerotico e per di più marantico per dispepsia cronica; di una perdita della vista subitanea ma non assoluta col reperto oftalmoscopico di arterie filiformi, vene enormemente turgide ed emorragie confluenti sulla papilla e su tutta l'estensione della retina. Non mancava dunque il minimo elemento per completare la sindrome della trombosi della vena centrale.

Però, come ho accennato in principio, l'esattezza del ragionamento del MICHEL e la conferma anatomo-patologica da lui data alle sue conclusioni non sono state sufficenti a dimostrare un legame assoluto fra la sindrome ora accennata e la trombosi della vena.

Il MAGNUS infatti, 4 anni prima del MICHEL, quando cioè non si parlava ancora di trombosi della vena centrale ma solo di embolia dell'arteria, basandosi sul fatto che non in tutti i casi riferiti dagli autori il quadro oftalmoscopico collimava esattamente con quello del GRAEFE, vivamente sostenne in una voluminosa monografia che l'amaurosi improvvisa poteva dipendere anche da un repentino versamento emorragico nello spazio intervaginale del nervo ottico In soggetti ateromatosi le emorragie non sono rare e può quindi, sia dai vasi delle guaine, sia dalla cavità cranica, riversarsi sangue nello spazio intervaginale esercitando una compressione su tutti i vasi del nervo. In questi casi il disturbo visivo sarebbe improvviso ed il reperto oftalmoscopico quello stesso dell'embolia dell'arteria centrale, con questa variante però che all'assottigliamento delle arterie non corrisponderebbe un simile stato delle vene ma anzi un ingrossamento di queste fino a raggiungere il carattere della iperemia da stasi. Inconsapevolmente il MAGNUS veniva quindi a tracciare le prime linee del quadro che il MICHEL doveva poi ampliare e completare collegandolo ad un processo anatomo-patologico ben differente. E tanto il MAGNUS era convinto della esattezza delle sue vedute che senz'altro concludeva solo il caso del GRAEFE essere immune da critica e tutti i casi clinici pubblicati dagli autori dopo di quello meglio potersi interpretare coll'apoplessia delle guaine che coll'embolia dell'arteria centrale. E perfino il sintoma della macchia rosso-ciliegia nella regione maculare sembrava al MAGNUS meglio spiegabile coll'apoplessia delle guaine poichè in questo caso alla compressione del versamento sfuggirebbero meglio i vasi centrali presso i quali decorrono le fibre destinate alla macula. Queste pertanto si sottrarrebbero alla degenerazione e, mantenendosi trasparenti, farebbero contrasto con quelle del restante della retina che divengono rapidamente opache per il processo degenerativo.

Non occore m'indugi a dimostrare quanto queste conclusioni sieno poco resistenti alla più elementare critica, solo mi limiterò a far notare che le affermazioni del Magnus hanno trovato poco favore anche tra gli oculisti e, nel mentre non è negata la possibilità di versamenti emorragici nello spazio intervaginale, non è generalmente ammesso che essi dieno luogo alla sindrone funzionale ed al quadro oftalmoscopico che il Magnus vorrebbe ad essi collegati. L'Elschnig infatti riporta tre casi clinici nei quali, o in seguito a ferita da arme da fuoco, o per emorragia cerebrale, o per rottura di un aneurisma dell'arteria del corpo calloso si ebbe la morte e l'autopsia rivelò un fortissimo versamento nelle guaine del nervo ottico. Lo Schnaudigel pure, in un soggetto emofiliaco con emorragie multiple negli organi e sottocutanee, riscontrò all'autopsia un enorme versamento tra le guaine ottiche che presentavano perfino la caratteristica dilatazione ad ampolla. Orbene in tutti questi casi il reperto oftalmoscopico era stato negativo e tale pure in quello del quale il Priestley-Smith presentò i preparati alla Società oftalmologica di Londra.

In conclusione, l'apoplessia delle guaine del nervo ottico è un'alterazione riscontrabile solo all'autopsia e quando l'autopsia la dimostrò o non era stato fatto l'esame oftalmoscopico o, se fatto, era resultato negativo; nei casi invece nei quali era stata fatta la diagnosi in vita o non potè eseguirsi l'autopsia o questa non la confermò. Per queste ragioni nel caso da me esposto ho escluso che potesse la sindrome clinica ed oftalmoscopica riferirsi ad un'apoplessia delle guaine secondo il concetto del Magnus.

Eliminata pertanto la possibilità di questa alterazione il concetto della trombosi della vena centrale aumentava di probabilità ma tuttavia non poteva acquistare assoluta certezza se non si escludevano prima altre lesioni anatomo-patologiche capaci di dare un quadro consimile.

Che si potesse trattare di un'embolia dell'arteria centrale pareva restare implicitamente escluso per l'aspetto del fondo, ma tuttavia si sono dati casi, quali quello riportato dal Löwenstein, nei quali, malgrado il quadro oftalmoscopico iniziale fosse quello dell'embolia dell'arteria centrale, pure si ebbero alcuni giorni dopo emorragie diffuse in tutto l'ambito della retina. Il caso del Löwenstein è però eccezionale ed è probabile che in esso l'obliterazione dell'arteria non fosse di natura organica ma dipendesse da uno spasmo vascolare: al cessare di esso il sangue avrebbe potuto ritornare nel territorio anemizzato attraversando le pareti vasali rese permeabili dalla protratta ischemia. Ad ogni modo è da notare che nel caso del Löwenstein le emorragie furono tardive e non iniziali come in quello da me citato.

Eliminata anche questa contingenza morbosa la diagnosi di trombosi della vena aumentava sempre più di probabilità ma non peranco acquistava gli elementi di assoluta certezza inquantochè nel continuo succedersi di osservazioni cliniche e di esami anatomo-patologici su questo argomento è stato dimostrato che altre lesioni anatomiche oltre quelle accennate possono generare il quadro clinico ed oftalmoscopico del quale ci occupiamo.

Il Nettleship infatti, in una donna di 58 anni affetta da glaucoma emorragico, presentante il quadro oftalmoscopico della trombosi venosa, trovò la lesione principale nelle arterie, le quali si mostravano straordinariamente ingrossate fino a sembrare quasi obliterate, ma nelle vene non riscontrò traccia di trombosi.

Il Wagenmann inoltre, in un esteso lavoro sulla retinite emorragica, eseguito nella clinica del prof. Leber in Heidelberg, riporta tre casi, seguiti da esame anatomo-patologico, riferentisi ad uomini delle rispettive età di 60, 76 e 42 anni, nei quali si ebbe perdita più o meno repentina della vista accompagnata dal reperto oftalmoscopico ritenuto caratteristico della trombosi della vena centrale. Orbene nel primo riscontrò la vena normale e l'arteria ristretta per endoarterite, nel secondo trombosi della vena ma incompleta, nel terzo arterite e flebite da probabile principio infettivo ma senza occlusione nè dell'uno nè dell'altro vaso centrale.

Il Weeks osservò retinite emorragica e glaucoma secondario in uomo di 40 anni nel quale pure l'esame anatomico dimostrò le arterie ingrossate con degenerazione jalina della media e dell'intima e le vene soltanto passivamente dilatate dalla stasi sanguigna fino alla rottura delle loro pareti.

Il Reimar, nella clinica del prof. Haab in Zurigo, in una donna di 57 anni, osservò un reperto in base al quale la diagnosi di trombosi della vena centrale sembrava presentare tutte le probabilità di esattezza mentre l'esame anatomico lo dimostrò dipendente da endoarterite proliferante. Le vene erano normali o lese secondariamente.

Lo Stolting, in una donna di 65 anni con retinite emorragica, divenuta improvvisamente amaurotica, trovò le vene pervie e solo lese secondariamente sulla retina. Invece le arterie erano ingrossate e quasi occluse da un lento processo di endoarterite cronica.

Il FRIDENBERG, in un uomo di 70 anni, osservò perdita subitanea della vista dall'O. S. e diffuse emorragie retiniche. Sopravvenuto il glaucoma e fallita l'iridectomia, fu dovuta eseguire l'enucleazione. L'esame anatomico dimostrò le vene pervie e stipate di sangue nel mentre le arterie erano ristrette e le loro pareti affette da degenerazione jalina.

Il GOH, in un giovane di 25 anni affetto da stomatite ulcerosa e quindi da setticemia e retinite emorragica, trovò nella vena soltanto un trombo parziale ed ammise che le emorragie fossero avvenute in un periodo anteriore alla formazione del trombo stesso.

Il DE LIETO VOLLARO, in tre casi di retinite emorrágica seguita da glaucoma, studiati nella clinica del prof. DE VINCENTIIS a Napoli, trovò all'esame anatomico ristringimento delle arterie con degenerazione jalina delle loro pareti ma vene pervie e solo passivamente dilatate dal sangue in esse ristagnante.

L'AHLSTROM, pure in un caso simile ai precedenti osservato in uomo di 57 anni, trovò la vena normale e tutto il quadro clinico ed oftalmoscopico esclusivamente imputabile ad un diffuso processo di endoarterite con degenerazione jalina delle pareti vasali.

Il GONIN finalmente, in un uomo di 64 anni nel quale la vista era subitamente quasi del tutto scomparsa dall'O. S. dopo un'abbondante epistassi, pose, in base al reperto oftalmoscopico, la diagnosi di trombosi della vena centrale. Sopràvvenuta la morte dopo otto settimane per apoplessia cerebrale, l'esame anatomico dimostrò abbondanti emorragie retiniche ma nessuna traccia di trombosi delle vene nè sulla retina nè nel nervo ottico. Invece un grosso trombo sclerotico e quasi completamente obliterante si trovava entro l'arteria centrale nel suo decorso nel nervo.

Con tutte queste osservazioni nelle quali il quadro clinico ed oftalmoscopico aveva portato alla diagnosi di trombosi della vena centrale, smentita poi dal reperto istologico, come si potrebbe dinnanzi alla fenomenologia anche la più strettamente collimante con quella stabilita dal MICHEL affermare senz'altro l'esistenza di una trombosi della vena centrale? Per questa ragione io aveva posto nel caso presente la diagnosi di trombosi venosa attribuendole solo un valore di probabilità. Vediamo ora se il reperto anatomico l'abbia, ed entro quali limiti, confermata.

Discussione del reperto Anatomo-Patologico.

Il quadro oftalmoscopico ed il reperto istologico hanno chiaramente dimostrato che l'alterazione principale alla quale è legata tutta la sintomatologia del caso è stata una larga effusione sanguigna nelle maglie della retina. Quest'alterazione che in generale tiene ad un processo puramente meccanico ha ricevuto abusivamente il nome di retinite emorragica anche quando facciano completamente difetto i fenomeni infiammatorii. Perciò, senza volere attribuire a questa denominazione un significato specifico, ma solo usandola come espressione generica, soggiungerò che nel caso attuale la malattia aveva esordito coi segni oftalmoscopici di una retinite emorragica.

Ora la retinite emorragica, sia dessa la conseguenza di un disturbo meccanico al circolo sanguigno, sia dessa l'effetto di un processo specifico infiammatorio è sempre in stretta dipendenza con un'alterazione dei vasi sanguigni. È dunque su questi che dovrà portarsi anzitutto l'attenzione per trarne un concetto sulla natura del processo morboso dal quale i vasi furono affetti e del meccanismo per il quale essi lasciarono effluire nel tessuto retinico il sangue in essi contenuto.

Nell'esposizione dell'esame istologico ho fatto notare come nel nervo ottico, per un tratto di circa un centimetro al didietro della sua entrata nel bulbo, non si riscontrava alterazione di sorta nell'ampiezza, nella forma e nella struttura dei vasi centrali e che le alterazioni di questi cominciavano soltanto in prossimità della lamina cribrosa, aumentavano nella papilla e divenivano massime sulla retina.

Le alterazioni dell'arteria centrale incominciavano al punto della sua biforcazione e consistevano in un processo di arterosclerosi diffusa poichè i suoi rami principali e secondarii presentavano non solo segni di endoarterite ma anche di ingrossamento della media a detrimento del lume vasale che ne resultava straordinariamente ristretto. Le alterazioni delle vene consistevano invece in trombosi del tronco principale nella lamina cribrosa, sclerosi con degenerazione jalina dei tronchi papillari, trombosi dei rami retinici delle parti centrali e dilatazione dei rami terminali in prossimità dell'ora-serrata.

L'esistenza di una trombosi nella vena centrale, confermata dall'esame istologico, provava in modo indiscutibile che nella sindrome morbosa una parte importante spettava effettivamente a questa alterazione ma, per confermare la diagnosi, era pur necessario dimostrare che era stata veramente essa l'elemento essenziale di questa sindrome e che nell'occhio affetto le emorragie e l'amaurosi erano state le conseguenze dirette dell'occlusione della vena.

Il trovare nel caso presente obliterata la vena nella lamina cribrosa darebbe giusto motivo di attribuire a questo fatto, come opina il MICHEL, le emorragie retiniche. Infatti, una volta prodottosi il trombo, le arterie, per quanto ristrette, doverono continuare a spingere sangue nell'albero vascolare accumulandolo nelle vene. Queste, dilatate fino al limite di resistenza, poterono per qualche tempo sopportare l'aumentata pressione interna ma ben presto, alterate nella loro nutrizione per il mancato rinnovamento della corrente sanguigna, doverono, prima per diapedesin, poi per rhexin, lasciar fluire nei tessuti circostanti il loro contenuto. Però non mancano esempi nella letteratura nei quali malgrado la constatata trombosi della vena centrale non si ebbe retinite emorragica. Infatti, quasi contemporaneamente al MICHEL, l'ANGELUCCI, nella clinica del prof. ZEHENDER in Rostock, illustrava due casi seguiti da necroscopia nei quali, malgrado il reperto anatomico di un trombo nella vena centrale, non si erano verificate emorragie sulla retina. Ma se i due casi dell'ANGELUCCI non presentavano emorragie neanche dimostravano forte ectasia delle vene e quindi è evidente che in essi, oltre la trombosi della vena, doveva pure esistere una qualche condizione materiale che impediva al sangue di affluire per le arterie: e questa infatti nel primo caso, secondo lo ZEHENDER, sarebbe stata la pressione che il trombo venoso esercitava sull'arteria la quale al suo livello incrociava la vena; nel secondo la ragione anatomica non si potè trovare ma non si potrebbe escludere, come anche il WAGENMANN inclina a credere, che tanto nell'uno quanto nell'altro caso un embolo avesse otturato l'arteria al di là del tratto di nervo caduto in esame. Vedremo tra breve come questa ipotesi trovi nella mia osservazione una evidente conferma.

Al difuori di questi due casi, alla trombosi della vena centrale si è sempre osservato accompagnarsi emorragie, e quindi non sarebbe irrazionale anche nel caso presente ammettere un nesso fra l'una e l'altra lesione. Però è da notare che oltre la trombosi centrale e periferica della vena si aveva in questo caso anche una diffusa alterazione di tutti i rami dell'arteria centrale e che in una quantità di casi caduti sotto il controllo anatomico quest'ultima lesione era stata riconosciuta capace di produrre da sola le emorragie ed un quadro identico a quello della trombosi venosa tracciato dal MICHEL.

La retinite emorragica, consecutiva a lesioni puramente limitate all'albero arterioso della retina, è stata oggetto di molti studii e discussioni poichè, essendo l'arteria centrale della retina un'arteria terminale, le emorragie che avvengono nel distretto da essa irrorato dovrebbero assumere i caratteri dell' infarto emorragico nel mentre il LEBER ha dimostrato, e la clinica conferma, che nella trombosi completa del tronco principale dell'arteria centrale l'infarto non può avvenire.

Per spiegare l'infarto in un distretto irrorato da un'arteria terminale l'interpretazione meglio accettata dai patologi è quella proposta dal COHNHEIM il quale fa notare che, quando il tronco principale dell'arteria rimane obliterato, la pressione sanguigna si abbassa talmente nel distretto da essa irrigato che diventa inferiore a quella delle vene vicine. Allora da queste il sangue, con un cammino refluo, può ritornare nei capillari e nelle arterie che, per la protratta anemia sofferta, hanno subìto un grave disturbo nutritivo delle loro pareti, e queste, non potendo più resistere all'onda sanguigna, cedono al suo urto e lasciano il sangue fluire nei tessuti. Però nel caso speciale dell'arteria centrale l'infarto non si osserva ed il LEBER dà una chiara ragione della mancanza di questa successione morbosa attribuendone la causa alla pressione endooculare. Quando l'arteria centrale della retina rimane embolizzata, la pressione sanguigna diminuisce in tutto l'albero retinico ed allora la pressione endooculare, che non varia per la soppressione di un distretto circolatorio così piccolo essendo sotto la dipendenza dell'assai più vasto circolo coroidale e ciliare, prende il predominio su quella dei vasi retinici e, prima ne svuota le vene, quindi impedisce che esse per reflusso possano di nuovo riempirsi e dar luogo all'infarto.

Solo in casi eccezionali, qualche giorno dopo la supposta embolia totale dell'arteria centrale, si osservò l'infarto emorragico sulla retina. Ma in questi casi appariva evidente che il sangue non era ritornato nei vasi retinici sotto bassa pressione per reflusso venoso ma bensì sotto pressione maggiore dalla stessa arteria centrale prima oppilata. Uno di questi casi è quello già citato che il LÖWENSTEIN osservò nella clinica di Kiel e di esso miglior spiegazione non si potrebbe dare di quella che propone il REIMAR a proposito di un caso proprio e di quelli consimili.

Il REIMAR fa notare che in questi casi le arterie sono generalmente ristrette per un processo di endoarterite proliferante. In alcuni punti l'ingrossamento dell'intima può dar luogo alla formazione di noduli circoscritti che, occupando quasi tutto il lume vasale, vengono ad un certo punto a determinare una trombosi del vaso stesso. Nei periodi che di poco precedono l'obliterazione totale il sangue scorre con difficoltà ma può ancora giungere ad irrorare il relativo distretto per un perfetto equilibrio che tuttora persiste tra la pressione sanguigna endovasale e la contrazione muscolare della media del vaso. Solchè avvenga un minimo disturbo di questo equilibrio ed il circolo sarà sospeso malgrado che il trombo non sia del tutto ostruente. Se per debolezza del cuore, o per diminuzione della massa sanguigna come dopo un'abbondante epistassi, o per aumento delle resistenze intermedie la pressione endovasale un poco diminuisce tosto prevale la contrazione del vaso e le sue pareti, serrandosi sul nodulo, impediscono al sangue un ulteriore afflusso. Allora l'amaurosi si produce improvvisa e l'osservatore nota un'anemia generale dell'albero vascolare retinico stimandosi dinnanzi ad un caso di embolia dell'arteria centrale. Ma quando un tale stato ha durato alcuni giorni varie circostanze possono ristabilire il circolo sanguigno quali un improvviso aumento dell' energia del cuore, una diminuzione delle resistenze intermedie, la ricostituzione della massa sanguigna. Oppure può la contrattura stessa della parete vasale esaurirsi per paralisi postanemica e l'onda sanguigna non trovare più tanta resistenza al passaggio, specie dopo che il nodulo endoarteritico per la compressione è stato spremuto e ridotto di volume. Allora il sangue, irrompendo in un distretto prolungatamente anemizzato, infrange le naturali barriere ed allaga i tessuti dando luogo allo spandimento emorragico. È però evidente che in questi casi non si può parlare di infarto vero ma di semplici emorragie poichè il sangue non ritorna alla località per nuove vie o per refluo decorso ma per il ripristinamento delle normali vie di afflusso.

Ma se non è ammesso che per una trombosi totale del tronco principale dell'arteria si produca l'infarto emorragico sulla retina non è però ugualmente negato che questo possa prodursi per embolia o trombosi di uno o più rami dell'arteria stessa. Lo KNAPP fu il primo infatti, fino dal 1869, ad osservare all'esame oftalmoscopico l'infarto emorragico nel territorio di un ramo dell'arteria centrale della retina. Dopo essere rimasto il distretto varii giorni anemico, il sangue apparve di nuovo nei vasi e, secondo il concetto di questo autore, per un'anastomosi stabilitasi perifericamente con un'arteria ciliare vicina: al ritorno del circolo si produsse naturalmente lo spandimento ematico.

Però queste anastomosi sebbene siano state accuratamente studiate dagli autori, specie dall'ELSCHNIG che ha loro dedicato due estese monografie, non sono le vie più comuni e generalmente ammesse per il ritorno del sangue in un territorio retinico embolizzato. Il Leber ed il Wagenmann sono invece d'opinione che il sangue ritorni per le vene le quali sono tra loro fisiologicamente comunicanti per anastomosi peripapillari e periferiche.

Ad ogni modo è generalmente ammesso che nell'embolia o trombosi multipla di molti rami dell'arteria centrale l'infarto si produca e appunto in queste embolie arteriose multiple riporrebbe il Leber la causa della retinite emorragica. Allora, esistendo nel caso presente retinite emorragica ed endoarterite diffusa che restringe enormemente e quasi ostruisce i rami arteriosi retinici, non si potrebbe escludere a priori uno stretto nesso fra questi due fatti morbosi ecosì ci troviamo ancora dinnanzi al dilemma se la retinite emorragica provenne dall'endoarterite o dalla trombosi della vena centrale.

Ad una tale questione l'insistente esame dei preparati anatomici potrebbe in parte rispondere ma, per far luce intorno ad essa, non dobbiamo dimenticare l'andamento clinico ed il reperto oftalmoscopico domandando pure ad essi quei lumi che il pezzo anatomico, testimone solo delle lesioni finali, non potrebbe darci.

Prendiamo dunque in esame il modo iniziale col quale la malattia fece la sua comparsa e mettiamolo in raffronto col reperto oftalmoscopico. Il paziente si accorse del disturbo che veniva improvvisamente a colpire il suo occhio e dopo poche ore si presentava all'esame clinico. Supponendo che l'improvvisa amaurosi fosse prodotta da un'embolia multipla dei rami dell'arteria centrale: quale dovrebbe essere stato il reperto oftalmoscopico? Evidentemente un'anemia notevolissima con edema di una maggiore o minore estensione dell'area retinica: invece si avevano emorragie in tutto l'ambito della retina. Ora la presenza di tali emorragie ad una distanza di brevissime ore dall'inizio del male non sarebbe conciliabile colla diagnosi di embolia multipla ed infarto postanemico. Nè è da trascurare la considerazione che all'inizio del male le alterazioni retiniche dovevano essere molto minori di quelle che dopo tre mesi si riscontrarono nel pezzo anatomico e che, per quanto fossero diffuse, non avrebbero potuto dar luogo ad uno spandimento sanguigno così estesamente ed omogeneamente diffuso in ogni settore della retina.

Nè è da obbiettare che l'occlusione dei rami arteriosi retinici poteva essere avvenuta varii giorni prima ed essere rimasta inosservata al paziente il quale se ne sarebbe solo accorto al momento della produzione delle emorragie, poichè un'amaurosi cosi grave non poteva dipendere dalle sole emorragie, ma assai più verisimilmente da una generale interruzione del circolo che in verun modo avrebbe potuto sfuggire all'attenzione del pariente nel momento del suo esordire.

Insisto ancora su questo soggetto perchè non è quì il caso di citare ad esempio la frequente osservazione di pazienti colpiti da amaurosi unilaterale che si presentano all'oculista affermando l'improvvisa e attuale perdita della vista mentre l'esame oftalmoscopico mostra lesioni già evolute del fondo oculare. In questi casi la perdita della vista si stabilì in modo lentissimamente progressivo e sfuggì quindi all'attenzione del paziente. Quando invece l'amaurosi unilaterale è effettivamente improvvisa a nessuno potrebbe sfuggire la istantanea limitazione del campo visivo binoculare. Così accadde nel caso presente e le circostanze speciali che accompagnarono il fenomeno meritano di essere di nuovo ricordate per accertare quanto l'amaurosi aveva dovuto essere recente quando si praticò il primo esame oftalmoscopico.

Il paziente era seduto nel suo chiosco sopra uno sgabello fisso ed in uno spazio così ristretto che nessun movimento laterale gli era possibile col tronco, la sua faccia guardava il finestrino di distribuzione ed al suo lato sinistro si trovava la porticina d'ingresso alla quale i suoi amici intimi solevano affacciarsi dal lato della porticina domandando i giornali. Il paziente, senza bisogno di volgersi da quel lato, scorgendoli colla periferia del suo occhio sinistro, porgeva loro i giornali richiesti. Un'ora prima dell'accidente aveva come al solito fatta la distribuzione a diversi clienti; si era quindi messo a scrivere ed aveva appena terminato quando udì a sinistra una nota voce che ripeteva: „quanto dovrò ancora attendere stamani?“ Il paziente si scosse sorpreso di udire la voce e non vedere la persona, in quell'atteggiamento che gli era naturale e che poco innanzi gli aveva permesso di vedere in quella direzione, volse bruscamente la testa e si accorse che solo in quella posizione nuova e scomoda per lui poteva scorgere chi gli stava a sinistra. Istintivamente portò la mano sull'occhio destro e constatò che da quello sinistro la vista era completamente scomparsa. Poche ore dopo veniva praticato l'esame oftalmoscopico.

Se pertanto il disturbo circolatorio si fosse realmente prodotto solo poche ore innanzi, come era ammissibile, dato che consistesse in un'occlusione multipla di varii rami retinici, che avesse digià interessato tutta l'area della retina e già dato luogo ad un infarto emorragico così universalmente diffuso? Questo concetto clinico va dunque riconosciuto inammissibile poichè la fulmineità dei fenomeni e la loro estensione a tutto l'ambito retinico dimostrano chiaramente che il disturbo circolatorio iniziale non dovè colpire i rami ma bensì uno dei tronchi principali di distribuzione: l'arteria, cioè, o la vena. Conviene dunque portare ora l'attenzione su questi tronchi principali e vedere fino a qual punto le lesioni che essi presentavano possano spiegare la sindrome clinica ed oftalmoscopica.

Incominciando dal tronco dell'arteria, abbiamo veduto che esso era normale in tutto il decorso intranerveo ma nel tratto antecedente compreso entro lo spazio intervaginale presentava un nodulo endoarteritico quasi totalmente ostruente. Orbene, non potrebbe appunto questo ristringimento dell'arteria essere stato la causa di tutto il disturbo? Secondo il concetto del REIMAR or ora esposto in questi casi il conservarsi della circolazione sarebbe un vero miracolo di equilibrio: non potrebbe dunque ammettersi che nel caso presente tutto il disturbo fosse dipeso da un perturbamento delle condizioni che lo mantenevano? Se in quei giorni, per le condizioni marantiche del paziente, il cuore risentì un momento di debolezza potrebbe ad un dato momento essere prevalsa sulla diminuita pressione sanguigna la contrazione dell'arteria a ridosso del nodulo in modo da generare una temporanea occlusione del vaso ed inerente amaurosi improvvisa. Più tardi, per effetto di una ripresa delle forze del cuore o per dilatazione del vaso da paralisi postanemica, il sangue avrebbe potuto ritornare di nuovo in circolo e, riversandosi in un terreno alterato nella sua nutrizione, avrebbe attraversato le pareti vasali riversandosi nel tessuto retinico. Una tale interpretazione non esorbiterebbe invero dai limiti generici della possibilità clinica ma nel caso presente trova un ostacolo insormontabile nel breve intervallo decorso fra l'amaurosi e le emorragie poichè dopo un'anemia di meno di cinque ore il ritorno del sangue non avrebbe potuto dar luogo ad un infarto così grave e così esteso.

È dunque chiaro che una lesione del tronco dell'arteria non si adatta meglio di quel che non si adattassero le già esaminate lesioni dei suoi rami secondarii a spiegare la repentina produzione delle emorragie retiniche e che pertanto la causa del disturbo va ricercata completamente al di fuori dell'albero arterioso.

L'esclusione delle arterie dall'ufficio di iniziali generatori del quadro morboso agevola ora la ricerca della causa prima di tutto il disturbo e per esclusione ci porta necessariamente a localizzare questa nel tronco della vena centrale ove l'osservazione anatomica ci ha digià dimostrato l'esistenza di un trombo obliterante. Riconosciuta cosi nella trombosi della vena la lesione iniziale, tutto il quadro clinico si spiega benissimo come una sua derivazione: infatti quando il trombo divenne ostruente l'albero venoso dovè subire in ogni sua parte una così forte dilatazione passiva che le pareti delle vene non poterono resistere alla spinta laterale ed in tutti i loro rami si lasciarono attraversare dal sangue. In questo caso non era più necessario un lungo intervallo di tempo fra l'occlusione del tronco e la produzione delle emorragie poichè non si trattava già di un infarto, nel quale i vasi si rompono anche sotto bassa pressione, ma della meccanica rottura delle vene per un improvviso aumento della pressione sanguigna come si può osservare anche nelle vene normali quando il sangue venga improvvisamente ad accumularsi in esse distendendole in modo inusitato.

Ammesso però il concetto che fra tutte le lesioni prese in esame la trombosi della vena fu quella che va tenuta in conto di causa diretta di tutta la sindrome morbosa, occorre ora rispondere alla domanda: qual'è stata la causa di questa trombosi?

A spiegare la sua patogenesi due sono le cause ammesse dagli autori: quella marantica proposta dal Michel, quella flebitica caldeggiata dall'Angelucci. Di quale si trattò nel caso presente?

L'esame istologico ci dimostrò che in tutto il suo percorso nel nervo ottico la vena centrale è perfettamente sana. Invece in prossimità della lamina cribrosa si riscontra all'intorno di essa un'infiltrazione di leucociti ma il suo lume appare vuoto e l'endotelio sano. Nello spessore della lamina cribrosa, ove l'occlusione della vena è resa completa da un tessuto connettivo a grosse cellule, non si riscontra infiltramento di cellule rotonde. Così pure nella retina si osserva sebbene raramente qualche ramo venoso trombizzato con accumulo di piccole cellule rotonde nel suo interno.

Questo reperto potrebbe far nascere il sospetto che la trombosi fosse stata determinata da un processo flebitico sulla retina e periflebitico nel tronco principale entro il nervo ottico, ma nel caso presente non si saprebbe a qual causa attribuire la produzione della flebite poichè nessuna malattia infettiva era in corso nè generale nè locale che potesse spiegare la formazione di quei focolai. Inoltre è da considerare che nel luogo ove si trovava l'infiltrazione leucocitica il tronco venoso centrale appararivа affatto vuoto senza verun accenno ad ingrossamento del suo endotelio le cui cellule conservavano ancora l'aspetto normale e che inoltre la infiltrazione perivasale andava diminuendo in prossimità della lamina cribrosa ed intorno al trombo mancava affatto. È dunque più ragionevole pensare che tale infiltrazione fosse un fenomeno secondario avvenuto dopo l'occlusione del vaso intorno al tronco vuoto, agente in certo modo nella località come corpo estraneo, piuttostochè avesse il carattere di un processo infiammatorio primitivo.

Meglio del flebitico un processo marantico spiegherebbe bene in questo caso la formazione del trombo venoso e, in tale ipotesi, ecco quale sarebbe stata la successione de' fenomeni morbosi. Quello iniziale sarebbe stato il nodulo di tessuto sclerotico che ristringeva il lume dell'arteria centrale nel suo luogo di origine. Sulla natura di questa produzione lungo potrebbe essere il ragionamento ma il suo solido impianto sull'intima, la sua struttura di connettivo fascicolato con nuclei allungati come nel rimanente dell'intima stessa, il suo regolare rivestimento endoteliale provano a sufficenza che essa altro non poteva essere che una ipertrofia circoscritta di questa tunica vascolare per un processo di endoarterite proliferante nodosa. Il fatto di mancare assolutamente in essa residui ematici o detriti cellulari conferma pure che non si poteva trattare di un trombo locale nè dell'organizzazione di un embolo. In quel luogo invece l'arteria faceva un gomito brusco piegando ad angolo retto ed ivi l'urto del sangue in ciascuna sistole doveva produrre una stimolazione meccanica. Nei vasi rettilinei l'onda sanguigna si propaga semplicemente lambendo la parete, in quel punto invece si doveva ad ogni sistole produrre un urto causa di permanente eccitazione. Aggiungiamo a questa causa meccanica la tendenza spontanea all'arterosclerosi propria dell'età avanzata e la tossicità che doveva avere il sangue in un individuo cronicamente dispeptico ed abbiamo una serie di cause che spiegano benissimo la produzione di una circoscritta ipertrofia dell'intima in questo primo tratto dell'arteria centrale. Il forte indurimento del bottone endoarteritico, che aveva effettivamente assunto una struttura quasi tendinea, indica altresì che la sua formazione doveva essere di antica data ed aveva dovuto di molti mesi precedere l'esordire dei fenomeni finali. Una conferma dell'attendibilità di questo concetto l'abbiamo anche ora dall'esame dell'occhio destro del paziente nel quale, malgrado la conservazione di una vista quasi normale, si osservano le arterie quasi filiformi, non pulsanti alla pressione e le vene molto più grosse del normale: sindrome questa che, in un occhio funzionalmente sano, non si potrebbe spiegare che colla lenta produzione di un processo endoarteritico.

È ora evidente che questo forte ristringimento nel primo tratto dell'arteria centrale aveva già da varii mesi dovuto dar luogo nell'occhio sinistro del paziente ad una diminuzione dell'afflusso sanguigno nei rami arteriosi della retina e ad un rallentamento generale della circolazione. Per queste ragioni il sangue doveva pervenire nelle vene con una velocità piccolissima e con una spinta minima. Sprovvisto così di forza viva il suo progresso nei vasi venosi doveva rallentarsi ancor maggiormente e per il ritardo degli scambi nutritizii doveva aversi non solo una dilatazione passiva ma eziandio una denutrizione ed una progressiva diminuzione di resistenza della parete venosa. Inoltre tale stasi non poteva andare disgiunta dalla lenta deposizione degli elementi più vischiosi del sangue, quali le piastrine ed i leucociti, specie nei luoghi ove il rallentamento del circolo era ancor maggiore.

Un luogo particolarmente adatto a questa deposizione doveva naturalmente essere il gomito che la vena faceva poco al di là della lamina cribrosa. In condizioni normali la vena centrale dopo essere entrata nel nervo lo percorre rettilineamente per un certo tratto, invece in questo caso, non sì tosto attraversata la lamina cribrosa, si allontanava bruscamente dall'asse centrale per uscire in breve dal nervo e raggiungere la guaina piale. Veniva così a formarsi, a brevissima distanza l'uno dall'altro, una serie di stretti gomiti che dovevano presentare al circolo già ristagnante un ulteriore ostacolo meccanico favorendo sempre più la deposizione degli elementi ematici incolori.

È bensì vero che, come dimostrò il Bizzozzero, il solo rallentamento della corrente sanguigna non basta a produrre trombosi poichè alla formazione del trombo bianco occorre anche la lesione vascolare, ma in questo caso, dopo un disturbo circolatorio che doveva durare da tanti mesi, chi potrebbe affermare che l'endotelio venoso fosse ancor sano? Ammetto anch'io che esso non avrà presentate lesioni patologiche apprezzabili ma, per il rallentamento della sua nutrizione, è pure ammissibile che non avrà potuto ugualmente dispiegare sul sangue l'azione anticoagulante di un endotelio normale. In questa maniera, dopo un lungo rallentamente del circolo, si ebbe finalmente l'obliterazione completa della vena centrale nel suo gomito retropapillare mediante la formazione di un trombo bianco. Ora infatti l'esame anatomico, praticato a tre mesi di distanza dalla sua formazione, fa vedere un tessuto ricco di grosse cellule e di nuclei, ben diverso da quello che occlude in parte il tronco iniziale dell'arteria centrale, perchè di diversa natura e di formazione molto più recente. Che non si trovi pigmento ematico in questo trombo si spiega con la lentezza della sua costituzion e che permise agli elementi ematici incolori di separarsi dalle emazie, ma che sia effettivamente un trombo e non il derivato di un'ipertrofia flebitica lo dimostra il ritrovare in esso degli elementi granulosi e dei granuli dispersi che possono avere il significato di residui del primitivo coagulo liberi o intracellulari.

Una volta avvenuta la completa obliterazione della vena, il sangue avanti si arrestò del tutto nell'albero vascolare, quindi si produssero le emorragie, finalmente si stabilirono, come sempre accade, vie collaterali di deflusso per anastomosi ottico-ciliari le quali produssero un parziale ristabilimento di circolo che permise le ulteriori modificazioni già notate nel territorio leso. È dunque naturale che l'ulteriore ristringimento delle arterie e la trombosi dei rami secondarii delle vene non hanno altro carattere che di fenomeni consecutivi all'occlusione del vaso principale; e che d'altra parte la lesione iniziale sulla retina sia effettivamente partita dalle vene lo dimostra il fatto di trovare queste già trombizzate nel mentre le arterie, sebbene ristrette, sono ancora per la massima parte pervie. Accertato così che il caso presente è un esempio di trombosi della vena centrale possiamo ora metterlo in raffronto con quelli registrati nella letteratura e confermati dall'esame anatomo-patologico i quali non sono invero molto numerosi.

Il Michel, nel 1878, descrisse per il primo il quadro oftalmoscopico della trombosi della vena centrale ed in un caso seguito da autopsia trovò il trombo alla distanza di sei millimetri dal bulbo. L'endotelio vascolare in quel luogo era alterato. Classifica il caso come un esempio di trombosi marantica.

L'Angelucci, nello stesso anno, comunicava due casi osservati nella clinica di Rostock in soggetti giovani. Il primo, un giovane di 23 anni con vizio cardiaco, rimase improvvisamente cieco dall'O. S. L'esame oftalmoscopico, praticato dopo due mesi, rivelava arterie ristrette, dilatazione e flessuosità delle vene, papilla scolorata, assenza di emorragie; l'altr'occhio presentava lieve stasi venosa ed una piccola emorragia sulla papilla. Un mese dopo sopravvenne la morte e l'autopsia rivelò nell'O. S. un trombo nella vena a livello della lamina cribrosa ed un infiltramento infiammatorio all'intorno del vaso; nell'altr'occhio gli stessi fatti infiammatorii senza trombosi.

Il secondo caso riguarda una donna di 24 anni affetta da reumatismo articolare acuto ed insufficienza della valvula mitrale. Sopravvenuta cecità improvvisa dall'O. S., il fondo mostrava le arterie e le vene più sottili del normale ed in alcuni punti interruzioni nella colonna sanguigna. Fu ritenuta probabile un'embolia dell'arteria centrale. Dopo due mesi l'inferma morì e l'autopsia rivelò pure in questo caso un trombo obliterante perfettamente organizzato nel tronco della vena centrale a livello della lamina cribrosa. La vena mostrava quì pure un infiltramento periflebitico percui l'ANGELUCCI concluse che in questi due casi si doveva trattare di trombosi flebitica.

Un terzo caso, seguito da autopsia, riguarda una vecchia di 78 anni affetta da endoarterite cronica diffusa e gangrena senile del piede destro, nella quale, due giorni prima della morte, si spense improvvisamente la vista dall'O. S. L'esame anatomico mostrò, un millimetro dietro la lamina cribrosa, un coagulo composto di fibrina e leucociti che occludeva completamente la vena centrale. La forte aderenza di questo coagulo alla parete venosa collegata al fatto della perdita improvvisa della vista indusse l'ANGELUCCI a considerarlo come un trombo da causa marantica.

Il WEINBAUM, nel 1892, nella clinica del prof. SCHMIDT-RIMPLER in Gottinga osservò il caso di un giovine di 26 anni, sano, nel quale ad un tratto un velo cuoprì la metà del campo visivo dell'O. D. Dopo due mesi: dolori, ipertonia, amaurosi quasi assoluta. L'esame oftalmoscopico rivela una retinite emorragica. Vano tentativo di iridectomia, quindi enucleazione. L'esame anatomico mostra papilla escavata con forti emorragie che si estendono anche sulla retina. Nervo ottico atrofico. Vasi centrali pieni di sangue. Nella vena un trombo organizzato lungo $^3/_4$ di millimetro, situato $^5/_4$ di millimetro dietro la lamina cribrosa. Il WEINBAUM si trattiene ad illustrare i tre punti salienti del suo caso che sarebbero il trombo, l'escavazione della papilla e l'ectropion uveae. Riguardo al glaucoma, lascia indeciso se fu provocato dalla trombosi della vena o se fu esso la causa della trombosi.

Il WÜRDEMANN, nel 1895, in un ragazzo di 8 anni antecedentemente sano, ma due settimane innanzi colpito da parotite epidemica allora guarita, osservò improvvisa amaurosi dall'O.S. L'esame oftalmoscopico mostrava arterie filiformi, vene grosse, flessuose, piene di sangue nero, emorragie in tutto l'ambito retinico e fino sulla macula lutea ove avevano assunto la forma di strie rosse radiali confluenti nei giorni successivi in una grossa macchia centrale. Tali fenomeni sembrarono subire un arresto ma, dopo un anno, insorse un attacco di glaucoma che impose l'enucleazione. L'esame microscopico dimostrò nel nervo ottico la vena centrale attaccata da flebite e periflebite; nella vena e nell'arteria un coagulo granuloso, poco al didietro della lamina cribrosa, senza alterazioni dell'intima. Si notava nel vitreo una neoformazione di connettivo, apparentemente in rapporto colla retina, sulla quale però la limitante interna si presentava normale ed ininterrotta.

Il Türk, nel 1896, osservò in un uomo di 67 anni un caso di retinite emorragica seguita da morte per pneumonite fibrinosa con endocardite. Nella vena centrale dell'O. S. trovò un trombo completamente ostruente, all'innanzi della lamina cribrosa, già organizzato nella sua parte anteriore, della lunghezza di $^1/_2$ millimetro. Sulla retina edemi ed emorragie: queste prevalenti nello strato delle fibre ottiche ed in quello intergranulare, quelli in tutti gli strati.

Il Goh, nel 1897, nella clinica del prof. Uhthoff in Marburg, in un uomo di 25 anni affetto da setticemia emorragica consecutiva a stomatite e tonsillite gangrenosa seguita da morte, osservò nell'O. D. flessuosità delle vene, una grossa emorragia peripapillare ed altre minori sulla retina. La vena centrale da un millimetro dietro la lamina cribrosa fino alla sua uscita dal nervo ottico presenta per un decorso di circa otto millimetri una massa trombotica che si distingue anche macroscopicamente dal tessuto circostante come una linea bianca. L'endotelio di fronte al trombo non è più riconoscibile, tuttavia il trombo non è perfettamente ostruente. Esso presentava una striatura concentrica dovuta a lenta deposizione di piastrine e leucociti insieme a filamenti di fibrina e, non potendosi perciò considerare come un coagulo postmortale, doveva essere un trombo prodotto per causa marantica. Le emorragie riscontrate nella retina e nel nervo ottico si dovevano solo in parte attribuire all'ostacolo meccanico opposto al deflusso venoso, più invece all'alterata composizione del sangue ed all'alterazione tossica degli endotelii vascolari.

Il Gauthier, nel 1898, osservò nella clinica del prof. Tacke in Bruxelles un caso di glaucoma emorragico in un uomo di 45 anni per il quale dovè ricorrere alla enucleazione. Oltre ad un fortissimo edema retinico e ad emorragie disseminate in tutti gli strati della retina, fino ad innoltrarsi fra la limitante interna e la jaloide, osservò nell'arteria centrale un rigonfiamento jalino delle cellule endoteliali e nel tronco della vena centrale e dei suoi rami maggiori un trombo jalino.

Il Bankwitz, nel 1898, nella clinica del Prof. Wagenmann in Jena, in una donna emiplegica di 72 anni, osservò amaurosi improvvisa dell'O. D. Nel fondo arterie sottili, vene grosse e tortuose, emorragie su tutto il campo retinico. Dopo un mese ipoema e glaucoma, inde enucleazione. Nel nervo ottico trovò incipiente atrofia delle fibre nervose e nell'arteria un ristringimento endoarteritico con formazione di globi jalini nell'endotelio. La vena, normale nel decorso del nervo, presentava a livello della lamina cribrosa un ristringimento quasi affatto ostruente. Sulla retina vasi in parte normali in parte ristretti od obliterati, emorragie e focolai necrotici. Se la lesione iniziale partì dall'arteria o dalla vena l'autore non può in modo assoluto decidere, ma, presentando l'arteria a livello della lamina cribrosa una dilatazione aneurismatica, suppone che questa possa aver dato luogo alla compressione e quindi alla trombosi della vena.

L'ISCHREYT, nel 1900, in un caso di retinite emorragica seguita da glaucoma assoluto nel quale il prof. UHTHOFF aveva fatto diagnosi di trombosi della vena centrale, trovò effettivamente trombi, parte jalini e parte organizzati e canaliculati, ma non però nel tronco principale sibbene nei rami retinici della vena, imputabili ad un processo flebitico circoscritto. Esisteva però insieme forte ristringimento e disseminata trombosi nelle arterie.

Il GONIN, assistente del prof. DUFOUR in Losanna, nel 1903, riporta un caso riguardante una donna di 52 anni affetta da insufficienza mitrale nella quale un'applicazione di sanguisughe alla tempia, eseguita per curare una paralisi del facciale, provocò eresipela ed esoftalmo. Pochi giorni dopo, mentre persisteva un forte edema delle palpebre, la paziente si accorse che l'O. S. era divenuto completamente amaurotico. L'esame oftalmoscopico mostrava papilla pallida, indeterminata, con piccole strie emorragiche sui margini ed una chiazza grossa a forma di triangolo in alto. Arterie sottili, vene nerastre, mediocremente dilatate, non sinuose. Retina quasi normale nel suo segmento superiore, torbida, con suffusioni emorragiche in quello inferiore. Nei giorni successivi le arterie si fecero ancor più sottili e la colonna sanguigna apparve segmentata nelle vene in modo da offrire un quadro assai confacente alla diagnosi di trombosi della vena centrale consecutiva ad ascesso orbitario posteresipelatoso. Improvvisamente la paziente morì e l'esame anatomico dell'O. S. mostrò l'arteria centrale ed i suoi rami obliterati quasi in totalità da un trombo granuloso di recentissima formazione ed i rami principali della vena pure occlusi da produzioni trombotiche il maggior numero delle quali presentava già un'organizzazione avanzata e cumuli di cellule endoteliali attestanti che la loro formazione doveva aver preceduto quella dei trombi arteriosi. Nel nervo ottico poi si vedeva, per un tratto occupante settanta sezioni successive, la vena completamente obliterata da un trombo adulto perfettamente organizzato e già canaliculato. Nell'arteria si trovava un trombo incompleto di più recente formazione.

Delle osservazioni del RAEHLMANN, del KÖNIG, del MULES, dello SWANZY, del BALLABAN, dello SCHEFFELS, del TORNABENE non faccio che il nome degli autori poichè esse riguardano solo i casi clinici senza conferma anatomo-patologica.

Caratteri particolari del reperto istologico.

Confrontando il caso da me descritto con quelli ora ricordati, è facile constatare che, nel mentre esso trova in ciascuno qualche punto di contatto, nel suo complesso si distingue da tutti per il reperto anatomo-patologico il quale, accanto alla trombosi pura della vena centrale, mostra una quantità di alterazioni consecutive costituenti un quadro assai differente da ciascuno di quelli citati. I punti più caratteristici che lo distinguono meritano ciascuno un breve cenno riassuntivo.

1° L'endoarterite proliferante nodosa.

L'endoarterite proliferante circoscritta sotto forma di bottone sclerotico nel tronco iniziale dell'arteria centrale è stata il primum movens di tutta la sindrome clinica poichè il connettivo che oblitera parzialmente il vaso è così evoluto che indica in modo indubbio essersi iniziata la sua formazione in un tempo molto remoto. Tale lesione è stata il primo anello della catena poichè il rallentamento che a causa dell'ostacolo dovè subire la corrente sanguigna fu poi causa della produzione della trombosi marantica nella vena centrale. Che effettivamente si tratti di un processo endoarteritico e non di una embolia o di una trombosi lo dimostra la costituzione del bottone connettivo ed il suo profondo impianto sull'intima in un'area circoscritta sulla quale cresce a guisa di polipo. Il prof. HAAB di Zurigo ed i suoi allievi REIMAR e LEONORA WELT si sono molto occupati di questi processi endovasali facendo rilevare il dissidio che passa tra il COHNHEIM, che esclude possano formarsi trombi nei piccoli vasi a causa dell'influenza anticoagulante che l'endotelio può in essi dispiegare su tutta la massa del sangue, ed il RIBBERT il quale avrebbe osservato processi trombotici nei piccoli vasi del rene, del polmone e del cervello. Portando contributi all'uno ed all'altro processo il REIMAR e la WELT dimostrano che ambedue sono possibili. Riguardo all'endoarterite proliferante il RIBBERT la considera come una fase dell'arterosclerosi ed alla sua produzione, secondo l'HEUBNER ed il BAUMGARTEN coopererebbe la infezione luetica, secondo THOMA e VREDENSKY un disturbo d'innervazione. Nel caso presente l'infezione celtica sembra esclusa ma in suo luogo dobbiamo ammettere l'influenza tossica della dispepsia cronica la quale, alterando la costituzione del sangue, potè dar luogo alla formazione di sostanze irritanti da un lato i nervi dei vasi ed eccitanti dall'altro la proliferazione endovasale favorita anche dall'urto continuo del sangue contro il brusco gomito che l'arteria faceva entrando nel nervo.

2º L'anomala disposizione della vena centrale.

L'endoarterite nodosa potè per molti mesi decorrere senza cagionare disturbi funzionali nell'O. S., adattandosi bene l'occhio al rallentamento del circolo come attualmente vi si adatta l'O. D. nel quale la forte dilatazione delle vene in confronto dell'assottigliamento delle arterie fa pure supporre un'alterazione simigliante. L'amaurosi sopravvenne invece in modo istantaneo quando la vena, progressivamente ristretta dal deposito di elementi sanguigni incolori, finì col rimanere obliterata del tutto. Alla deposizione di tali elementi dovè nel caso presente aver contribuito la speciale disposizione che essa vena presentava nel nervo ottico, disposizione che costituisce una rarità teratologica. Un caso consimile riferisce la Welt a proposito di una donna di 34 anni, gestante, con nefrite ed ulcera gastrica, nella quale dopo un'abbondante ematemesi sopravvenne amaurosi repentina bilaterale e dopo 24 giorni la morte. Nella vena centrale dell'O. S. il prof. Ribbert trovò un trombo da piastrine che interpretò come formato per processo marantico favorito dall'abnorme disposizione della vena. „Questa", dice la Welt, „è mediocremente sviluppata, abbandona il nervo anzi luogo, cioè nel punto intermedio fra la papilla e l'entrata dell'arteria; scorre quindi nello spazio subaracnoidale finchè, all'entrata dell'arteria, si unisce ad un grosso ramo venoso che decorre in tutto il tratto di nervo risparmiato dalla vena centrale."

Questa variabile disposizione dei vasi centrali dimostra quale piccola importanza abbiano essi nella nutrizione del nervo e nel caso presente ne abbiamo una riprova nel fatto che, malgrado ambedue i vasi centrali apparissero affatto vuoti e per le accennate alterazioni fuori di funzione, il nervo ottico appariva nonostante affatto integro e senza traccia di degenerazione in tutto l'ambito del loro percorso.

3º Le emorragie retiniche e i disturbi vascolari.

Il segno più caratteristico dell'occlusione della vena centrale fu la comparsa dell'enorme stasi venosa e delle profuse emorragia nella retina. Sulla produzione delle emorragie non occorre ripeta quanto esse sieno strettamente collegate e direi quasi assolutamente immancabili in ogni caso di trombosi venosa. Tutti gli autori che hanno riferito casi di trombosi della vena la hanno osservate e nella letteratura non mancano che in due dei casi dell'Angelucci nei quali pertanto è da ritenere dovesse esistere anche nelle arterie un impedimento all'afflusso in un punto non raggiunto dall'osservazione anatomica. Il caso da me esposto offre une chiara prova di quest'ultimo concetto inquantochè s'io avessi asportato un centimetro di nervo, ciò che costituisce digià un moncone ragguardevole, non avrei potuto trovare una ragione del rallentamento del circolo nell'arteria la quale si trovava nelle più perfette condizioni di normalità. Soltanto nel dodicesimo millimetro del moncone comparve il nodulo quasi obliterante che dette la spiegazione del fatto.

Le emorragie erano in quasi tutto l'ambito retinico diffuse ugualmente nelle maglie del tessuto. Presso la papilla si osservavano invece focolai rotondi (fig. 6) facenti l'impressione di sezioni trasversali di grosse vene.

La dilatazione delle vene trova una facile spiegazione nel fatto che, producendosi un ostacolo al deflusso del sangue dal tronco di confluenza, il sangue stesso deve raccogliersi nei rami elementari finchè la compressione in essi subita non raggiunga una pressione tale da vincere l'ostacolo se esso è parziale o la resistenza delle pareti venose se esso è totale. Il fatto invece che non trova una così evidente spiegazione è la costrizione delle arterie.

Il Michel credè di darne una giusta interpretazione ammettendo che la resistenza al progresso del sangue sia così forte nelle vene da farsi risentire a tergo fino nelle arterie entro le quali il cuore non avrebbe sufficente forza di spingere ulteriormente il sangue. Ma se consideriamo un poco il meccanismo della circolazione vediamo subito che questa ipotesi è inammissibile. Il progresso del sangue nei vasi è fondato sul principio che la pressione sanguigna debba in ciascun luogo essere superiore a quella opposta dalle resistenze che incontra e, quando queste ultime aumentano, anche quella è costretta ad aumentare. Quando la vena centrale della retina incomincia a ristringersi le resistenze allo scarico del sangue dalla retina verso il nervo aumentano: allora che avviene? Il sangue ristagna nelle vene e le dilata, e la distensione delle pareti genera una reazione di queste sulla massa del sangue mantenendone la pressione al grado necessario a superare l'ostacolo. Innalzandosi però la pressione nelle vene progressivamente, avverrà un momento nel quale essa agguaglierà quella delle arterie corrispondenti, ed allora il circolo non potrà effettuarsi se non avviene anche nelle arterie un aumento proporzionale. Ora un aumento di pressione nelle arterie non può generarsi che come si era generato nelle vene mediante cioè una maggiore reazione elastica della parete arteriosa sulla massa del sangue per effetto di una maggiore distensione della parete stessa. Pertanto alla dilatazione delle vene dovrebbe seguire anche una dilatazione delle arterie.

Di tale fatto abbiamo numerose prove nel costituirsi di una circolazione collaterale: quando un ramo arterioso viene obliterato aumenta la pressione nel ramo vicino. La controprova l'abbiamo nell'effetto dei revulsivi che diminuiscono la pressione arteriosa nei rami vicini a quelli ove essi effettuano una vasodilatazione. Dunque l'interpretazione del MICHEL non è esatta poichè trapiandandosi l'ostacolo al circolo dalle vene nelle arterie il fatto oftalmoscopico inerente dovrebbe essere una dilatazione anche dei vasi arteriosi.

L'ANGELUCCI è pure di questo avviso ed ammette che il ristringimento delle arterie in questi casi dipenda da una contrattura delle loro pareti. Lo spasmo arterioso può generalmente venir provocato per anemia, per accumulo di acido carbonico o dei prodotti del ricambio materiale; ora, in un distretto ove la circolazione è così languente tutti questi motivi si trovano riuniti per spiegare la comparsa della contrattura. Ma questa, come fenomeno funzionale, non potrebbe essere di lunga durata e perciò la sua persistenza in questi casi indica che insieme ad essa deve esistere anche una causa organica che ristringe il lume arterioso ed impedisce alle arterie di dilatarsi. Tale causa è evidentemente l'arterosclerosi che sempre si è riscontrata nei reperti anatomo-patologici in caso di trombosi della vena centrale. In quello da me esposto questo concetto trova un'evidente conferma.

Un altro reperto notato dal MICHEL, e ritrovato costante nei casi degli autori e nel presente, è la mancanza di turgore della papilla malgrado la forte stasi venosa. Il MICHEL lo spiega mediante la scarsità del sangue che le arterie continuano a portare alla retina, altri autori invece mediante lo stabilirsi di un circolo collaterale. Il LEBER infatti ha dimostrato che nell'occhio normale esistono già comunicazioni dirette fra vasi centrali e vasi ciliari mediante piccole arterie, piccole vene e capillari che dall'anello coroidale vanno sulla papilla e nella lamina cribrosa ad anastomizzarsi con rametti che provengono dai vasi centrali. L'ELSCHNIG ha portato un largo contributo allo studio di queste anastomosi e mediante un gran numero di osservazioni ne ha messa in evidenza l'importanza. La loro funzione fisiologica non è probabilmente molto intensa ma la loro importanza può aumentare in condizioni patologiche. L'ELSCHNIG infatti, in un occhio esoftalmico per tumore orbitario che comprimeva il nervo e la vena centrale potè constatare che le vene retiniche invece di sboccare in essa confluivano in un grosso vaso che, dopo varii contorcimenti intorno alla papilla, si affondava e spariva in prossimità del suo margine inferiore. Il tronco della vena centrale appariva invece assottigliato. In questo caso dunque questa vena suppletoria manteneva normale il circolo retinico raccogliendo il sangue che non poteva riversarsi nella vena centrale e lo scaricava nelle vene ciliari.

L'Axenfeld, nel 1894, riporta pure il caso di un uomo di 60 anni, arteriosclerotico, nel quale, per trombosi del tronco inferiore della vena centrale, si produsse un'enorme stasi nei vasi corrispondenti. Luesta però nel corso di tre mesi scomparve mediante la formazione di un tronco anastomotico che univa la parte del vaso sotto al trombo col tronco centrale.

Molti altri autori portano esempi consimili tendenti a dimostrare che tali anastomosi, o preesistenti o neoformate, possono dispiegare un'azione molto importante in caso di obliterazione dei rami principali. Io pure convengo nell' importanza di queste vie anastomotiche ma non saprei nel caso presente attribuire loro un'azione efficace nell'impedire la tumefazione della papilla.

Convengo che quando il disturbo si produce con grande lentezza esse possano assumere uno sviluppo ed una funzione vicarianti ma nei casi improvvisi la loro azione dovrà essere quasi nulla e tuttavia la papilla non appare tumefatta. Io sarei d'opinione che invece una lieve tumefazione della papilla non dovesse mancare anche in questi casi, non però così sviluppata da potersi misurare coll'oftalmoscopo a refrazione. Noi siamo ormai abituati a chiamare papilla da stasi quella che accompagna lo sviluppo di tumori intracranici e pretenderemmo anche nei casi di stasi retinica osservare sulla papilla una tumefazione simigliante. Ma nei casi di tumori intracranici è ormai provato che non è il solo fatto idraulico che tumefà la papilla ma un contemporaneo processo infiammatorio con essudazione nel suo tessuto: quindi in tali casi essa papilla potrà assumere una tumefazione così pronunziata quale nel caso di pura trombosi della vena centrale non avrà ragione di raggiungere.

4° Alterazioni degli strati cerebrali.

Il principio sperimentalmente dimostrato dal Wagenmann che i vasi centrali sopraintendono alla nutrizione dello strato delle fibre nervose e delle cellule gangliari riceve anche da questo caso una brillante conferma poichè raramente accade di osservare nella retina, in aree apparentemente ben conservate, una sparizione così completa ed assoluta di ogni residuo di questi elementi dalla papilla fino all'ora-serrata. Invece la discreta conservazione dello strato granulare interno propende a dimostrare che questo strato trovasi più sotto la dipendenza nutritiva dei vasi coroidali che non sotto quella dei vasi retinici.

5° L'ipertrofia degli strati nevro-epiteliali.

Un'osservazione veramente originale cui dà occasione il presente caso è quella relativa allo strato granuloso esterno il quale presenta un'attività proliferativa dei suoi elementi cellulari singolarmente contrastante col processo generale di carattere distruttivo.

Per quanto abbia cercato di leggere attentamente i lavori dei citati autori nelle loro memorie originali, in nessuno di essi ho trovato fatto cenno di una tale proliferazione nello strato granuloso esterno. Soltanto nella vita embrionale o nei primissimi giorni dopo la nascita, come hanno dimostrato il Falchi, il Koganey, il Rauber, il Merck, in questo si trovano cellule in attività cariocinetica strato retinico. Nell'adulto si poterono osservare soltanto nelle retiniti sperimentali, provocate negli animali con stimoli di varia natura, come il Falchi, io ed il Thepliasckyne abbiamo dimostrato. In caso di trombosi venosa nessuno ch'io sappia ne ha parlato.

Orbene nel caso presente lo strato granuloso esterno contrasta singolarmente cogli altri poichè presenta fenomeni di ipertrofia in tutta la sua estensione caratterizzati da un'attiva moltiplicazione dei suoi elementi. Non crederei andare errato affermando che quasi la metà dei granuli esterni presenta manifesti segni di scissione indiretta. Che effettivamente le cellule in cariocinesi di questo strato sieno granuli esterni non può nascer dubbio poichè, specie nei punti ove l'edema dirada il tessuto, si scorge benissimo il filamento che parte dai due estremi del nucleo dei bastoncini e, nei coni, la ubicazione del nucleo proliferante subito al disotto della limitante esterna dicontro all'articolo interno del cono rispettivo.

Che d'altra parte lo strato granuloso esterno risenta meno degli altri il disturbo dell'alterata circolazione retinica nessuna ragione anatomica trova in opposizione poichè è ormai, dopo le esatte esperienze del Wagenmann, messo fuori di discussione che la nutrizione degli strati nevroepiteliali è effettuata esclusivamente dalla circolazione coroidale e, nel caso presente, la coroide si presentava inalterata.

Ma oltre al non essere alterata la normale fonte nutritizia degli strati esterni si trovava nella retina una causa di stimolazione prodotta dalle emorragie e dalla distruzione degli elementi degli strati cerebrali che coi prodotti regressivi del loro disfacimento dovevano generare sostanze capaci di eccitare la proliferazione cellulare.

Sulla vera essenza di questo fenomeno attivo non è però tanto facile pronunziarsi poichè non sempre la comparsa della filamentazione nucleare attesta sicuramente un'effettiva moltiplicazione degli elementi. È ben noto infatti, ed io l'ho confermato nel mio lavoro sulle retiniti sperimentali, che non di rado la filamentazione del nucleo è l'espressione di un semplice fenomeno reattivo che non approda alla divisione cellulare ma prelude invece alla morte della cellula. In questo caso però il ritrovare tanti elementi attivi dopo tre mesi dalla produzione del disturbo ed il ritrovare lo strato granuloso esterno così fittamente compatto fa sospettare che, almeno temporaneamente, si abbia una reale ipergenesi di cellule nevroepiteliali.

Insieme a questi fenomeni nucleari il caso presente si presta pure mirabilmente alla costatazione di quel fatto, notato pel primo dal Tartuferi sotto la denominazione di nucleazione dei coni, dando anche una evidente dimostrazione del suo processo genetico. Il fenomeno, come è noto, consiste nel fatto che in certe alterazioni retiniche accompagnate da edema si osservano talora i nuclei dei coni abbandonare la loro normale posizione al disotto della limitante esterna e penetrare nella sostanza dell'articolo interno dei coni stessi. Il fenomeno fu spiegato dal Deutschmann come l'effetto di un'ipertrofia del cono il quale nel suo accrescimento attirerebbe a sè il respettivo granulo; e questa spiegazione sembrerebbe accettata ancora dal Wagenmann che l'osservò in uno dei suoi casi di retinite emorragica. Il Tartuferi invece dà del fenomeno un'interpretazione tutta diversa ritenendolo un fatto puramente passivo e lo spiega coll'azione dell'edema retinico il quale agisce sul granulo spingendolo nell'articolo interno del cono vacuolizzato. Il De Lieto Vollaro, in tre casi di glaucoma emorragico studiati anatomicamente nella clinica del prof. De Vincentiis in Napoli, ha potuto constatare mirabilmente il fenomeno appoggiando pienamente l'interpretazione del Tartuferi. I fatti ch'io ho osservati sono di tale chiarezza che mi pare potranno servire a troncare definitivamente questa discussione.

Il fenomeno consiste in parte in un processo passivo come opina il Tartuferi, in parte in uno attivo come vorrebbe il Deutschmann.

Le cause dell'uno e dell'altro non mancano nella località poichè nel mentre l'edema retinico è un fenomeno passivo l'ipertrofia degli elementi nevroepiteliali è un fenomeno attivo.

Il fatto si presenta nel seguente modo. In condizioni normali i nuclei dei coni si trovano tutti schierati di fronte al corrispondente articolo interno sotto la limitante. Ogni nucleo è contenuto in una celletta scavata nel tessuto di sostegno. Quando un'edema si riversa nella retina queste cellette si riempiono di siero e distendendosi vengono a formare una quantità di vescicole le quali non possono ulteriormente accrescersi senza esercitare una compressione sui granuli adiacenti. Osservando bene i punti ove il tessuto rimane diradato dall'edema si scorge benissimo che nel mentre i granuli centrali, contornati da ogni parte da queste vescicole, subiscono semplicemente una pressione senza spostamento, quegli superficiali invece ricevono una spinta dal basso non controbilanciata da una uguale e contraria e perciò devono tendere a sollevarsi al difuori della limitante quando questa non offra una notevole resistenza. Ora tale resistenza viene per un idoneo meccanismo a perdersi quà e là nel seguente modo. L'articolo interno del cono, partecipando al processo d'ipertrofia che si constata in tutto lo strato, incomincia ad ingrossare facendosi più basso e globoso nel mentre un vacuolo appare nel suo interno dicontro alla sua inserzione sulla limitante. Ora la limitante esterna presenta un pertugio alla base del cono, senza del quale non si potrebbe avere la continuità di tutta la cellula visiva, ed ai margini di questo pertugio aderisce l'articolo interno. Allargandosi quest'articolo alla sua base d'impianto, il pertugio della membrana deve pure dilatarsi e rendersi beante in modo da non offrire difficoltà al passaggio del granulo. D'altra parte di fronte a questo orificio si è prodotto nell'articolo interno del cono un grosso vacuo riempito di siero fluidissimo nel quale il granulo non dura alcuno sforzo a penetrare per poco che in esso lo sospingano le vescicole d'edema formatesi ai suoi lati le quali, rinserrandosi intorno ad esso, lo fanno sgusciare come in un piano inclinato lungo la resultante delle loro forze uguali e concorrenti.

Giunto così il granulo entro il cono non è con ciò finita la serie delle interessanti osservazioni intorno a questo argomento poichè si può anche constatare che questo mutamento non ha sostanzialmente alterato la vitalità della cellula osservandosi un gran numero di coni nucleati, aderenti ancora alla limitante, nei quali il granulo presenta bellisime figure mitotiche. Ma vi ha di più: sospinto dall'accrescersi dei coni vicini si vede quà e là un cono già nucleato subire una compressione laterale alla base cosicchè la sua massa cellulare viene spinta verso l'epitelio pigmentato mentre l'aderenza colla limitante si riduce ad un lungo e sottile filamento. Bempresto questo si lacera e tutto l'elemento diviene libero nello spazio formatosi fra retina ed epitelio pigmentato. Ivi un gran numero di coni così distaccati si osservano perfettamente liberi gli uni dagli altri e si constata altresì che in questo nuovo ambiente la loro forma caratteristica si cambia, attraverso tutte le fasi di passaggio, in una forma perfettamente regolare tendente alla globosa come quella di una cellula epiteliale affatto libera e non deformata dal mutuo contatto. Eppure anche in questo stato così diverso dal normale si trovano di tali cellule provvedute del nucleo in attività cariocinetica.

Il dubbio che tali elementi liberi possano essere non già coni modificati ma cellule dell'epitelio pigmentato nelle quali il pigmento avesse subito una distruzione non è ammissibile perchè l'epitelio pigmentato di fronte a questi focolai si riscontra perfettamente normale e regolarmente aderente alla vitrea. L'altra obbiezione che cioè i nuclei in cariocinesi nello strato granuloso esterno non sieno granuli di cellule visive ma nuclei di nevroglia è pure priva di fondamento poichè qua e là framezzo ai granuli in attività cariocinetica si trovano, a qualche distanza dalla limitante esterna, dei nuclei assai più grandi di essi, di forma molto più allungata e di colorito molto più pallido: sono questi i nuclei delle cellule gliali e non è possibile una confusione tra essi ed i granuli esterni. Pure in essi si vede qua e là una filamentazione nucleare.

La ragione di questo singolare processo riposa nella integrità della sorgente nutritizia per gli elementi nevroepiteliali unita all'irritazione dispiegata dai prodotti di disfacimento degli elementi degli altri strati retinici e del sangue stravasato. In questo modo le cellule visive, già specificamente differenziate, ritornano al loro primitivo carattere embriologico di comuni cellule epiteliali.

6º La neoformazione connettiva.

Il reperto della proliferazione connettiva nel vitreo costituisce pure un argomento che ha dato luogo tra gli autori alle più contraddittorie discussioni. Essa forma quasi una malattia a sè che nel caso presente complica il quadro della trombosi della vena centrale senza essere di essa un necessario complemento: perciò mi riservo di trattare questo soggetto in una separata pubblicazione. Quì mi limito a fare osservare che se volessi seguire l'esempio della maggior parte degli autori potrei dire che tale reperto costituisce un caso di

Retinite proliferante del Manz, io invece mi limito a denominarla proliferazione connettiva nel vitreo poichè ritengo la retina estranea alla sua genesi. Tale neoproduzione connettiva consiste in una membrana di spessore ancor maggiore di quello della retina, la quale, muovendo dalla papilla, si addossa alla retina stessa in tutto il polo posteriore formando una specie di duplicatura alla membrana nervosa. Essendo in ogni luogo intatta la limitante interna, questa neoproduzione è intieramente extraretinica, e perciò nel caso presente non merita il nome di retinite proliferante. I suoi elementi costituenti sono un giovane connettivo lasso formato da cellule fusate e ramose e vasi embrionali. L'abbondanza di granuli pigmentarii e di residui di globuli sanguigni nelle sue maglie dimostra chiaramente ch'esso va considerato come il prodotto dell'organizzazione delle emorragie preretiniche inteso, s'intende, nel significato anatomo-patologico di questa espressione.

7° Il glaucoma secondario.

Resterebbe finalmente ad accennare alla questione del glaucoma secondario. Sull'etiologia del glaucoma in genere molto si è scritto, ma quanto più voluminose sono state le pubblicazioni sull'argomento tanto meno sono riuscite probative e concludenti. Si parla vagamente da molti autori delle lesioni vascolari e dell'arterosclerosi come produttrici del glaucoma ma non se ne spiega chiaramente il meccanismo. In caso di retinite emorragica ed inerente stato glaucomatoso si incolpa da alcuni l'aumento del contenuto oculare cagionato dall'edema di tutte le membrane interne e dalle emorragie ma, con vie di filtrazione normali, questo aumento di contenuto non genererebbe glaucoma. Tumori endooculari, cataratte traumatiche seguite da forte rigonfiamento del cristallino, emorragie da traumi, cisti iridee possono decorrere per lunghi periodi senza dar luogo al glaucoma, il quale insorge soltanto quando il processo si complica ad irite od a cause infiammatorie che possano generare l'obliterazione delle vie di filtrazione. Perciò fin'oggi la teoria dello Knies è l'unica che possa spiegare l'attacco glaucomatoso.

Nel caso presente vi era stata una cheratite assai grave e l'irite plastica prodottasi poco dopo potrebbe essere stata una conseguenza di essa, tuttavia la complicazione dell'irite è pur frequentissima nei casi registrati di retinite emorragica e perciò anche a questa causa dobbiamo fare la debita parte.

Resterebbe a decidere se il glaucoma secondario si dovè all'occlusione pupillare o alle alterazioni retiniche. I preparati istologici dimostrano che in certi punti l'aderenza dell'iride colla capsula lentis era tenuissima e probabilmente si completò dopo che il glaucoma era già in atto: invece addirittura enorme è l'obliterazione dell'angolo irideo per esteso saldamento anulare della periferia dell'iride colla faccia posteriore della cornea. Questo fatto non può spiegarsi con una propulsione dell'iride per accumulo di linfa dietro ad essa poichè la camera anteriore presenta ancora una normale profondità. È più verisimile invece l'ammettere che l'obliterazione dell'angolo irideo si sia prodotta, come propendono a ritenere il Wagenmann e lo Stolting nei rispettivi casi, per l'infiammazione adesiva in esso sviluppata dal passaggio di sostanze chimiche irritanti dovute al disfacimento del sangue nel vitreo, conformemente a quanto lo Knies provocava sperimentalmente iniettando trementina nel vitreo dei conigli. Perciò in questo caso il glaucoma sarebbe il portato, delle emorragie retiniche e non una conseguenza dell'irite.

L'obbiezione che in molti casi di emorragie nel vitreo segue il riassorbimento e non il glaucoma trova nell'enunciato stesso la sua nullità inquantochè il glaucoma si produce appunto nei casi nei quali l'emorragia non può venire riassorbita e, degenerando, produce sostanze regressive di natura chimica irritante e predisponente ai processi infiammatorii di carattere adesivo.

Letteratura.

1. Ahlstrom, De la Rétinite hémorragique. Annales d'Oculistique. 1903. T. CXXX. p. 150.

2. Angelucci, Thrombose der Vena centralis Retinae. Klinische Monatsblätter f. Augenheilkunde. 1878. Jahrg. XVI. S. 443. 1879. Jahrg. XVII. S. 151. 1880. Jahrg. XVIII. S. 21.

3. Angelucci, La trombosi della vena centrale della retina. Annali di oftalmologia. 1880. Vol. IX. p. 197.

4. Ballaban, Thrombose der Vena centralis Retinae infolge von Chlorose. Arch. f. Augenheilkunde. 1900. Bd. XLI. S. 280.

5. Bankwitz, Beitrag zur Kenntnis der einseitigen Retinitis haemorragica. v. Graefes Arch. f. Ophthalmologie. 1898. Bd. XLV. S. 384.

6. Cohnheim, Patologia generale. 2ª edizione. Traduzione italiana. 1882.

7. De Lieto Vollaro, Contributo allo studio del glaucoma emorragico. Lavori della Clinica oculistica della Rª. Università di Napoli. Vol. V. 1898. p. 302.

8. Deutschmann, Zur pathologischen Anatomie des hämorrhagischen Glaukoms. v. Graefes Arch. f. Ophthalmologie. 1879. Bd. XXV. S. 163.

9. Elschnig, Cilioretinale Gefäße. v. Graefes Arch. f. Ophthalmologie. 1897. Bd. XLIV. S. 144.

10. Elschnig, Über opticociliare Gefäße. Klinische Monatsblätter f. Augenheilkunde. 1898. S. 93.

11. Fridenberg, Zur Pathologie des hämorrhagischen Glaukoms. Arch. f. Augenheilkunde. 1897. Bd. XXXIV. S. 175.

12. Gauthier, Un cas de Glaucome hémorragique. Annales d'Oculistique. 1898. T. CXIX. p. 438.

13. Geuns, Ein Fall von neugebildeter Vena optico-ciliaris infolge von Stauungspapille. Arch. f. Augenheilkunde. 1903. Bd. XLVIII. S. 247.

14. Goh, Beiträge zur Kenntnis der Augenveränderungen bei septischen Allgemeinerkrankungen. v. Graefes Arch. f. Ophthalmologie. 1897. Bd. XLIII. S. 148.

15. Gonin, Deux cas d'obstruction des vaisseaux de la rétine. Archives d'Ophthalmologie. 1903. T. XXIII. p. 219.

16. v. Graefe, Über Embolie der Arteria centralis Retinae als Ursache plötzlicher Erblindung. v. Graefes Arch. f. Ophthalmologie. 1859. Bd. I. S. 136.

17. Ischreyt, Beiträge zur pathologischen Anatomie der hämorrhagischen Netzhauterkrankungen. Arch. f. Augenheilkunde. 1900. Bd. XLI. S. 38.

18. Knapp, Embolie eines Zweiges der Netzhautarterie mit hämorrhagischem Infarkt in der Netzhaut. Arch. f. Augen- u. Ohrenheilkunde. 1869. Bd. I. S. 29.

19. Knies, Über das Glaukom. v. Graefes Arch. f. Ophthalmologie. 1876. Bd. XXII. S. 163.

20. König, Des thromboses artérielles de la Rétine. Recueil d'Ophtalmologie. 1890. p. 697.

21. Leber, Die Krankheiten der Retina und des Sehnerven. Graefe und Saemischs Handbuch. 1877. Bd. V. S. 521—757.

22. Löwenstein, Ein Fall von Embolia Arteriae centralis Retinae. Wiederherstellung der Zirkulation. Auftreten von Infarkten. Klinische Monatsblätter f. Augenheilkunde. 1868. Bd. XVI.

23. Magnus, Die Sehnervenblutungen. Leipzig. Engelmann. 1874.

24. Michel, Die spontane Thrombose der Vena centralis des Opticus. v. Graefes Arch. f. Ophthalmologie. 1878. Bd. XXIV. S. 37.

25. Mules, Primary retinal phlebitis. Transact. of the Opht. Soc. of the U. K. 1889. p. 130. Opht. Review. 1889. p. 92.

26. Nettleship, Examination of a glaucomatous eye in wich retinal haemorrages were present. Transact. of the Opht. Soc. U. K. 1884. p. 108.

27. Priestley-Smith, A case of cerebral haemorrage with passage of blood into both optic nerves. Lancet. 1883. Vol. II. p. 1092.

28. Raehlmann, Über miliare Aneurysmen an den Netzhautgefäßen und Netzhautblutungen. Klin. Monatsbl. f. Augenheilkunde. 1889. S. 243.

29. Raehlmann, Über Endarteritis obliterans nodosa der Netzhautgefäße und ihr Verhältnis zur sogenannten Embolie der Zentralarterie. Zeitschr. f. Augenheilkunde. 1903. Bd. VII. S. 343.

30. Reimar, Über Retinitis haemorragica infolge von Endarteritis proliferans mit mikroskopischer Untersuchung eines Falles. Arch. f. Augenheilkunde. 1899. Bd. XXXVIII. S. 209.

31. Ribbert, Lehrbuch der pathologischen Histologie. 1896.

32. Scheffels, Ein Fall von Perivasculitis Retinae. Arch. f. Augenheilkunde. 1891. Bd. XXII. S. 374.

33. Schnaudigel, Ein Fall von multiplen Blutungen des Sehorgans, insbesondere der Sehnervenscheiden. v. Graefes Arch. f. Ophthalmologie. 1899. Bd. XLVII. S. 440.

34. Stolting, Über Retinitis haemorragica mit nachfolgendem Glaukom. v. Graefes Arch. f. Ophthalmologie. 1897. Bd. XLIII. S. 306.

35. Tartuferi, Über einige krankhafte Veränderungen der Neuroepithelschicht der Netzhaut. Centralbl. f. med. Wissenschaft. 1882. Nr. 45.

36. Thoma, Arbeiten über Endarteritis. Virchows Arch. Bd. XCIII, XCV, CIV, CV, CVI.

37. Tornabene, Un caso di glaucoma emorragico consecutivo a trombosi della vena centrale. Archivio di Oftalmologia. 1896. Vol. III. p. 300.

38. Türk, Bemerkungen zur Kasuistik der Thrombose der Vena centralis Retinae. Beitr. zur Augenheilkunde. 1896. Heft XXIV. S. 45.

39. Virchow, Zur pathologischen Anatomie der Netzhaut und des Sehnerven. Virchows Archiv. 1856. Bd. X. S. 175.

40. Wagenmann, Anatomische Untersuchungen über einseitige Retinitis haemorragica mit sekundärem Glaukom usw. v. Graefes Arch. f. Ophthalmologie. 1892. Bd. XXXVIII. S. 213.

41. Wagenmann, Beitrag zur Kenntnis der Zirkulationsstörungen in der Netzhautgefäßen. v. Graefes Archiv für Ophthalmologie. 1897. Bd. XLIV. S. 219.

42. Weeks, Beitrag zur Pathologie der Retinitis albuminurica. Arch. f. Augenheilkunde. 1890. Bd. XXI. S. 54.

43. Weinbaum, Ein Fall von Glaukoma haemorragicum mit Thrombose der Vena centralis Retinae. v. Graefes Arch. f. Ophthalmologie. 1892. Bd. XXXVIII S. 191.

44. Welt Leonore, Thrombose der Arteria centralis Retinae unter dem Bilde der sog. Embolie verlaufend. Arch. f. Augenheilkunde. 1900. Bd. XLI. S. 355.

45. Würdemann, Ein Fall von Thrombo-Phlebitis der zentralen Netzhautgefäße mit Sektionbefund. Arch. of Ophthalmology. 1894. Vol. XXIII. No. 3. Im Arch. f. Augenheilkunde. 1895. Bd. XXXI. S. 105.

Über die Ursachen der Binnendrucksteigerung bei Geschwülsten innerhalb des Augapfels.

Von

A. Birnbacher
in Graz.

(Hierzu Taf. III u. IV.)

Die Tatsache des gesteigerten Binnendruckes bei Geschwülsten innerhalb des Augapfels ist längst bekannt und bietet als „Stadium glaucomatosum" einen sehr wichtigen klinischen Befund.

Über die weiteren Ursachen dieser Binnendrucksteigerung aber wissen wir nicht viel. Hat man sich allerdings schon von der früheren Anschauung, daß einfach der vermehrte Inhalt Ursache der Drucksteigerung sei, völlig losgesagt, so findet man in den Lehrbüchern und den Monographien über Geschwülste des Auges dafür keine zureichende Erklärung. Auch R. PUTIATA-KERSCHBAUMER sagt in ihrer sorgfältigen und ein reiches Material behandelnden Arbeit[1] über die Ursachen der Drucksteigerung nur folgendes:

„Was die Ursachen der Drucksteigerung bei intraokularen Sarkomen anlangt, so ist diese nicht so sehr in der Raumbeengung durch das Neoplasma zu suchen, als vielmehr in der gestörten Zirkulation, welche ihrerseits durch folgende Momente verursacht wird:

1. Durch die entzündlichen Veränderungen der Uvea, die die Sarkombildung zuweilen begleiten, oder derselben vorausgehen.

2. Durch eine mehr oder weniger ausgedehnte Erkrankung der Chorioidealgefäße die sich hin und wieder der Sarkombildung anschließt oder derselben vorausgeht.

3. Durch die Eliminierung eines mehr oder weniger großen Gefäßgebietes der Aderhaut durch die sarkomatöse Entartung.

---

[1] Das Sarkom des Auges. BERGMANN. Wiesbaden 1900. S. 53 u. 54.

Diese Prozesse verursachen vereinzelt oder miteinander eine Zirkulationsstörung, die durch eine vermehrte Hyperamie beim Wachstum der Geschwulst noch gesteigert wird, und schaffen günstige Bedingungen zur Entstehung intraokularer Drucksteigerung."

Ich will es nun versuchen, durch die anatomische Untersuchung einer leider nur kleinen Reihe von hierher gehörigen Fällen nach solchen Veränderungen zu forschen, welche, nach unserer heutigen Kenntnis vom Flüssigkeitswechsel im Auge, als wohlbegründete und anerkannte Ursachen für Binnendrucksteigerung im Auge gelten, und schließlich meine Befunde, soweit es mir möglich war, durch das Experiment zu stützen.

Anatomisches.

Als zu bearbeitendes Material wurden solche Fälle von intraokulären Tumoren ausgewählt, welche sicher nachweisbare Drucksteigerung gezeigt hatten, und bei welchen die Geschwulstbildung noch nicht so weit vorgeschritten war, daß eine histologische Untersuchung des Augapfels noch aussichtsreich war.

Unter diesem Gesichtspunkte standen mir sieben Bulbi zur Verfügung, deren Beschreibung, soweit es den vorliegenden Zweck betrifft, in folgendem gegeben wird.

Fall 1. Mann von 28 Jahren, Sehstörung seit 5 Monaten, seit 2 Wochen ist der Augapfel gerötet und intermittierend schmerzhaft. Bei der Untersuchung ist die Cornea leicht rauchig getrübt, Vorderkammer seichter als am anderen Auge, Pupille reagiert auf Licht eben merklich, ist mittelweit. Die Untersuchung mit dem Augenspiegel ergibt Netzhautablösung nach unten bis zur Papille, von dieser nur die nach oben ziehenden Gefäße sichtbar, nichts von der Papille selbst. Im unteren Teile des Gesichtsfeldes besteht richtige Projektion und guter Lichtschein, im oberen Teile keine Lichtempfindung. T = + 2.

Starke Ciliarschmerzen.

Bei genauerer Untersuchung der abgehobenen Netzhaut im umgekehrten Bilde mit Konkavspiegel erscheint in unmittelbarem Anschlusse an die Papillengegend eine dunkelgraubraune Masse, an der die Netzhaut fest aufzuliegen scheint.

Enukleation.

Conjunctiva bulbi stark hyperämisch, wenig ödematös; an der Cornea keine besonderen Veränderungen. Der Kammerwinkel ringsherum bis etwas vor dem Schlemmschen Kanal aufgehoben, die Iriswurzel mit den Balken des Fontanaschen Raumes durch Zellenmassen mit stark färbbarem Kern und wenig Protoplasma verklebt, dieselben Zellen liegen auch zwischen dem Balkenwerk bis an das Lumen des Schlemmschen Kanales, der aber frei ist, und in den vorderen Schichten der Iriswurzel, das übrige Irisgewebe ist nicht verändert, namentlich an den Gefäßwänden sieht man keine Veränderung. Das Corpus ciliare ist wohlgebildet, zeigt keine nachweisbare Hyperämie, in einzelnen Meridianen bemerkt man in dem an die Iriswurzel anschließenden Teile eine nicht hochgradige zellige Infiltration (s. Taf. III Fig. 1). Die Linse war bei der Präparation herausgefallen, zeigt nichts Abnormes.

Der vordere Teil der Chorioidea bis in das hintere Dritteil ist normal, man sieht weder an Schnitten, noch an Flächenpräparaten zellige Herde oder Gefäßwandveränderungen.

Im hinteren Drittel des Bulbus sieht man noch unten von dem Eintritte der Sehnerven eine halbkugelige Geschwulst, welche gegen das Papillengewebe sich vorschiebt und dieses nach oben verdrängt. Diese Geschwulst ist in ihren an den Sehnerven angrenzenden Dritteile von faserig degenerierter Netzhaut bedeckt, während die übrige Geschwulst frei in den subretinalen Raum hineinragt. Die nähere Untersuchung der Geschwulst ergibt ein sehr gefäßreiches, am Grunde stärker, gegen die Kuppe zu weniger pigmentiertes, kleinzelliges Rundzellensarkom (s. Taf. III Fig. 2). Der nach oben und an den Seiten an den tumorfreien Teil der Papille angrenzende Teil der Aderhaut ist noch auf eine kurze Strecke mit Sarkomzellen infiltriert, weiterhin aber normal. Der obere Teil der Netzhaut ist nur präparatorisch abgehoben, in seinem Baue ganz normal, die abgehobene Netzhaut ist faserig degeneriert.

Fall 2. Mann von kachektischem Aussehen, 37 Jahre alt. Das rechte Auge bot den Anblick einer akuten schweren Kyklitis. Augapfelbindehaut leicht chemotisch, Hornhaut am Rande leicht gestichelt, sonst glatt, durchsichtig. Vordere Kammer seicht, Iris rotbraun (links hellbraun), mit verwaschener Oberflächenzeichnung, Pupille enge, vollkommen starr. Im Pupillargebiete ein feiner Schleier, welcher nirgends den Pupillarrand erreichte. Keine Synechien. Linse soweit sichtbar, nicht getrübt. Spiegeluntersuchung ergibt kein rotes Licht aus dem Fundus. Kein Lichtschein $T = +2$. Starke Kopfschmerzen.

Druck auf den Augapfel löst heftige Ciliarschmerzen aus.

Enukleation.

Cunjunctiva bulbi und Cornea im wesentlichen wie bei Fall 1. Kammerwinkel ringsum bis weit über den SCHLEMMschen Kanal hinaus verlegt. Die Iriswurzel mit dem lig. pectinatum und weiterhin mit der M. Descemetii durch eine Schichte kleiner Rundzellen fest verwachsen. Infiltration mit denselben Zellen in der Nähe des SCHLEMMschen Kanales im Skleralgewebe. Ebensolche Zellen finden sich in feinen Netzen geronnenen Fibrins eingebettet im neuen Kammerwinkel. Auch die Iris zeigt in ihren vorderen Schichten und in den Gefäßscheiden dieselbe Infiltration. Das Corpus ciliare ist reduziert; die Volumsabnahme betrifft hauptsächlich die Fortsätze, welche verdünnt als fransenartige Vorragungen erscheinen. Die vordere Kammer ist von einer geronnenen, keine Struktur zeigenden, sich in Eosin färbenden Masse ausgefüllt. Die Linse zeigt nichts Abnormes (s. Taf. III Fig. 3).

Die Aderhaut ist bis knapp an den Sehnerveneintritt heran vollkommen normal; am Sehnerveneintritt geht sie in den gleich zu beschreibenden Tumormassen unter. Die Retina ist vom Sehnerveneintritte an bis über den Äquator hinaus abgehoben und degeneriert, den Raum zwischen der abgehobenen Netzhaut und Aderhaut füllt eine ebensolche Masse, wie sie in der Vorderkammer sich befindet.

Die Stelle des Sehnerveneintrittes, sowie seine nächste Umgebung und das ganze am Augapfel befindliche Stück des Sehnerven nimmt eine hellgraue Geschwulstmasse ein (s. Taf. III Fig. 4), welche kuchenförmig in den Glaskörper vorragt und in deren vorderste Schichte man die Netzhautstruktur verfolgen kann.

Der Tumor zeigt kleinzellige Struktur mit vielen Riesenzellen, käsige degenerierte Herde, überhaupt den Bau des Tuberkels. Mit ZIEL-NELSONscher Methode konnten Tuberkelbazillen nachgewiesen werden (Hofrat EPPINGER).

Fall 3. Frau, 58 Jahre alt, vorderer Bulbenabschnitt ganz normal, Kammer normal tief, Iris reagiert konsensuell, Linse durchsichtig; Augenspiegel ergibt totale Netzhautablösung, kein Lichtschein, T = + 1. Bei Durchleuchtung der Sklera von außen scheint außen in der Gegend unmittelbar vor dem Äquator eine dunkle Zone zu sein. Kein Schmerz.

Enukleation.

Der vordere Abschnitt zeigt bis nahe an den Äquator heran vollkommen normale Verhältnisse, insbesondere ist der Kammerwinkel ganz frei, das Irisgewebe ohne jede Spur von Infiltration, ebenso das Corpus ciliare, der SCHLEMMsche Kanal sehr schön entwickelt, ganz frei (s. Taf. IV Fig. 5). Die mittlere Zone des Augapfels enthält im oberen inneren Quadranten, etwas vor und hinter den Äquator reichend, eine am Durchschnitte braungraue Geschwulst, welche halbkugelförmig in den subretinalen Raum vorragte. Die Vorragung betrug an der höchsten Stelle 4 mm von der Sklera an gemessen, die Basis meridional gemessen 6, äquatorial 12 mm.

Die genauere Untersuchung der Geschwulst ergab ein wenig pigmentiertes kleinzelliges Rundzellensarkom.

Die obere innere Vortexvene ist in ihrem ganzen Lumen von Sarkommassen erfüllt, welche bis an die Sklerallamellen heranreichen, nur an einzelnen Stellen kann man die Venenwand mit ihren Endothelzellen noch vom Tumor unterscheiden.

Dieses Übergreifen der Geschwulst auf das Venenlumen läßt sich an Schnittserien bis dicht an die äußere Mündung des Emissarium's verfolgen und hört dort plötzlich auf; die umgebende Lederhaut zeigt keine Geschwulstzellen (s. Taf. IV Fig. 6).

Die Retina ist bis nahe an die Ora serrata dütenförmig abgehoben und degeneriert.

Fall 4. Vom klinischen Befund nur bekannt, daß es sich um ein Glioma retinae mit starker Drucksteigerung handle.

Anatomischer Befund: Hornhaut normal, in der Vorderkammer zerstreute Häufchen von kleinen Zellen mit deutlichem, nicht sehr tief sich mit Hämatoxylin färbendem Kern und wenig Protoplasma, das kurze, feine, sternförmig angeordnete Fortsätze besitzt. Die Vorderfläche der in ihrem Stroma nicht entzündlich infiltrierten Iris zeigt Wucherung des Endothelblattes, welche bis zum Pupillarrande reicht. Die Iriswurzel ist über den SCHLEMMschen Kanal hinaus an die Hornhauthinterfläche angewachsen, dabei in ihren peripheren Partien bis auf das Pigmentblatt und einige Gefäße atrophiert. In dem so neugebildeten Kammerwinkel liegen Häufchen von den oben beschriebenen Zellen fest eingekeilt. Die Ciliarfortsätze sind bis auf die Pigmentschichte geschwunden, der Ciliarmuskel nicht verändert.

Auch in der Hinterkammer liegen größere Gruppen ebensolcher Zellaggregate, wie sie in der Vorderkammer und im Kammerwinkel sich vorfinden. Die Linse ist unverändert (s. Taf. IV Fig. 7). In den Glaskörperraum ragt eine flache, mit kleinen Höckern versehene Geschwulst von rauher Oberfläche, welche etwas mehr als ein Vierteil der Hohlkugel einnimmt und nach vorne bis zur Ora serrata, nach hinten bis nahe an die Papille heranreicht. Von dieser Geschwulstmasse an den Schnitten getrennt, liegen unregelmäßig geformte, größere und kleinere Haufen von Zellen im Glaskörperraume. Die genauere Untersuchung der Geschwulst und der isolierten Zellklumpen ergibt den tubularen Aufbau und die chrakteristischen Elemente des Neuroepithelioma (Gliom).

Als abgetrennte Teile dieser Geschwulst müssen auch die in der vorderen und hinteren Kammer gefundenen Zellgruppen angesprochen werden. Die Chorioidea zeigt, entsprechend dem hinteren Ende der von der Retina ausgegangenen Geschwulst, an einzelnen Stellen Einwanderungen von Tumorzellen in ihr Gewebe, und in der nächsten Umgebung solcher Einwanderungen geringfügige entzündliche Infiltration.

Fall 5. Mann von 53 Jahren. Linkes Auge seit 6 Monaten allmählich erblindet, seit 3 Wochen heftige anfallsweise Schmerzen in Stirn und Auge. Conjunctiva bulbi etwa chemotisch, zeigt stark erweiterte Venen. Hornhaut normal, Vorderkammer sehr seicht, Pupille weit, reagiert auch konsensuell gar nicht, Irisstruktur verwaschen, Irisfarbe dunkler braun als rechts, Linse durchsichtig. Aus dem Augengrunde schon bei seitlicher Beleuchtung ein grauer Reflex, ohne daß Gefäße darauf sichtbar sind. Mit dem Augenspiegel dasselbe. $T = +2$.

Enukleation:

Blutgefäße der Conjunctiva am Limbus strotzend gefüllt, Cornea normal. Der Ciliarteil der Iris weit über den SCHLEMMschen Kanal mit der Hornhauthinterfläche fest verwachsen, Iris im ganzen etwa auf die Hälfte der normalen Dicke reduziert, in dem angewachsenen Teile und dessen nächster Nähe entzündlich infiltriert, pigmentreich. Dieselbe entzündliche Infiltration zeigt die Umgebung des SCHLEMMschen Kanales und die vorderen Anteile des Corpus ciliare. Die Ciliarfortsätze sind gut entwickelt, nicht geschrumpft (s. Taf. IV Fig. 8). Linse bei der Präparation herausgefallen. Im hinteren Abschnitte sieht man die Netzhaut dütenförmig abgelöst, in den subretinalen Raum ragt im oberen Teile zwischen Äquator und hinterem Augenpole eine halbkugelförmige Geschwulst, welche eine Höhe von 4 mm und an der Basis einen Durchmesser von ca. 7·5 mm aufweist. Die Geschwulst ist nirgends mit der Netzhaut in Verbindung, am Schnitt dunkelbraun und erweist sich bei genauer Untersuchung als ein stark pigmentiertes, gemischtzelliges Melanosarkom, dessen ältere Partien aus kurzen Spindelzellen, die jüngeren aus kleinen Rundzellen zusammengesetzt sind. In den jüngeren Anteilen findet man zahlreiche größere und kleinere Blutlacunen.

Die Aderhaut ist auf kurze Strecken in der Umgebung der aus ihr hervorgegangenen Geschwulst entzündlich infiltriert, gegen den Ciliarkörper zu aber ist auch an Flächenpräparaten keine Infiltration wahrzunehmen. Die Retina ist zum größten Teile in ein grobmaschiges Netz von Fasern mit wenigen Zellen verwandelt.

Fall 6. Vom klinischen Verlaufe nichts bekannt, wurde wegen starker Schmerzen und hochgesteigerten Binnendrucks enukleiert. Der anatomische Befund des vorderen Abschnittes unterscheidet sich von dem im Falle 1 nur dadurch, daß die Verwachsung zwischen Iriswurzel und Hornhauthinterfläche etwas weiter reicht und daß an der Vorderfläche der Iris eine Wucherung des Endothelblattes sichtbar ist.

Im hinteren Abschnitte ist die Netzhaut total bis zur Orá serrata abgelöst, unter ihr liegt, außer Verbindung mit ihr, eine als querer Wulst von 5 mm Basis und ebensoviel Höhe von unten innen nach unten außen ziehende, am Schnitt dunkelbraune Geschwulst von glatter Oberfläche, die sich bei histologischer Untersuchung als kleinzelliges, sehr stark pigmentiertes, von der Aderhaut ausgehendes Sarkom mit vielen Gefäßen erweist.

Fall 7. Mann von 62 Jahren. Rechtes Auge: Conjunctiva bulbi zeigt sehr ausgeprägt von unten außen heranziehende stark erweiterte Venen. Hornhaut normal, vordere Kammer ungleich tief. Die laterale obere Hälfte ist deutlich seichter als die untere mediale, welche normale Tiefe besitzt. Die Pupille ist weit, schräg-elliptisch mit von innen oben nach unten außen gerichteter großer Achse, reagiert kaum merklich auf Licht. Das Irisgewebe ist im oberen äußeren Quadranten dunkler gefärbt und geht gegen den Ciliarrand zu in eine braune Masse über, welche keine Irisstruktur zeigt. $V = {}^{6}/_{12}$. Keine Gesichtsfeldbeschränkung. $T = +1$. Bei Untersuchung mit dem Augenspiegel sieht man bei gehobener Blickrichtung des Patienten in die obere Begrenzung der Pupille einen flachen dunkeln nach unten konvexen Bogen hineinragen. Der übrige Fundus ist normal.

Enukleation:

Cornea normal. Vorderkammer im oberen lateralen Teile fast aufgehoben, was dadurch zustande kommt, daß das Corpus ciliare in eine nach rückwärts bis zur Ora serrata reichende Geschwulst verwandelt ist, welche auch den ciliaren Anteil der Iris in sich begreift, so daß an Stelle des Kammerwinkels die Geschwulstmassen direkt an die Corneo-Skleralgrenze andrängen; auch das Balkenwerk des Fontanaschen Raumes ist in diesen Massen untergegangen. Von hinten besehen, nimmt die Geschwulst etwa ein Drittel des Ciliarkörpers ein. Gegenüber dem übrigen Irisgewebe ist die Neubildung gut abzugrenzen, doch herrscht in den angrenzenden Gebieten der Iris entzündliche Infiltration und ist die Endothelschichte gewuchert. Entzündliche Infiltration findet sich ferner in den an die Geschwulst angrenzenden Partien der Aderhaut. Im vordersten Abschnitte des Glaskörpers sieht man zahlreiche Zellen in Haufen und Zügen angeordnet. Der Linsenäquator wird von der Neubildung berührt, doch ist die Linse nicht aus ihrer Lage gebracht.

Die histologische Untersuchung läßt in der Geschwulst ein großzelliges Rundzellensarkom mit sehr spärlicher heller Pigmentierung und wenigen Blutgefäßen erkennen. Die Netzhaut ist nicht verändert.

An diese sieben Fälle möchte ich noch als achten jenen anschließen, der von HIRSCHBERG und mir im Centr.-Bl. f. Augenh. 1896, Oktoberheft, als „Schwammkrebs der Irishinterschicht" beschrieben wurde.

Die hier beschriebenen Fälle betreffen also der Mehrzahl nach Sarkome des Uvealtractus von verschiedenem Aufbau mit größerem oder geringerem Pigmentgehalt, ferner ein Gliom der Retina und endlich eine tuberkulöse Erkrankung des Sehnervenendes. Es bedarf wohl keiner Entschuldigung, daß ich auch diesen Fall (2) einbezogen habe, denn für die hier behandelte Frage ist es gleichgültig, ob der Tumor eine wirkliche Neubildung im engeren Sinne war oder auf tuberkulöser Infektion beruhte.

Pathogenese.

Wenn wir die Ursachen einer Binnendrucksteigerung des Auges uns klar machen, so kommt, abgesehen von vermehrtem Zufluß von Blut und Lymphe, für den wir in unseren Fällen keinen zureichenden Grund finden können, nur die Behinderung des Abflusses von Blut und Lymphe und zwar hauptsächlich der letzteren in Betracht.

Als Lymphabflußpforten aus dem Augapfel ist nach dem heutigen Standpunkte unseres Wissens über den Flüssigkeitswechsel im Auge in erster Linie zu nennen der Kammerwinkel als Zugang zum SCHLEMMschen Kanal. Daß die Hauptmasse der Gewebsflüssigkeit auf diesem Wege das Auge verläßt, ist nun wohl über jeden Zweifel erhaben, und ich kann es mir ersparen, die zahlreichen Experimente aufzuzählen, welche uns diese Kenntnis vermittelten. In zweiter Linie steht die Lymphspalte, welche die Emissarien der Vortexvenen durch die Sklera begleitet. Wenn man auch zugeben kann, daß für den Lymphstrom dieser Weg eine nur unwesentliche Bedeutung hat, so kann er doch nicht ganz außer Acht gelassen werden.

Endlich bleibt noch ein ebenfalls nicht sehr ausgiebiger Abflußweg durch die Papille nach den perivaskulären Lymphräumen des Opticus.

Was die Ausfuhr des Blutstromes betrifft, so wird niemand darüber im Zweifel sein, daß die Hauptarbeit von den vier Vortexvenen geleistet wird, während die anderen aus dem Innern durch die Sklera führenden Venen nur Geringfügiges leisten.

Übersehen wir vom Gesichtspunkte der behinderten Flüssigkeitsausfuhr die oben beschriebenen Fälle, so sehen wir, daß in allen, mit Ausnahme eines einzigen (Fall 3) der Zugang zum SCHLEMMschen Kanale durch Verschluß der Kammerbucht behindert oder aufgehoben ist. Allerdings nicht in allen Fällen durch dieselbe Veränderung. In den Fällen 1, 2, 5 und 6 ist der Verschluß der Kammerbucht unzweifelhaft dadurch zustande gekommen, daß eine Vernarbung auf entzündlicher Grundlage die Iriswurzel an die Hornhauthinterfläche befestigte. Über den Grund dieser Entzündungsvorgänge gerade an dieser Stelle werden wir uns später eingehender zu beschäftigen haben. Hier sei nur so viel erwähnt, daß der histologische Befund genau demjenigen entspricht, wie man ihn bei narbiger Verklebung zweier mit Endothel bekleideter Membranen findet, und wie er auch als Ausgang einer „indurierenden Entzündung" in der Anatomie des primären entzündlichen Glaukomes eine wichtige Rolle spielt. In einem Falle (7) haben die primären Geschwulstmassen selbst durch ihr Übergreifen vom Corpus ciliare auf die Iriswurzel den Verschluß der Kammerbucht bewirkt.

Im Falle 8 hat dasselbe Resultat, wie schon bei der ersten Publikation des Falles erwähnt, eine Aussäung von Geschwulstteilen in die Kammerbucht, erzielt; im Falle 4 war eine solche Aussäung, wenn nicht die alleinige Ursache des Verschlusses des FONTANAschen Raumes, so doch daran beteiligt.[1]

Wir haben also in 7 von 8 Fällen einen auf verschiedenem Wege zustande gekommenen Verschluß des Hauptlymphabflußweges konstatiert, und können diesen mit vollem Rechte als unmittelbare Ursache des gesteigerten Binnendruckes ansprechen.

Auf die Gefahr hin, in den Verdacht zu kommen, als kämpfe ich gegen Windmühlen, möchte ich hier aber doch die seinerzeit viel erörterte Frage etwas beleuchten, ob der Verschluß der Kammerbucht wirklich eine Ursache des gesteigerten Binnendruckes sei, oder dessen Folge.

Wenn man zugibt, und das tut heute wohl die große Majorität der Ophthalmologen und Anatomen, daß durch die Kammerbucht der Hauptweg des Lymphabflusses aus dem Inneren des Auges geht, so muß man auch unweigerlich zugeben, daß bei gleichbleibender Zufuhr, durch die Absperrung dieses Weges, der Binnendruck wenigstens

[1] Auch WINTERSTEINER (Das Neuroepithelioma retinae. S. 136. Wien 1897) beschreibt das Vorkommen von Geschwulstaussäungen im Kammerfalze bei Retinal-Gliom.

für so lange gesteigert werden muß, bis sich nicht vikariierende Bahnen ausgebildet haben. Solche vikariierende Bahnen aber hat noch niemand nachzuweisen vermocht.

Wenn man ferner freie Kommunikation für Flüssigkeit zwischen hinterer und vorderer Kammer durch die Pupille zugibt, so ist es nach den einfachsten hydrostatischen Gesetzen unmöglich, daß eine Druckdifferenz zwischen beiden Kammern und ein Vordrängen der Iriswurzel an die Hornhauthinterfläche zustande käme. Ein Vordrängen der Iriswurzel durch die geschwollenen Ciliarfortsätze ist für unsere Fälle schon darum nicht anzunehmen, weil die Ciliarfortsätze niemals geschwollen, in der Mehrzahl der Fälle sogar atrophisch gefunden wurden. Auch beweisen die Versuche von GRÖNHOLM[1], welcher am Kaninchenauge im Leben erst bei einem Binnendrucke von 75 Hg eine dauernde Verschiebung der Linse und Iris konstatieren konnte, daß die beim Menschen in Frage kommenden Druckgrößen ein Vorrücken der Iris, also ein Seichterwerden der Vorderkammer nicht bewirken können. Auch möchte ich an dieser Stelle zu bedenken geben, daß nicht alle experimentell am Kaninchen gefundenen Resultate so ohne weiteres auf den Menschen zu übertragen sind, insbesondere, wenn es sich um Lageveränderungen in der Gegend des Corpus ciliare handelt. Denn daß ein gesteigerter Binnendruck, solange er sich zwischen Arterien- und Venendruck hält, durch Behinderung des venösen Abflusses Stauungshyperämien im Uvealtrakte einschließlich der Ciliarfortsätze zur Folge haben muß, ist klar. Diese Stauung aber hat auf die Tiefe der Vorderkammer beim Kaninchenauge einen viel größeren und ganz anderen Einfluß als beim Menschen, denn es liegt auf der Hand, daß beim Kaninchen, wo der Ciliarkörper sich auf der Hinterfläche der Iris befindet, nach rückwärts durch die Linse an jedem Ausweichen gehindert, jede noch so geringe Volumszunahme des Ciliarkörpers sich durch Abnahme der Tiefe der Vorderkammer ausdrücken muß, während beim Menschen schon eine sehr merkliche Volumszunahme des Ciliarkörpers vorhanden sein müßte, wenn man durch sie ein Seichterwerden der Vorderkammer bemerken sollte.

Endlich möchte ich noch bemerken, daß ich mir eine dauernde Druckdifferenz zwischen Glaskörper und Vorderkammer auch theorethisch nicht vorzustellen vermag, seitdem ich weiß, daß weder die sogenannte Hyaloides noch die Zonula ein Hindernis für den Flüssigkeitsstrom aus dem Glaskörper in die hintere Kammer abgeben

[1] Über die Ursachen der Verengerung der vorderen Augenkammer bei primärem Glaukom. Ref. in MICHELS Jahresbericht 1901.

kann. Auch haben die Versuche von HAMBURGER[1] dieses Verhalten wohl einwandsfrei erwiesen.

Endlich will ich noch auf den Fall 3 verweisen, wo aus anderen Gründen andauernde Drucksteigerung vorhanden war, die Kammerbucht aber an Durchgängigkeit gewiß nichts zu wünschen übrig ließ (s. Taf. IV Fig. 5).

Erwähnt muß noch werden, daß auch R. P. KERSCHBAUMER[2] in der Mehrzahl jener Fälle von Sarkom des Uvealtraktes, welche gesteigerten Binnendruck zeigten, einen Verschluß der Kammerbucht beschrieben hat.

Auch WINTERSTEINER[3] schreibt in bezug auf das Neuroepitheliom: „Stets findet sich deshalb, wenn schon einmal wahrnehmbare Drucksteigerung eingetreten ist, in manchen Fällen übrigens auch schon zu einer Zeit, als die Spannung für den tastenden Finger noch nicht die Norm überschritten hat, eine flächenhafte Verlötung des Kammerwinkels".

Nun liegt es mir ob, einen ursächlichen Zusammenhang zwischen dem Verschlusse des Abflußweges im Kammerwinkel und der Geschwulstbildung zu suchen.

Für die Fälle 7, 8 und teilweise auch 4 ist ein solcher unmittelbar gegeben.

Im Falle 7 hat einfach das Fortwachsen der ursprünglich vom Corpus ciliare ausgegangenen Geschwulst den FONTANAschen Raum verlegt.

Im Falle 8 und teilweise auch im Falle 4 ist eine solche Verlegung durch Aussäung von Geschwulstteilen, die sich vom ursprünglichen Tumor losgelöst (Dissemination VIRCHOW), entstanden.

In den Fällen 1, 2, 5 und 6 haben wir es aber offenbar mit einer Fernwirkung zu tun, da in keinem dieser Fälle eine Kontinuität der in der nächsten Umgebung des Neugebildes etwa vorhandenen entzündlichen Infiltration mit der Gegend der Kammerbucht nachgewiesen werden konnte.

Man kann sich eine solche Fernwirkung folgendermaßen erklären:

Zweifellos erzeugen die in Frage stehenden Geschwülste, am meisten allerdings der Tuberkel, auch ohne daß es zum deutlich sichtbaren Gewebszerfall gekommen ist, Stoff-

[1] Beitrag zur Manometrie des Auges. Centralbl. f. prakt. Augenheilkunde. Septemberheft 1898.

[2] Das Sarkom des Auges. Wiesbaden 1900.

[3] Das Neuroepithelioma retina. Leipzig-Wien 1899.

wechselprodukte, welche an dazu geeigneten entfernteren Punkten, wenn sie dorthin gelangen, und namentlich wenn sie dort längere Zeit verweilen, Entzündung erregen. Ich fasse das nicht etwa als Metastasenbildung durch sogenanntes Geschwulstseminium auf, sondern stelle mir vor, daß die erwähnten Stoffwechselprodukte an solchen Stellen als höchst wahrscheinlich chemisch wirkender Entzündungsreiz auftreten, und zur Verwachsung von mit Endothel bekleideten Flächen führen. Analoges finden wir ja in Pleura und Peritoneum bei malignen Geschwülsten der Brust- und Bauchhöhle.

Nun ist der Kammerwinkel mit seiner Endothelauskleidung sicher ein solcher geeigneter Ort, und da die Hauptmasse der intraokularen Gewebsflüssigkeit an dieser Stelle das Auge verläßt, kann auch angenommen werden, daß die aus den Geschwülsten stammenden entzündungerregenden Substanzen am Orte der Exfiltration längere Zeit verweilen. Auf dieselbe Ursache ist ja auch die so häufig in unmittelbarer Nähe maligner Geschwülste gefundene entzündliche Reaktion des Gewebes zurückzuführen.

Im Falle 3 sehen wir das Gefäßlumen einer Vortexvene vollständig vom Sarkomgewebe ausgefüllt. Wenn man auch dem Lymphabflusse im Emissarium der Vortexvenen einen noch so geringen Wert beimißt, wird man doch zugeben müssen, daß für die Blutabfuhr der Ausfall einer Vortexvene, insbesondere, wenn er ein so vollkommener ist wie in diesem Falle, denn doch eine nicht zu unterschätzende Bedeutung hat. Der Ausfall muß anderswo gedeckt werden, d. h. es müssen irgendwo vikariierende Erweiterungen der abführenden Blutbahn entstehen, davon aber sehen wir nichts, und es ist auch bei der festen Einbettung in die kaum nachgiebige Sklera, kaum eine anatomische Möglichkeit dafür geboten. Die von Koster[1] am Kaninchen gefundenen Resultate können mich in dieser Anschauung nicht wankend machen, denn auch in diesem Falle sind die anatomischen Verhältnisse beim Kaninchen solche, daß sich der Kaninchenversuch nicht so ohne weiteres auf den Menschen übertragen läßt.

Daß aber hier die totale Abschließung einer Vortexvene „sekundär“, d. i. Folge des gesteigerten Binnendruckes sein soll, wie manche Autoren die Endophlebitis beim primären Glaukom aufgefaßt haben, wird doch niemand behaupten wollen.

Ich sehe also im Falle 3 die Ursache der Binnendrucksteigerung

---

[1] Beiträge zur Lehre vom Glaukom. Graefe, Archiv. Bd. XLI. Abt. 2. S. 30 ff.

in dem Eindringen der Geschwulstmassen in das Lumen der Vortexvene. Diese Ursache dürfte häufiger vorhanden sein, als man bisher beobachtet, denn die Gegend des Aequator bulbi ist ein häufiger Standplatz für Sarkome der Chorioidea, und es ist eine bekannte Erfahrung der pathologischen Anatomie, daß gerade Sarkome sich häufig durch die Blutbahn verbreiten und zwar viel mehr durch Eindringen in Venenbahnen, als in Arterienstämme.

Endlich muß noch bemerkt werden, daß in den Fällen 1 und 2 der Verschluß oder die Behinderung des Abflußweges längs des Optikus auf die Höhe des Binnendruckes nicht ohne Einfluß gewesen sein kann, um so weniger, da gleichzeitig der Kammerwinkel verschlossen, ein Ausgleich also noch erschwert war.

Experimentelles.

Als es galt, den oben beschriebenen Vorgang bei der Fernwirkung der Stoffwechselprodukte von Geschwülsten durch das Experiment zu stützen, hatte es am nächsten gelegen, kleine Stückchen frischer Sarkome oder Gliome unter aseptischen Kautelen in den Glaskörper zu bringen. Davon habe ich abgesehen, weil Leber[1] denselben Versuch schon gemacht hat, und dabei fand, daß die eingeführten Stücke schrumpften, ohne eine nennenswerte Reaktion der Gewebe zu erzeugen. Dies beweist wohl, daß Sarkom- oder Gliomzellen des Menschen auf das Gewebe des Kaninchens nicht entzündungserregend wirken. Von eigentlichen Stoffwechselprodukten dürfte wohl in den kleinen eingeführten Stückchen nur so wenig vorhanden gewesen sein, daß ein andauernder Transport in die Abflußwege der Augenlymphe nicht von Bedeutung gewesen wäre, selbst wenn solche Produkte auf das Kaninchenauge entzündungserregend gewirkt hätten.

Meine Versuche beschränkten sich also auf die Einbringung von Tuberculinum Kochii in den Glaskörper von Kaninchen.

Zu diesem Zwecke wurde hinter dem Äquator nach Verschiebung der Bindehaut mit einem Gräfemesser ein Einstich bis in den Glaskörper gemacht, und nun selbstverständlich unter allen üblichen Kautelen Tuberculinum Kochii mittels steriler Spritze und Kanüle in den Glaskörper eingespritzt. Der an Stelle der eingespritzten Menge ausgetretene Glaskörper wurde abgekappt und die Bindehaut wieder zurückverschoben. Ich habe den Einstich mit dem Messer

---

[1] Die Entstehung der Entzündung. S. 360 u. 231.

gemacht, nicht unmittelbar mit der Injektionskanüle, weil bei stopfender Kanüle nur ganz unmerkliche Teile von Injektionsflüssigkeit in den Glaskörper gebracht werden können, wenn man größeren Binnendruck vermeiden will. Es wurden in zwei Augen $^1/_2$, in zwei andere 1 Teilstrich einer gläsernen Pravazspritze unverdünntes Tub. K. eingebracht.

Der Verlauf war in allen 4 Fällen ein so gleichmäßiger, daß ich von weiteren Versuchen absehen konnte.

Stets war die äußere Reaktion an der Wunde nach 48 Stunden verschwunden und zeigten sich die Augen durch 4 Tage ganz normal; am 5. Tage begann bei allen eine Ciliarinjektion, Tränen, und die Augen wurden zumeist geschlossen gehalten. Am 6. Tage sah die Iris verwaschen aus, am kleinen Iriskreise sah man stellenweise graue Flecken auftreten, welche sich nicht vergrößerten. Am 7. Tage traten ähnliche, später miteinander konfluierende heller graue Flecken am ciliaren Iristeile auf, während die Ciliarinjektion und das Tränen zunahm. Der eben beschriebene Zustand blieb bei den zwei Augen mit $^1/_2$ Teilstrich Tub. K. durch weitere 5 und 8 Tage unverändert, nachher nahm die Ciliarreizung rasch ab und am 20. Tage nach der Einspritzung waren die Augen reizlos.

Bei den mit 1 Teilstrich Tub. K. behandelten Augen dauerte die Reizung um einige Tage länger, und klang auch etwas langsamer ab, aber auch bei diesen war am 25. Tage äußerlich alles vorüber, und die Tiere wurden getötet.

In allen vier Augen fand sich bei anatomischer Untersuchung Endothelwucherung auf der vorderen Irisfläche, am meisten im Kammerwinkel, zellige Infiltration des Irisstromas, auch bedeutend stärker im ziliaren Teile.

Im Corpus ciliare war eine Infiltration kaum zu konstatieren, ebensowenig in der Aderhaut. Im Glaskörper fanden sich in 3 Augen Stränge, welche von der Mitte gegen die Retina hin zogen.

Ich verhehle es mir keineswegs, daß die geringe Anzahl der Versuche und namentlich ihre geringe Variation keine sicheren Schlüsse auf das Verhalten des Kaninchenauges gegenüber Einspritzungen von Tub. K. in den Glaskörper ziehen lassen, aber so viel lehren sie doch, daß in den Glaskörper gebrachte Produkte des tuberkulösen Prozesses in der Iris und namentlich im Kammerwinkel eine nicht eitrige Entzündung veranlassen. In dieser allgemeinen Form dürfte sich das Resultat auch auf den Menschen übertragen lassen.

Zusammenfassung.

1. Die Ursachen für die Binnendrucksteigerung bei Geschwülsten innerhalb des Augapfels sind verschiedene, ebenso wie beim primären entzündlichen Glaukom.

2. Der Binnendruck wird gesteigert durch Hindernisse in der Lymph- und Blutabfuhr.

3. Das am häufigsten gefundene Hindernis ist der Verschluß des Kammerwinkels. Er kann zustande kommen durch entzündliche Verwachsung von Iriswurzel und Hornhauthinterfläche infolge von Fernwirkung der Stoffwechselprodukte der malignen Tumoren einschließlich des Tuberkels, ferner durch direktes Hineinwachsen der primären Geschwulst in die Kammerbucht, endlich durch Aussäung von abgelösten Geschwulstteilen in die Kammerbucht.

4. Auch das Übergreifen der Tumormassen auf die abführenden Venen ist eine Ursache des gesteigerten Binnendruckes.

Zur Geschichte der Glaslinsen.

Von

Dr. **Claude du Bois-Reymond.**

Es war mir bisher nicht bekannt, daß man schon in der spätrömischen Zeit die Kunst verstand, größere Massen klaren, weißen Glases auf einmal darzustellen. Ein besonderes Zimmer des Antiquariums im Berliner Museum ist ganz mit Überresten antiker Glasarbeiten angefüllt, und dort kann man die hochentwickelte Kunstfertigkeit der Alten im Färben und Formen, Blasen und Schleifen des Glases bewundern. In der prachtliebenden Kaiserzeit kannte man Geheimnisse, namentlich in der Kunst, farbige Gläser zu musivischen Wirkungen zusammenzuschweißen, die selbst unsere Zeit nicht wiedergefunden und nachgeahmt hat.

In jenem Zimmer werden aber auch drei antike Fenstergläser aufbewahrt, die mir in Hinsicht auf die Geschichte der Optik merkwürdig scheinen. Wenn man an die roh geformten, trüben, grünen oder braunen „Butzenscheiben" denkt, mit denen sich noch so viele spätere Jahrhunderte begnügten, muß man über die Größe und Reinheit dieser Scheiben erstaunen. Sie sind rechteckig, 38 cm lang und 28 cm breit, und anscheinend zwischen wohlgeglätteten Formen aus Stein oder Metall gegossen. Die Glasmasse enthält sehr wenig Schlieren und Bläschen und zeigt bei völliger Durchsichtigkeit nur ganz schwache Grünfärbung. Kurz, man vermeint, modernes Glas, etwa von der Güte der wohlfeilen „gepreßten Beleuchtungslinsen", wie sie heute in Laternen zu finden sind, vor sich zu haben. Die Ränder sind grob abgeschliffen und waren wahrscheinlich in Mauerwerk eingefügt; von einer Einkittung sind stellenweise schwärzliche Spuren vorhanden.

Die Vollkommenheit und treffliche Erhaltung dieser Stücke bewog mich anfangs, an der Echtheit zu zweifeln, und ich erbat mir von dem Direktorialassistenten, Herrn Dr. R. Zahn näheren Aufschluß, den er mir mit größter Gefälligkeit sofort erteilte. Ich erfuhr, daß die drei Glasplatten[1] aus der Sammlung des Generals von Minutoli in unser Museum gelangt sind. Provenienz ist nicht angegeben. Jedenfalls stammen sie aus römischer Zeit, wahrscheinlich aus Italien. Übrigens scheinen gegossene Glasplatten und Glasfenster in der spätrömischen Periode durchaus keine Seltenheit mehr gewesen zu sein. Denn Autoren der Kaiserzeit erwähnen oft unter der Bezeichnung: specular, solche Fenster. Vordem waren nur Scheiben aus Glimmer und anderen durchsichtigen Steinen (lapis specularis) im Gebrauch gewesen, neben diesen werden dann ausdrücklich specularia aus Glas genannt, und solche sind denn auch an vielen Orten, so in Pompeji, Herculanum, Velleia, am Rhein und sogar bei der Saalburg wirklich gefunden worden. Freilich gehörten sie zum baulichen Luxus reicher Häuser, der Bäder usw.

An den hiesigen Gläsern scheint mir nun besonders ihre Gestalt bemerkenswert; es sind nämlich geradezu große Konvexlinsen. Eine Seite ist eben, die andere gekrümmt. Wegen der Rechteckform ist die Krümmung nicht richtig kugelgestaltet, sondern etwas langgezogen, einem Polster ähnlich, also einer zylindrosphärischen oder sogenannten „torischen" Fläche sich annähernd. Da die Mitte volle 3 cm, die vier Ränder nur wenige Millimeter dick sind, entstehen Brennweiten, die ungefähr zwischen einem und zwei Metern liegen mögen, und deren kürzeste zur längsten etwa wie 3 zu 4 sich verhalten. Es ist natürlich nicht anzunehmen, daß diese Form zu optischen Zwecken gewählt worden ist, das wertvolle Glas sollte vielmehr wohl nur möglichst stark und haltbar gemacht werden, um nötigenfalls einem Pfeilschuß oder Steinwurf zu widerstehen. Aber, wenn auch nicht beabsichtigt, ist die optische Wirkung doch vorhanden. Zwar von weitem hindurchsehend erblickt man nur ein verzerrtes schlechtes Bild. Nähert man aber das Auge stark dem Glase, so daß man in bekannter Weise nur ein kleines Feld der Linse benutzt, so ist es leicht, eine Stelle auszusuchen, die ein deutliches Bild gibt, und obendrein, bei richtiger Wahl des Augenpunktes, leichte absolute Hypermetropie und regulären Astigmatismus ausgleichen kann. Keinem Weitsichtigen mit zufällig passender Refraktion, der öfter durch ein

[1] Unter Museums-Nummer: Terrakotten-Inventar 1780/82 = Glas-Inventar 2368/70.

solches specular ins Freie blickte, konnte es entgehen, daß gewisse Krümmungen des Glases sein Sehen verbesserten. Es scheint kaum glaublich, daß solche Wahrnehmungen von vielen Jahrhunderte hindurch gemacht werden konnten, ohne daß jemand darauf verfallen wäre, tragbare Augengläser anzuwenden. Die Verfertiger jener großen Linsen waren auch ohne Zweifel befähigt, Lupen und Brillengläser herzustellen. Vereinzelte Funde wirklicher antiker Handvergrößerungsgläser, deren vier verschiedene existieren sollen, weisen darauf hin, daß dies tatsächlich geschehen ist, und daß schon im Altertum immer hier und da einzelne Lupen benutzt haben. Die Erfindung blieb im Verborgenen und verbreitete sich damals nicht allgemein, aber — wie so manche andere Erfindung, — wohl mehr, weil der allgemeine Bedarf fehlte, als weil man den Nutzen nicht gekannt hätte. Vielleicht ist sie aber nie ganz in Vergessenheit geraten. So würde die eigentümliche Erscheinung verständlich, daß im 13. und 14. Jahrhundert, als ein literarisches Zeitalter anbrach, die Brillen gleichzeitig an vielen Orten gleichsam auftauchten, ohne daß man einen glaubwürdigen Erfinder oder einen bestimmten Herkunftsort anzugeben vermöchte.

Primäres Sarkom der Iris.

Von

Dr. **Oskar Fehr,**

I. Assistenzarzt an Geh. Rat Hirschbergs Augenheilanstalt in Berlin.

(Hierzu Taf. V.)

Daß auch die seltensten Augenkrankheiten mit der Zeit und dem Ausbau unserer Fachwissenschaft zu einer stattlichen Literatur gelangen können, zeigt uns das Kapital des primären Irissarkoms. Der erste Fall wurde im Jahre 1868 von Herrn Geheimrat Hirschberg, als Assistent von Albrecht von Graefe mikroskopisch untersucht und veröffentlicht.[1] Es folgte in demselben Jahre eine Publikation von Lebrun[2] und später solche von Kipp,[3] Knapp,[4] Carter,[5] Dreschfeld[6] u. a. Fuchs konnte in seiner im Jahre 1882 erschienenen Monographie: „Das Sarkom des Uvealtraktus" eine Literatur von 16 Fällen von primärem Sarkom der Iris aufführen. Diese Statistik wurde von Werther[7] fortgesetzt, der die vom Jahre 1882—1893 publizierten sammelte und zwei eigene Fälle als 38. und 39. hinzufügte. Im Jahre 1897 konnte Veasy[8] neben einem eigenen Fall die ansehnliche Zusammenstellung von 45 Fällen von primärem Sarkom liefern. Fast verdoppelt wurde diese Zahl durch Casey A. Wood und Brown Pusey,[9] deren ausführliche Arbeit „Primäres Sarkom der Iris" 1903

[1] Es scheint allerdings, daß der schon 2 Jahre früher von Tay als primary cancer of the iris veröffentlichte Fall ebenfalls ein Sarkom gewesen ist.

[2] Annales d'oculistique. LX. 1868.

[3] Archiv f. Augenheilkunde. 1876. V. S. 34.

[4] Archiv f. Augenheilkunde. 1879. VIII. S. 82.

[5] The med. Times and Gazette. 1874. I. S. 26.

[6] Lancet, Jan. 16. 1875. S. 82.

[7] Über das Sarkom der Iris. Archiv f. Augenheilkunde. XXXIII.

[8] Veasy, C. A., Primary sarcoma of the Iris. Annales of ophthalm. 1897. VI. S. 767.

[9] Primäres Sarkom des Iris v. Dr. Casey A. Wood u. Dr. Brown Pusey, Archiv f. Augenheilkunde. XLVII. Heft 2. S. 97 ff.

erschienen ist. Diese Autoren sind in der Lage, einen eigenen Fall und 23 noch nicht veröffentlichte, die ihnen von den betreffenden Autoren auf ihr Rundschreiben zur Verfügung gestellt wurden, den 64 bis 1902 veröffentlichten hinzuzuzählen. Die Hauptveranlassung zu ihrer Arbeit war das Bestreben, an der Hand dieses großen Materials die noch strittige Frage zu beantworten: Soll man beim Irissarkom stets enukleïren oder genügt in manchen Fällen die Iridektomie? Sie gelangen zu der Schlußfolgerung: Wenn die Diagnose vom Irissarkom gesichert ist, ist das Auge zu enuklieren.

Dieser Statistik sind bis zum heutigen Tage noch 7 mikroskopisch untersuchte und veröffentlichte Fälle hinzuzufügen die von Gerken,[1] Möhlmann,[2] Duprey-Dutemps,[3] Ahlström,[4] Kayser,[5] Coppez und Vaucleroy[6] und Alt.[7] Die Literatur verfügt somit heute über nahezu 100 operierte Fälle von primärem Sarkom der Iris.

Ich hatte vor 1 und 2 Jahren Gelegenheit, in der Berliner ophthalmologischen Gesellschaft über die Beobachtungen von primärem Sarkom der Iris in Herrn Geheimrat Hirschbergs Augenheilanstalt zu berichten und mikroskopische Präparate und eine Kranke zu demonstrieren. Da die ausführliche Veröffentlichung in der Erwartung, daß unser letzter Fall bald zur Operation kommen würde, noch aufgeschoben wurde, so sind unsere Fälle in die Statistik der Herren Wood und Pusey nicht mit aufgenommen. Sie bieten in mancher Beziehung, in anatomischer wie klinischer, Besonderheiten, nicht zum wenigsten unser letzter nicht operierter Fall, bei dem auch ohne Mikroskop die Diagnose zweifellos ist. Dieser ist seit 13 Jahren in fortdauernder Beobachtung. Da das befallene Auge bei weitem das bessere ist, so konnte sich die Patientin bis heute zu der immer wieder vorgeschlagenen Operation nicht entschließen. Wir waren somit in der Zwangslage, von Jahr zu Jahr die langsame Entwicklung der Irisgeschwulst zu verfolgen und konnten die einzelnen Stadien in Bildern fixieren. Es ist ein Objekt, von dem schon im Jahre 1868 Herr Geheimrat Hirschberg sagte, daß es sich besonders gut zu

---

[1] Beitr. z. Kenntnis des prim. Irissarkoms. Inaug.-Diss. Freiburg. 1900.

[2] Beitr. z. Kenntnis des peripapill. Chorioidealsarkoms sowie des Melanosarcoma iridis. Inaug.-Diss. Freiburg. 1901.

[3] Society d'ophth. de Paris. Séance 4. II. 1902. La clinique ophth. Avril. 1902. S. 57.

[4] Beitr. z. Augenheilkunde. 1902. Heft 54.

[5] Klin. Monatsbl. f. Augenheilkunde. Beilage Heft 1903. (Festschrift).

[6] Revue générale d'ophthalm. 1903. Okt.

[7] The americ. Journal of ophthalm. 1904. Febr.

onkologischen Studien eigne, da es unter dem durchsichtigen Uhrglas der Hornhaut dem beobachtenden Auge so gut sich präsentiert und vor allen Insulten, die das Bild der äußeren Tumoren verändert, geschützt ist. Ein anderes Moment, das Anregung gab, der Arbeit WOODS und PUSEYS diese Veröffentlichung folgen zu lassen, ist der Umstand, daß, wenn auch wir für gewöhnlich die Enukleation für die nötige Operation halten, wir doch die Resultate der mit Iridektomie behandelten Fälle weniger ungünstig auffassen, als es von den letztgenannten Autoren geschehen ist.

In unserer Anstalt sind während der 34 Jahre ihres Bestehens bei einem Krankenmaterial von ca. 250000 Fällen 3 Fälle von primärem Sarkom der Iris zur Beobachtung gekommen. Also erst auf 83000 Menschen, die die Anstalt aufgesucht haben, kommt 1 Irissarkom. KNAPP, der die größte Anzahl von Fällen mitgeteilt hat, sah, wie er selbst in einer Anmerkung der WOOD und PUSEYschen Arbeit schreibt, in seinem längeren Leben 5 Fälle unter 325000 Augenkranken, also ein Verhältnis von 1:65000. WOOD, und PUSEY erhielten auf ihre Umfrage zahlreiche Briefe von Ophthalmologen mit großem Material, die nie ein Irissarkom zu Gesicht bekommen haben.

Da bei uns im ganzen 70 Sarkome des Uvealtraktus zur Operation gekommen sind, so kommen von ihnen 4·2 °/$_0$ auf das Sarkom der Regenbogenhaut. PAWEL,[1] der das große Material der Hallenser Klinik bearbeitete, fand noch einen kleineren Prozentsatz, nämlich nur 2 Irissarkome von hundert Fällen. In der Tübinger Klinik ist er größer. RENZ[2] konnte 2 Irissarkome unter nur 28 Uvealsarkomen aufführen. Einen Begriff von der relativen Häufigkeit des Vorkommens des Irissarkoms kann uns natürlich nur die Statistik aus einem einheitlichen großen Material geben, nicht aber die Zusammenstellung der in der Literatur niedergelegten Fälle, da ja das seltene Irissarkom relativ häufiger veröffentlicht wird, als das weniger seltene Aderhaut- und Ciliarkörpersarkom. Dieses berücksichtigend, wird man kaum dem Schlusse WOODS und PUSEYS sich anschließen können, daß im Verhältnis zu ihrer relativen Größe die Iris ebenso häufig der Sitz von Sarkom ist wie die Aderhaut.

Die Krankengeschichten unserer 3 Fälle sind folgende:

Fall I. Der 32jährige Hr. ALWIN M. stellte sich am 12. Juni 1894 zum erstenmal in Hrn. Geheimrat HIRSCHBERGS Privatsprechstunde vor. Er klagte darüber, daß die Sehkraft des linken Auges seit 6 Wochen herab-

[1] PAWEL, Arch. f. Ophth. XLV. 3.

[2] RENZ, Beitrag zur Prognose intraokularer Tumoren. Inaug.-Diss. Tübingen 1900.

gesetzt ist und das Auge selbst eine Veränderung zeigt, insofern als ein angeborener brauner Fleck auf der Regenbogenhaut, der schon in frühester Kindheit beobachtet worden ist, plötzlich zu wachsen angefangen hat.

Status praesens. Das Auge ist reizlos, aber hart. Unten auf der Iris sitzt eine brombeergestaltete Geschwulst von dunkelbrauner Farbe. Sie erstreckt sich über die untere Hälfte des äußeren unteren Quadranten und reicht vom Pupillarrand bis in die Kammerbucht, die sie verlegt. Unten und nasenwärts ist der Tumor erhaben, hat eine glatte Kuppe und grenzt sich steilwandig gegen die normale Iris ab, nach außen verliert sich die Grenze sanft abfallend im Irisniveau. Die Iris ist oben blaugrün verfärbt, während die des anderen Auges eine schöne blaue Farbe hat. Die Sehkraft dieses Auges ist noch = $^5/_7$, das Gesichtsfeld aber zeigt Fehlen der inneren unteren Hälfte bis nahe an den Fixierpunkt. Das andere Auge wird in jeder Weise als normal befunden.

Hr. Geheimrat Hirschberg entschied sich, zumal die Malignität dieses zur Geschwulst gewordenen Irisfleckens nicht absolut sicher war, dafür, zunächst das konservative Verfahren zu versuchen, d. h. die Geschwulst durch Iridektomie zu entfernen und den Kammerwinkel zu befreien. Die technischen Schwierigkeiten einer radikalen Entfernung liegen auf der Hand und mit der Möglichkeit rechnend, die Enukleation bald nachschicken zu müssen, geht man zur Operation. In tiefer Narkose wird mit dem Graefeschen Schmalmesser ein Schnitt von 7—8 mm genau im unteren Hornhautrand verrichtet und die hervorragende Geschwulst mit der Kapselpinzette gefaßt. Da Verwachsung des Pupillenrandes mit der Linsenkapsel besteht und diese inniger ist als der Zusammenhang der Geschwulstteile untereinander, so reißt die Pinzette wohl ein Geschwulststück heraus, aber der Geschwulstboden folgt nicht mit. Es wird nochmals mit der gewöhnlichen Irispinzette eingegangen und die betreffende Irisfalte gefaßt, hervorgeleitet und abgeschnitten. Die Vorderkammer füllt sich nunmehr mit Blut und jedes weitere Operieren wird unmöglich. Der Verband wird angelegt in dem Bewußtsein, wohl den Kammerwinkel befreit zu haben, aber sich nicht verhehlend, daß eine radikale Entfernung alles Krankhaften nicht mit Sicherheit erreicht worden ist.

Der Heilungsverlauf ist ungestört. Schon am Morgen nach der Operation findet sich das Auge weiß, die früher rauchige Hornhaut klar und spiegelnd und die Tension gut. An Stelle der Geschwulst besteht ein schönes, regelmäßiges Kolobom. Am 11. Tage nach der Operation wird der Patient entlassen mit der dringlichen Mahnung, sich regelmäßig vorzustellen.

Die exzidierten Gewebsteile wurden von Hrn. Prof. Hansemann untersucht und folgender Bericht uns gütigst übersandt. „Die Geschwulststückchen zeigen übereinstimmende Beschaffenheit. Sie bestehen zum größten Teil aus Zellen mit großen Kernen, die sich infolge der Fixierung in Müllerscher Flüssigkeit nicht mehr ganz scharf färben. Die Zellen selbst sind von verschiedener Form, teils rund, teils länglich. Zwischen den Zellen findet sich eine feine Interzellularsubstanz. Stellenweise ist ein etwas derberes Stroma vorhanden, so daß an einzelnen Stellen fast ein alveolärer Bau entsteht. Die Zellen liegen jedoch nicht in Nestern wie beim Karzinom, sondern treten in direkte Verbindung mit dem Stroma, was man besonders deutlich an den Stellen sieht, wo einzelne Zellen oder schmale Zellzüge vom Stroma umgeben sind. Das Pigment liegt ausschließlich im Stroma, stellenweise aber in Zellen, die einen progressiven Charakter an sich tragen, also auch wohl schon als Geschwulstzellen aufzufassen sind. An einzelnen Stellen ist ein Teil der stark pigmentierten Iris sichtbar.

Die Diagnose ist also auf Sarkom zu stellen. Ob dasselbe melanotisch ist, läßt sich nicht ohne weiteres sagen. Es ist auch möglich, daß das Pigment Reste des ursprünglich vorhandenen darstellt." Fig. 1 ist die Abbildung des mikroskopischen Präparates.

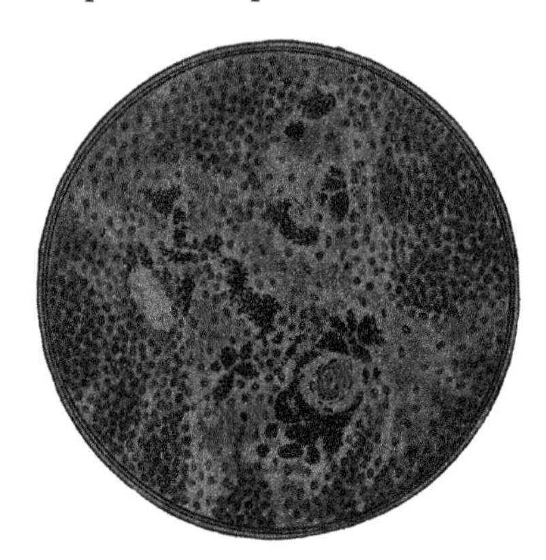

Fig. 1. Irissarkom bei starker Vergrößerung im Fall I.

Im Juli, 1 Monat nach der Operation, stellt sich der Kranke in gutem Zustande wieder vor. Das Auge ist reizlos und normal gespannt. Die zentrale Sehkraft ist annähernd normal bei Fehlen der inneren unteren Gesichtsfeldhälfte. Im Oktober aber ändert sich das Bild: der Augendruck steigt und die Sehkraft sinkt; es entwickelt sich, ohne daß ein Rezidiv der Geschwulst sichtbar wird, das Bild des Glaucoma simplex. Im November 1895 schon ist die Sehkraft völlig erloschen, dabei ist das Auge stets frei von irgend welchen subjektiven Beschwerden gewesen.

Im März 1897 wurde notiert: Auge reizlos und schmerzfrei. Druck gesteigert, Sehnerv tief ausgehöhlt, Sklerose der Netzhautarterien, zahlreiche Netzhautblutungen bis zur äußersten Peripherie. In der Iris nur flache Pigmentflocken, nichts von Geschwulstbildung. Bei späteren Vorstellungen konnte ein im wesentlichen gleicher Befund festgestellt werden. Auf eine Anfrage schrieb uns der auswärts wohnende Herr im Oktober 1903, also mehr als 9 Jahre nach der Exzision des Sarkoms, daß das Auge ihm nie wieder Beschwerden bereitet habe und er sich körperlich durchaus wohl befinde.

Fall II. Der 43jährige Kutscher Carl G. suchte im August 1900 zum erstenmal unsere Klinik auf. 2 Jahre zuvor hatte er auf dem linken Auge die ersten Störungen bemerkt; zeitweise bestehendes Nebelsehen und zunehmende Verschlechterung der Sehkraft. In einer anderen Anstalt wurde ein „graurötlicher linsengroßer Geschwulstknoten auf der unteren Iris" konstatiert und im Juli 1898 durch Iridektomie und Auskratzen mit dem scharfen Löffel entfernt. Die Sehkraft betrug damals noch $^1/_{15}$, nahm aber später immer weiter ab bis zum allmählichen vollständigen Erlöschen. Eine schmerzhafte Entzündung, die seit 24 Stunden bestand, bestimmte ihn, unsere Hilfe in Anspruch zu nehmen.

Status praesens. Das linke Auge ist heftig gereizt und sehr hart. Die Hornhaut zeigt eine rauchige Drucktrübung und außerdem in ihrer unteren Hälfte eine vaskularisierte dichte narbige Trübung, die vom unteren Scheitel sich fast bis zur Mitte erstreckt. Hinter dieser Trübung sind von oben und von den Seiten her kleine brombeerähnliche, gelbrötliche Geschwulstknötchen sichtbar. Die Pupille ist durch die Hornhauttrübung und die Geschwulst fast ganz verdeckt und ein Einblick ins Augeninnere infolgedessen nicht möglich. Der Lichtschein ist erloschen.

Das rechte Auge ist sehr hypermetropisch und hat nur eine Sehkraft von $^5/_7$, ist im übrigen aber vollkommen normal.

Die Diagnose wird auf Rezidiv eines primären Irissarkoms gestellt mit Sekundärglaukom und sofortige Enukleation dringend angeraten. In diese wird auch eingewilligt und der Kranke am 13. August 1900 von dem blinden Auge und der sein Leben bedrohenden Geschwulst befreit.

Der in Formol gehärtete Bulbus wird durch einen Sagittalschnitt in eine nasale und temporale Hälfte zerlegt. Es ergibt sich das Vorhandensein einer Geschwulst von der Größe einer kleinen Bohne, deren größere Hälfte in der nasalen Bulbushälfte zu finden ist (Taf. V Fig. 1). Sie hat ihren Sitz an der Stelle der unteren Iris, entsprechend der von außen sichtbaren Hornhauttrübung und schiebt sich zwischen Ciliarkörper und Linse, diese nach oben drängend, nach hinten in den Glaskörperraum; die Linse macht auf dem Geschwulstrücken eine sattelförmige Vertiefung, erhält aber auch ihrerseits von der Geschwulst an der Vorderfläche unten einen dellenartigen Eindruck. Vorn lagert die Geschwulst fest der Hornhaut an. Der Ciliarkörper wird von ihr überdeckt, er selbst scheint makroskopisch nicht wesentlich mitergriffen zu sein. Die hintere Oberfläche der Geschwulst ist mit schwärzlichen Punkten bestreut, auf dem Durchschnitt ist sie hell. Nasenwärts steht der Tumor mit der Iris, also dem nasalen Kolobomschenkel in Zusammenhang, schläfenwärts dagegen, wo eine ausgedehnte Iridodialyse besteht, hat er eine freie Abgrenzung. Die Vorderkammer ist oben und außen von fast normaler Tiefe, nasal jedoch wird die Iris mit der Geschwulst gegen die Hornhaut gepreßt. Die Kammerbucht scheint überall verlegt zu sein; an der oberen Iris fällt im übrigen keine Veränderung auf. Die Netzhaut liegt an, der Sehnerv ist ausgehöhlt.

Fast der ganze Bulbus wird in mikroskopische Serienschnitte zerlegt. Die Geschwulst ist ein Sarkom, dessen Elemente zum größten Teil Rundzellen, zum kleineren Spindelzellen sind. Die Zellen haben einen großen Kern und diese ein großes Kernkörperchen. Die Zwischensubstanz ist wenig entwickelt, dennoch ist ein alveolärer Bau vorhanden, indem die Zellen in Strängen und Zügen stellenweise epithelartig aneinanderliegen. Die Geschwulst ist reich an Gefäßen mit kapillaren Wandungen. Ihre Hinterfläche wird überzogen von einem unvollständigen Pigmentmantel; dieser sowohl wie die wenigen Pigmentzüge, die sie nur in den unteren Partien durchziehen, sind als Reste der uvealen Pigmentauskleidung aufzufassen; im übrigen ist die Neubildung fast ganz frei von Pigment. Wir haben somit das seltenere sog. leukotische Irissarkom vor uns.

Die Ausbreitung der Geschwulst geht in mehrfacher Weise vor sich.

Fig. 2 *a—f* sind die bei Lupenvergrößerung gezeichneten Schnitte aus der nasalen Hälfte des vorderen Bulbusabschnittes. In *a* geht der Schnitt annähernd durch die Pupillenmitte. Der Tumor sitzt breitbasig der Hornhauthinterfläche auf und überlagert die Hälfte des Ciliarkörpers; nur in seinem vordersten Abschnitt ist letzterer von der Geschwulst ergriffen, indem die Sarkomzellen in kontinuierlichem Zusammenhang mit der primären Neubildung das Ciliarkörpergewebe infiltrieren.

Von dem Irisstumpf sind sichere Reste nicht mehr zu erkennen. Eine stärkere Pigmentanhäufung läßt nur noch die Stelle der ursprünglichen Iriswurzel vermuten.

Da wo eine Unterbrechung der DESCEMETschen Membran die Stelle der Iridektomie bezeichnet, bricht die Geschwulst sich einen Weg in die Hornhaut. Sarkomzellenzüge dringen sich verästelnd zwischen die Lamellen der Hornhaut und bedingen eine natürliche Infiltration ihrer Lymphbahnen. Von hier aus geht auch eine Bindegewebsneubildung aus, die zum Teil in Form sich verzweigender Balken die Geschwulst durchsetzt, zum Teil der Descemet auflagert; würde letztere nicht die Grenze der Hornhaut fixieren, so könnte man glauben, daß die Hornhaut stärker aufgefasert ist, als es tatsächlich der Fall ist.

Die ganze Iris finden wir an ihrer Vorderfläche überzogen von einer dünnen Lage gewucherter Zellen, von denen freilich nicht zu sagen ist, ob sie gewucherte Endothaelien oder echte Sarkomzellen sind; sie gehen kontinuierlich über in kleine Sarkomknötchen, die am Pupillarrand und in der Mitte der Irisvorderfläche aufsitzen. Es handelt sich um regionäre Metastasen des Irissarkoms, die genau den Charakter des primären Tumors wiederholen und ganz unpigmentiert sind; nur ganz vereinzelt finden sich in einigen Schnitten kleinere Knötchen mit wenigen Stromapigmentzellen.[1]

Eine massige Ansammlung von Sarkomzellen an der Iriswurzel und in der Umgebung des SCHLEMMschen Kanals verlegt die Kammerbucht.

In *b* geht der Schnitt durch den nasalen Pupillenrand; er trifft ungefähr die Mitte der Geschwulst, die daher massiger erscheint als in Fig. *a* und weiter nach hinten reicht. Der Ciliarkörper wird mehr überlagert und ist selbst stärker ergriffen. Der Pupillenrand der Iris taucht in den Tumor

[1] Vgl. GINSBERG, Grundriß d. pathol. Histologie des Auges. S. 171. Fig. 51 ist die Abbildung unseres Präparates, das Herrn Dr. GINSBERG s. Zt. zur Verfügung gestellt wurde.

ein; ihrer Mitte sitzt ein großes prominentes Knötchen auf. Der Kammerwinkel ist in noch ausgedehnterem Maße durch Sarkomgewebe verbacken als in *a*. In der Hornhaut am Limbus erreichen die Sarkomzellenzüge

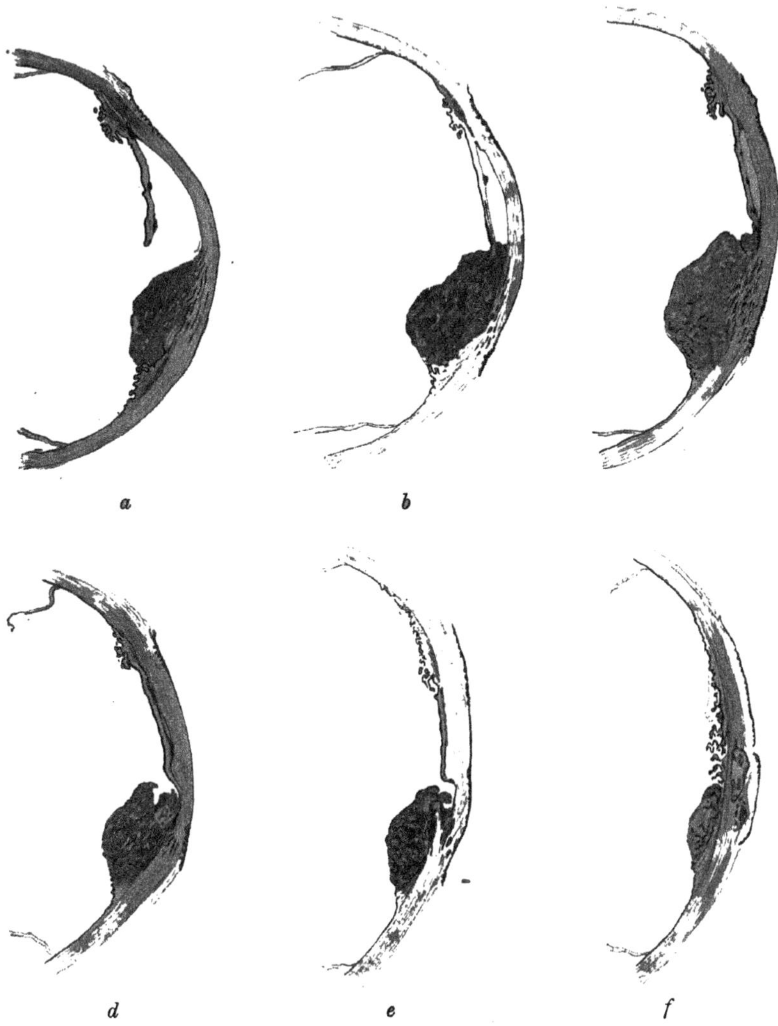

Fig. 2. *a*—*f* sind Schnitte bei Lupenvergrößerung gezeichnet aus den verschiedenen Regionen der nasalen Bulbushälfte.

fast das Oberflächenepithel (s. Taf. V Fig. 2). In den folgenden Schnitten nähert sich die Iris mehr und mehr der Hornhaut. In *c* sehen wir sie in ihrem unteren Abschnitt der Descemet anliegend. Jetzt wuchert die Geschwulst in kontinuierlichem Zusammenhang auf die Irisvorderfläche, die getrennt davon immer noch regionäre Metastasen von wechselnder Form und Größe zeigt. In *d* nähern wir uns dem Kammerwinkel, es besteht nur noch minimale Vorderkammer, auf große Strecken verklebt Sarkomgewebe die Iris mit der Hornhaut. Der nasale Iriskolobomschenkel ist in die Hornhautnarbe eingeheilt. Diesen Weg benutzen breite Sarkommassen, um in die Hornhaut einzubrechen. In *e* haben wir an dieser Stelle eine tiefe steilwandige Grube, die taschenähnlich nach unten reicht und deren Grund durchwachsend die Sarkomwucherung bis unter die Bindehaut gelangt. Auch nach der Nasenseite zu kommt es zu solch einer Taschen- oder Tunnelbildung in der Sklera; denn in den folgenden Schnitten, die durch den vorderen Teil des nasalen Ciliarkörpers gehen, finden wir mitten in der Sklera einen von Pigment ausgekleideten, mit Sarkomzellen gefüllten großen Hohlraum (*f*). Die Geschwulst selbst ist nur noch ein winziger Knoten, in dem die quergetroffenen Ciliarfirsten sichtbar sind. Von ihm geht eine Infiltration der Basis des benachbarten Ciliarkörpers mit Sarkomzellen aus, die fast bis zur Ora serrata reicht.

Die Ausbreitung der Geschwulst geschieht also:

1. durch direktes Übergreifen auf den Ciliarkörper,

2. auf die Iris und zwar einmal ebenfalls in kontinuierlicher Fortwucherung, ferner in Form kleiner isolierter metastatischer Knötchen,

3. ringförmig im Kammerwinkel, ein Wachstum, wie es von Meyerhof bei den Sarkomen des vorderen Bulbusabschnittes, die die Iriswurzel ergreifen, als die Regel hingestellt wird, und

4. durch Einbruch in die Hornhaut an der Stelle der Iridektomienarbe, besonders auf dem Wege, den der eingeheilte Iriskolobomschenkel vorgezeichnet hat.

In den Präparaten des hinteren Augapfelabschnittes ist außer der Sehnervenaushöhlung kein bemerkenswerter histologischer Befund zu verzeichnen.

Ein Rezidiv oder eine Metastase ist nicht aufgetreten. Ende August dieses Jahres, also 4 Jahre nach der Enukleation, stellte sich der Patient in blühender Gesundheit und bestem Wohlbefinden wieder vor, um sich eine Brille für das andere Auge verschreiben zu lassen. Den Fall dürfen wir wohl, wie den vorigen, als geheilt betrachten.

Fall III. Die jetzt 63jährige Patientin Frl. Elise F. kam zum ersten Male im Frühjahr 1890 in Prof. Hirschbergs Poliklinik. Sie klagte über Verschlechterung der Sehkraft des linken Auges, die nach einer im Anschluß an eine Influenza aufgetretenen Entzündung zurückgeblieben sei.

Auf dem rechten Auge ist ihr keine Veränderung aufgefallen; auf Befragen jedoch erzählt sie, daß sie schon vor Jahren von ihrer Umgebung auf einen Fleck auf der rechten Regenbogenhaut aufmerksam gemacht worden war.

Für Lues besteht kein Anhaltspunkt, ebensowenig für Tuberkulose; auch sonst ist die Anamnese ohne Belang.

Das linke Auge zeigt bei reizlosem Zustand Hornhautpunkte und staubförmige Glaskörpertrübungen und dadurch bedingte Herabsetzung der Sehkraft auf $^1/_4$. Als zufälliger Befund auf dem rechten Auge wurde schon bei der ersten Vorstellung notiert: blumenkohlartige Geschwulst mit Gefäßneubildung in dem peripheren Teil des inneren unteren Irisquadranten. Nach der damals angefertigten Skizze nahm die Geschwulst die Hälfte der Irisbreite bei mittelweiter Pupille ein. Das Auge war reizlos und von normaler Spannung, die Iris zeigte gar keine Reaktion, der Augengrund war normal und die S nach Korrektion des Astigmatismus = 1. Den Vorschlag einer Operation ihres besseren Auges, das ihr nie Beschwerden bereitet hat, weist sie weit von sich.

Sie blieb denn auch bald fort und kam erst wieder im Jahre 1893 wegen einer Blutung aus der Geschwulst in die Vorderkammer.

Die Blutung saugte sich verhältnismäßig schnell auf, wiederholte sich aber im Laufe der nächsten Jahre noch mehrere Male und war oft so profus, daß vorübergehend die Sehkraft hochgradig beeinträchtigt war. Die letzte Blutung geschah im Juni 1903. Dabei konnte ein langsames, aber deutliches Wachstum des Tumors festgestellt werden. Auf einer von mir im Februar 1899 aufgenommenen Zeichnung ist die Neubildung doppelt so groß, wie 1890, sie überragt den Pupillarrand und berührt peripher an umschriebener Stelle die Hornhauthinterfläche. Eine 2 Jahre später gemachte Abbildung zeigt diesen Kontakt mit der Hornhaut, kenntlich an der plattgedrückten Oberfläche der Geschwulst in viel ausgedehnterem Maße. Seit 1899 machen sich öfters Glaukomsymptome geltend, die sich bisher aber immer innerhalb bescheidener Grenzen hielten; Druckgefühl und leichte Verschleierung der S und objektiv mäßige tastbare Spannungsvermehrung und zarte Stichelung der Hornhaut über dem Tumor. Fig. 5 (Taf. V) liefert ein Bild des heutigen Zustandes. Das Auge ist reizlos und die Spannung normal. In der Vorderkammer befindet sich eine erbsengroße Geschwulst mit gelappter, himbeerähnlicher Oberfläche von scheinbar weichlicher Konsistenz und gelbbrauner Farbe; zahlreiche Gefäße verzweigen sich auf ihr, besonders in ihren Furchen. Sie erhebt sich mit breiter Basis im inneren unteren Quadranten von der Vorderfläche der Iris. Von den peripheren Teilen ausgegangen, hat sie sich über den Pupillenrand ausgedehnt und deckt nun $^1/_3$ der mittelweiten Pupille. Die Oberfläche der Geschwulst berührt in größerem Bezirk die Hornhaut und wird dadurch plattgepreßt. Die seitlichen Ränder fallen steil gegen die Iris ab. Während früher an der benachbarten Regenbogenhaut wohl dunklere Verfärbung, aber sonst nichts Krankhaftes zu bemerken war, so muß man jetzt oberhalb und unterhalb des Tumors eine ausgedehntere Pigmentierung konstatieren, die sich sehr wohl von den übrigen Irisflecken unterscheidet und im Bereich dieser eine deutliche geschwulstartige Veränderung der Irisoberfläche; es sind mäßig erhabene Verdickungen in Form von Knötchen und Leisten, deren Relief in der nächsten Nachbarschaft des Tumors am meisten ausgesprochen ist und sich allmählich im Niveau der Regenbogenhaut verliert. Eine säulenartige Anschwellung zieht vom oberen Geschwulstrand zum Sphinkter und setzt sich in diesem bis zum Scheitel des Pupillenrandes fort. Eine gelbliche Verfärbung der Iris unterhalb der Geschwulst scheint den früheren Blutungen ihre Herkunft zu verdanken. Der von der Geschwulst freie Pupillenrand reagiert noch auf Lichteinfall. Die Sehkraft ist mit + 1·5 Di cyl. Achse vertikal = 1. Das Gesichtsfeld ist normal, ebenso der Augenhintergrund.

Das linke Auge zeigt noch Glaskörperstaub und hat mit — 1 Di sphär. ⊂—2·5 Di cyl. Achse horizontal eine Sehkraft von $^1/_3$ der Norm.

Nach wie vor sträubt sich die Kranke aufs Entschiedenste gegen jede Operation.

Das sehr langsame Wachstum der Neubildung dürfte vielleicht, wenn auch sonst das klinische Bild durchaus charakteristisch ist, Zweifel an ihrem malignen Charakter laut werden lassen. Aber auch per exclusionem kommen wir zu der Diagnose Sarkom; denn die differentiell-diagnostisch in Frage kommenden Affektionen sind leicht auszuschließen: Das Melanom ist angeboren, schwarzbraun, gar nicht oder nur wenig erhaben und stationär, der Solitärtuberkel, früher Granulom genannt, führt schnell, zu heftiger Iridocyclitis und baldigem Untergang des Auges, die syphilitischen Papeln oder Gummibildungen gehen ebenfalls mit mehr oder weniger heftigen Entzündungserscheinungen einher. Die Annahme einer einfachen Granulationsgeschwulst ist nicht zulässig, da für eine Verletzung und einen eingedrungenen Fremdkörper, der ihre Bildung angeregt hatte, jeder Anhaltspunkt fehlt. Von den Gefäßgeschwülsten, wie sie Mooren,[1] Schirmer,[2] Alt[3] beschrieben haben, von den Cysten, Lymphomen und anderen sehr seltenen Geschwülsten der Iris unterscheidet sich unser Fall leicht durch sein äußeres Verhalten. Es sind ja auch mehrfach Irissarkome mitgeteilt, die jahrelang ohne wesentliche Störungen bestanden haben.

Das klinische Bild unserer 3 Fälle hält sich im wesentlichen innerhalb des Rahmens des Krankheitsbildes, wie es aus den Fällen der Literatur konstruiert worden ist. In allen 3 Fällen haben wir eine umschriebene Geschwulst von Linsen- bis Erbsengröße in der unteren Iris, dem bei weitem häufigsten Sitz der Irissarkome. Die Fälle betreffen 2 Männer und 1 Frau; zweimal ist das linke, einmal das rechte Auge ergriffen; die ersten Zeichen traten im 32., 40. und 50. Jahre auf. Ätiologisch ist bemerkenswert, daß im I. und wahrscheinlich auch im III. Fall die Geschwulst sich aus einem angeborenen Naevus entwickelt hat; im Fall II ist vorher keine Anomalie der Iris aufgefallen. Die Oberfläche der Geschwulst ist gelappt, der einer Himbeere ähnlich und nur da glatt, wo sie der Hornhauthinterfläche anliegt. Die Farbe ist dunkelbraun im Fall I, entsprechend dem

---

[1] Mooren, Gefäßgeschwülste. 1867.

[2] Schirmer, Greifswalder Medic. Beitr. 1865, III.

[3] Alt, Two cases of vascular naevus of the iris. The americ. journ. of ophthalm. 1901.

histologisch festgestellten reichen Pigmentgehalt, graurötlich im Fall II, der sich unter dem Mikroskop als leukotisches Sakrom erwies und mehr gelbbraun im Fall III. Die Farbe ist scheckig und bunt durch Bestreuung mit schwarzen und braunen Flecken und Punkten und durch die Gefäße der Oberfläche. Sie erinnert an das makroskopische Präparat des Aderhautsarkoms, das aus dem Formalin in Alkohol gebracht natürliche Farben wieder erhalten hat. Die Regenbogenhaut ist in der Umgebung der mehr oder weniger steil abfallenden Geschwulstränder dunkel verfärbt und zeigt im Fall III bereits geschwulstartige Veränderung.

Die ersten Symptome waren im Fall I und II Sehstörungen, bedingt durch Drucksteigerung sowohl Herabsetzung der zentralen Sehschärfe als auch im Fall I hochgradige nasale Gesichtsfeldbeschränkung. Hierdurch erst auf das Auge aufmerksam gemacht, wurde der Tumor bemerkt; im Fall III war die Geschwulst ein zufälliger Befund und machte anfangs gar keine Störungen.

Solche traten erst 3 Jahre nach der 1. Vorstellung auf und waren hervorgerufen durch rezidivierende Blutungen aus der Geschwulst in die Vorderkammer. Die letzte Blutung wurde vor 1 Jahr beobachtet. Seit 3 Jahren sind öfters auch Zeichen von Drucksteigerung vorhanden gewesen, die bisher immer schnell, ohne dauernde Störung zu hinterlassen, wieder zurückgegangen sind. In langsamem Wachstum hat die Geschwulst nach 13jähriger Beobachtung etwas mehr als die doppelte Größe erreicht; dabei ist das Auge reizlos, schmerzfrei und hat normale Sehkraft. So kommt es, daß die Kranke nach wie vor von irgend einer Operation nichts wissen will.

Im Gegensatz zu Fall III kamen die beiden anderen Fälle verhältnismäßig früh zur Operation. Im Fall I wurde wenige Wochen nach Auftreten der ersten Symptome die Iridektomie gemacht und durch sie, die nicht einmal radikale Entfernung gebracht zu haben schien, eine dauernde Heilung erzielt; denn heute nach 10 Jahren ist das Auge wohl blind, aber frei von Rezidiven, und sein Träger gesund und glücklich, das Auge wenigstens in der Form erhalten zu haben. Im II. Fall wurde 2 Jahre nach Auftreten der ersten Störungen zunächst ebenfalls die Iridektomie gemacht, diese aber war von einem Rezidiv gefolgt, und 2 Jahre später mußte ihr die Enukleation nachgeschickt werden. Es sind seitdem 4 Jahre vergangen, ohne daß ein Lokalrezidiv oder Metastasen sich bemerkbar gemacht haben. Durch die Verzögerung der Enukleation um 2 Jahre ist ihm also kein Schaden erstanden; wir können ihn ebenfalls als endgültig geheilt betrachten.

Wir sind nunmehr bei der Erörterung der bedeutsamsten Frage auf diesem Gebiete angelangt, der Frage nach der Behandlung der Irissarkome: Soll man in jedem Falle enuklieren oder genügt in einzelnen Fällen die Iridektomie? Auch wenn im Prinzip die Frage zugunsten der ersteren Methode beantwortet würde, so wird in praxi doch wieder der alte Spruch von den Nürnbergern Geltung haben; es wird keine Enukleation gemacht werden, wenn nicht der Kranke seine Einwilligung gegeben hat. Wenn diese aber verweigert wird, darf man dann die Iridektomie als ein wenn auch unvollkommenes Ersatzverfahren versuchen oder ist diese als ein eher schädigender denn nutzbringender Eingriff ganz zu verwerfen?

Zur Beantwortung dieser Frage steht uns ein Material von 93 operierten und mikroskopisch untersuchten Fällen zur Verfügung, eine Zahl, zu der wir gelangen, wenn wir zu Woods und Puseys Statistik außer unseren Fällen I und II folgende Fälle der Literatur hinzuzählen.

Gerken.[1] 31 jähriger Mann. Der Tumor war auf der Basis eines angeborenen Naevus iridis im inneren oberen Quadranten entstanden und wuchs abwärts, hauptsächlich im Kammerwinkel. Es bestand Glaukom. Das Auge wurde enukleiert. Bei der mikroskopischen Untersuchung erwies sich die Geschwulst als schwach pigmentiertes Spindelzellensarkom. Es fand sich Obliteration des Schlemmschen Kanals auf $^1/_3$ der ganzen Strecke, Infiltration des Lg. pectinatum mit Geschwulstzellen bis über die Hälfte der Zirkumferenz, ferner Metastasenbildung auf der Kapsel der normalen Linse und eine Aussaat der Geschwulstzellen auf der Linsenvorderfläche. Gerken hält in allen Fällen von Irissarkom die Enukleation für nötig.

Möhlmann.[2] 63 jährige Frau bemerkt seit 1—2 Monaten einen kleinen, aber wachsenden braunen Fleck auf der Iris des linken Auges und Abnahme der Sehkraft.

Unten-außen sitzt in der Iris nahe dem Sphinkterrand ein ca. hirsekorngroßer, etwas erhabener scharfrundlich begrenzter Fleck, der sich von einem Naevus nicht deutlich unterscheidet. S = 0,4.

Nach 14 Tagen ist schon deutliche Vergrößerung zu beobachten. Deshalb 30. November 1898 Exzision durch breite und periphere Iridektomie.

Die histologische Untersuchung ergibt Melanosarkom der Iris und beweist, daß im Gesunden exzidiert ist. Ende September 1901, also nach 3 Jahren keine Spur eines Rezidivs. Übriges Befinden gut.

Möhlmann hält die Forderung, daß eine Exstirpation der

[1] Beitrag zur Kenntnis des primären Irissarkoms. Inaug.-Diss. Freiburg. 1900.

[2] Beitrag zur Kenntnis des peripapillären Chorioidealsarkom sowie des Melanosarcoma iridis. Inaug.-Diss. Freiburg. 1901.

Geschwulst mit Erhaltung des Bulbus nicht gerechtfertigt ist, für zu weitgehend und ist der Ansicht, daß man zur Iridektomie berechtigt ist, wenn man die Geschwulst in ihren ersten Anfängen zu Gesicht bekommt und dieselbe ciliarwärts noch eine Strecke normalen Irisgewebes freiläßt.

M. Dupuy-Dutemps. Melanosarcom primitif de l'Iris.[1] Bei einem 45jährigen Mann hatte sich im Alter von 26 Jahren in der unteren Partie der Irisvorderfläche ein brauner Fleck gebildet, der lange Zeit stationär geblieben war, seit einigen Jahren aber erhaben wurde und sich vergrößerte. Das betreffende Irispigment wurde durch Iridektomie entfernt. Die Heilung verlief glatt. Kein Rezidiv nach 8 Monaten. Die mikroskopische Untersuchung stellte Melanosarkom fest, das aus einem gutartigen Melanom sich entwickelt hat. Das hintere Pigmentblatt der Iris war unbeteiligt. Verfasser hebt den relativ gutartigen Charakter der Irissarkome hervor und schließt mit den Worten: Ces neoplasmes ne sont donc justiciables de l'énucléation immédiate.

Ahlström. Melanosarcoma iridis.[2] Zum Verfasser kam im Januar 1895 ein 4jähriger Knabe, bei dem die Mutter in der unteren Iris des linken Auges die Entwickelung einer tiefschwarzen Geschwulst beobachtet hatte. Die Enukleation wurde vorgeschlagen, auf Wunsch der Mutter aber nur die Iridektomie gemacht. Unter dem Mikroskop erwies sich der Tumor als Melanosarkom. Die Operation führte zur Heilung; denn 4 Jahre später war kein Rezidiv aufgetreten und der Knabe gesund. Leider erlitt er im Februar 1899 eine schwere perforierende Verletzung dieses Auges, die die Enukleation nötig machte. Bei der histologischen Untersuchung fand man weder Reste des Tumors noch neue Herde.

Coppez und Vaucleroy. Un cas de sarcome primitif de l'Iris.[3] Die Patientin ist eine 45jährige Dame, die sich im Juli 1898 wegen Frontalneuralgien vorstellte. Diese wurden in Zusammenhang gebracht mit einer Geschwulst der Regenbogenhaut, deren Entwicklung seit 4—5 Jahren beobachtet wurde. Der schwarze gelappte Tumor saß im äußeren Quadranten der Iris, reichte von der Kammerbucht bis zum Pupillarrand und berührte die Hornhaut. Auf der übrigen Iris fielen 3—4 schwarze, nicht erhabene Flecken auf. $S = 1/2$. Auf Wunsch der Kranken Iridektomie, die sehr ausgiebig nach der Methode der Keratomie à ciel ouvert von Gayet gemacht wurde, bei der die Hälfte des Hornhautumfanges umschnitten, zurückgeklappt und mit dem Häkchen gehalten wird, bis der erkrankte Teil der Iris mit der Schere ausgiebig exzidiert worden ist. Die anfängliche Reizung ging zurück, aber im Februar 1900 fanden sich in der Sklera, entsprechend den beiden Winkeln des Kolobom und ebenso dazwischen nahe dem Limbus schwarzbraune Flecken von Stecknadelkopfgröße. 3. Mai 1901 hatten diese

[1] Societé d'ophthalmologie de Paris, Séance du 4. II. 1902. La clinique ophthalm. Avril. 1902. p. 57.

[2] Beitr. z. Augenheilkunde. 1902. Heft 54.

[3] Revue générale d'ophthalm. 1903. Okt.

das Aussehen echter Sarkomknoten angenommen. Zur Enukleation entschloß sich die Kranke jedoch erst im April 1902, als schmerzhafte Drucksteigerung hinzutrat. Bis Juni 1903 war kein weiteres Rezidiv aufgetreten.

Histologische Diagnose: Spindelzellensarkom. Der Tumor bestand 1. aus einem extraokularen Teil, der die Operationsnarbe als Weg zur Ausbreitung benutzt hatte, und unter der Bindehaut lagerte, 2. aus einem intraokularen, der an der Stelle der Iriswurzel und des Ciliarkörpers saß. Auf der Iris fanden sich mehrere metastasische Sarkomherde.

Die Verfasser halten auch bei unscheinbaren Sarkomen die Enukleation für nötig; 1. ist die Eröffnung eines sarkomatösen Auges schon an und für sich gefährlich, 2. ist oft schon im Beginn die Suprachorioidea beteiligt und 3. bestehen oft auf der Iris metastasische Herde, die den Anschein harmloser Naevi machen.

Kayser. Über ein primäres Irissarkom entstanden in einem Naevus vasculosus iridis.[1]

Die Patientin ist ein 18jähriges Mädchen, das seit der Geburt in der Iris des linken Auges außen-unten einen roten Fleck hatte. Seit 2 Jahren vergrößerte sich dieser und nahm geschwulstartigen Charakter an. Mehrmals kam es zu Blutungen in die Vorderkammer.

Es fand sich der äußere-untere Quadrant der Iris völlig bedeckt von einem fast die ganze Irisbreite einnehmenden und die ganze Tiefe der Vorderkammer ausfüllenden Tumor von leicht höckriger Oberfläche und roter Farbe mit einem graubräunlichen Ton. Auf seine Oberfläche und in seiner Substanz sah man massenhafte Gefäße und große rundliche Bluträume.

Histologisch erweist sich der Tumor als ein von den Stromzellen der Iris ausgehendes Sarkom, das eine Unmenge von kleinen und kleinsten Hohlräumen birgt, die Bluträume und breite Gefäße sind. Das Ganze erhält dadurch ein schwammartiges Aussehen. Der Tumor hat große Neigung, sich in der Nachbarschaft infiltrativ auszubreiten. Auch finden sich eine Reihe von Metastasenknötchen in der vordersten Schicht der Iris. Entstanden ist das Sarkom auf dem Boden eines angeborenen seltenen Naevus vasculosus.

Über den Verlauf findet sich nur in einer Anmerkung, daß sich in letzter Zeit bei der Kranken zerebrale Symptome eingestellt haben, die vielleicht auf Metastasen beruhen.

Nur ganz ausnahmsweise hält Kayser die Iridektomie für gerechtfertigt.

Alt. Ein Fall von primärem, nicht pigmentiertem Sarkom der Iris (klinischer Bericht von Culbertson).[2] Der 72jährige Farmer suchte am 4. Juni 1903 die Sprechstunde auf wegen einer Sehstörung auf dem linken Auge. Seit ca. 1 Jahr bemerkte er eine kleine Geschwulst in der

[1] Festschrift für Geh. Rat Prof. Manz und Prof. Sattler. Klin. Monatsblätter f. Augenheilkunde. Beilage, Heft 1903.

[2] The american Journal of ophthalmology. 1904. Febr.

Iris dieses Auges. 20 Jahre zuvor hatte er eine Verletzung mit einem Zweige erlitten; sonst ergibt die Anamnese keinen Anhalt für die Ätiologie. Es fand sich im oberen-inneren Quadranten der Iris eine kleine Geschwulst. Die Sehschärfe war infolge Cataracta incipiens herabgesetzt auf $^5/_{12}$.

Die Geschwulst wurde für Sarkom erklärt und am 17. Juni 1903 das Auge enukleiert. Am 1. Februar 1904 kein Rezidiv oder Metastase.

Die histologische Diagnose war nicht pigmentiertes Rund- und Spindelzellensarkom.

Wie in den Veröffentlichungen dieser aufgeführten jüngsten Fälle, sind von jeher in der Frage der Operation die Ansichten der Autoren auseinandergegangen, dabei waren für diese oft die zufälligen eigenen Erfahrungen ausschlaggebend. Die unbedingte Enukleation fordern u. a. P. Kerschbaumer,[1] Lagrange,[2] Werther;[3] eine Berechtigung zur Iridektomie in einzelnen Fällen sehen u. a. Knapp,[4] Fuchs,[5] Pflüger,[6] Oemisch[7] und Fick.[8] Letzterer bemerkt zu dem Wood und Pusey zur Verfügung gestellten Falle: „Ich halte die neuerdings wieder aufgestellte Behauptung, daß bei Sarkom unbedingt enukleiert werden muß, für grundfalsch. Dem allgemeinen chirurgischen Gesetz, daß bei malignen Neubildungen sämtliches ergriffene Gewebe entfernt werden muß, kann durch einfache Iridektomie genügt werden, wenn die Grenzen des Tumors wie in meinem Fall deutlich zu sehen sind“.

Am meisten objektiv und maßgebend sollten die Ansichten sein, die sich auf die Bearbeitung einer größeren Statistik gründen. Veasy, der 46 Fälle gesammelt hat, sagt: „Ist die Geschwulst klein und dehnt sie sich nicht bis zum Ciliarrand aus, so kann man sie mittels einer breiten und peripheren Iridektomie entfernen“. Im Gegensatz hierzu steht die Ansicht Woods und Puseys, die, wie erwähnt, die Veasysche Statistik weitergeführt haben und zu dem Schluß gekommen sind. „Wenn die Diagnose vom Irissarkom gesichert ist, ist das Auge zu enuklieren“. Die Resultate, die die Verfasser zu diesem Schlußsatz führen, sind folgende: In 57 Fällen ist die Enukleation vorgenommen,

---

[1] P. Kerschbaumer, Das Sarkom des Auges. Wiesbaden. 1900.

[2] Lagrange, Traité des tumeurs de l'oeil, de l'orbite et des annexes. Paris. 1901.

[3] A. a. O.

[4] A. a. O.

[5] Wenigstens war so seine Ansicht im Jahre 1882 z. Zt. des Erscheinens seiner Monographie: Das Sarkom des Uvealtraktus.

[6] Pflüger, Melanosarkom der Iris. Univers. Augenklinik in Bern, Bericht über d. J. 1883. S. 20.

[7] Oemisch, Über d. Sarkom der Regenbogenhaut. Inaug.-Diss. Halle. 1892.

[8] Siehe Wood und Puseys Tabelle.

in 41 konnten durch histologische Untersuchung eine Beteiligung noch anderer Teile außer der Iris nachgewiesen werden. 27 Fälle wurden mit Iridektomie behandelt. Diese werden in 6 Rubriken geteilt (I. 1—I. 6). Unter I. 1 stehen 3 Fälle, in denen die mikroskopische Untersuchung ergeben hat, daß die Inzisionswunde durch Gewebe verlief, welches von Tumorzellen ergriffen war. Diese Fälle werden als schlecht bezeichnet, obwohl in allen kein Recidiv aufgetreten ist, im 1' nicht nach 2jähriger, im 3. sogar nicht nach 6jähriger Beobachtungsdauer; die Fälle sind meines Erachtens, falls nicht ein Beobachtungsfehler vorliegt, ein Beweis dafür, daß der Organismus mit einer beschränkten Zahl von abgesprengten Geschwulstzellen schon fertig zu werden versteht. Unter I. 2 stehen 4 Fälle, in denen der weitere Verlauf gar nicht oder nur unbestimmt in bezug auf die Zeit angegeben ist. I 3 umfaßt 8 Fälle, die 1 Jahr oder weniger unter Beobachtung waren; von diesen trat in 2 Fällen ein Lokalrezidiv auf. Unter dieser Rubrik wird fälschlich Fall Oemisch aufgeführt, der nach 7 Jahren noch rezidiv frei befunden worden ist.[1] Die Rubrik I 4 enthält 2 Fälle, die 2 Jahre oder weniger in Beobachtung gewesen sind; in beiden ist kein Recidiv gefolgt. Dasselbe gilt von den 4 Fällen der Rubrik I 5, die 3 Jahre oder weniger in Beobachtung blieben. Unter dieser Rubrik wird fälschlich der 2. Fall Ewetzkis (kein Rezidiv nach 1 Jahre geführt), der am 14. Oktober 1896 von Krükow operiert wurde und über den die Verfasser den Bericht erhielten: Bis August 1901 kein Rezidiv. Also kein Rezidiv nach fast 5 Jahren.[2] Unter I 6 werden 6 Fälle aufgeführt, die länger als 3 Jahre beobachtet sind. 6 waren gesund nach 4—11 Jahren. Der 6. ist der Fall von Krükow, der merkwürdigereise 11 Jahre nach der Iridektomie noch an Metastasen zugrunde ging. Über die 19 Fälle der Rubriken I2—I5 sagen die Verfasser: „In einigen ist es nur zu klar, daß der Tumor fortwährend wuchs“. Da sie nicht länger als 3 Jahre in Beobachtung waren, rechnen Verfasser die gesund gebliebenen nicht mit, auch von den Fällen der Rubrik I 6 lassen sie die Fälle von Mayweg und Veasy, die nach 4 Jahren ganz gesund waren, als nicht genügend lange Zeit beobachtet, nicht als geheilt gelten und scheiden sie aus; so kommen sie zu dem Resultat, daß von den 24 Fällen, in denen nach der Iridektomie kein Rezidiv beobachtet ist, nur 2 Fälle als sicher geheilt (Little, Post) und einer als wahrscheinlich geheilt (Kipp) anzusehen sind.

[1] v. Graefe s Arch. f. Ophth. XLV. 3. S. 610.

[2] Pawel, v. Graefes Arch. f. Opth. XVIX. 1. S. 74.

Meines Erachtens muß man bei dieser Rechnung zu einem falschen Schlusse gelangen; denn wenn auch eine allgemeine Sarkomerkrankung noch 11 Jahre nach der Iridektomie vorgekommen ist, so ist das doch als ein in der Pathologie sehr ungewöhnliches Vorkommnis aufzunehmen. Die übrigen Fälle von Rezidiv kamen spätestens 2 Jahre nach der Operation zur Beobachtung. Für gewöhnlich dürfen wir daher einen Fall als geheilt ansehen, wenn er nach mehr als 3 Jahren gesund geblieben ist. Von einer absolut sicheren Heilung können wir selbstverständlich in keinem Falle sprechen, sondern immer nur von einer wahrscheinlichen. Herr Geheimrat HIRSCHBERG[1] hat ebenfalls 11 Jahre nach der Enukleation eines Aderhautsarkoms noch Tod an Lebermetastase gesehen; da dieses aber eine ganz vereinzelte Beobachtung ist, so hat er in seiner Statistik zur Prognose des Aderhautsarkoms doch die Fälle, die länger als 3 Jahre nach der Enukleation gesund befunden waren, als geheilt geführt. Wenn wir diesem Beispiel folgen, so können wir die 93 operierten Fälle von Irissarkom in folgender Weise zusammenstellen:

32 Fälle sind mit Iridektomie behandelt.

In 1 Falle fehlt jeder Bericht über den Verlauf (PFLÜGER).[2]

In 5 Fällen trat ein örtliches Rezidiv auf (CARTER ohne Zeitangabe, KRÜKOW nach 11 Jahren, COPPEZ und VAUCLEROY, WIEGMANN und unser Fall II nach 1—2 Jahren).

26 Fälle wurden rezidivfrei befunden.

Die Beobachtungszeit war in 7 Fällen kürzer als 1 Jahr oder ist unbestimmt angegeben. (COLEMAN, SMITH Fall I und II, CHARNLEY, HALE, KNAPP Fall III, DUPREZ-DUTEMPS),

in 3 Fällen 1—2 Jahre (FICK, KNAPPS Fall I, ZELLWEGER),

in 3 Fällen 2—3 Jahre (WOOD, HOTZS Fall II, THOMSEN),

in 3 Fällen 3—4 Jahre (KNAPPS Fall II, PFLÜGER und HORNER, MÖHLMANN),

in 10 Fällen 4 Jahre und länger. (MAYWEG 4 Jahr, AHLSTRÖM 4 Jahre, KIPP 5 Jahre, VEASY 5 Jahre, EWETZKI fast 5 Jahre, HOTZ Fall I 6 Jahre, OEHMISCH 7 Jahre, LITTLE („nach vielen Jahren"), POST 11 Jahre, unser Fall I 10 Jahre).

Wenn wir nach dem Beispiel Prof. HIRSCHBERGS 3 Jahre als ungenügend lange Beobachtungszeit ansehen und die ersten 13 Fälle

---

[1] HIRSCHBERG, Beiträge zur Prognose der bösartigen Aderhautgeschwülste. Berl. Klin. Wochenschr. 1904. Nr. 4 u. 5.

[2] In den Fällen der Literatur bis zum Jahre 1902 verweise ich auf die Literaturübersicht und die Tabellen der WOOD- und PUSEYschen Arbeit.

ausscheiden, so bleiben noch 13 Fälle von anscheinend dauernder Heilung durch die Iridektomie. Diesen sind 5 Fälle gegenüberzustellen, in denen die Geschwulst rezidivierte. Wir kommen somit bei strengster Berechnung zu einem erheblich besseren Resultat, als WOOD und PUSEY, das, wenn es erlaubt ist, bei so kleinen Zahlen in Prozenten sich auszudrücken, folgendermaßen lautet: in 72·2% der Fälle von Irissarkom ist durch die Iridektomie anscheinend dauernde Heilung erreicht, in 27·8% folgte ein Lokalrezidiv. Abgesehen von dem sonderbaren Fall KRÜKOWS, sind nach der Entfernung des von Lokalrezidiv befallenen Augapfels in keinem Fall ein neues Rezidiv oder Metastasen bekannt geworden.

Wertvoll wäre die statistische Feststellung, in wieviel Prozent der Fälle durch die Enukleation dauernde Heilung erreicht worden und wie oft Tod an Metastasen oder örtlichen Rezidiven vorgekommen ist. Der Versuch scheitert leider daran, daß die Zahl der genügend lange Zeit beobachteten Fälle nur gering ist. Von den 65 Fällen, in denen die Enukleation gemacht worden ist, fehlt in 43 Fällen jede Mitteilung über weitere Beobachtung. In 15 Fällen ist notiert, daß kein Rezidiv oder Metastasen beobachtet sind; und zwar war die Beobachtungszeit in 8 Fällen kürzer als 1 Jahr oder sie ist unbestimmt angegeben (KOMOTO, SATTLER, ROBERTSON, DENIG, FANO, HIRSCHBERG, v. DUYSEN, WHITING);

in 2 Fällen ist sie 2—3 Jahre (ROGMAN, ROBERTSON und KNAPP);

in 2 Fällen 4 Jahre (LAWFORD, unser II. Fall);

in 1 Fall 15 Jahr (DRESCHFELD) und in einem Fall 16 Jahre (SAUER).

In 5 Fällen ist Tod an Leber- und Lungenmetastasen bekannt geworden. (AARON und FRIEDENWALD, RANDOLPH, SCHULECK und v. GRÓSS Fall II, SMITH Fall I, KRÜKOW).

In 2 Fällen trat Lokalrezidiv in der Orbita auf (SCHULECK und v. GRÓSS Fall I, ROGERS) und

in 1 Fall Tod an anderer Ursache.

Da naturgemäß die Patienten viel leichter der Beobachtung entschwinden, wenn sie gesund bleiben, so würden wir zu einer allzu pessimistischen Auffassung gelangen, wollten wir die wenigen Fälle, von denen zufällig eine genügende Beobachtungszeit mitgeteilt ist, mit denen vergleichen, in denen örtliche Rezidive oder Metastasen gesehen worden sind. Wir müssen uns mit der Tatsache begnügen, daß von 65 Fällen, die mit Enukleation behandelt wurden, in 5 Fällen Metastasenbildung und in 2 Fällen Auftreten eines örtlichen Rezidivs bekannt geworden sind. Selbstverständlich wäre es kühn, daraus schließen zu wollen, daß das Irissarkom weniger bösartig ist, als das Aderhautsarkom; immerhin dürfte man a priori annehmen, daß beim Irissarkom, das wenigstens im Beginn mit der Iris frei im Bulbusraume schwebt, die Gelegenheit zur Fortschleppung von Geschwulstelementen weniger günstig ist, als beim Aderhautsarkom, das in breitem Kontakt steht mit der Bulbuswand und den Durchtrittstellen der großen Gefäße und Nerven, Wege, die das Sarkom mit Vorliebe zur Ausbreitung benutzt.

Die Erfahrungen, die wir aus unseren eigenen Fällen und denen der Literatur gewonnen haben, ermächtigen uns, die oben aufgeworfene Frage nach der Behandlung des Irissarkoms in folgender Weise zu beantworten:

Da man in keinem Fall von Irissarkom mit Sicherheit sagen kann, daß durch die Iridektomie eine radikale Entfernung erreicht wird, so ist in jedem Falle dem Kranken als der sicherste Weg die Enukleation vorzuschlagen. Wird die Einwilligung hierzu nicht gegeben, so mag es in gewissen Fällen erlaubt sein, die Iridektomie zu versuchen, welche ja in 72% der Fälle dauernde Heilung gebracht hat; nämlich, wenn 1. die Geschwulst klein und umschrieben ist und den Ciliarrand nicht erreicht, wie schon frühere Autoren präzisiert haben und 2. und das ist ebenso wichtig, wenn der Kranke in weiterer Beobachtung bleibt, damit gegebenenfalls die Enukleation nachgeschickt werden kann. Hat sich die Geschwulst aber bereits bis zum Kammerwinkel ausgedehnt, wie z.B. in unserem Fall II, so ist die Iridektomie als gefährlicher Eingriff zu unterlassen; denn einmal begünstigt nach den Erfahrungen in der allgemeinen Geschwulstlehre das Operieren an Tumoren, die nicht mehr radikal zu entfernen sind, die Generalisation und zweitens benutzt der rezidivierende Tumor, wie die Präparate Wiegmanns, Coppez, Vaucleroys, sowie die unseres Fall II zeigen, gern die Lücke in der Descemet und die Iridektomienarbe als Bresche, um sich subkonjunktival auszubreiten. Aus demselben Grunde mag auch, gerade wie die Probepunktion bei Aderhautsarkom,[1] die Iridektomie zu diagnostischen Zwecken nicht unbedenklich sein.

[1] Centralbl. f. prakt. Augenheilkunde. 1902. S. 136.

Erklärung der Abbildungen.

(Taf. V.)

Fig. 1. Die nasale Bulbushälfte im Fall II.

Fig. 2 ist Fig. 2*b* S. 113 bei stärkerer Vergrößerung.
a der Tumor.
b Regionäre Metastasen auf der Irisvorderfläche.
c die Stelle der Hornhautnarbe und der Invasion der Geschwulst in die Hornhaut.
d DESCEMETsche Membran.

Fig. 3. Das klinische Bild der Geschwulst im Fall III.

Malignes Epitheliom des Ciliarkörpers bei einem fünfjährigen Kinde.

(Ein Beitrag zur Kenntnis der epithelialen Gliomeinschlüsse.)

Von

Dr. **R. Kuthe** und Dr. **S. Ginsberg**
in Berlin.

(Hierzu Taf. VI—VIII.)

I. Klinischer Teil.

Am 16. September 1902 führte mir der Bauerngutsbesitzer Sch. aus J. seine 5jährige Tochter E. zu, welche seit Ende April desselben Jahres auf dem rechten Auge erkrankt war. In den letzten Tagen des April 1902 hatten die Eltern, denen bis dahin nichts Besonderes an den Augen ihres Kindes aufgefallen war, zum ersten Male eine leichte Röte des rechten Auges bemerkt, welche allmählich zunahm. Als das Kind über Schmerzen im Auge zu klagen begann und an Appetit verlor, wurde es Ende Mai in eine Klinik gebracht und dort wegen „grünen Stares“ operiert. Schmerz und Rötung ließen nach.

Anfang Juli bemerkte der Vater zum ersten Male einen gelbgrauen Punkt im Inneren des Auges, dort „wo geschnitten war“, welcher trotz der verordneten heißen Augenbäder größer wurde. Über Schmerzen hatte das Kind fortan nicht mehr zu klagen und war munter wie gewöhnlich, doch nahm die Geschwulst im Auge sichtlich schneller zu und die vor der Operation beobachtete Rötung stellte sich wieder ein.

Das Kind ist immer gesund gewesen. Ein Fall von Tuberkulose ist in der Familie nicht vorgekommen.

Die Untersuchung ergab: Kräftiges, gut entwickeltes Kind, ohne Anzeichen von Skrofulose. Die Lungen sind gesund. Urin normal.

Beide Augen sind gleichweit geöffnet. Das linke Auge ist völlig normal und hat für Ferne und Nähe gute Sehschärfe.

Das rechte Auge ist blind. Die Bindehaut der Lider ist normal, Der rechte Augapfel (vgl. Fig. *A*) ist stärker gespannt (T + 1) und zeigt geringe Rötung um die Hornhaut herum, sowie schläfenwärts erweiterte und geschlängelte Venen auf der Lederhaut. Vorbuckelung der Lederhaut ist nicht vorhanden. Im oberen Lederhautsaum ist die Iridektomienarbe als feiner Strich erkennbar; keine Verwölbung daselbst. Die Hornhaut ist von gleicher Größe wie die des linken Auges. Ihre Oberfläche ist im oberen Teile nur wenig gestichelt. Mit der Lupe sieht man im unteren Teile ganz vereinzelte Beschläge der Hinterfläche. Die Vorderkammer ist flach, schläfenwärts fast aufgehoben. Das Kammerwasser erscheint nicht getrübt. Die blaugraue Regenbogenhaut zeigt nach oben einen Operationsausschnitt, dessen nasaler Schenkel vollkommen normal gelegen und frei sichtbar ist. Der temporale Schenkel dagegen ist in seiner ganzen Ausdehnung von einer graurötlichen Geschwulst verdeckt, welche, aus der Tiefe des Ausschnittes und der Pupille auftauchend, den temporalen Kolobomschenkel und den benachbarten Pupillenrand von hinten umgriffen und sich auf der Oberfläche der Regenbogenhaut nach unten vorgeschoben hat. So ist der ganze äußere Quadrant der Regenbogenhaut bis in den Kammerwinkel hinein von der rötlichgrauen, stellenweise gelblichen Geschwulstmasse eingenommen. Ihre Oberfläche ist unregelmäßig höckerig und von feinen Gefäßen überzogen; außerdem sieht man schon mit unbewaffnetem Auge mehrere grobe Gefäße vom Kammerwinkel her auf die Geschwulst hinüberziehen und sich dort baumartig verästeln. Auf der Regenbogenhaut ist unten dicht am Kammerwinkel ein stecknadelkopfgroßes, isoliert stehendes, perlgraues Knötchen sichtbar. Die nasale Hälfte der Regenbogenhaut läßt keinerlei Veränderungen erkennen. Exsudat im Pupillengebiet ist nicht vorhanden. Die Linse fehlt.

Beim Blick geradeaus sowohl als nach links erscheint der Irisausschnitt und der obere Teil der natürlichen Pupille bei durchfallendem Licht grau infolge von Linsenresten und Kapselverdickung. In der unteren Hälfte der Pupille erhält man roten Reflex, doch sind Einzelheiten des Augenhintergrundes nicht erkennbar. Bei seitlicher Beleuchtung von links sieht man die Geschwulst buckelartig nach hinten schläfenwärts umbiegen und als wolkig graue Masse sich allmählich verlieren.

Es handelte sich also um eine rasch wachsende intraokulare Geschwulst, deren Ausgangspunkt in der Gegend des Strahlenkörpers oder dicht hinter demselben vermutet wurde.

Der Fall schien differential-diagnostisch sehr schwierig. Zunächst mußte an intrabulbäre Tuberkulose gedacht werden. Gegen diese Annahme sprachen jedoch sowohl der allgemeine Körperbefund und die Anamnese bezüglich der Familie als auch wichtige Momente in dem Befunde des erkrankten Auges: 1. Das Leiden hatte im April sofort mit heftiger Drucksteigerung begonnen; 2. die multiplen kleinen Herde in der Regenbogenhaut fehlten; 3. stärkere Regenbogenhautentzündung war niemals vorhanden gewesen.

Man mußte also zu der Annahme kommen, daß hier nicht intrabulbäre Tuberkulose, sondern ein Netzhauttumor oder eine echte Neubildung des Uvealtraktus vorlag. Das Alter des Kindes sprach am meisten für Gliom. Andererseits zeigte sich das Krankheitsbild so abweichend vom allgemeinen Typus des Glioms, daß die Differentialdiagnose zwischen Gliom und maligner Neubildung des Uvealtraktus nicht mit Sicherheit gestellt werden konnte.

Für die Praxis stand jedenfalls so viel fest, daß das ohnedies blinde Auge so schnell als möglich zu entfernen war. Nach drei Tagen gaben die Eltern dazu ihre Einwilligung.

Am 21. September 1902 nahm ich die Ausschälung des Augapfels vor, welche unter Chloroformnarkose glatt verlief. Die Heilung erfolgte regelmäßig.

Am 6. September d. J. — 2 Jahre nach der Operation — wurde mir das Kind zum letzten Male vorgestellt. Es hat sich körperlich gut weiter entwickelt und ist nach Angabe der Mutter in der Zwischenzeit immer gesund und munter gewesen. Die Untersuchung ergab, daß die inneren Organe ganz gesund sind, das linke Auge und die rechte Augenhöhle vollkommen normal.

II. Pathologisch-anatomischer Teil.

Makroskopischer Befund.

Der zehn Tage lang in 10 proz. Formol konservierte Bulbus war nach Form und Größe normal, der Optikusstumpf bot auf der Schnittfläche keine Besonderheiten.

Der Augapfel wurde, nachdem er kurze Zeit in Alkohol gelegen hatte, horizontal ungefähr in der Mitte durchschnitten.

Die Retina lag der Aderhaut überall glatt an, der Glaskörper war von normalem Aussehen. Die Linse fehlte.

Wesentlich verändert zeigte sich das Corpus ciliare und die Iris im temporalen Quadranten und dem angrenzenden Teil des oberen. Der Ciliarkörper war hier von einem grauweißlichen Tumor eingenommen; der betroffene Teil hatte dabei noch ungefähr die Form des Corpus bewahrt, indem die Neubildung medial am dicksten war (ca. 2 mm), und äquatorialwärts flach auslief. Die Länge betrug in der größten Ausdehnung ca. 6 mm. Die hintere Grenze lag wenig äquatorialwärts vom Ende des Ciliarmuskels, die vordere überschritt die durch die Köpfe der Ciliarfortsätze gebildete Kreislinie, so daß bei Betrachtung von hinten her von diesen selbst und von der Iris im temporalen Quadranten nichts zu sehen war. — Bei Betrachtung von vornher sah es so aus, als ob der temporale Quadrant der Vorderkammer von einer kompakten Tumormasse eingenommen wäre, wie das ja auch klinisch sich dargestellt hatte (s. o.). Auf dem Durchschnitt zeigte sich aber, daß ein ca. 2 mm im Durchmesser haltender, größtenteils gelbgefärbter Geschwulstknoten, welcher durch eine breite, dünnere der Cornea angeschmiegte Partie mit dem Haupttumor zusammenhing, in die Vorderkammer hineingewachsen war. Auf dem Durchschnitt erkannte man auch einen nicht ganz kontinuierlichen Pigmentstreifen nahe dem freien Rande des Tumors als Rest der Ciliarkörperbegrenzung, sowie einige kürzere Pigmentlinien nahe dem medialen Ende des Haupttumors sowie unterhalb des Vorderkammerknotens. — Das Kolobomgebiet war medial frei, lateral oben, soweit es nicht durch Tumor verdeckt war, durch eine gelblichgraue, sich nach unten hin allmählich verlierende Membran ausgefüllt. Der Kammerwinkel war, soweit man sehen konnte, verwachsen.

Zur mikroskopischen Untersuchung wurde eine obere Kalotte, welche etwa $^1/_5$ des Bulbus enthielt, abgetrennt und nach Photoxylineinbettung vertikal geschnitten; von dem übrigen wurde, nach Durchschneidung im Äquator, eine Serie von Horizontalschnitten angelegt.

Um ein möglichst klares Bild der komplizierten Veränderungen zu geben, dürfte es zweckmäßig sein, erst eine Beschreibung der bei Lupenbetrachtung der Schnittfolgen erkennbaren Verhältnisse zu geben und dann erst auf die Ergebnisse der mikroskopischen Untersuchung einzugehen.

Lupenuntersuchung.

Auf einem ungefähr durch die Pupillenmitte gehenden Horizontalschnitt (Fig. *B*) zeigt sich auf der lateralen Seite der Ciliarkörper in der Weise verändert, daß seine pupillenwärts gerichtete Kante von Tumorgewebe zerstört ist, und daß von hier aus dunkelgefärbte Züge von Geschwulstgewebe, besonders dicht an seiner äußeren skleralen und an seiner inneren Oberfläche, nahe dem Pigmentüberzug, den

Muskel in seiner ganzen Länge durchsetzen. Das Pigmentblatt reicht, ebenso wie ein Ciliarfortsatz, noch nach vorn über die Höhe der Kammerwinkelgegend hinaus. Die glaskörperwärts gerichtete Oberfläche des Corpus ciliare ist von einer größtenteils netzartig gefügten, schmalen Schicht Tumorgewebe bedeckt, welches etwa in der Höhe des äquatorialen Ciliarmuskelrandes, etwas aufgebogen, ziemlich plötzlich endigt. Die Hauptmasse der Geschwulst erstreckt sich vom Ciliarkörper aus, der Cornea anliegend, so weit in die Vorderkammer, daß sie deren äußeres Drittel einnimmt, ohne dieses indessen ganz auszufüllen. Man erkennt, daß die Iris (Fig. *B* bei *J*) durch eine breite, knotenförmig in die Vorderkammer hineinragende Tumormasse von ihrer Wurzel abgedrängt, und von einer membranartig dünnen, ab und zu faltenbildenden Schicht von Tumorgewebe überzogen ist, welche, bis an den Pupillenrand reichend, mit dem etwas ektropionierten Pigmentblatt zusammenstößt. Auf der Irisrückseite ist die Geschwulst wie ein Keil zwischen die Pigmentblätter eingedrungen, deren Reste deutlich sichtbar sind.

Der Bau des Tumors erscheint sehr ungleichartig. Im wesentlichen bemerkt man ein Durcheinander von dunkelgefärbten, teils bogenförmigen, teils kreisförmigen, teils spiralig oder auch hin und her gewundenen Linien, dazwischen einerseits rundliche und unregelmäßig geformte kleine Lücken, andererseits hellere und dunklere (zellreichere) Partien. Der Vorderkammerknoten ist zentral hell gefärbt und zeigt nur in den Randteilen bogenförmig verlaufende dunkle Streifen. In der Kammerwinkelgegend sieht man auf dem Schnitt vom Tumor aus eine dunkelgefärbte Linie eine kurze Strecke weit nach rückwärts in die Sklera hineinziehen (Fig. *B* bei *a*).

Auf der medialen Seite zeigt sich der Ciliarrand der Iris mit der Hornhauthinterfläche verwachsen (Fig. *B* bei *K*). Man erkennt ferner ein Ectropium uveae sowie eine nach hinten gerichtete Zotte des Pigmentblattes.

Dicht unterhalb des unteren Pupillarrandes geführte Schnitte zeigen bezüglich der Topographie des Tumors die gleichen Verhältnisse. Nur wechseln (im Verlauf der Serie) die Lücken im Geschwulstgewebe an Menge und Größe, so daß der Tumor stellenweise lockerer, stellenweise dichter gefügt erscheint. Der die Sklera nach hinten durchsetzende Streifen ist auch in dieser Höhe noch auf einer ganzen Reihe von Schnitten nachweisbar, dann verschwindet er. Der Ciliarkörper ist bald mehr, bald weniger von der Neubildung ergriffen, so daß er auf einigen Schnitten ganz von dieser durchsetzt ist, während auf anderen einzelne ausgesparte Partieen wie Gewebsfetzen in der

Aftermasse sichtbar sind. Im allgemeinen tritt immer mehr vom präformierten Gewebe hervor, je weiter man bei der Durchmusterung der Schnittfolge nach unten kommt.

Der in der Vorderkammer befindliche Tumorknoten wird kleiner. Seine Verbindung mit der Hauptmasse der Neubildung ist von wechselnder Breite, stellenweise ganz dünn und dann nur durch einige hin und her gewundene Linien mit heller Zwischenmasse gebildet (Fig. *B*, vgl. auch Taf. VIII Fig. 1 bei *a*). An einer kleinen Stelle verschmilzt eine steil aufgerichtete Falte des membranartig die laterale Irisvorderfläche überziehenden Tumorgewebes mit der Rückseite des Vorderkammerknotens.

Hinter der Iris, vor dem Glaskörper, tauchen Teile der Linsenkapsel und Zonulafasern auf. Lateral ist eine hintere Synechie der Iris mit der Kapsel zu konstatieren, und zwar an dem ciliaren, dicht am Tumor befindlichen Teil neben der Stelle, wo die durch keilförmige Geschwulstmasse auseinander gedrängten Pigmentblätter sich wieder aneinander legen.

Weiter abwärts hört dann die Verbindung des Vorderkammerknotens mit dem Haupttumor auf, die Linsenkapselreste werden kürzer.

Ein Schnitt, der so peripher liegt, daß bereits jederseits einige Ciliarköpfe getroffen sind, zeigt von der Linsenkapsel nur noch ein ganz kleines Stückchen, dagegen reichliche Zonulafasern. In der Vorderkammer finden sich, nunmehr ganz isoliert, spärliche dichtzusammenliegende bogenförmige und gewundene Züge: der Schnitt geht bereits durch den Randteil des Knotens. — Die Iris nähert sich immer mehr der Hornhaut. Auf der Irishinterfläche erscheinen immer mehr Tumorteile, welche sich in Form schmaler Bänder bis auf die oben erwähnte hintere Synechie erstrecken.

Noch weiter peripher verschwindet der letzte Rest der Linsenkapsel, es treten dann immer mehr Ciliarfortsätze auf. Temporal sind die ersten auch von lockerem Tumorgewebe umgeben. Die Iris reicht jetzt bis an die Hornhauthinterfläche. Der Haupttumor ist jetzt viel kleiner geworden und beschränkt sich auf eine ca. 3 mm lange, von der Schmalseite des Ciliarkörpers her zwischen die Irispigmentblätter sich keilförmig hinein erstreckende Masse, während der außerhalb des Ciliarkörpers liegende maschige Teil an Dicke zugenommen hat. Der Ciliarkörper selbst tritt immer mehr hervor, seine Schmalseite wird von unten her deutlich durch ihren Pigmentüberzug gegen die Geschwulst abgegrenzt, während die Skleralseite noch von Tumor infiltriert ist.

Ein Schnitt, der so peripher liegt, daß bereits der größte Teil der Ciliarköpfe sichtbar ist (Fig. *C*), zeigt den Ciliarkörper ganz frei von Geschwulst. Der Ciliarrand der Iris ist ca. 2 mm breit mit der Hornhauthinterfläche verwachsen (*K*). Kleine Tumorpartikel liegen auf ihrer Vorderfläche sowie auf dem Pigmentblatt. Vom Haupttumor ist nur noch ein kleines Stückchen sichtbar, welches in genau derselben Weise wie auf den bisher beschriebenen Partieen zwischen die Pigmentblätter eingelagert erscheint. Im Bereich der Kammerwinkelverwachsung auf der lateralen Seite fehlt der Pigmentüberzug, hier grenzt Geschwulstgewebe direkt an die Rückseite des Stroma iridis. Der weiter oberhalb weniger bedeutende extraciliare Tumorteil macht jetzt als ein die Ciliarkörperoberfläche überziehendes und die lateralen Fortsatzköpfe umspinnendes, rundliche und längliche, ungleichmäßig große Maschen bildendes Geflecht die Hauptmasse aus. Gegen den Glaskörper hin ist die Geschwulst immer scharf abgegrenzt.

Während dann weiter nach dem unteren Rande der Vorderkammer zu die oben kurz als „Haupttumor" bezeichnete Geschwulstpartie ganz verschwindet, nimmt auch der außerhalb des präformierten Gewebes zwischen Ciliarkörper und Glaskörper gelegene Teil wieder an Masse ab, ohne daß eine Änderung der Struktur zu bemerken wäre. Der Ciliarkörper erscheint hier deutlich verschmälert. Auf der Hornhauthinterfläche finden sich mehrere verschieden große Zellanhäufungen, eine gerade im lateralen Hornhautiriswinkel.

Ganz peripher unten endlich, dem tiefsten Teil der Vorderkammer entsprechend, ist vom ganzen Tumor nur noch eine aus spärlichen, hier und da netzförmig miteinander verbundenen Zügen und Streifen zusammengesetzte Masse sichtbar. Sie liegt auf dem lateralen Ende der Ciliarfortsätze, die hier durch den Flachschnitt so weit getroffen sind, daß sie an ihrer (im Schnittpräparat) der Iris zugekehrten Seite größtenteils miteinander zusammenhängen. Auf der Iris und auf der Hornhauthinterfläche liegen Zellenhäufungen, welche sich von den oben beschriebenen dadurch unterscheiden, daß sie weniger kompakt erscheinen, vielmehr zum großen Teil bereits bei Lupenbetrachtung ein Lumen mit bogenförmiger Begrenzung erkennen lassen.

Der äquatoriale Rand der Geschwulst erscheint auf allen Schnitten so wie er oben beschrieben wurde, daß ca. 3 mm von der Ora serrata entfernt die Tumorstreifen konvergieren und, teils zusammentretend, teils frei, sich etwas vom Ciliarteil abhebend endigen.

Die nach oben von der Pupillenmitte liegenden Horizontalschnitte zeigen bei Lupenbetrachtung gegen den durch die Mitte gehenden

Schnitt (Fig. *B*) nur insofern eine Änderung, als hier immer mehr Teile der Linsenkapsel sichtbar werden, welche nun das ganze Pupillargebiet als Diaphragma durchziehen. Dabei erkennt man, daß Tumorstreifen sich lateral auch auf dieses Diaphragma erstrecken und dasselbe ein Stück weit überziehen. Die Geschwulstinfiltration des Ciliarkörpers nimmt auch hier, wie nach unten hin, immer mehr ab.

In dem vertikal geschnittenen obersten Bulbusabschnitt ist der Ciliarkörper stark verkleinert, von Tumor frei. Man erkennt auch hier am pupillaren Rande des Corpus ciliare netzartig miteinander zusammenhängende Streifen und Züge, welche aber nach vorn zu in eine solide, hellere, mit der Hornhaut zusammenhängende, einige stark pigmentierte Partien enthaltende Gewebsmasse übergehen. Die Lupenbetrachtung der Schnittfolgen zeigt, daß diese Gewebsmasse durch den lateralen Teil des Pupillargebietes hindurch auch mit der Linsenkapsel zusammenhängt, doch lassen sich weitere Einzelheiten nicht erkennen.

Die Kammerwinkelverwachsung ist auf sämtlichen Schnitten zu konstatieren, auf denen nicht Tumor die Iris abgedrängt hat.

Mikroskopischer Befund.

a) Der Tumor. Die Hauptmasse der Geschwulst zeigt sich, wie erwähnt, in recht wechselnder Weise zusammengesetzt. Am auffallendsten sind im Schnitt Zellbänder — entsprechend den bei Lupenbetrachtung als dunklere Linien erscheinenden Gebilden —, welche auf die verschiedenste Art konfiguriert sind und miteinander in Verbindung treten. Ein Teil, besonders nahe der Stelle zwischen abgedrängtem Irisrand und der Kammerwinkelgegend (welche besonders bei Färbung auf elastische Fasern an dem noch erhaltenen aber stark zusammengepreßten Balkenwerk des Ligamentum pectinatum kenntlich ist) stellt sich bei schwacher Vergrößerung dar als eine durch mehr als ein Gesichtsfeld verlaufende Zellreihe, welche ziemlich scharf umbiegt, in entgegengesetzter Richtung dicht an der ersten Strecke zurück verläuft, und ab und zu neue, dicht aneinander liegende Falten bildet (vgl. Taf. VIII Fig. 1); ferner bemerkt man auch halskrausenartig gefaltete, hin und her gewundene Zellstränge. Meist aber sind die Zellstränge viel kürzer. Sie stellen sich dann dar teils als bogenförmige Stücke, teils als spiralige Bänder, vielfach bilden sie auch Zellringe. Meist hängen sowohl die bogenförmigen als die ringförmigen Bildungen miteinander zusammen, so daß ein geflechtartiges Aussehen resultiert (Taf. VIII Fig. 2, 3).

Diese Bänder, Spiralen und Ringe sind aus epithelial aneinander liegenden zylindrischen Elementen zusammengesetzt; allerdings sind die seitlichen Zellgrenzen nicht deutlich erkennbar, wenn nicht eine feine, bei starker Vergrößerung hier und da zu beobachtende Streifung als Ausdruck derselben zu deuten ist: die stark färbbaren Kerne aber sind lang, aufrecht stehend, ziemlich regelmäßig nebeneinander geordnet; ab und zu erscheinen einzelne nicht ganz in der Reihe liegend, sondern wie etwas verschoben (Taf. VI Fig. 4). Die Höhe der Zellen und damit die Länge der Kerne ist innerhalb der einzelnen Bänder annähernd gleich, aber an verschiedenen Orten oft verschieden. Die Länge der Kerne schwankt zwischen 10μ und 18μ.

Es kommen sowohl ein- als mehrschichtige Zellbänder vor, oft in ganz unvermitteltem Übergang zueinander (Taf. VI Fig. 4 u. 5, Taf. VIII Fig. 1 u. 6). Bei den ersteren liegen die Kerne entweder in der Mitte, so daß an beiden Rändern ein heller protoplasmatischer Saum sichtbar ist (Taf. VI Fig. 4), oder sie liegen — und zwar ist dies durchweg bei den ringförmigen und meist auch bei den spiraligen Figuren der Fall — nur an einer Seite, und zwar immer an der konvexen, so daß der protoplastische Randsaum dann nur an der konkaven Seite vorhanden ist. Auch an den mehrschichtigen Zellstreifen zeigt sich meist auf einer Seite ein solcher heller Randsaum. Dieser ist überall, wo er vorkommt, mag er einseitig oder doppelseitig sein, ganz scharf begrenzt, nirgends ist eine Andeutung von Zacken oder Fasern an ihm zu sehen. Da er sich stets an der konkaven Seite der gebogenen Linien befindet, so liegt er, wo die Zellstränge ein Lumen einschließen, ausnahmslos an dem dem Lumen zugekehrten Ende der Zellen; das Lumen erhält so eine scharfe Begrenzung (Taf. VII Fig. 7). Eine weitere sehr bemerkenswerte Eigentümlichkeit dieses auf der konkaven Seite liegenden Saumes besteht darin, daß er fast überall reich an Mitosen (Monasteren und Äquatorialplatten) ist, stellenweise geradezu mit solchen übersät, während zwischen den Tumorkernen sonst sehr selten Kernteilungsfiguren zu bemerken sind (Taf. VI Fig. 5 und Taf. VII Fig. 7).

Mehrfach finden sich ferner in den mehrschichtigen Bändern kleine, rundliche, blasige Hohlräume, welche verschiedene große Chromatinbröckel und Kügelchen enthalten und als Degenerationsprodukte der Epithelien zu deuten sind.

Einzeln liegende Zellringe erinnern mit dem hellen, Mitosen enthaltenden Randsaum und dem scharf begrenzten Lumen auffallend an die Wintersteinerschen Rosetten der Netzhautgliome. Sie stellen aber im vorliegenden Fall nicht, wie dort, Schnitte durch Hohlkugeln dar, sondern vielmehr Querschnitte durch schlauchartige, jedenfalls mehr in die Länge entwickelte Gebilde. Dies läßt sich, auch ohne Zuhilfenahme von Schnittserien, dadurch erkennen, daß bei Drehung der Mikrometerschraube der Lumenrand scharf bleibt, sich höchstens bei etwas schiefem Verlauf des ganzen Gebildes etwas seitlich verschiebt, während das Lumen der Gliomrosetten in dickeren Schnitten bei Einstellung auf andere Ebenen meist verschwindet. Nun ist zwar der Durchmesser der Zellringe hier im allgemeinen größer (ca. 50 μ) als der der Gliomrosetten (selten über 30 μ), so daß, auch wenn erstere Durchschnitte durch Hohlkugeln darstellen würden, nicht wie bei den Gliomrosetten größere Kugelabschnitte in einem 20 μ dicken Schnitt enthalten wären. Aber man müßte doch erwarten, wenn es sich auch hier um kugelige Gebilde handelte, häufiger kleinere Kalotten abgetrennt zu finden, was nur ganz ausnahmsweise zu bemerken ist. Wo aber (bei Drehung der Mikrometerschraube) ein kalottenartiges Gebilde erkennbar ist, sieht man daneben so häufig ein drüsenschlauchartiges doppelzelliges Band in Zusammenhang mit jenem, daß ich mich für berechtigt halte, die Kalotten als Endstücke von schlauchartigen Gebilden aufzufassen. — Die einzeln liegenden Zellringe sind übrigens nicht häufig und finden sich in größerer Menge nur an einer Stelle zwischen Ciliarmuskel und Pigmentepithel, wo auch viele halskrausenartig gefaltete oder handschuhfingerähnlich aussehende Zylinderzellformationen zu bemerken sind; gewöhnlich liegen die isolierten Ringe in den gleich noch zu schildernden Partieen, mit welchen sie zusammenhängen.

Zwischen diesen in den Schnitten als epitheliale Bänder verschiedenster Konfiguration erscheinenden Teilen finden sich nämlich reichlich Partien, an denen die Zellkerne ziemlich dicht, aber scheinbar regellos wie bei einem Sarkom nebeneinander liegen. Bei genauerer Betrachtung fällt aber eine eigentümliche mosaikartige Anordnung der Zellen bezw. der Kerne auf (Taf. VII Fig. 7): die letzteren sind vielfach von auffallend unregelmäßiger Form, dabei aber so gelagert, daß die Ecken und Spitzen der einen sich in die entsprechend geformten Zwischenräume zwischen den benachbarten hineinschieben. Wenn nun auch möglicherweise die auffallend eckigen Formen nicht in vivo vorhanden waren, sondern mangelhafter Fixierung zuzuschreiben sind, scheint mir doch die Tatsache zweifellos sicher, daß in diesen Kernhaufen die Elemente sich gegenseitig in ihrer Gestalt beeinflußt hatten, d. h. epithelial angeordnet sind: wir haben es mit Flachschnitten und Schrägschnitten durch Epithelmassen zu tun. In solche Stellen gehen nun die „Zellbänder“ vielfach über, lösen sich sozusagen allmählich darin auf (Taf. VII Fig. 7). Mehrfach geschieht das so, daß ein Epithelband an einem oder an beiden Enden seitlich umbiegt und in eine solche mosaikartig gepflasterte Partie übergeht, wobei zwischen beiden Teilen ein Lumen bleibt. Letzteres ist dann nur auf der Seite des Bandes von dem hellen Randsaum begrenzt, während auf der anderen Seite die unregelmäßig und doch nicht planlos gelagerten Zellkerne direkt den Rand bilden (Taf. VII Fig. 7).

Es ergibt sich nun ferner aus den Schnittserien, daß diese Partieen mit mosaikartig angeordneten Kernen keine sehr große Ausdehnung in die Tiefe haben, sondern ziemlich flach sind.[1] Da man ferner niemals Bilder antrifft, welche als Querschnitte durch „Zellbänder" oder „Stränge" gedeutet werden könnten, so glaube ich schließen zu dürfen, daß die in den Schnitten als Bänder erscheinenden Gebilde in Wirklichkeit Querschnitte durch Membranen darstellen, während die Stellen mit mosaikartig angeordneten unregelmäßigen Kernen als Flach- und Schiefschnitte durch solche membranartig ausgebreiteten Gebilde zu deuten sind.

Außer den bisher beschriebenen Zellformationen finden sich dann noch einige kleine nekrotische Bezirke. Diese heben sich in Giesonpräparaten als ziemlich homogene, gelb gefärbte Partieen ab, in welchen, mehr am Rande als in der Mitte, kleine, runde, meist intensiv gefärbte, offenbar pyknotisch degenerierte Kerne liegen.

Die Lumina, sowohl die runden als die länglichen und unregelmäßiggeformten, sind nur zum kleinsten Teil leer. Der Inhalt ist außerordentlich verschieden. In manchen sieht man feine, nur aus einem Endothelrohr bestehende, blutführende Gefäße; nur ganz ausnahmsweise füllen sie das Lumen ganz aus, fast immer bleibt noch zwischen Gefäß und Rand ein Zwischenraum. Ferner finden sich häufig in wechselnder Menge Bindegewebszellen, große protoplasmareiche, verästelte Elemente mit ovalem, meist eingekerbtem Kern (vgl. Taf. VII Fig. 7*B* und 9*B*), manchmal auch schmale, lange Zellen, welche dem Randsaum des Epithels angeschmiegt sind und wohl als querdurchschnittene platte Elemente zu deuten sind. Daneben sind ab und zu ein- und (seltener) mehrkernige Leukocyten zu konstatieren. Hier und da liegen auch Zellen vom Aussehen der Tumorelemente im Lumen. — Weiter finden sich dann kugelige und körnige Massen dunkelschwarzbraunen Pigments (ohne Eisenreaktion) und retinale Pigmentkörnchen, teils frei, teils in Leukocyten und Bindegewebszellen eingeschlossen. In manchen Lumina finden sich feine hyaline, mit

[1] Es wurde allerdings nur jeder fünfte Schnitt à 20 μ für die Serie benutzt, die meisten dazwischen liegenden Schnitte wurden aber ebenfalls untersucht.

Eosin stark färbbare Tröpfchen, andere sind von einem fädigen Netzwerk durchzogen, welches oft varikös erscheint und auch massenhaft feine Punkte zwischen sich einschließt. Ähnliche Fäden spannen sich auch manchmal quer zwischen zwei dicht aneinander liegenden Basalflächen der Zellmembranen aus: an solchen Stellen ist fast immer ein Blutgefäß nachweisbar, von welchem die Fäden oft ausstrahlen. Obwohl die Fäden keine deutliche Fibrinfärbung annehmen, möchte ich sie doch als Gerinnungsprodukte einer aus den Gefäßen transsudierten Flüssigkeit, nicht eines von den Zellen abgesonderten Sekretes auffassen, da sie, wie erwähnt, auch auf der dem Protoplasmasaum abgewendeten basalen Seite der Zellen vorkommen. Fäden, Varikositäten und Punkte färben sich mit Hämatoxylin schön himmelblau und scheinen demnach schleimartiger Natur zu sein; sie gleichen den Massen, die man oft in den Blessigschen Hohlräumen der Retina antrifft. — Endlich findet man stellenweise einige wellig verlaufende Fasern, welche sich durch ihre Rotfärbung in Gieson-Präparaten als Bindegewebsfibrillen dokumentieren.

Etwas anders als dieser Hauptteil der Geschwulst ist der Tumor innerhalb des Ciliarkörpers beschaffen. Teils sieht man hier schmale Züge kleiner, dicht epithelial liegender Zellen spitzwinklig miteinander zusammenhängend sich zwischen den Muskelbündeln vorschieben (Taf. VIII Fig. 3 u. 8), teils finden sich mehr kompakte, an Krebsalveolen erinnernde Epithelmassen von unregelmäßiger Form, auch diese vielfach miteinander und mit schmalen Strängen zusammenhängend (Taf. VIII Fig. 8). Wo das Gewebe in größerer Ausdehnung zerstört ist, sind auch hier die Tumorzellen zu schlauchförmigen und rundlichen, ein Lumen einschließenden Bildungen angeordnet. Die Geschwulstinfiltration reicht an den meisten Stellen bis an das äquatoriale Ende des Ciliarmuskels. Die Bindegewebsschicht zwischen Muskel und Pigmentschicht ist viel weniger von Tumor ergriffen, doch fehlen auch hier Tumorzellhäufchen nicht, und vielfach haben sie sogar das Pigmentepithel durchbrochen (Taf. VII Fig. 7 u. Taf. VIII Fig. 8), liegen auch innerhalb desselben. Dabei zeigt sich die interessante Tatsache, daß das ungefärbte Ciliarkörperepithel, welches sich von den Geschwulstzellen aufs deutlichste durch die mehr kugelige Form und die geringere Färbbarkeit seiner Kerne unterscheidet, dem Tumor einen gewissen Widerstand leistet: nicht nur kann man dort, wo der Tumor die innere Kante des Ciliarkörpers zerstört hat, noch einen Streifen bezw. Fetzen des Ciliarepithels in das Tumorgewebe hineinragen sehen, sondern es finden sich auch Stellen, an denen ein Geschwulstknoten sich vom Bindegewebe her so zwischen zwei Ciliarfortsätze eingeschoben hat, daß er, das pigmentierte Epithel durchbrechend und zerstörend, das ungefärbte einfach vor sich herschiebt, wobei letzteres ganz intakt bleibt (Taf. VII Fig. 7). An einzelnen Stellen ist auch das ungefärbte Epithel durchbrochen und verschwunden, so daß der innerhalb des Ciliarkörpers entwickelte Teil mit dem außerhalb desselben befindlichen zusammenhängt (Taf. VIII Fig. 8).

Dieser dem Ciliarkörper aufgelagerte Geschwulstabschnitt ist, wie schon die Lupenbetrachtung erkennen ließ, durchweg maschig gebaut (Taf. VI Fig. 10, Taf. VII Fig. 9, Taf. VIII Fig. 2 u. 3): ein- und mehrschichtige Zellbänder oder besser Membranen, quer und schräg getroffen, schließen ungleich große, rundliche und längliche Hohlräume ein. Die Zellen sind hier weniger reich an Mitosen, der helle Randsaum ist weniger ausgesprochen, sonst aber verhalten sie sich genau so wie im Haupttumor. Die Lumina sind hier vielfach von glasig aussehenden, undeutlich konzentrisch gestreiften, mit VAN GIESON rosa gefärbten Ballen ausgefüllt; Zellen finden sich weniger darin, Gefäße gar nicht.

Das Ciliarkörperepithel ist unter diesem plexiformen Tumorgewebe größtenteils ganz intakt nachweisbar, sogar dort, wo dieses jenem direkt aufliegt (Taf. VI Fig. 10 u. Taf. VII Fig. 9); nur an ganz wenigen Stellen fehlt es, so daß Tumormaschen direkt dem pigmentierten Epithel oder, wo auch dieses zum Schwund gebracht ist, dem Bindegewebe aufliegen. Von einem eigentlichen Übergang des präformierten Epithels in die Neubildung kann aber nirgends die Rede sein. Wo überhaupt beides zusammenhängt — was nicht gerade häufig vorkommt —, vollzieht sich eine solche Verbindung ganz unvermittelt, nie so, daß man einen Übergang im Sinne einer Wucherung des Epithels zu Tumor annehmen dürfte; vielmehr ist der Eindruck immer so, daß Geschwulstgewebe und präformiertes Epithel sekundär miteinander in Verbindung getreten sind (Taf. VII Fig. 9). Ebenso liegen im Schnitt die letzten Ausläufer des Tumors als plexiform miteinander verbundene Zellstränge dem (nur an wenigen Stellen mäßig verdickten) Ciliarkörperepithel nur dicht auf, ohne daß ein inniger Zusammenhang zwischen beiden zustande kommt; das letzte Stück der Geschwulst ist sogar glaskörperwärts abgebogen (Taf. VI, Fig. 10).

Stellenweise erscheint zwischen das typische Geschwulstgewebe und das Ciliarepithel eine Lage maschigen Gewebes eingeschoben, welches sich von ersterem dadurch unterscheidet, daß seine Maschen meist weiter, die begrenzenden Zellen viel kleiner sind und viel weniger stark färbbare Kerne besitzen (Taf. VIII Fig. 2 u. 3 bei *W*). In manchen Präparaten zeigen letztere auch eine Abweichung von den Tumorzellkernen darin, daß sie durch Hämatoxylin violett, die Tumorzellkerne dagegen dunkelblau gefärbt sind. Ob dieses Gewebe zur Geschwulst gehört, oder ob es als atypische, reaktiv-entzündliche Wucherung des Ciliarepithels anzusprechen ist, vermag ich nicht zu entscheiden; doch ist der Unterschied gegenüber dem Tumor an vielen Stellen so auffallend, daß ich letztere Anschauung für zutreffend halten möchte.

Die Gesamtmasse des Tumors ist gegen den Glaskörper hin größtenteils von einer kontinuierlichen, ein- und mehrschichtigen Zylinderzellenlage überzogen; stellenweise findet sich auch auf der vorderen Grenzschicht eine einschichtige Tumorepithellage (Taf. VIII Fig. 8 *M*).

In den Glaskörper selbst scheint der Tumor nicht eingedrungen zu sein; es findet sich fast überall zwischen beiden ein Raum, welcher, von Tumor frei, nur von Zonulafasern durchzogen ist. Diese sind am äquatorialen Rande der Geschwulst durch das Vordringen der letzteren von den Ciliarepithelien abgerissen und zur Seite gedrängt (Taf. VI Fig. 10 *Z*).

Der schon bei Lupenbetrachtung auf einer ganzen Reihe von Schnitten bemerkte, von der Kammerwinkelgegend nach hinten in die Sklera hineinreichende Streifen (Taf. VIII Fig. 3 u. 8) besteht aus dicht aneinander gedrängten kleinen Zellen, welche den Tumorzellen in den dünnen Strängen ähnlich sind, außerdem finden sich dazwischen pigmentierte Gebilde, über deren Natur, ob zellig oder nicht, keine Entscheidung zu gewinnen ist. Offenbar handelt es sich hier um die Gegend des SCHLEMMschen Kanals, wahrscheinlich um diesen selbst in stark komprimiertem Zustande; ich möchte glauben, daß hier in einer gewissen Breite losgelöste Elemente des präformierten Gewebes (Pigment) eingeschwemmt und Tumorzellen eingedrungen sind.

Wir haben nun noch jenen Teil der Geschwulst zu betrachten, der in die Vorderkammer hineingewuchert ist. Hier finden wir die Iris von einem meist mehrschichtigen Zylinderepithel bedeckt (Taf. VIII Fig. 1 u. 6), dessen freier, der Basis abgekehrter Rand wieder einen (hier allerdings nur schmalen) Protoplasmasaum zeigt, in welchem die Mitosen liegen (Taf. VI Fig. 5). Stellenweise liegen auch hier, wie im Hauptteil des Tumors, einige Zellen dem Epithel auf; diese sind zum Teil als aus dem Verband getretene Tumorzellen, meist aber wohl als einkernige Leukocyten anzusprechen. Das Epithel geht dabei nicht glatt über die Iris fort, sondern erhebt sich stellenweise in Falten (Taf. VIII Fig. 6). Es endet am Pupillarrand, indem es hier mit dem ektropionierten Pigmentblatt einfach zusammenstößt (Taf. VIII Fig. 6). Im Irisstroma selbst finden sich an einigen Stellen dicht unter dem Epithel, aber durch eine schmale Schicht Irisgewebe von ihm getrennt, wenige Tumorzellhäufchen. Von der Iris aus setzt sich das Geschwulstepithel, bald ein- bald mehrschichtig, auf den in die Vorderkammer hineinragenden Knoten fort (Taf. VIII Fig. 1 u. 6). Der Kern des letzteren ist nekrotisch; wie die kleinen, innerhalb des Tumors gelegenen Nekroseherdchen, besteht auch dieser aus einer nach van Gieson gelb gefärbten, ziemlich homogenen Masse mit kleinen, runden, intensiv gefärbten verstreuten Kernen und Kerntrümmern. Besonders schön lassen sich in der Peripherie des Vorderkammerknotens die Faltenbildungen der bald schmäleren, bald breiteren Epithelformationen erkennen (Taf. VIII Fig. 1 u. 6). Mit dem Haupttumor hängt der Knoten durch eine bald dickere, bald dünnere Geschwulstmasse zusammen; auf einigen Schnitten besteht der Verbindungsteil nur aus einigen hin- und hergewundenen Zylinderepithellagen, zwischen denen man nur feine Gefäße und etwas lockeres Bindegewebe bemerkt (Taf. VIII Fig. 1).

Ein richtiges Stroma besitzt die Geschwulst nicht. Im Ciliarkörper verläuft das Tumorepithel einfach im präformierten Gewebe, in dem Hauptknoten finden sich feine, nur aus Endothelröhren bestehende Blutgefäße sowohl zwischen den Falten als auch, seltener, in den Lumina. Etwas weitere, aber gleich einfach gebaute Gefäße verlaufen dicht unter dem die Iris und den Vorderkammerknoten überziehenden Epithel. Der ganze dem Ciliarkörper nur aufliegende Teil des Tumors ist vollständig gefäßlos.

Im tiefsten Teil der Vorderkammer liegen einige isolierte Geschwulstpartikelchen auf der Iris, einige sind so groß, daß sie diese und die Hornhauthinterfläche berühren. Diese Tumorseminien stellen sich zum Teil als bogen- und kreisförmige (dann mit zentralem, scharf begrenztem Lumen versehene) Figuren dar, deren Wand aus Zylinderepithel besteht, oder sie bilden kleine, kompakte Zellhaufen, deren Peripherie den Aufbau aus zylindrischen Epithelien noch erkennen läßt, während im Zentrum unregelmäßig gestaltete, meist degenerierte Zellen liegen.

Die Vertikalschnitte durch den obersten Teil des Bulbus zeigen die Verhältnisse an der Iridektomienarbe. Entsprechend der letzteren ist die Cornea zellreich, von zarten Gefäßen durchsetzt, und enthält reichlich uveales Pigment. In das hintere Drittel ist eine intensiv pigmentierte Masse und ein Zipfel der Linsenkapsel eingelagert. Von der Iris ist ein Stumpf vorhanden, welcher, stark atrophisch, an der Wurzel eine Strecke weit mit der Descemetis verwachsen ist, dann ein Stück lang frei ist und in jener stark pigmentierten der Hornhautnarbe eingelagerten Masse endet. In dem spaltförmigen Raum zwischen Hornhaut und nicht fixiertem Iristeil finden sich Leukozyten und schwarzbraune Pigmentklumpen. Neben und an der Linsenkapsel, welche als vielfach gefaltetes Band sich auf der lateralen Seite nach der Pupille hinzieht, liegt eine nach hinten allmählich sich verlierende Gewebsmasse, welche aus ziemlich parallelen Zellen und Intercellularsubstanz mit reichlichen Gefäßen und Gefäßsprossen zusammengesetzt ist. Die Zellen erscheinen teils schmal und lang, mit entsprechend geformten Kernen, zum Teil relativ groß, sternförmig mit protoplasmareichen Ausläufern. Die Zwischensubstanz erscheint teils homogen, teils streifig, teils feinkörnig. Sie färbt sich fleckweise, besonders an den feinkörnig aussehenden Partien, mit Hämatoxylin schön himmelblau, an anderen Stellen nach v. Gieson zart rot. Wir haben es offenbar mit einem mucinreichen Bindegewebe zu tun, welches stellenweise als richtiges Schleimgewebe bezeichnet werden darf. Es ist wohl sicher entzündlichen Ursprungs und als eine Art zyklitischer Schwarte zu deuten.

Die Tumorausläufer erscheinen nun auch hier im oberen Bulbusabschnitt, ebenso wie im lateralen und unteren, als Bänder und Maschenwerk dem Ciliarepithel aufgelagert. Das Tumorepithel überzieht aber auch die Linsenkapsel und die Bindegewebsmasse auf deren lateralen Seiten. Es reicht bis in die Hornhautnarbe hinein, und auch in der pigmentierten Masse lassen sich Haufen von Tumorzellen nachweisen.

Um die Beschreibung der Geschwulst zum Abschluß zu bringen, sei noch bemerkt, daß auch der die obere Hälfte des Pupillargebietes durchziehende Teil der Linsenkapselblätter sowie eine etwas ausgezogene hintere Synechie des Irispigmentblattes mit der Kapsel auf der lateralen Seite von zylindrischem Tumorepithel überzogen ist.

b) Der übrige Bulbus. Das am Bulbus haftende Stück der Bindehaut zeigt starke Blutfüllung der erweiterten Gefäße.

Cornea im ganzen etwas zellreicher als normal, sonst, abgesehen von der Narbengegend (s. o.), ohne Besonderheiten.

Vorderkammer. Im unteren Teil zahlreiche Präcipitate. Dieselben enthalten außer den gewöhnlichen Elementen (meist Leukozyten und histiogene Wanderzellen, zum Teil mit uvealem Pigment beladen), welche teilweise schlechte Kernfärbung zeigen, große, protoplasmareiche Zellen mit einem ovalen Kern und langen, auffallend geraden, starr aussehenden Ausläufern, welche an der Descemetis haften. Das Epithel der letzteren ist auch unter den Zellhäufchen fast überall nachweisbar intakt, was besonders dort deutlich ist, wo die Descemetis etwas schief getroffen ist: man sieht hier bei Drehung der Mikrometerschraube das Epithel mehr weniger von der Fläche als kontinuierliche Lage unter den Zellhäufchen. Die großen Zellen vermag ich nicht sicher zu deuten; doch möchte ich sie eher für Abkömmlinge gewöhnlicher Bindegewebszellen (aus dem zerstörten Gewebe) wie als Abkömmlinge der Descemetschen Epithelien deuten, da eben letztere fast überall unter jenen als normal nachweisbar sind.

Die Iris ist reich an einkernigen Rundzellen. Spärlich polynukleäre Leukocyten. Ab und zu Pigmentzellen mit Eisenreaktion. Zwischen Stroma und Pigmentepithel, zum Teil zwischen beiden Blättern des letzteren, findet sich nahe dem ciliaren Rande der abgelösten Iris dicht am Tumor eine aus zellarmem, schwartigem Bindegewebe mit Pigment bestehende knotige Masse. Von hier aus geht eine durch mehrere Schnitte zu verfolgende Zotte des Pigmentblattes bis auf die Linsenkapsel (alte hintere Synechie). Offenbar hat hier die Exsudation zwischen die Pigmentblätter (wie wir sie bei Iritis häufig finden) das Eindringen des Tumors zwischen jene vorbereitet.

Ciliarkörper: Soweit er nicht von Tumor durchsetzt ist, besonders oben, verkleinert, dabei zellreicher. Die Elemente lassen sich als Bindegewebszellen und Leukocyten erkennen. Die Ciliarfortsätze erscheinen nach oben und vorn hin verzogen.

Die Linse fehlt. Es ist nur die Kapsel vorhanden, deren Blätter meist sehr dicht aneinanderliegen.

Dazwischen finden sich unregelmäßige Lagen von Kapselepithel, Bläschenzellen und kernlose Ballen, also ganz das Bild des dünnhäutigen Nachstars. In den mittleren Partien des Bulbus finden sich nur seitlich Stückchen der Kapsel, welche so klein sind, daß sie mit der Lupe nicht sichtbar waren.

Die Zonulafasern sind überall deutlich nachweisbar. Doch sind sie im Bereich des Tumors meist durch diesen aus der normalen Lage gebracht, zum Teil vom Ciliarepithel abgerissen und abgedrängt (Taf. VI Fig. 10). Oben finden sich zwischen ihnen reichlich ein- und (spärlicher) mehrkernige Leukocyten, Pigment, vereinzelt auch rote Blutkörperchen, endlich kleine Häufchen von Zellen mit etwas größeren meist schlecht färbbaren Kernen, welche wohl als disseminierte, in Degeneration begriffene Tumorelemente, möglicherweise aber auch als Klümpchen von Exsudatzellen zu deuten sind.

Im vorderen Teil des Glaskörpers sind außer den gewöhnlichen Glaskörperzellen einzeln und in Gruppen liegende Leukocyten zu finden; die meisten sind mononukleär, wenige gelapptkernig, ein Teil enthält uveale Pigmentkörnchen.

Retina. Die Pars optica ist völlig normal, auch die Nervenfaser- und Ganglienschicht läßt bei den gewöhnlichen Färbungen kein Zeichen von Atrophie erkennen. Dagegen bietet die pars ciliaris ein merkwürdiges Bild. Während die der Ora serrata unmittelbar benachbarten Epithelien (ebenso wie die der pars plana des Ciliarkörpers, über welche der Tumorrand hinüberhängt (Taf. VI Fig. 10) vom normalen Verhalten nicht abweichend, sich als einschichtige, zylindrische, größtenteils etwas nach vorn geneigte Elemente präsentieren, ist in einem Bezirk, welcher gut $^3/_4$ der Pars ciliaris ret. umfaßt, das Epithel in folgender Weise verändert. Die Zellen stehen nicht mehr auf dem Pigmentepithel, sondern sind diesem und der Bulbuswand fast parallel gelagert; dabei liegen sie vielfach zu mehreren übereinander. Die Elemente selbst sind außerordentlich verlängert, die Kerne sehr lang und dünn. Am längsten und fast ganz horizontal gelagert erscheinen die Ciliarzellen im obersten, vertikal geschnittenen Bulbusabschnitt; hier scheinen die Epithelien vielfach unter allmählich zunehmender Verschmälerung in Fasern auszulaufen.[1] Die dicht aneinanderliegenden Zellen sehen hier, besonders bei ihrer Gelbfärbung nach v. Gieson, mit den langen dünnen Kernen beinahe aus wie glatte Muskelfasern. — In den übrigen (horizontal geschnittenen) Teilen des Bulbus erscheinen die Epithelien, wie gesagt, nicht ganz so lang, auch nicht so horizontal sondern etwas mehr schief geneigt. — Die Zonulafasern sind im Bereich der umgelegten und verlängerten Epithelien deutlich an diesen sichtbar, im Bereich der normal erscheinenden fast überall abgerissen. Danach möchte ich die Veränderung der Ciliarepithelien auf den Zug der nach oben verlagerten und adhärenten, auch noch nahe der Hornhautnarbe mit der schrumpfenden Schwarte zusammenhängenden Linsenkapsel zurückführen. Daß auf den Horizontalschnitten die Verlängerung und Verlagerung der Zellen dabei nicht so deutlich hervortritt wie auf den Vertikalschnitten würde sich dann einfach daraus erklären, daß auf den ersteren die Zellen natürlich nicht so in ganzer Länge getroffen sind wie auf den der supponierten Zugrichtung parallelen Vertikalschnitten.

Die Chorioidea ist wohl etwas zellreicher als sonst. Man sieht auffallend viele im Schnitt strichförmig dünn erscheinende Kerne, sonst ist sie ganz normal.

---

[1] Bezüglich dieses Verhaltens besteht eine große Ähnlichkeit mit einer Abbildung in Köllikers Handbuch der Gewebelehre (VI. Aufl. III. Band S. 873 Fig. 1417), woselbst v. Ebner gegen Salzmann bemerkt, „daß auch gelegentlich Zonulafasern vorkommen, welche als direkte Fortsätze zugespitzter Zellen des Ciliarteiles der Retina erscheinen.“ (S. 872.)

In und auf der Sklera sind die Gefäße im Vorderabschnitt des Bulbus meist ausgedehnt, vielfach von kleinzelliger Infiltration umgeben.

Opticus. Die Papille zeigt eine trichterförmige Exkavation, deren Spitze in der Höhe der hinteren Skleralfläche liegt. Im Papillengewebe sind zwar die Nervenfaserbündel größtenteils deutlich zu erkennen; Giesonpräparate zeigen aber stellenweise, daß das Gliagewebe vermehrt ist, indem dichteres, horizontal faseriges Gewebe mit unregelmäßig eingestreuten Kernen die Papille so durchsetzt, daß die Anordnung der Kernsäulen nicht überall hervortritt. Die Lamina cribrosa bildet einen nach hinten konvexen Bogen, dessen Scheitelpunkt noch ein Stück hinter der Außenfläche der Lederhaut liegt.

Epikrise.

Die Tumorelemente sind epithelial in bald einer bald mehreren Lagen angeordnete, im wesentlichen zylindrische Elemente, welche die ausgesprochene Neigung zu flächenhafter Ausbreitung, zur Bildung von Membranen zeigen. Dies sehen wir am deutlichsten auf der Iris, auf der Oberfläche des Vorderkammerknotens (Taf. VIII Fig. 6), auf der vorderen Grenzschicht des Glaskörpers (Taf. VIII Fig. 8), auf der Linsenkapsel, aber auch sonst vielfach mitten in der Geschwulst. Die Struktur der letzteren kann man sich am einfachsten durch die Annahme klar machen, daß membranartige Zellschichten einerseits Falten bildeten, die sich vielfach berührten, an den Berührungsstellen miteinander verschmolzen, andrerseits wohl auch blindsackartige oder handschuhfingerförmige Ausstülpungen produzierten. Durch Quer-, Schräg- und Flachschnitte, durch solche membranösen Gebilde lassen sich die vorhandenen Schnittbilder am einfachsten erklären (s. oben S. 137): die Schnittfläche eines zusammengeknüllten Tuches würde ähnliche Verhältnisse darbieten.

Der Tumor ist rein epithelial; er besitzt kein Stroma, nur feine Gefäße, ein beträchtlicher Teil der Geschwulst enthält nicht einmal diese. Außer den epithelialen Zellen finden sich in der Geschwulst verstreute Reste des präformierten Gewebes (vereinzelte Gewebsinseln) bezw. Abkömmlinge desselben (isolierte Bindegewebszellen), sowie Degenerations- und Exsudationsprodukte, erstere teils von Tumorzellen, teils von präformiertem Gewebe abstammend.

Der Ausgangspunkt des Tumors ist in diesem Fall offenbar dort zu suchen, wo derselbe am mächtigsten entwickelt ist, d. h. im lateralen Quadranten in der Gegend der medialen Kante des Ciliarkörpers; von hier aus ist er einerseits in diesen, andrerseits in die Iriswurzel eingedrungen. Näheres aber, speziell über den Gewebsteil, welcher geschwulstig gewuchert ist, dürfte sich nicht mit Sicherheit feststellen lassen. Man wird a priori für wahrscheinlich halten, daß eine umschriebene Stelle des Ciliarepithels den Ausgangspunkt der Tumorentwickelung bildete: dieses Epithel fehlt da, wo auch das Bindegewebe vom Tumor zerstört und substituiert ist, in nicht gerade großem Umfang, an der medialen Ciliarkörperkante und einer anschließenden Strecke der inneren Längsseite. Aber wie in diesem Falle die in Frage kommende Epithelstelle vor der Tumorentwicklung aussah, entzieht sich der Beurteilung. Es wäre ebenso möglich, daß der Tumorkeim zwischen dem pigmentierten und unpigmentierten Epithel oder auch zwischen ersterem und Ciliarkörperbindegewebe oder sogar in letzterem selbst (durch eine Entwickelungsstörung bezw. einen zur Abschnürung führenden proliferierenden Prozeß im Bindegewebe, etwa im Sinne Ribberts, dorthin verlagert) sich befunden hätte.

Aus den nachweisbaren Beziehungen des Tumors zum Ciliarepithel läßt sich ein Schluß in Hinsicht auf die Genese in diesem Falle nicht ziehen. Die Verbindungen zwischen Tumorgewebe und präformiertem Epithel sind nie so, daß man sagen könnte, das letztere wäre gewuchert und zeigte nachweisbare Übergänge zur Tumorbildung. Vielmehr treten die Tumorteile offenbar nur sekundär mit dem Epithel in Verbindung. Eine Wucherung des letzteren in Form von Zellsträngen ist an solchen Stellen zwar nicht immer auszuschließen; dies ist aber dann meines Erachtens — bei den oben angegebenen Differenzen gegen das Tumorgewebe (s. S. 139) — als „atypische Wucherung" zu erklären, wie sie das Ciliarepithel auch bei chronischer Cyklitis sehr häufig zeigt. Auch ist ein ähnliches Verhalten ja vielfach bei Tumoren zu konstatieren, so wenn ein Karzinom einer Drüse z. B. der Haut sich erst in der Tiefe entwickelt hat und dann stellenweise gegen die Oberfläche wächst, wobei es dann mit atypischen Wucherungen der letzteren in Verbindung tritt (vgl. Ribbert,[1] v. Hansemann[2]).

Wenn sich unser Tumor aus gewöhnlichem Ciliarepithel entwickelt hat, so liegt jedenfalls ein Fall von erheblicher Anaplasie vor.

Die in den Schnitten zu findenden Membranstücke stimmen völlig überein mit der Wand der embryonalen Augenblase aus einer Zeit, in der diese noch ebenso gebaut ist wie der

---

[1] Ribbert, Geschwulstlehre. Bonn 1904.

[2] v. Hansemann, Die mikroskopische Diagnose der bösartigen Geschwülste. 2. Aufl. Berlin 1902.

Augenblasenstiel und das primitive Medullarrohr. Hier wie dort finden wir ein ziemlich hohes mehrschichtiges Epithel mit einem einfachen oder doppelseitigen hellen Randsaum und **darin eine flächenhafte Anordnung der Mitosen an der der Zellbasis entgegengesetzten Seite der Epithels, so daß die Kernteilungsfiguren, wo ein Lumen vorhanden ist, immer diesem zunächst liegen.**

Diese charakteristische Lage einer germinativen Schicht kommt nun allem embryonalem Ektoderm und Entoderm zu: ALTMANN[1] hat gefunden, „daß die Zellenwucherung beim Embryo in allen epithelialen Organen nur von einer einheitlichen Fläche ausgeht, nämlich von derjenigen, welche vom Mesoderm am weitesten abliegt." So besitze demnach das embryonale Medullarrohr in der den Zentralräumen zugewendeten Lage reichliche Kernteilungsfiguren, die Retina hingegen in der äußersten Schichte des distalen Blattes, an einer Fläche, die genetisch dem Epithel der Zentralräume gleichwertig ist.[2]

Die Bedeutung dieser eigentümlichen Erscheinung ist nicht aufgeklärt. MERK[3] fand für das Zentralnervensystem, daß die Erscheinung nur an allen den Stellen nachweisbar ist, an denen im fötalen oder postfötalen Leben ein geschichteter Aufbau zu konstatieren ist, während er an den Stellen fehlt, an denen eine geschichtete Anordnung der Elemente nicht stattfindet. Auf das embryonale Auge ist diese Deutung nicht zu übertragen, weil die gleiche Lage der germinativen Schicht auch im Augenblasenstiel (der zu keiner Zeit geschichteten Anlage des Optikus) und im proximalen Blatt der Augenblase, aus welchem das Pigmentepithel hervorgeht, zu finden ist.[4] HIS[5] bestätigte, „daß die Anlagerung der Zellen mit Mitosen an die Innenwand des Medullarrohres die Regel bildet", er fand aber dann weiter, daß die Mitosen in runden Zellen liegen, welche er als „Keimzellen" den übrigen Elementen, den

[1] ALTMANN a. a. O.

[2] Zitiert nach MERK. Das Original „Über embryonales Wachstum", Leipzig 1881, war mir nicht zugänglich. — Anm. bei der Korrektur. In VIRCHOW-HIRSCHS Jahresbericht für 1881 Bd. I S. 99 steht ein kurzes Referat unter dem Titel: „Vorläufige Mitteilung über embryonales Wachstum. Fliegendes Blatt, Leipzig 6. April 1881". Danach schließt ALTMANN aus der erwähnten Anordnung der Mitosen und der fast ausschließlich der Oberfläche parallelen Richtung der Teilungen, daß hier das Dickenwachstum nur durch Verschiebung der Zellen erfolge.

[3] MERK, Die Mitosen im Centralnervensystem. Denkschriften d. k. Akad. d. Wissensch. math.-naturw. Klasse. Bd. LIII. Wien 1887.

[4] Vgl. FALCHI, v. GRAEFES Arch. Bd. XXXIV Abt. 2, Taf. I Fig. 1.

[5] HIS, Die Neuroblasten und ihre Entstehung. Arch. f. Anat. u. Physiol. Anat. Abt. 1889.

„Epithelzellen“ gegenüberstellte. „Die Epithelzellen sind also Vorläufer der Spongioblasten und des mit diesen verbundenen Markgerüstes, von den Keimzellen aus vollzieht sich die Entwickelung der Neuroblasten“ (S. 266). His wählte diese Fassung, weil er die Möglichkeit nicht ausschließen wollte, „daß in früheren Zeiten ein Teil der Keimzellenabkömmlinge zu Epithelzellen bezw. zu Spongioblasten wird.“ Positive Erfahrungen über solche Umbildungen besitze er nicht, als sicher kenne er nur die Umbildung von Keimzellen in Neuroblasten.

Diese das Medullarrohr betreffende Entdeckung läßt sich vielleicht für das distale Augenblasenblatt (die Retina), aber nicht für das proximale Blatt und den Augenblasenstiel verwerten, welch letztere denselben Bau zeigen, ohne daß unter normalen Verhältnissen Ganglienzellen darin zur Entwickelung kommen.

Für das Auge und für unsern Tumor müssen wir uns also mit der Feststellung der Tatsache begnügen, ohne eine Deutung der charakteristischen Lage der germinatialen Schicht geben zu können. Es zeigt sich jedenfalls darin aufs deutlichste der **embryonale Charakter des Geschwulstgewebes** ausgesprochen.

Ob nun ausgebildete Ciliarzellen eine Nachkommenschaft produziert haben, welche auf die Stufe der Vorfahren aus der Embryonalzeit zurückgekehrt ist, oder ob von vornherein ein Stück embryonales Epithel unverbraucht liegen geblieben und zum Ausgangspunkt der Geschwulst geworden ist, das ist nicht zu entscheiden.

Frühere Publikationen.

Die beiden unserem Fall ähnlichen Beobachtungen, welche in der Literatur niedergelegt sind, betreffen weiter vorgeschrittene Geschwülste; trotzdem läßt sich weitgehende Übereinstimmung konstatieren. In diesen beiden Fällen waren die inneren Skleralschichten in beträchtlicher Ausdehnung zerstört, die Bulbi unter Staphylombildung bereits erheblich verändert. Beide Fälle betreffen Kinder, in beiden zeigten die Augen bald nach der Geburt bemerkte Anomalien.

Der erste Fall wurde als Adenokarzinom der pars ciliaris von Badal und Lagrange[1] veröffentlicht. Lagrange beschreibt vom Ciliarepithel ausgehende Drüsenschläuche bezw. drüsige Kanäle und kompakte Zellmassen, welche aus ersteren dadurch entstünden, daß die Wandzellen nach innen und außen proliferieren (S. 735). Die Zellform ist unregelmäßig, länglich vieleckig, ovoid, mit manchmal zugespitztem Ende; auch spricht Lagrange von einfach „sarkomatösen“

[1] Arch. d'Opht. 1892, und Lagrange, Traité des tumeurs de l'oeuil. 1901.

Zellen, welche kleiner und rundlich seien und besonders am hinteren Ende des Tumors vorkämen.

Die Abweichungen dieses Falles von dem unsrigen lassen sich einerseits durch das weiter vorgeschrittene Entwickelungsstadium der Geschwulst erklären, wodurch das Bild der ursprünglichen Konfiguration verwischt werden kann; andrerseits ist die Übereinstimmung vielleicht noch größer, als es nach der Beschreibung des Autors scheint, indem die kompakten, gegen die Umgebung nicht scharf begrenzten Zellhaufen, mit den unregelmäßig eckig geformten, manchmal zugespitzte Enden aufweisenden Elementen sehr an die Bilder in unserem Fall erinnern, welche ich aber nicht als kompakte Zellhaufen, sondern als Schräg- und Flachschnitte durch Epithelmembranen deuten zu sollen glaube (vgl. Taf. VII Fig. 7).

Der zweite hierher gehörige Fall wurde von LEBER auf der 27. Versammlung der Ophthalmologischen Gesellschaft 1898[1] in Heidelberg als „Gliom der Pars ciliaris" demonstriert, von EMANUEL[2] unter der gleichen Bezeichnung genauer beschrieben. LEBER sagte: Die Geschwulst „stellt gewissermaßen eine stark verdickte mehrschichtige und zugleich hochgradig hin- und hergefaltete und gewucherte Pars ciliaris retinae dar." Aus der ausführlichen Beschreibung EMANUELS vermag ich bezüglich der Geschwulstzellen nur zwei Differenzpunkte gegenüber unserem Fall zu entnehmen: 1. erwähnt der Autor gleichmäßig verstreut liegende Massen runder Zellen. Im vorliegenden Fall sind Tumorzellen nur da rund, wo sie nachweislich in Degeneration begriffen sind; 2. wird einmal gesagt, man sähe, wo Epithelzellen ein Lumen einschließen, „aus der Tiefe feinste Fäserchen dem Lumen zulaufen und sich dann zu einem Bündel vereinigen. An derartigen Stellen fehlt die scharfe Begrenzung, man hat den Eindruck, als ob solche aus der Tiefe zwischen den Zellen aufsteigenden Fäserchen die Grenzmembran der Zellbänder bildeten". Von derartigen Fäserchen fehlt in meinem Fall jede Andeutung.

Nicht einwandfrei erscheint mir die Ableitung der Geschwulst und die Bezeichnung als Gliom. Was den ersten Punkt betrifft, so sagt LEBER (a. a. O.): „In dem aufgestellten Präparate ist zu ersehen, wie die pars ciliaris retinae kontinuierlich in die Zellwucherung übergeht, aus welcher die Masse der Geschwulst besteht". Sollte damit nur dem morphologischen Verhalten Ausdruck gegeben werden, so wäre nichts dagegen zu sagen. Bei EMANUEL aber heißt es: „Über den Ausgangspunkt kann kein Zweifel sein. Fig. 4, die dem Rande

[1] Bericht S. 318. 1899.

[2] VIRCHOWS Arch. 1900. Bd. CLXI.

des Tumors entstammt, zeigt uns den direkten Übergang der Pars ciliaris retinae in die Geschwulstmassen.“ Dagegen ist aber einzuwenden, dass man an der Peripherie einer Geschwulst nicht ohne weiteres den Ausgangspunkt erkennen kann, weil man hier gewöhnlich nur den Ausbreitungsbezirk vor sich hat. Daß hier, am Rande, ein Tumor sekundär mit atypisch gewucherten oder in „kollateraler Hyperplasie“ (v. Hansemann) befindlichen präformierten Gewebselementen zusammentrifft und in Verbindung tritt, ist ein nicht ungewöhnlicher Befund. Wenn es aber gerechtfertigt sein soll, aus einem solchen Zusammenhang einen Schluß auf die Entstehung der Geschwulst aus einer derartigen Stelle zu machen, so wäre das nur auf zweierlei Weise möglich. Entweder müsste man ein „infizierendes“ Wachstum der Geschwulst annehmen, d. h. voraussetzen, daß am Tumorrande bis dahin normales Gewebe zur Geschwulstbildung veranlaßt wird. Diese Anschauung findet man zwar manchmal vertreten, z. B. von Storch[1] für gewisse Gehirngliome, sie steht aber mit allem, was wir sonst über das Wachstum von Tumoren wissen, in Widerspruch. Die zweite Möglichkeit wäre die, daß sich der Rand der Geschwulst nicht weiterentwickelt, sondern das ursprüngliche Aussehen bewahrt hätte. Ist diese Möglichkeit auch nicht geradezu von der Hand zu weisen, so ist es mir subjektiv doch recht wenig wahrscheinlich, daß in einem so weit vorgeschrittenen Falle, wie dem in Rede stehenden, am Rande noch Anfänge der Tumorbildung aus präformiertem Gewebe sich erhalten hätten. — Wie sich das aber auch verhalten mag, für unsern ein weniger weit vorgeschrittenes Stadium darstellenden Fall kommt eine geschwulstige Wucherung der Pars ciliaris am Rande des Tumors nicht in Frage (vgl. S. 129).

Die Gründe, aus denen Emanuel den Tumor als Gliom bezeichnet, scheinen mir nicht stichhaltig. Er führt 1. das kindliche Alter des Patienten an, 2. sagt er, der Bau sei dem Gliom entsprechend, es handle sich um Zellen mit großen Kernen und wenig Protoplasmen, es fänden sich in großer Menge die von Wintersteiner als charakteristisch für das Netzhautgliom angesehenen Rosetten. „Die Abweichungen von den gewöhnlichen Befunden sind durch die besondere Abkunft von der pars ciliaris bedingt, sind aber keine genügenden Differenzen, um unsern Tumor von den Gliomen abzutrennen.“

Meines Erachtens wäre die Bezeichnung „Gliom“ gerechtfertigt, wenn die Tumorzellen wenigstens zum Teil Spongioblasten wären.

---

[1] Virchows Arch. 1899. Bd. CLVII. Vgl. besonders Ribbert, Geschwulstlehre. Bonn 1904, und Borst, Die Lehre von d. Geschwülsten. Wiesbaden 1902.

Dies wäre zu bestimmen einmal aus der Natur der Ursprungszellen, wenn diese bekannt ist, oder daraus, ob die Tumorzellen aussehen wie Gliazellen oder ob sie Gliagewebe produziert haben. — Daß nun die Tumorzellen Ähnlichkeit mit Gliazellen haben, kann ich aus EMANUELs Beschreibung nicht entnehmen; von Gliagewebe ferner ist nirgends die Rede. Die Ciliarepithelien, aus denen EMANUEL den Tumor ableitet, sind nach SCHWALBE, dem sich der Autor — in ähnlichem Gedankengange wie ich selbst[1] ein Jahr vor Erscheinen seiner Publikation — anschließt, nicht als Spongioblasten, sondern als undifferenzierte Reste der embryonalen Netzhautanlage aufzufassen. Die Bezeichnung von Tumoren wie der vorliegenden als „Gliome" scheint mir also weder vom histologischen noch vom histogenetischen Standpunkt aus gerechtfertigt.

Eine Beziehung zu den gewöhnlichen Netzhautgliomen ist aber, wie EMANUEL zutreffend betont, dadurch gegeben, daß auch die nicht seltenen epithelialen Einschlüsse der letzteren nach Bau und Aussehen der Zellen den Elementen der Ciliarkörpertumoren sehr ähnlich sehen. Es wäre hinzuzufügen, daß auch die Lage der Mitosen in der dem Lumen der „Rosetten" zugekehrten hellen Randschicht mit der charakteristischen Anordnung in unserem Tumor übereinstimmt.

Auch BORST erwähnt, er habe einmal Gelegenheit gehabt, einen Tumor der pars cil. ret. zu untersuchen, „der zunächst aus Zellen zusammengesetzt war, die ohne weiteres an die Körnerschicht der Retina erinnerten. Dann aber waren auch zylinderepitheltragende Räume vorhanden, die inmitten der Zellmasse regellos auftraten und den Anschein erweckten, als seien sie lediglich durch besonders differenzierte Elemente der übrigen angrenzenden Geschwulstkörper gebildet." An den dem Lumen der Hohlräume abgewandten Polen der Zylinderzellen fanden sich Fortsätze.[2] — Soviel aus dieser leider sehr summarischen Angabe hervorgeht, scheint das Aussehen dieser Geschwulst mehr dem eines gewöhnlichen Netzhautglioms mit „Rosetten" als dem unserer epithelialen Tumoren zu entsprechen. Sehr bemerkenswert ist das Vorkommen von Fasern an den basalen Zellenden; solche Zellen müßten fast aussehen wie die Elemente des Zentralkanalependyms. Doch bietet, wie gesagt, die nur ganz kurze Erwähnung des Falles nicht ausreichende Daten, um ihn eingehender würdigen zu können.

Bei dem von HIRSCHBERG und BIRNBACHER[3] als „Schwammkrebs

---

[1] v. GRAEFES Arch. f. Ophth. 1899. Bd. XLVIII.

[2] BORST a. a. O. Bd. I. S. 269.

[3] Centralbl. f. Augenheilkunde. 1896.

der Irishinterschicht" (vom Erwachsenen) beschriebenen Fall ist die Geschwulstnatur zweifelhaft; zum mindesten ist der Ausgangspunkt nicht sichergestellt. Ich glaube daher nicht, diesen Fall hier anreihen und verwerten zu dürfen.

Die epithelialen Bildungen in Gliomen des Zentralnervensystems und der Retina.

Epitheliale Einschlüsse kommen bekanntlich nicht nur in den Gliomen der Retina, sondern auch in denen des Gehirns und Rückenmarkes vor. Über die Deutung der Gebilde an beiden Lokalitäten herrscht keineswegs Einigkeit. Wenn auch die Erwartung, durch einen Vergleich tiefer in das Wesen der fraglichen Gebilde einzudringen, noch nicht erfüllt wird, scheint es mir doch nicht überflüssig für eine Klärung der Anschauungen, den augenblicklichen Stand der Frage vergleichend darzustellen.

Wintersteiner,[1] welcher das Verdienst hat, als erster nachdrücklich die Aufmerksamkeit auf die im Schnitt als Rosetten, Spiralbänder usw. erscheinenden epithelialen Hohlkugeln und ihre Derivate gelenkt und auf die Bedeutung dieser gelegentlich schon von anderen gesehenen Gebilde hingewiesen zu haben, hielt sie für rudimentäre Stäbchen-Zapfenzellen, also Sinnesepithelien oder Neuroepithelien, bezw. deren Anlagen; er nannte daher die Geschwulst, welche nach seiner Meinung aus solchen Epithelien hervorging, „Neuroepitheliom". — Demgegenüber glaube ich es wahrscheinlich gemacht zu haben,[2] daß die Epithelien nicht als Neuroblasten, sondern vielmehr als undifferenzierte Elemente der Netzhautanlage aufzufassen sind, wie die Ciliarzellen, denen sie sehr ähnlich sehen. Ich habe auch zuerst auf die Ähnlichkeiten, aber auch auf die Unterschiede gegenüber den epithelialen Einschlüssen der Hirnrückenmarksgliome hingewiesen: letztere waren in den damals bekannten Fällen fast immer nachweisbar spongioblastischer Natur. — Gleichzeitig mit meiner Veröffentlichung erschien eine Arbeit von Storch,[3] welcher für einen Teil der Fälle die epithelialen Einschlüsse als vom Ependym abstammend ansprach, für solche Fälle indes „wo ganz ausnahmsweise ependymähnliche Elemente und Zellgruppen in die Tumormasse eingesprengt sind" aber

[1] Wiener med. Wochenschr. 1894 und Das Neuroepithelioma retina. Bei Franz Deuticke 1897.

[2] v. Graefes Arch. f. Ophth. 1899. Bd. XLVIII. Vgl. „Grundriß d. path. Histol. d. Auges", Berlin 1903.

[3] Virchows Arch. 1899. Bd. CLVII.

diese Genese nicht für sichergestellt hielt. Nach STORCH sind Bildungen der letzteren Art, zentralkanalähnliche, meist wenig ausgedehnte Gruppierungen von Zellen epithelialen Charakters (Hohlkugelformationen) identisch mit den WINTERSTEINERschen „Rosetten“ (S. 223 ff.). Der Autor sah in diesen Gebilden nur einen Beweis dafür, „daß die ungemein vielgestaltigen Gliomzellen, die ja durchgehends eine Neigung zu radiärer Anordnung um die Gefäße herum besitzen, gewissermaßen in einem Anfall von Atavismus Zellen und Zellverbände erzeugen können, die an den Zentralkanal erinnern“ (S. 225).

In der Folgezeit ist dann von pathologisch-anatomischer Seite eine ganze Reihe von Arbeiten über Gliome erschienen, welche aber meist das Netzhautgliom nicht berücksichtigen. Auch von den Arbeiten, welche das tun, und von den in letzter Zeit erschienenen großen Geschwulstwerken von BORST[1] und von RIBBERT[2] kann man nicht sagen, daß die Sache an Klarheit wesentlich gewonnen hätte.

Dies hat seinen Grund in zwei Punkten, welche vielfach irrtümlich dargestellt wurden.

Erstens wurde das ausgebildete Ependym des Zentralkanals als gleichwertig mit dem Epithel des embryonalen Neuralrohr aufgefaßt. Wie schon BENDA[3] hervorhob, ist diese Auffassung falsch, denn die Ependymzellen sind zu Spongioblasten differenzierte Abkömmlinge des ursprünglichen Epithels. Nach den bahnbrechenden Untersuchungen von HIS[4] bleiben nur gewisse Teile des embryonalen Epithels zeitlebens undifferenziert, rein epithelial: es sind das Teile der oberen und der unteren Wand des Medullarrohrs, der von ihm so genannten Deck- und Bodenplatte. Hierher gehört das Epithel der Plexus chorioides, die Lamina affixa des Thalamus u. a. Während von den meisten Autoren der Unterschied zwischen Spongioblasten und nichtdifferenzierten Neuralrohrepithelien nicht beachtet wird, hat kürzlich BITTORF[5] (in einer die gesamte Literatur der Hirnrückenmarksgliome berücksichtigenden Arbeit), nachdem er auf die bereits bekannte Tatsache hingewiesen hatte, daß von den undifferenziert bleibenden Teilen der Boden- und Deckplatte immer nur rein epitheliale Tumoren hervorgehen (z. B. die Adenome und

---

[1] Die Lehre von den Geschwülsten. 2 Bde. 1902.

[2] Geschwulstlehre. Bonn 1904.

[3] Deutsche med. Wochenschr. 1898. Nr. 30.

[4] Vgl. Die Neuroblasten und ihre Entstehung. Arch. f. Anat. und Physiol. Anat. Abt. 1889, und Die anatomische Nomenklatur. Arch. f. Anat. und Physiol. Supplementheft 1885.

[5] ZIEGLERS Beiträge 1904. Bd. XXXV. Heft 1.

Karzinome der plexus chorioides), den Nachweis zu führen versucht, daß da, wo echt epitheliale Einschlüsse neben ependymären vorkommen, die Geschwülste sich an Lokalitäten befanden, wo jene Teile mit im Spiel sein konnten.

Es hat dann zweitens zur Verwirrung geführt, daß die pathologischen Anatomen den Namen „Neuroepithel", welcher für das Sinnesepithel eingeführt war, zur Bezeichnung des Neuralrohrepithels benutzt haben. In diesem Sinne sprach ROSENTHAL[1] von einem „Neuroepithelioma gliomatosum" des Rückenmarks. BORST[2] sagt: „In gewissen Gliomen des Gehirns, des Rückenmarks und der Retina findet man drüsenartige Wucherungen von Neuroepithel, deren Verhalten an die Entwickelung des Neuralrohres erinnert". RIBBERT[3] bezeichnet die Vorstufen von Gliazellen in Gestalt von Ependymepithelien als „Neuroepithelien", glaubt aber dabei[4] den Namen „Neuroepitheliom" in demselben Sinne zu brauchen wie WINTERSTEINER, welcher jedoch in Konsequenz seiner Auffassung die Sinnesepithelien bezw. deren Anlage, nicht die undifferenzierten Elemente und auch nicht die Vorstufen der Spongioblasten meinte. Während BENDA[5] die von ROSENTHAL gebrauchte Bezeichnung „Neuroepitheliom" zurückwies, weil in dem Tumor dieses Autors nur spongioblastische, nicht neuroblastische Elemente enthalten seien und dafür „Ependymoma" sagen wollte, erklärt BITTORF[6] die ROSENTHALsche Bezeichnung deswegen für ungeeignet, „weil man das Wort Neuroepithel für die Zellen der ersten Anlage braucht."

Abgesehen von den Unklarheiten, welche einerseits durch die Nichtbeachtung des Unterschiedes zwischen embryonalem Neuralrohrepithel und Ependym, andererseits durch die Bezeichnung des ersteren mit dem bereits für etwas ganz anderes vergebenen Namen „Neuroepithel" entstanden sind, stimmen nun aber weiter die Meinungen über die Genese und Bedeutung der epithelialen Gliomeinschlüsse keineswegs überein.

Wie WINTERSTEINER, AXENFELD,[7] STEINHAUS[8] u. a. ist es auch

---

[1] ZIEGLERS Beiträge Bd. XXIII.

[2] A. a. O. Bd. I. S. 87.

[3] Geschwulstlehre. 1904. S. 325.

[4] Daselbst S. 348.

[5] FRAENKEL u. BENDA, Deutsche med. Wochenschr. 1898. Nr. 28—30.

[6] BITTORF a. a. O. S. 192.

[7] Ergebnisse d. allg. Path. und path. Anat. v. LUBARSCH u. OSTERTAG. 1898. Wiesbaden 1901.

[8] Centralbl. f. allg. Path. und path. Anat. 1900. Bd. XI S. 257.

mir das Wahrscheinlichste, daß die Gebilde in den Netzhautgliomen die unverbrauchten Elemente der Anlage darstellen, aus denen — im Sinne COHNHEIMS — diese Geschwulst hervorgeht. Es ist aber auch die Ansicht zurzeit nicht zu widerlegen, daß die Formationen erst im Laufe der Tumorentwickelung zustande kämen. Für die Netzhauttumoren möchte ich dies allerdings für sehr wenig wahrscheinlich halten. Anders aber liegt die Sache bei den Gliomen des Zentralnervensystems.

Bei diesen scheint es sich um epitheliale Bildungen verschiedener Natur zu handeln: meist dürften Spongioblastenabkömmlinge vorliegen (nach den Autoren sowohl vom Zentralkanalepithel als auch von gewöhnlichen Gliazellen), daneben kommen aber an gewissen Lokalitäten (vgl. o. S. 153 BITTORF) auch undifferenzierte Epithelien der Wand des embryonalen Medullarrohres (aus der Deck- und Bodenplatte von His) in Betracht. Hier sind die Formationen auch morphologisch verschieden: meist sind es cystische und schlauchförmige Gebilde; selten kommen Hohlkugeln vor (STORCH, BITTORF), welche den Einschlüssen des Netzhautglioms sehr ähnlich sehen, aber von den Autoren als spongioblastisch, nicht als undifferenziert aufgefaßt werden. Die Verhältnisse liegen, was die Beurteilung der genetischen Bedeutung betrifft, für das Zentralnervensystem insofern komplizierter als für die Retina, als dort schon bei entzündlichen Zuständen (Ependymitis chronica) vom Ventrikelepithel ausgehende drüsenschlauchartige Wucherungen vorkommen, die den bekannten entzündlichen atypischen Wucherungen anderer Epithelmembranen gleichwertig sind. Es ist daher gewiß gerechtfertigt, wenn z. B. LINK,[1] welcher ein ependymäres Gliom des vierten Ventikels mit soliden und drüsenschlauchartigen Gebilden bei einem 44jährigen Manne beschrieben hat, ausdrücklich hervorhebt, daß solche Epithelgebilde jedenfalls nicht ohne weiteres im Sinne einer embryonalen Anlage der gliösen Neubildung zu verwerten sind.

Ähnlich wie STORCH (s. o. S. 153) erklärt auch BORST[2] bei den mit Zylinderepithel ausgekleideten Hohlräumen zwei Deutungen für möglich: erstens könnten sich Gliazellen zu Elementen zurückverwandeln, welche den Epithelien des primären Neuralrohres entsprächen; zweitens könnte eine Absprengung und Verlagerung von Ependymzellen bezw. Ventrikelepithelien vorliegen, von denen aus bei weiterer Differenzierung Gliazellen entstehen könnten. Auch BITTORF[3]

---

[1] ZIEGLERS Beiträge 1903. Bd. XXXIII.
[2] A. a. O. S. 252.
[3] A. a. O. S. 188.

nimmt an, daß epithelartige Tumorstellen sowohl aus Zentralkanalepithelien, als auch aus gewöhnlichen Gliomzellen entstehen könnten, und hält für möglich, „daß die Gliomzellen, den Spongioblasten ähnlich, so lange sie sich noch nicht zu sehr zu Gliazellen differenziert haben, epithelähnlich werden". Auf diesen letzteren Modus führt er gerade die Entstehung der „kleinen Hohlkugeln" seiner Fälle, welche den Netzhautgliomkugeln sehr ähnlich sind, zurück.[1]

Hand in Hand mit der Frage nach der Entstehung und Bedeutung der Gliomeinschlüsse geht die andere Frage, woher es kommt, daß die Netzhautgliome nur in einem Teil der Fälle damit versehen sind.[2]

Die Ansicht LAGRANGES,[3] daß überall, wo die Gebilde sich finden, die pars ciliaris im Spiel sei, kann ich nicht als zutreffend anerkennen; denn sie finden sich auch in Tumoren, welche auf den hinteren Bulbusabschnitt beschränkt sind.[4] RIBBERT[5] sagt: „Wenn die Gliome nicht immer mit den Neuroepithelien versehen sind, so liegt das daran, daß die Entwickelung der zur Tumorbildung führenden Zellen oft nicht die Stufe der epithelialen Elemente erreicht. Meist bleiben sie weniger differenziert". Im Gegensatz dazu behauptet STEINHAUS,[6] daß die jüngsten perivaskulären Zellmäntel ausschließlich aus Hohlkugeln bestünden, nimmt also an, daß die Epithelien die primitiveren Formen wären.

Manche Autoren nehmen an, daß unter den als „Gliome" beschriebenen Netzhautgeschwülsten echte, von den mesodermalen Gefäßwandzellen ausgehende Sarkome wären. Diese auch von LAGRANGE[7] und BORST[8] ausgesprochene Ansicht teile ich nicht, denn das klinische Verhalten und der läppchenartige Aufbau, der „angiosarkomatöse Habitus", ist allen primären Netzhautgeschwülsten eigen, mögen sie Rosetten enthalten oder nicht. Vielmehr glaube ich mit der Mehr-

---

[1] A. a. O. S. 188.

[2] WINTERSTEINER fand sie unter 32 eigenen Fällen 11 mal.

[3] Traité des tumeurs de l'oeuil, Paris. 1901. T. I. S. 726.

[4] Bei dieser Gelegenheit möchte ich bemerken, daß BORST in seinem mehrfach zitierten großen Werk behauptet, das Netzhautgliom ginge merkwürdigerweise häufig von den vordersten Abschnitten der Retina (corpus ciliare) aus. Wahrscheinlich gründet sich diese irrige Ansicht auf die kleine und ganz unkritische Zusammenstellung EISENLOHRS. Bekanntlich sind die Tumoren des Ciliarteils sehr selten und der Ursprung der gewöhnlichen Gliome liegt weit häufiger hinter dem Äquator als vor demselben. WINTERSTEINER fand bei 63 Fällen das Verhältnis wie 51:12, also ca. $4^1/_4 : 1$. Nach EISENLOHR sollte dasselbe 7:11 sein.

[5] Geschwulstlehre S. 345.

[6] Centralbl. f. allg. Path. u. path. Anat. 1900. Bd. XI.

[7] Traité des tumeurs de l'oeuil I.

[8] A. a. O. Bd. I. S. 269.

zahl der Autoren, daß es sich bei den verschiedenen Zellformen der Netzhautgliome nur um verschiedene Entwickelungsformen einer und derselben Zellart handelt, und zwar ist es auch mir, wie gesagt, am wahrscheinlichsten, daß die epithelialen Zellen und Formationen nicht sekundär zustande kommen, sondern daß sie als die am wenigsten entwickelten Zellen, als undifferenzierte, nicht zum Aufbau des Organs verbrauchte Elemente der Netzhautanlage anzusehen sind. Daß, wie STEINHAUS will (s. o.), in den jüngsten Stadien der Zellmäntel immer Hohlkugeln vorhanden sind, die dann durch Zellproliferation zu Vollkugeln werden usw., halte ich für unbewiesen. Allerdings kann ich bestätigen, daß man nicht selten, ohne daß ausgesprochene Epithelformationen vorhanden sind, eine Andeutung der letzteren bemerkt, deren Lumina ein filigranartig durchbrochenes Aussehen des Schnittes bedingen (BORST). Aber wir dürfen meines Erachtens nicht behaupten, daß das in den jüngsten Stadien der perivaskulären Zellmäntel immer der Fall ist, es wäre ganz gut möglich, daß auch in diesen die jungen Zellabkömmlinge bereits den Epithelcharakter ihrer Eltern nicht besitzen. Es kommt auch, wie mir scheint, zur Entscheidung der Frage, welche Zellform die primitivere ist, weniger auf das Verhalten der Zellen in den Gefäßmänteln an, als vielmehr auf die Beschaffenheit der Geschwulstzellen in den kleinsten, noch gefäßlosen, innerhalb der Retina gelegenen Knötchen: in diesen aber scheint die Zellform, soweit meine Erfahrung reicht, bereits variabel zu sein.

Wir nehmen also an, daß die Epithelien und epithelähnlichen Zellen der Netzhautgliome undifferenzierten Elementen der Netzhautanlage entsprechen. AXENFELD[1] bemerkte, daß aus solchen undifferenzierten Elementen später sowohl Spongioblasten als Neuroblasten sich entwickeln könnten. Diese Möglichkeit ist durchaus zuzugeben, nur ist die Tatsache noch nicht demonstriert. Neugebildete Ganglienzellen sind in einem Netzhautgliom nicht mit Sicherheit nachgewiesen worden, was dafür gehalten wurde, kann mit mindestens ebenso großer Wahrscheinlichkeit für Gliazellen erklärt werden.[2] Wir wissen nur, daß in den Netzhautgeschwülsten Gliazellen (Astrozyten) und Gliafasern gebildet werden können, wie namentlich GREEFF[3] durch die GOLGIsche

---

[1] Ergebnisse d. allg. Pathol. u. path. Anat. von LUBARSCH u. OSTERTAG. 1898. Wiesbaden 1901.

[2] Vgl. GREEFF in ORTHS Lehrb. d. spez. path. Anat. 10. Lieferung. 1903. S. 410; und meinen „Grundriß d. path. Histol. d. Auges. 1903. S. 377.

[3] GREEFF, Deutsche med. Wochenschr. 1896. HERTEL, Klin. Monatsbl. f. Augenheilkunde. 1897.

Methode nachgewiesen hat. In welchem Umfang und in welcher Häufigkeit dies stattfindet, das wissen wir allerdings noch nicht. Aber schon allein die Tatsache des Vorkommens richtigen Gliagewebes in den Netzhautgeschwülsten berechtigt uns, diese Tumoren als „Gliome" zu bezeichnen, eben weil die Tumorzellen die Eigenschaft besitzen können, Glia zu bilden.

Letzteres ist für die auf die pars ciliaris beschränkten Tumoren nicht nachgewiesen; somit dürfen wir diese nicht so nennen, trotzdem sie — darin stimme ich Emanuel völlig bei — den Tumoren der pars optica sehr nahe stehen bezw. bezüglich des Ursprungs aus undifferenzierten Zellen der Netzhautanlage mit ihnen übereinstimmen.

Die Bezeichnung „Retinom" oder „Diktyom" für die gesamte Gruppe der primären Netzhauttumoren, welche Emanuel[1] in einer jüngeren Publikation vorschlug (und welche ich selbst gelegentlich gebraucht habe),[2] um eben die Zusammengehörigkeit aller jener Geschwülste zum Ausdruck zu bringen, halte ich doch nicht für gut. In dieser Bezeichnung kommen zwei wichtige Tatsachen nicht zum Ausdruck: erstens, daß es Zellen der undifferenzierten Anlage, nicht des ausgebildeten Organs sind, aus welchen der Tumor hervorgeht, zweitens, daß es eben nicht alle Zellarten sind, die im Tumor gefunden werden, daß vielmehr die Neuroblasten immer fehlen.

Die ausschliesslich an der pars ciliaris und am Ciliarkörper lokalisierten Geschwülste möchte ich einfach „maligne Epitheliome" nennen. Es bedarf weiterer Beobachtungen, um festzustellen, ob solche Tumoren bei weiterer Entwickelung den gewöhnlichen Netzhautgliomen ähnlich werden können. Ich meine „ähnlich" nicht mit bezug auf den angiosarkomatösen Habitus, das ist bei der Gefäßlosigkeit des rein epithelialen Mutterbodens nicht zu erwarten; sondern ich denke nur an Ähnlichkeit bezüglich der gewöhnlichen, kleinen, runden, oft mit Fortsätzen versehenen Zellen.

Bei den Tumoren der pars optica aber ist der Übergang zwischen solchen mit vielen epithelialen Bestandteilen und solchen ohne die letzteren, welche ganz sarkomatös aussehen, ein so fließender und allmählicher, daß man hier meines Erachtens am besten tut, vorläufig den alten Namen „Gliom" beizubehalten, wozu eine gewisse Berechtigung vom histologischen Standpunkt bei der nachgewiesenen Fähigkeit der Geschwulstzellen, Gliagewebe zu produzieren, jedenfalls gegeben ist.

---

[1] Festschrift f. Sattler, Beilageheft der Klin. Monatsh. f. Augenheilkunde. 1903. Bd. XLI.

[2] Vgl. Referat meiner Demonstration in d. Sitzung der Berl. ophth. Gesellsch. am 14. V. 1903 in Klin. Monatsbl. f. Augenheilkunde. 1903. Bd. XLI, 1. S. 545.

Erklärung der Abbildungen.

(Taf. VI—VIII.)

Fig. A. Skizze des klinischen Befundes.

Fig. B. Horizontalschnitt durch die Pupillenmitte bei Lupenvergrößerung, halbschematisch. Tumor rot, präformiertes Gewebe grau, Pigment schwarz. *T* temporal. *N* nasal. *B* Bindehautstreifen an der Sklerokornealgrenze. *C* Ciliarkörper. *a* Tumorstreifen in der Sklera. *J* Iris. *K* Kammerwinkelverwachsung. *R* Retina.

Fig. C. Horizontalschnitt durch den unteren Teil der Vorderkammer bei Lupenvergrößerung, halbschematisch. Farben wie in Fig. B. *K* Kammerwinkelgegend. *P. c.* Processus ciliares. Die übrigen Bezeichnungen wie Fig. B.

Fig. 1. Aus dem mittleren Bulbusabschnitt. Ein- und mehrschichtiges Epithel, die Iris und den Vorderkammerknoten überziehend. *C* Cornea, oben ein Stückchen Epithel sichtbar. *K* Größtenteils nekrotischer Knoten in der Vorderkammer. *a* Verbindungsteil des Knotens mit dem Haupttumor. *T* Rand des Haupttumors. *d* abgelöste Iris im Tumor. Häm. v. Gieson. — V = ca. 60.

Fig. 2. *R* Reste von Ciliarfortsätzen. *C* Ciliarkörper, von Tumor durchsetzt. *W* Wucherung zwischen Ciliarkörper und Tumor (vgl. Text S. 139 u. S. 140). Häm. v. Gieson. — V = ca. 60.

Fig. 3. *C* Mit Tumor infiltrierter Ciliarkörper. *R* Rest der pupillaren Kante des Ciliarkörpers. *Kw* Kammerwinkelgegend. *W* Wucherung zwischen Ciliarkörper und Tumor (vgl. Text S. 139 u. S. 140). *N* Nekrose. Häm. Eosin. — V = ca. 60.

Fig. 4. Einschichtiges Epithel aus dem Tumor. Die Längsstreifung erscheint in der Reproduktion zu scharf. Häm. v. Gieson. Zeiss, Apochr. 3 mm Comp. Oc. 8. — V = 660.

Fig. 5. Mehrschichtiges Epithel auf der Iris. *J* Oberer Rand des Irisstroma. *C* Kapillare. *a* freier protoplasmatischer Randsaum des Epithels mit Mitosen. *b* mitosenfreie Epithelschicht, dem Irisgewebe aufsitzend. Häm. v. Gieson. — Zeiss, Apochr. 3 mm Comp. Oc. 8. — V = 660.

Fig. 6. Vorderkammerknoten *K* und Iris *J* von Tumorepithel überzogen. *T* Tumor zwischen Iris und Pigmentblatt. Häm. v. Gieson. — V = ca. 90.

Fig. 7. Tumorknoten zwischen Ciliarkörperbindegewebe (oben) und ungefärbtem Epithel *C*. *T* Tumor im Bindegewebe. *Pe* Pigmentepithel zweier Ciliarfortsätze. *P* Reste des durchwucherten Pigmentepithels. *M* Mitosen. *B* Bindegewebszellen. Im Tumorknoten Bänder und Zellringe mit hellem Randsaum, in welchem die Mitosen liegen, sowie Partien mosaikartig angeordneter Kerne, in welche jene gebogenen Zellgebilde übergehen (Quer- und Flachschnitte durch membranöse Teile, vgl. Text S. 137). In der Reproduktion sind viele Konturen zu scharf, die Kernformen stellenweise nicht genau, das Protoplasma ist zu gleichmäßig wiedergegeben. Häm. Eosin. — Zeiss, Apochr. 3 mm. Comp. Oc. 4. — V = ca. 400.

Fig. 8. *C* Ciliarkörper, oben von streifigen, unten von spiraligen Tumormassen durchsetzt. Rechts am Rande Durchbruch. *M* Einschichtiges Tumorepithel auf der vorderen Grenzschicht des Glaskörpers. *Kw* Kammerwinkelgegend, in welcher ein Tumorstreifen in die Sklera eindringt. Häm. v. Gieson. — V = ca. 60.

Fig. 9. Der außerhalb des Ciliarkörpers gelegene Tumor in seinen Beziehungen zum Ciliarkörperepithel *Ce*. *a* Tumor im Ciliarkörperbindegewebe, karzinomartig. *M* Mitosen. *P* Pigmenthäufchen. *B* Bindegewebszellen. Häm. Eosin. — Zeiss, Apochr. 3 mm. Comp. Oc. 4. — V = ca. 400.

Fig. 10. Horizontalschnitt. Äquatorialer Rand des Tumors (*T*), dem Ciliarepithel (*C*) nur aufgelagert. — Nach links hin ist die Ora serrata, nach rechts hin die Pars plicata corp. cil. zu denken. *P* Pigmentepithel, darunter ist das Bindegewebe des Ciliarkörpers zu denken. *Z* Zonulafasern (vgl. Text S. 134), dazwischen einige Bindegewebszellen und Leukozyten. *a* Reste von Fasern zwischen Ciliarkörperepithel und Tumor. *L* Leukozyten. Der Glaskörperrand liegt nach oben von der abgebildeten Partie. Häm. v. Gieson. — V = ca. 90.

(Aus der physikalischen Abteilung des physiologischen Instituts der Universität zu Berlin. Abteilungschef: Prof. Dr. W. Nagel.)

Über die Beziehungen zwischen Flächengröße und Reizwert leuchtender Objekte bei fovealer Beobachtung.

Von

Dr. **Loeser**
in Berlin.

In seiner Arbeit „Über die Abhängigkeit des Reizwertes leuchtender Objekte von ihrer Flächen- bezw. Winkelgröße", worin ausschließlich das Verhalten der peripheren Netzhautteile geprüft wird, hat es Piper[1] als wünschenswert bezeichnet, auch eine Nachuntersuchung der schon aus dem Jahre 1877 stammenden Riccòschen[2] Angaben bezüglich der Sichtbarkeit foveal-beobachteter Objekte vorzunehmen. „Denn die letzten Jahre haben eine ganze Anzahl von neuen Resultaten über die Physiologie, speziell über die Größe des Fovea gezeitigt, welche bei Versuchen über die Abhängigkeit der Intensität der Helligkeitsempfindung von der Flächengröße der fovealen Netzhautbilder berücksichtigt werden müssen."

Ich unternahm deshalb, einem Vorschlag von Herrn Prof. Nagel folgend, nach einer von der Riccòschen Versuchsanordnung abweichenden Weise eine Reihe von Versuchen, durch die die zwischen Lichtintensität und Gesichtswinkel des Objekts bestehenden Beziehungen bezüglich der Reizschwelle aufs neue geprüft werden sollten.

Es sei von vornherein bemerkt, daß diese Versuche zu einer Bestätigung des Riccòschen Gesetzes geführt haben: daß nämlich das Produkt von Flächengröße des Netzhautbildes und Lichtintensität eine konstante Größe ist.

---

[1] Zeitschr. f. Psych. u. Phys. Bd. XXXII.

[2] Relazione fra il minimo angolo visuale e l'intensità luminosa. Annali d'Ottalmologia VI. fasc. III.

Unsere Versuchsanordnung war folgende: (s. Fig 1) in einem allseitig lichtdicht verschlossenen 55 cm langen und 32 cm breiten schwarzen Kasten war ein schwarzer Blechtrichter (T) derart eingesetzt, daß seine kleine, 3·5 cm im Durchmesser betragende Öffnung die Mitte der Vorderwand des Kastens durchbohrte, während die große Öffnung von 14 cm Durchmesser frei in den Kastenraum hineinragte. Die erstere war mit einer rot gefärbten Mattglasscheibe (R) abgeschlossen, die als Beobachtungsobjekt diente, und vermöge einer

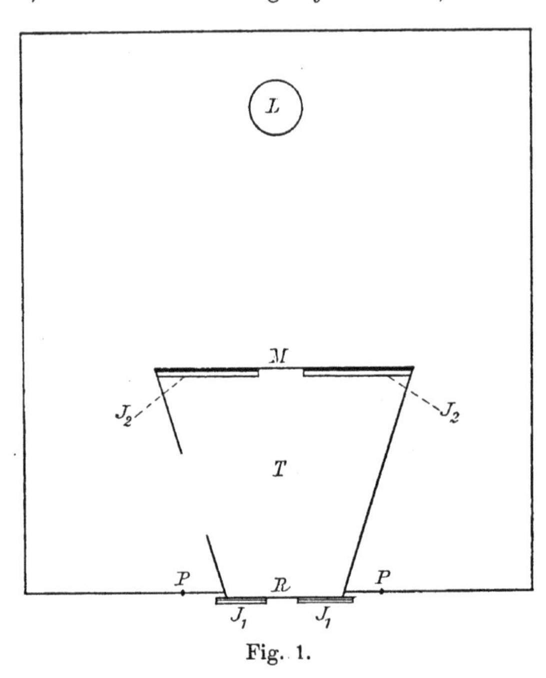

Fig. 1.

auf ihr gleitenden, graduierten Irisblende (J_1) in variablem Umfang (von 1·5 mm bis 33 mm Durchmesser) sichtbar gemacht werden konnte. Die hintere Öffnung des Trichters war mit einer Milchglasscheibe (M) bedeckt, die von einer hinten im Kasten angebrachten 50 kerzigen Glühlampe (L) beleuchtet wurde. Die Lichtintensität konnte durch eine direkt vor dieser Milchglasscheibe befestigte Irisblende (J_2) reguliert werden, so zwar, daß dies mittels entsprechend angebrachter Schnurläufe auch für den entfernt sitzenden Beobachter selbst ausführbar war. Die Quadrate der abgelesenen[1] Blendendurchmesser

[1] Die Ablesungen wurden teils vom Beobachter selbst (mit dem nicht beobachtenden Auge), teils von Kollegen vorgenommen.

gaben das Maß der Lichtintensitäten an, die sich proportional den Flächeninhalten der jeweils vorhandenen Blendenkreise verhalten.

Der ganze Apparat war in einem über 10 m langen absoluten Dunkelraum aufgestellt.

Bei den Vorversuchen stellte sich zunächst heraus, daß die Beobachtungsobjekte von so geringer Flächengröße und Lichtintensität im Dunkelraume nur mit der größten Schwierigkeit und nach langem Umhertasten mit dem Blicke auffindbar waren und daß es nahezu unmöglich war, eine zur Bestimmung der Schwellenwerte genügend langdauernde Fixation beizubehalten. Es wurde deshalb in der Vorderwand des Kastens zu beiden Seiten und in unmittelbarer Nachbarschaft der zu beobachtenden leuchtenden Fläche je eine punktförmige Öffnung angebracht, (*P*) die, mit einem roten Glase versehen und von der elektrischen Lampe, also mit stets unveränderter Intensität beleuchtet, als Fixierpunkte dienten.

Mit diesem Hilfsmittel der Fixierpunkte, von denen wohl angenommen werden darf, daß sie das foveale Sehen ebensowenig beeinflussen, wie innerhalb des zu beobachtenden Lichtobjektes angebrachte Fixierzeichen,[1] gelang es relativ leicht brauchbare Versuche anzustellen. Die Aufgabe, die zur Wahrnehmung der verschieden großen, leuchtenden Kreisflächen erforderlichen Lichtintensitäten zu finden, wurde folgendermaßen gelöst:

Nach etwa $^1/_4$ stündiger Dunkeladaptation des beobachtenden Auges, das nur zu den Schwellenbestimmungen selbst freigegeben, bei allen übrigen Manipulationen verdeckt gehalten wurde, nahm der Beobachter in einer Entfernung von 10 m von dem leuchtenden Objekte und ihm gerade gegenüber Platz. Von hier aus wurden für die jeweils eingestellten, verschieden großen Flächen die Schwellenwerte bestimmt, wobei in der Weise verfahren wurde, daß für jede einzelne Fläche gewöhnlich sechs Schwelleneinstellungen gemacht und aus ihnen das Mittel berechnet wurde. In einer andern Versuchsreihe wurden die Objekte aus 5 m, 2·5 m, wieder in anderen aus 8, 4, 2, 1 m beobachtet. Auf diese Weise wurde zunächst einmal ein leichtes Mittel zur Vergleichung der Versuchsresultate an die Hand gegeben. Denn da das von einem bestimmten Objekt entworfene Netzhautbild bei Verringerung der Beobachtungsdistanz auf die Hälfte doppelt so groß wird, auf ein Viertel viermal so groß usw. usw., mußten, wenn die Richtigkeit des Riccòschen Gesetzes sich bestätigen sollte, die entsprechenden Werte der Lichtintensität sich umgekehrt verhalten,

---

[1] Nagel u. Schaeffer, Zeitschr. f. Psych. u. Phys. d. S. Bd. XXXII. S. 279.

nämlich auf $^1/_2$ bezw. $^1/_4$ sich verringern. Ferner war es ein Vorteil dieses Verfahrens, daß in ihm zugleich eine Probe für die Richtigkeit und Genauigkeit der Ergebnisse lag. Um ein Beispiel anzuführen, so mußten dieselben Schwellenwerte gefunden werden, ob ich eine Kreisfläche von 6 mm Durchmesser aus 8 m beobachtete, oder eine von 3 mm Durchmesser aus 4 m. Waren doch die Netzhautbilder, die sich verhalten wie der Quotient zwischen Radius der beobachteten Fläche und Beobachtungsdistanz, in beiden Fällen gleich groß.

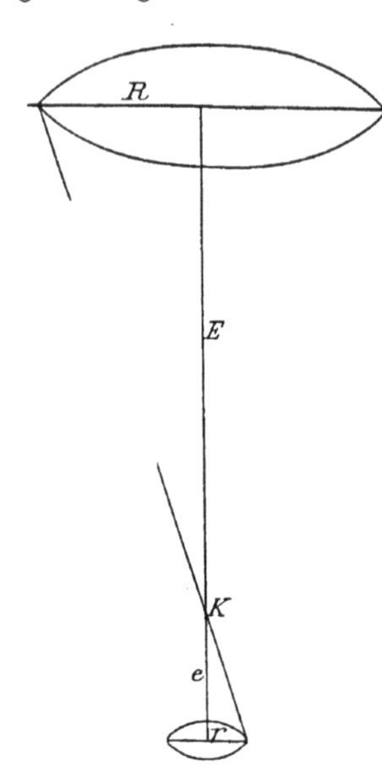

Fig. 2.

Zum besseren Verständnis sei folgendes angeführt:

R = Halbmesser der beobachteten (kreisrunden) Lichtfläche.

E = Die Entfernung der Lichtfläche vom Knotenpunkte des Auges (K).

e = Die Entfernung des Knotenpnnktes von der Netzhaut.

Die jeweils gereizte Netzhautfläche ist $r^2\pi$. Drücke ich r durch die bekannten R und E aus, so folgt, da

$$\frac{R}{E} = \frac{r}{e}, \text{ also } r = \frac{R}{E} \cdot e:$$

Die jeweils gereizte Netzhautfläche ist

$$\left(\frac{R}{E}\right)^2 \cdot e^2 \pi.$$

Da nun die Lichtintensitäten durch das Quadrat der Blendendurchmesser (b^2) ausgedrückt werden (s. o.), muß, die Richtigkeit des Riccòschen Gesetzes voraussetzt (Produkt aus Flächengröße des Netzhautbildes und Lichtintensität ist konstant)

$$\left(\frac{R}{E}\right)^2 \cdot e^2 \pi \cdot b^2$$

konstant sein oder es muß, da $e^2\pi$ eine Konstante ist

$$\left(\frac{R}{E}\right)^2 \cdot b^2$$

und danach auch

$$\frac{R}{E} \cdot b$$

konstant sein.

Auf die zahlreichen Versuchsreihen, die demnächst an anderer

Stelle ausführlich publiziert werden sollen, will ich hier nicht näher eingehen, sondern nur ein paar Beispiele[1] anführen, aus denen zur Genüge die Richtigkeit des RICCÒschen Gesetzes erhellen wird.

Beobachtungsdistanz (E) 8 m.

Durchmesser der beobachteten Fläche	Lichtintensität, d. i. Durchmesser der Blende	Netzhautfläche	
R	b	$\frac{R}{E}$	$\frac{R}{E} \cdot b$
20 mm	0·87	2·5	2·18
14 „	1·27	1·75	2·22
8·5 „	2·4	1·06	2·5
5·0 „	3·45	0·63	2·16

In dieser Versuchsreihe, wo verschieden große leuchtende Objekte aus derselben Entfernung beobachtet wurden, zeigt sich also das Produkt aus Lichtintensität und Größe der gereizten Netzhautfläche konstant.

Dasselbe ergibt auch folgender Versuch:

Durchmesser der beobachteten Fläche (R) = 14 mm.

Beobachtungsdistanz	Lichtintensität	Netzhautfläche	
E	b	$\frac{R}{E}$	$\frac{R}{E} \cdot b$
8 mm	1·2	1·75	2·1
4 „	0·66	3·5	2·31
2 „	0·34	7·0	2·38

Auch hier, wo dasselbe Objekt aus verschiedenen Entfernungen beobachtet wurde, ist das Produkt $\frac{R}{E} \cdot b$ konstant.

Daß es sich bei allen in Frage kommenden Netzhautflächen auch stets um rein foveale Bilder gehandelt hat, — denn nur für diese nimmt RICCÒ die Gültigkeit seines Gesetzes in Anspruch — bedarf kaum des besonderen Nachweises und ist rechnerisch leicht festzustellen.

Das größte Netzhautbild in sämtlichen Versuchsreihen kam zustande bei der Beobachtung einer leuchtenden Fläche von 4·25 mm Radius aus einer Distanz von 1 m.[2] Und auch in diesem Falle

---

[1] Nicht alle Versuchsreihen zeigen eine so gute Übereinstimmung. Auf die Ursachen der Abweichungen und der dem Verfahren anhaftenden Ungenauigkeiten und Fehlerquellen werde ich an anderer Stelle eingehen.

[2] Aus versuchstechnischen, im wesentlichen in der Blendenexkursion gegebenen Gründen konnten weder für die größten Flächen aus den geringsten Beobachtungsdistanzen die Schwellenwerte bestimmt werden, noch für die kleinsten aus der weitesten Entfernung. Darauf konnte natürlich auch verzichtet werden.

betrug der Gesichtswinkel (φ), wie untenstehend ersichtlich ist, nur 29 Minuten, während im allgemeinen noch bei Winkeln bis zu 50′ rein foveale Netzhautbezirke getroffen werden.

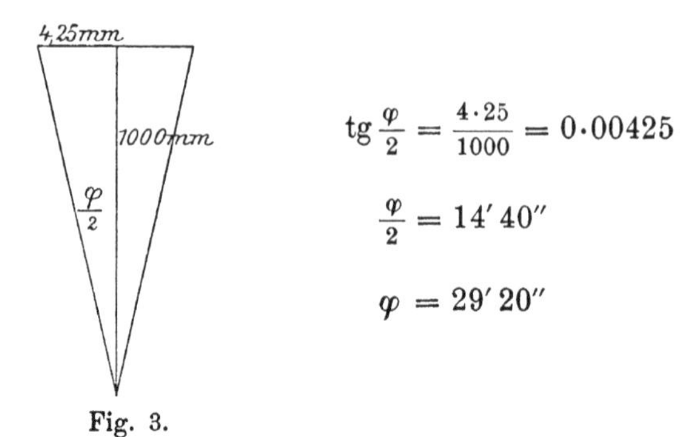

$$\operatorname{tg}\frac{\varphi}{2} = \frac{4 \cdot 25}{1000} = 0 \cdot 00425$$

$$\frac{\varphi}{2} = 14'40''$$

$$\varphi = 29'20''$$

Fig. 3.

Dieses Verhalten der Fovea centralis, wo also Extensität und Intensität des Lichtreizes für die Lichtempfindung gleich wichtig sind, hört auf, sobald gleichzeitig paracentrale und periphere Netzhautbezirke oder solche allein vom Lichtreize getroffen werden, wie aus den Untersuchungen von Aubert,[1] Charpentier[2] und Piper[3] hervorgeht. Und zwar spricht Charpentier der Flächenausdehnung des Lichtreizes, sobald er die Fovea centralis überschreitet, überhaupt jeden Einfluß auf die Lichtempfindung ab, während nach Aubert auch bei solch größeren Netzhautbildern die Wahrnehmbarkeit im gleichen Sinne, wenn auch nicht in gleichem Maße wie bei foveal abgebildeten Gegenständen von der Winkelgröße abzuhängen scheint.[4] Eine mathematische Formulierung konnte er allerdings für dieses — wohl komplizierte — Abhängigkeitsverhältnis nicht geben. Dagegen ist das Piper für die Netzhautperipherie gelungen. Er fand, daß für die dunkeladaptierte Netzhautperipherie das Produkt aus Lichtintensität mit der Wurzel der Flächengröße des Netzhautbildes eine konstante Größe ist, daß dagegen für die helladaptierte Netzhautperipherie der Einfluß der Größe des Objekts auf seinen Reizwert als minimal betrachtet oder gleich Null gesetzt werden muß.[5]

Dieses verschiedene Verhalten zwischen hell und dunkel adaptierter

[1] Aubert, Phys. d. Netzhaut. 1865. Zit. nach Piper a. a. O.

[2] Charpentier, Sur les phénomènes retiniennes. Zit. nach Piper a. a. O.

[3] A. a. O.

[4] Piper a. a. O. S. 100.

[5] Piper a. a. O. S. 109.

Netzhaut bez. der Auslösung von Lichtempfindungen wurde von PIPER darauf zurückgeführt, daß entsprechend der jetzt fast allgemein anerkannten Duplizitätstheorie[1] in dem ersten Fall ausschließlich die Zapfen, im zweiten die Netzhautstäbchen in Funktion treten, und daß die beiden Arten der lichtpercipierenden Elemente auf verschiedene Art miteinander bezw. mit den höheren Teilen der Sehbahn verknüpft sind, derart, daß im einen Falle durch Addition der benachbarte Elemente treffenden Einzelreize eine Verstärkung der Helligkeitsempfindung in die Wege geleitet werden kann, daß dieses aber im andern Falle kaum oder gar nicht erfolgt.[2]

Mit dieser Annahme scheint das Ergebnis unserer Untersuchungen in Widerspruch zu stehen, die doch infolge des vollkommenen Fehlens von Stäbchen in der Fovea — ebenso wie in den PIPERschen Versuchen bei gut helladaptierter Netzhautperipherie — nur über das Verhalten der Netzhautzapfen Aufschluß geben. Während nun PIPER für die Zapfen der Netzhautperipherie die Extensität schwacher Lichtreize ohne wesentlichen Einfluß auf ihre Wahrnehmbarkeit fand, konnte ich mit RICCÒ feststellen, daß für die Zapfen der Fovea centralis die Extensität derselben ebenso große Bedeutung hat, wie die Intensität.

Indessen ist dieser Widerspruch, wie schon angedeutet, nur ein scheinbarer und findet eine genügende Erklärung in den bekannten histologischen Tatsachen bezw. der Verteilung der Zapfen in den verschiedenen Netzhautbezirken und in ihren Beziehungen zu den Bipolaren und Ganglienzellen.

Wissen wir doch, daß in der stäbchenfreien Fovea centralis zu jedem einzelnen der dicht angeordneten Zapfen nur eine Bipolare, zu jeder Bipolaren nur eine Ganglienzelle gehört,[3] in der Peripherie dagegen jeder Zapfen von dem andern durch eine Reihe von 3—4 Stäbchen getrennt ist[4] und mehrere Stäbchen bezw. Zapfen mit einer Bipolaren und Ganglienzelle verknüpft sind. Es fehlen also

---

[1] Vgl. NAGELS Handbuch der Physiologie d. Menschen. Bd. III. v. KRIES, „Gesichtsempfindungen." S. 185.

[2] PIPER a. a. O. S. 112.

[3] GREEFF, Mikroskop. Anat. d. Sehnerven u. d. Netzhaut; in GRAEFE-SAEMISCH, Handbuch der ges. Augenheilkunde. 2. Aufl. S. 181.

[4] GREEFF a. a. O. S. 122. „In der unmittelbaren Nähe der mac. lut. wird ein jeder Zapfen von seinem Nachbar durch je ein Stäbchen getrennt.... Schon in geringer Entfernung von der mac. nehmen die Stäbchen derartig zu, daß jeder Zapfen von dem anderen durch eine Reihe von 3—4 Stäbchen getrennt ist. Diese Verteilung bleibt bis dicht vor der Ora serrata stehen.

hier die Bedingungen der isolierten Leitung des Lichtreizes und der Reizaddition, wie sie in der Fovea gegeben sind.[1] Möglicherweise kommt auch noch in Betracht, daß die Netzhautzapfen, die bei der größten Vielgestaltigkeit in den verschiedenen Regionen der menschlichen Retina, doch eine genaue Regelmäßigkeit der Form innerhalb derselben Zone erkennen lassen,[2] nicht in genau übereinstimmender Weise funktionieren.

Herrn Prof. Nagel, meinem verehrten Lehrer und Herrn Dr. Piper sage ich für ihr freundliches Interesse an meinen Versuchen auch an dieser Stelle verbindlichsten Dank.

---

[1] Greeff a. a. O. S. 197... Eine mehr oder weniger große Gruppe von Sehzellen treten mit ihren Endkügelchen in Kontakt mit dem oberen Büschel nur einer Bipolare und wiederum mehrere Bipolare treten in Kontakt mit nur einer Ganglienzelle. Die Sinneseindrücke werden also punktförmig von den Stäbchen und Zapfen aufgenommen, sie vereinigen sich in einer Bipolare zu einem konzentrierten Eindruck und mehrere solcher komplizierter Eindrücke empfängt eine Ganglienzelle, die also schon ein zusammengesetztes Bild durch eine Nervenfaser isoliert dem Gehirn übermittelt. Dieses Gesetz hört auf in der Fovea centralis. Hier gehört zu jeder Sehzelle je eine Bipolare und je eine Ganglienzelle. Die feinen Wahrnehmungen bleiben also punktförmig und isoliert bis zum Gehirn.

[2] Greeff a. a. O.

Netzhautblutungen bei Meningitis syphilitica.

Von

Dr. **Fritz Mendel**
in Berlin.

Die Krankheitserscheinungen, über die ich im folgenden berichten möchte, dürften vom diagnostischen wie therapeutischen Standpunkt aus betrachtet sowohl für Neurologen als auch Ophthalmologen von gleichem Interesse sein.

Es handelt sich um den 25 jährigen Schneider B., der in seiner Jugend öfters an Kopfschmerzen gelitten, sonst aber bis zu Weihnachten 1903 stets gesund gewesen war. Um diese Zeit erkrankte er nach einer Ohnmacht ganz plötzlich in Nürnberg, wo er sich eines Trauerfalls wegen einige Tage aufhielt, an „rasenden Kopfschmerzen", Erbrechen, war auch zeitweise benommen, so daß er sich Anfang Januar 1904 in das Nürnberger Krankenhaus aufnehmen ließ. Der Liebenswürdigkeit von Herrn Dr. Richard Neukirch, Oberarzt am städtischen Krankenhaus, verdanke ich die Daten des damaligen Befundes, die ich in Kürze zur Vervollständigung der Krankengeschichte wiedergeben möchte.

Die Kopfschmerzen, über die Patient hauptsächlich zu klagen hatte, und die sich im ganzen Krankheitsverlaufe bis zum heutigen Tage, wenn auch in bedeutend geringerem Maße, immer wieder bemerkbar machen, saßen im Hinterkopf, das Gehen fiel Patient schwer, es wurden Zwangsbewegungen zur Seite ausgeführt. Der Urin enthielt geringe Mengen Eiweiß und 0·5 % Zucker, dessen Ausscheidung nicht auf alimentärer Basis beruhte, sondern als cerebrale Glykosurie angesehen wurde. Die Augenuntersuchung ergab beiderseits Stauungspapille.

Da alle versuchten Mittel gegen Kopfschmerzen vollkommen versagt hatten (nur Morphiuminjektionen brachten vorübergehend Erleichterung), wurde Patient einer Schmierkur unterzogen, obwohl er Lues aufs entschiedenste bestritt und auch anamnestisch nichts dafür sprach. Der Erfolg war ein eminenter. Die Kopfschmerzen ließen schon nach wenigen Einreibungen nach, das Allgemeinbefinden besserte sich, Patient konnte wieder ohne Schwindel und Zwangsbewegung gehen. Stauungspapille und Zuckergehalt des Urins bestand aber noch unverändert fort. Nach 6 wöchentlichem Krankenhausaufenthalt wurde Patient entlassen, reiste nach Berlin zurück, arbeitete ein wenig, bis er 5 Wochen später, am 14. März 1904, wieder einen schweren Ohnmachtsanfall erlitt, aus dem er erst im Krankenhaus am Friedrichshain erwachte. Der an diesem Tage in die Krankengeschichte, die mir Herr Prof. Dr. Kroenig gütigst zur Verfügung gestellt hat, aufgenommene Status lautet:

Mittelgroßer, kräftig gebauter Mann mit mäßig gut entwickelter Muskulatur und blasser, trockener Haut.

Keine Drüsenschwellungen, keine Ödeme, keine Narben. Puls regelmäßig, stark gespannt, 84 Schläge in der Minute. Urin enthält reichlich Albumen, im Sediment hyaline Zylinder.

Patient liegt regungslos im Bett, schwer besinnlich, kann über seine Krankheit keine klare Auskunft geben. Patellarreflexe sind nicht auszulösen, Motilitäts- oder Sensibilitätsstörungen nicht vorhanden. Es besteht geringe Nackensteifigkeit und Druckempfindlichkeit der Nackenmuskulatur. Herzgrenzen normal, Töne rein, Lungenbefund normal. Abdomen ein wenig eingezogen, nicht druckempfindlich, Leber und Milz nicht vergrößert.

Der Augenbefund, auf den ich im folgenden noch näher eingehen werde, zeigte beiderseits Stauungspapille und ausgedehnte Netzhautblutungen. Die Diagnose lautete: Meningitis syphilitica haemorrhagica.

Es wurde sofort eine Schmierkur eingeleitet und während des Krankenhausaufenthalts 30 Einreibungen à 3 g verabreicht.

Bei der am 16. März vorgenommenen Lumbalpunktion war der Anfangsdruck 630 mm. Flüssigkeit braunrot verfärbt, 6 bis 7 mm weite deutliche Pulsationsschwankungen. Nach Ablassen von etwa 4 ccm sinkt der Druck auf 400. Pulsationen unverändert. Sehr auffallend ist die große Menge alten Blutfarbstoffs, die die Glasröhren dauernd beschlägt. Mikroskopisch reichlich gut erhaltene rote Blutkörperchen. Am folgenden Tage, 17. März, wurde die Lumbalpunktion wiederholt.

Druckanfang 610. Abgelassene Menge: 8 ccm. Enddruck: 300 ccm. Subjektiv entschiedene Besserung. Die Benommenheit hat sich auffallend schnell gebessert,[1] nur klagt Patient immer noch über Kopfschmerzen.

30. März 1904. Lumbalpunktion. Anfangsdruck 280 mm. Normale Pulsationen. Flüssigkeit klar, etwas gelblich gefärbt, nach Abfluss von 7 ccm stellt sich Enddruck auf 200 ccm. Die Punktion wird in den Hiatus sacrolumbalis gemacht. Nadel 5·7 cm tief eingestochen. Mikroskopisch in jedem Gesichtsfeld reichlich Lymphocyten.

Die Besserung im Allgemeinbefinden des Patienten ging stetig vorwärts, so daß er am 22. Juni 1904 aus dem Krankenhause entlassen werden konnte.

Was nun die Veränderungen betrifft, denen die Augen im Laufe der Erkrankung unterworfen waren, so konnte ich dieselben vom Eintritt in das Krankenhaus am Friedrichshain bis zum Abschluß dieser Arbeit (1. Oktober 1904) verfolgen.

Als ich im März dieses Jahres den schwerkranken und benommenen Patienten zum ersten Mal mit dem Augenspiegel untersuchte, fand ich den ganzen Augenhintergrund mit großen Blutlachen und strichförmigen Blutungen überschwemmt. Von Papillen war auf beiden Augen nichts wahrzunehmen, an ihrer Stelle fanden sich klumpenförmige Blutungen, untermischt mit ausgedehnten weißen Exsudaten in die Netzhaut. Die Lage der Papille war nur durch den Verlauf der starkgeschlängelten und gestauten Gefäße zu erkennen, die, wenn sie nicht von Blut bedeckt waren, eine deutliche Abknickung beim Übergang auf die Papille zeigten. (Es bestand eine Prominenz von 3 Dioptrien = 1 mm.) Im rechten Auge fand sich, wie auch jetzt noch zu sehen, ein schmaler weißer Streifen, der im umgekehrten Bilde betrachtet ca. $1^1/_2$ Papillenweiten nach innen unten von der Papille beginnt und sich parallel dem Papillenrande, einem Chorioidealriß vergleichbar, bis in die Gegend der Makula erstreckt. Diese merkwürdige Erscheinung, vgl. Skizze, muß wohl als Überrest einer alten Blutung angesehen werden.

Schon 14 Tage nach dieser ersten Untersuchung war zugleich mit dem Allgemeinbefinden eine sichtliche Besserung der Augenhintergrundveränderungen eingetreten. Die wenn auch stark verwaschene

---

[1] Ich habe erst wieder kürzlich in einem Fall von Stauungspapille im Krankenhaus Friedrichshain die ausgezeichnete therapeutische Wirkung der Lumbalpunktion beobachten können.

Papille trat wieder deutlicher hervor, Blutungen waren noch reichlich vorhanden, hatten aber an Stärke bedeutend abgenommen.

Während am 3. Mai noch einige schwachgefärbte Blutungen in beiden Augen und noch etwas verwaschene Papillen sichtbar waren, konnte ich am 14. Juni bis auf kleine strichförmige Blutungen einen völlig normalen Augenhintergrund ohne irgendwelche Stauungserscheinungen feststellen.

Eine genaue Sehprüfung konnte während des Krankenhausaufenthaltes nicht vorgenommen werden, eine oberflächliche Prüfung ergab während der ersten Zeit eine beträchtliche Herabsetzung der Sehschärfe.

Rechts

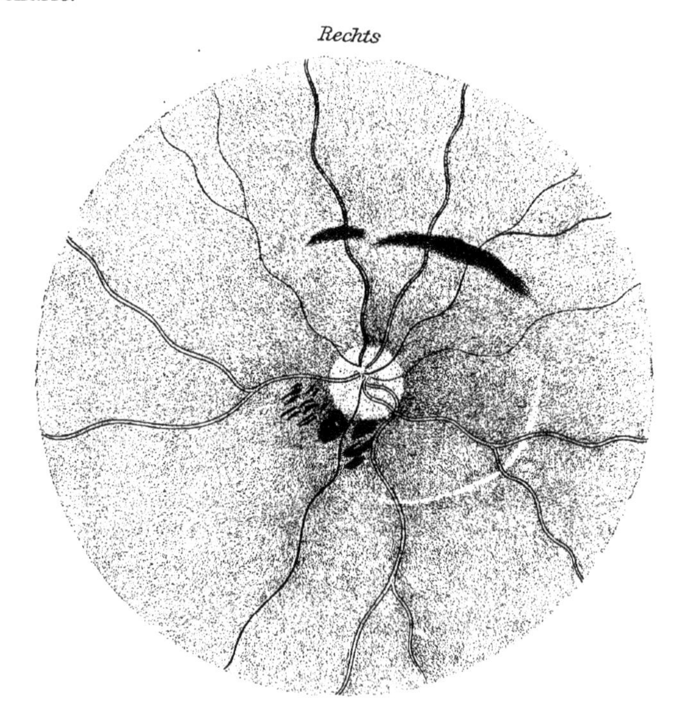

Als ich den Patienten nach seiner Entlassung am 23. Juni zum ersten Male bei mir zu Hause einer Untersuchung unterzog, zählte er rechts Finger in 4 m, las Snellen 10 in 7″, links hatte er $^2/_3$ der normalen Sehschärfe und las feinste Druckschrift in der Nähe. Das Gesichtsfeld war beiderseits normal.

Im Laufe der Beobachtungen besserte sich die Sehkraft allmählich, so daß bei der letzten Untersuchung am 29. September 1904 auf dem rechten, anfangs schlechteren Auge übernormale Sehschärfe (S = $^5/_4$), links volle Sehschärfe (S = $^5/_5$) festgestellt wurde. Der Augenhintergrund war bis auf die oben beschriebene streifenförmige Trübung vollkommen normal. Die Urinuntersuchung ergab weder Zucker noch Eiweiß.

Bis auf eine geringe allgemeine Mattigkeit und zeitweise auftretende Kopfschmerzen ist Patient völlig wiederhergestellt.

Obwohl also in unserem Falle die Infektion aufs entschiedenste bestritten wurde und auch keine besonderen Anzeichen für dieselbe sprachen, hat sich trotzdem die zweimal eingeleitete Schmierkur aufs glänzendste bewährt.

Beitrag zur Pathologie des Halssympathikus.

Von

Dr. **Kurt Mendel**,
Nervenarzt in Berlin.

Das Tierexperiment lehrt, daß nach Durchschneidung des Halssympathikus zunächst Verengerung der gleichseitigen Pupille, Enge der Lidspalte, stärkere Füllung der Hautgefäße, erhöhte Temperatur derselben Gesichtsseite, Herabsetzung oder völlige Aufhebung der Schweißsekretion sowie Störung der Speichelsekretion auftritt. Späterhin sinkt dann noch der Bulbus zurück und in vereinzelten Fällen wird auch die betroffene Gesichtshälfte atrophisch.

Vergleicht man mit diesen aus dem Tierexperiment gewonnenen Erfahrungen die Beobachtungen, welche am Menschen in Fällen von Halssympathikuslähmung gemacht worden sind, so zeigt sich, daß eine Anzahl der oben erwähnten Symptome auch beim Menschen regelmäßig nachweisbar sind, hingegen sind andere entweder wenig ausgesprochen oder sie fehlen ganz oder es ist sogar bezüglich derselben gerade das Gegenteil zu bemerken.

Die auch beim Menschen fast konstant bei Sympathikuslähmung auftretenden, dem Tierexperiment analogen Veränderungen sind diejenigen am Auge, die okulo-pupillären Symptome. In erster Reihe ist eine dauernde Pupillenverengerung als Folge der Lähmung des Dilatator pupillae, welcher bekanntlich vom Sympathikus innerviert wird, vorhanden. Hinzu gesellen sich als konstant zu beobachtende Symptome die Enge der betreffenden Lidspalte und das Zurücksinken des Bulhus. Letztere Erscheinung beruht auf Lähmung des vom Sympathikus innervierten glatten MÜLLERschen Orbitalmuskels, während die Ptosis hervorgerufen wird durch Lähmung des Musculus tarsalis superior et inferior. Zur Erklärung der Retractio bulbi wird außerdem noch die Abnahme des Orbitalfettes herangezogen. Dieser

Schwund des Fettgewebes beruht auf trophischen Störungen, die ihrerseits durch die Sympathikuslähmung herbeigeführt sind, solche bedingen auch die in manchen Fällen zu beobachtende Ungleichheit der Gesichtshälften. Während demnach die okulo-pupillären Symptome regelmäßig wiederkehrende Erscheinungen der Sympathikuslähmung beim Menschen darstellen, sind die vasomotorischen Störungen bereits weniger konstant, wenn auch doch noch sehr häufig zu beobachten. Entsprechend dem Tierexperimente wäre — wie oben erwähnt — eine stärkere Füllung der Hautgefäße und demnach Rötung und erhöhte Temperatur der entsprechenden Gesichtsseite zu erwarten. Dem ist jedoch bei den in der Literatur veröffentlichten Fällen durchaus nicht immer so. Meist besteht allerdings auf der gelähmten Seite erhöhte Temperatur und stärkere Gesichtsrötung, doch sind Fälle veröffentlicht (Heiligenthal u. a.), in denen die gesunde Seite die rötere und wärmere war bei bestehender Miosis, Lidspaltenenge und Retrusio bulbi auf der kranken Seite, und in einem Falle Heiligenthals wurde sogar trotz sehr ausgesprochener Rötung der gesunden Gesichtshälfte die Temperatur der erkrankten Seite als höher (ca. 1·5°) nachgewiesen. Am wenigsten konstant sind in den veröffentlichten Krankengeschichten von Sympathikuslähmung die Angaben betreffs der Schweiß- und Speichelsekretion; zuweilen fehlen diesbezügliche Störungen völlig, oft ist Abnahme oder völliges Sistieren der Sekretion, in anderen Fällen jedoch Erhöhung derselben auf der gelähmten Seite erwähnt.

Als Beitrag zu der Frage, welche Störungen eine Erkrankung des Halssympathikus nach sich ziehen kann, möge folgender von mir beobachteter Fall von linksseitiger Sympathikuslähmung dienen:[1]

Anamnese.

Es handelt sich um eine 53 Jahre alte Frau, welche aus gesunder Familie stammt, 30 Jahre verheiratet ist und zwei gesunde Kinder hat. Seit zwei Jahren ist das Unwohlsein fortgeblieben. Vor 15 Jahren will Patientin Gelenkrheumatismus durchgemacht haben, von welchem ein Herzleiden zurückgeblieben sei. Im übrigen ist sie angeblich bis vor zwei Jahren stets gesund gewesen.

Im Herbst 1902 soll plötzlich nach einer körperlichen Anstrengung der Mund nach rechts gezogen gewesen und das linke Auge kleiner geworden sein. Eine Schwäche der linksseitigen Extremitäten habe sie nicht bemerkt. Seitdem habe sie die jetzigen Beschwerden, welche in folgendem bestehen: sie habe Kopfschmerzen über dem linken Auge, die linke Gesichts-

---

[1] Die Augenuntersuchung wurde von Hrn. Dr. Fehr freundlichst kontrolliert.

hälfte sei eingefallen, man sage ihr häufig, daß sie von links her viel älter aussehe als von rechts, sie höre links schlechter, habe auch zuweilen Läuten im linken Ohr. Das linke Auge sei deutlich kleiner geworden als das rechte, seine Farbe habe sich verändert, es sei heller geworden. Bei Aufregung und nach körperlicher Anstrengung schwitze und erröte sie nur auf der rechten Gesichtshälfte, während die linke kühl bleibe. Rechts sei das Haar dünner und eher grau geworden. Des Morgens sowie auch am Tage nach dem Schlafen habe sie linkerseits mehr Speichelfluß als rechts, beim Schnupfen laufe die linke Nasenhälfte mehr. Augentränen bestehe nicht. Schließlich leide sie oft an Herzklopfen, der Hals sei schon lange Zeit stark entwickelt.

Status praesens.

Mittelgroße Person mit grazilem Knochenbau, mäßig entwickelter Muskulatur und geringem Fettpolster. Gesichtsfarbe blaß. Intelligenz und Sprache ohne Sonderheit. Die linke Gesichtshälfte ist deutlich flacher als die rechte und eingefallen, Patientin hat im linksseitigen Profil ein ganz anderes Gesicht als von rechts her. Die rechte Lidspalte ist normal weit, die linke deutlich enger. Der obere Lidrand steht linkerseits bei geradeaus gerichtetem Blick in der Höhe des oberen Scheitels der Pupille (s. Fig. 2).

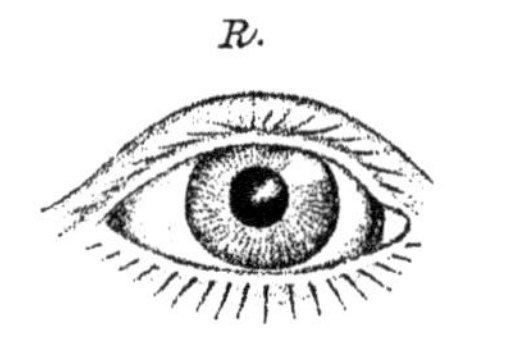

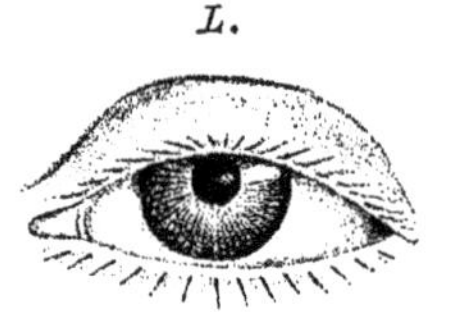

Fig. 1 und 2.

Willkürlich kann das obere Augenlid noch 2 mm höher gehoben werden. Zur besseren Öffnung der Lidspalte wird der M. frontalis nicht wesentlich in Anspruch genommen (wie dies bei Ptosis infolge Okulomotoriuslähmung der Fall ist!). Die Augenbewegungen sind nach allen Richtungen hin frei. Der linke Bulbus liegt deutlich zurück. Die rechte Pupille ist deutlich weiter als die linke (s. Fig. 1 u. 2), rechts beträgt die Pupillenweite $5^1/_2$, links 3 mm im Durchmesser. Die Reaktion ist beiderseits gleich gut sowohl bei Lichteinfall wie bei Einstellung für die Nähe. Auf Schmerz reagiert die rechte Pupille besser als die linke, bei Beschattung erweitert sich auch die linke Pupille gut, ebenso tritt rechts die Erweiterung ein, wenn die linke Pupille beschattet wird. Nach 2 Tropfen Homatropin erweitert sich auf beiden Augen die Pupille prompt, und zwar sind die Pupillen danach fast, doch nicht völlig gleich weit (rechts $7^3/_4$, links 7 mm).

$$S \begin{array}{l|l} R + 1{\cdot}0\,\text{Di} = {}^5/_5 & + 3{\cdot}0\,\text{Di} = \text{Sn}\,1^1/_2 : 25\,\text{cm} \\ L + 1{\cdot}5\,\text{Di} = {}^5/_5 & + 3{\cdot}5\,\text{Di} = \text{Sn}\,1^1/_2 : 25\,\text{cm}. \end{array}$$

Das Gesichtsfeld ist normal. Keine Doppelbilder.

Ophthalmoskopisch.

Die Venen sind beiderseits leicht geschlängelt, aber noch innerhalb der Grenzen des Normalen. Auf dem linken Auge sind die Gefäße deut-

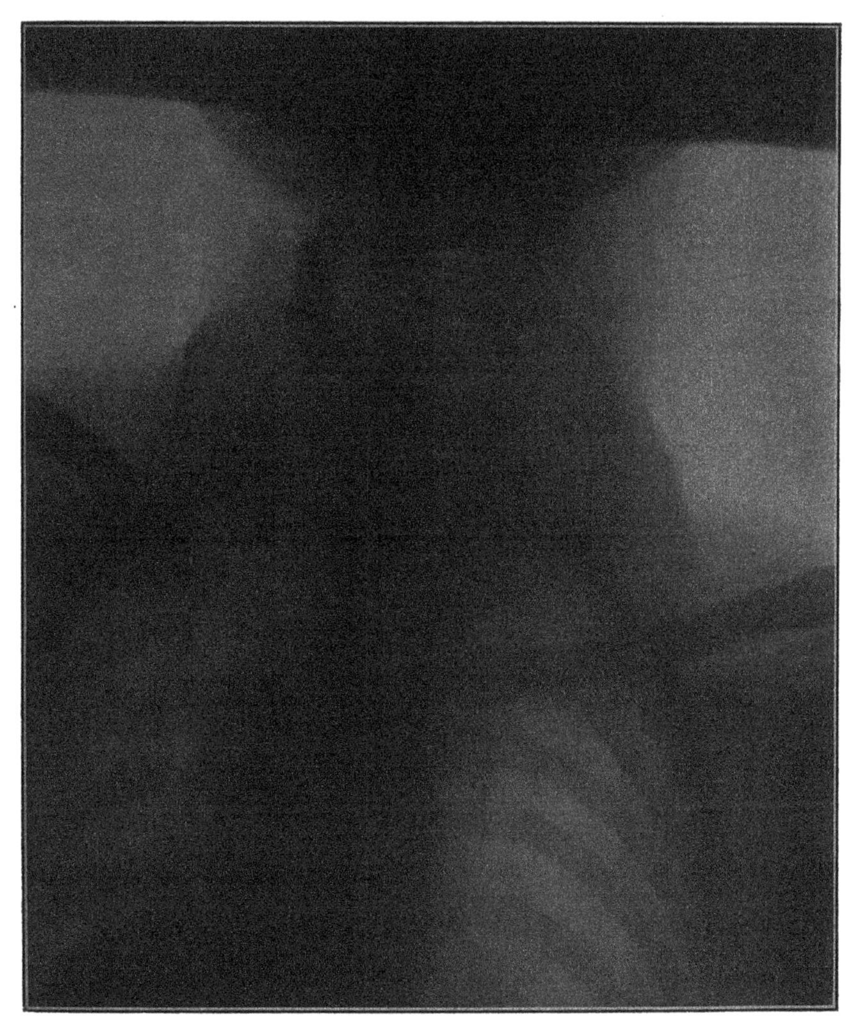

Fig. 3.

lich stärker gefüllt als auf dem rechten. Die Spannung des Augapfels erscheint beiderseits gleich und normal. Die Iris ist rechts tiefsammetbraun, links dagegen deutlich weniger stark pigmentiert, besonders in den peripheren Partien, sie erscheint daher links im ganzen grüner (diese Farbenveränderung ist — wie oben bereits erwähnt — der Patientin selbst aufgefallen).

Auf der ganzen linken Gesichtshälfte will Patientin Nadelberührungen weniger deutlich fühlen als rechts. Der motorische Quintus ist intakt. Betreffs Schweißsekretion und Temperatur der Gesichtshälften siehe später. Die Zunge wird gerade vorgestreckt. Gaumen- und Kopfbewegungen sind in Ordnung. Der Gesichtsbewegungsnerv ist beiderseits gleich kräftig. Es besteht eine deutliche Vergrößerung der Schilddrüse und zwar besonders des linken Lappens. An dieser linken Strumahälfte, fühlt man einen knochenharten, wurstförmigen, auf Druck schmerzhaften Körper; derselbe ist auf dem Röntgenbild (s. Fig. 3) als tiefer Schatten links neben der Wirbelsäule deutlich sichtbar und muß als ossifizierte Struma angesprochen werden.

Der Kehlkopfbefund ist völlig normal, die Stimmbänder schließen gut.

Obere und untere Gliedmaßen zeigen durchaus normale Verhältnisse.

Die Herzgrenze reicht nach rechts bis zur Mitte des Brustbeins, nach links bis zur Brustwarzenlinie. Über der Herzspitze und der dreizipfligen Klappe ist ein lautes systolisches Geräusch hörbar, der II. Aorten- und Pulmonalton sind unrein. Der Puls ist regelmäßig, er zählt 96 bis 102 Schläge in der Minute. Der Urin ist frei von Eiweiß und Zucker.

Sehr interessant ist nun das Verhalten der Temperatur und der Schweißsekretion der beiden Gesichtshälften: Für gewöhnlich ist nämlich die **linke**, also die dem erkrankten Sympathikus entsprechende Gesichtshälfte deutlich wärmer als die gesunde rechte; die im äußeren Gehörgang gemessene Temperatur ergab in gewöhnlichem Zustande **links** 0·4° **mehr** als rechts; auch sah für gewöhnlich die **linke** Wange röter aus. War aber die Patientin erregt oder hatte sie sich einer körperlichen Anstrengung ausgesetzt (nach Husten usw.), so war die **rechte** Gesichtshälfte deutlich wärmer und röter; so ergab die Ohrtemperatur an einem Tage, wo sich Patientin vorher körperlich stärker angestrengt hatte (sie war mehrere Treppen schnell gestiegen), links 35·55°, rechts 36·3°, also **links** 0·75° **weniger** als rechts! Alsdann sah man auch die Angabe der Kranken bestätigt, daß sie bei Aufregung und körperlicher Anstrengung nur auf der rechten Gesichtshälfte schwitze, während die linke kühl bleibe. Eine subkutane Injektion von 0·01 Pilocarpinum hydrochloricum hatte mit eminenter Deutlichkeit zur Folge, daß nach 10 Minuten die **rechte** Wange und Stirn bis genau zur Mittellinie mit großen Schweißtropfen bedeckt war, während die linke Gesichtshälfte völlig trocken blieb und keinerlei Veränderung zeigte.

An der Diagnose konnte kein Zweifel erhoben werden. Es handelt sich neben einer Mitralinsuffizienz um eine Affektion des linken Halssympathikus. Als Ursache für dieselbe ist die linksseitige ossifizierte Struma anzuschuldigen, und zwar ist anzunehmen, daß die Erscheinungen bedingt sind durch direkten Druck des knochenharten Strumateils auf den Sympathikus. Es kommt hierbei weniger auf die Größe des Kropfes als auf die Form, Konsistenz und Art der Ausdehnung desselben an, denn nicht jeder — auch noch so große — Kropf birgt in sich eine Gefahr für den Sympathikus.

Wie in fast allen Fällen von Sympathikuslähmung durch Struma ist auch in dem unsrigen der N. recurrens verschont geblieben; es liegt dies daran, daß der Recurrens zwischen Trachea und Ösophagus geschützt verläuft und dem Strumadruck leicht ausweichen kann, während der Sympathikusstrang direkt gegen die Wirbelsäule angedrückt wird.

Die in unserem Falle beobachteten okulo-pupillären Symptome (Miosis, Lidspaltenenge, Zurücksinken des Bulhus) entsprechen durchaus den beim Tierexperimente gemachten Erfahrungen.

In welcher Weise das Atropin die Mydriasis bewirkt, ist noch nicht völlig sicher entschieden. Einige Autoren nehmen an, daß die Erweiterung lediglich infolge Lähmung des Okulomotorius stattfindet, andere dagegen (Cramer, Donders, de Ruiter) glauben, daß zur maximalen Erweiterung der Pupillen auch noch eine durch das Atropin bewirkte Reizung der Sympathikusendzweige im M. dilatator pupillae mit beitrage. Unter anderem spricht für diese Ansicht eine Mitteilung Schurs, wonach beim Kaninchen sich die atropinisierte Pupille nach Durchschneidung des Halssympathikus oder nach Zerstörung des Ganglion supremum um 1—1·5 mm wieder verengt. Unser Fall, in welchem nach Atropineinträufelung die beiden Pupillen nicht völlig die gleiche Weite erlangen (allerdings beträgt der Unterschied nur 0·75 mm zu Ungunsten der linken), spricht gleichfalls eher für die letztere Ansicht, denn wäre die Mydriasis ausschließlich durch Okulomotoriuslähmung bedingt, so müßten bei unserer Kranken beide Pupillen nach Atropinisierung völlig gleich sein; die von Cramer u. a. angenommene, noch hinzukommende Reizung der Sympathikusendzweige durch das Atropin kann aber im vorliegenden Fall nur auf den gesunden rechten Sympathikus wirken, während sie bei dem lädierten linken Nerv versagt: daher die rechte Pupille > nach Atropinisierung.

Betreffs des Pilokarpins legt unser Fall dessen Einwirkung auf das Schweißzentrum im Rückenmark klar. Die Leitungsunterbrechung des linken Sympathikus unserer Kranken verhindert im Bezirke der linksseitigen Gesichtsnerven das Schwitzen, das sonst (bei intaktem Sympathikus) dem zentralen Reiz durch das Pilokarpin folgen würde, wie man dies ja rechterseits beobachten kann.

Aus gleichem Grunde wird auch im vorliegenden Fall bei Erregung und körperlicher Anstrengung die gesunde rechte Gesichtshälfte wärmer und röter als die linke und schwitzt allein; diese zentral einsetzenden Reize rufen eben eine Reaktion nur in den Vasomotoren der gesunden (rechten) Seite hervor, während die kranke linke Seite wegen Ausschaltung des Halssympathikus die erwähnten Reize nicht weiter leitet, d. h. nicht beantwortet und deshalb bei entsprechender Gelegenheit nicht wie die normale rechte Seite erröten und schwitzen kann. In gewöhnlichem Zustande aber ist die linke Gesichtshälfte — dem Ergebnis der experimentellen Halssympathikusdurchschneidung entsprechend — wärmer und röter als die rechte Wange.

Aus dem allgemeinen Krankenhaus in Eger.

Von

Dr. Chr. **Merz-Weigandt**,
Augenarzt in Eger, Böhmen.

I.

Eine seltene pannusartige Erkrankung der Hornhaut.

Dieser Fall kam am 10. März 1903 in meine Behandlung. Die Patientin Frau K. E., 42 Jahre alt, sonst vollkommen gesund, intelligent, bemerkte zuerst vor Weihnachten und zwar zuerst im rechten Auge ein leichtes Drücken und Fremdkörpergefühl, zugleich waren die Lidränder etwas gerötet; nach einiger Zeit traten dieselben Beschwerden auch auf dem linken Auge auf.

Als dieser Zustand ca. 14 Tage unverändert andauerte, zog die Patientin den in ihrem Wohnort ansässigen Arzt zu Rate. Sie erhielt zuerst eine Präzipitatsalbe und später Atropin verordnet. Der Zustand besserte sich aber nicht, es trat ein leichtes Ödem der Lider auf, und in letzterer Zeit bemerkte die Patientin, daß das Sehvermögen des rechten Auges nachließ, so daß sie sich entschloß, spezialärztliche Hilfe in Anspruch zu nehmen.

Bei der Untersuchung fand ich nun folgendes: Es besteht beiderseits ein leichtes Ödem der Lider und zwar rechts etwas stärker wie links. Die Lidränder sind leicht gerötet. Rechts besteht auch etwas Lichtscheu. Die Bindehaut der Lider ist ganz leicht gerötet, doch sind nirgends besondere Veränderungen, wie Follikeln, Narben usw. wahrnehmbar. Die Bindehaut des Bulbus und die Hornhaut bieten auf den ersten Blick ein Bild, ganz ähnlich dem eines stark ausgebildeten trachomatösen Pannus und zwar greifen die pannusartigen

Massen von der Bindehaut des Bulbus ringförmig auf die Hornhaut derart über, daß nur der zentrale Teil der Hornhaut etwa mit einem Durchmesser von 5 mm durchsichtig erscheint. Von der stark verdickten Conjunctiva bulbi ziehen zahlreiche stark erweiterte Gefäße von allen Seiten auf die Hornhaut und verzweigen sich dort baumastartig. Am Rande der ganzen Auflagerung auf der Hornhaut selbst befinden sich zahlreiche winzig kleine punktförmige ganz oberflächlich liegende grauweiße Infiltrate, an welchen die feinsten Verzweigungen dieser mächtigen Gefäßneubildungen endigen. Hier an der inneren Peripherie ist die Auflagerung am dünnsten; am mächtigsten ist sie über dem Limbus, während sie sich gegen die äußere Peripherie wieder verdünnt und gegen die Übergangsfalten vollständig verliert, diese selbst sind vollkommen frei. Die ganze Auflagerung ist stark injiziert und dunkelrot gefärbt. Zwischen den feinsten Verzweigungen auf der Hornhaut befinden sich graue pannusartige Gewebsmassen. Die Conjunctiva der Lider ist, wie schon oben erwähnt, vollkommen intakt, glatt, glänzend, keine Spur von Narben, nur eine ganz leichte Rötung ist nachweisbar. Es besteht auch keine vermehrte Tränenabsonderung.

Das linke Auge zeigt dieselben Erscheinungen, nur in vermindertem Maßstabe. Hier greift die Auflagerung ebenfalls rund um die Hornhaut auf diese ungefähr 3—4 mm über, im Zentrum einen kreisförmigen Teil von 6—7 mm frei lassend. Die Gefäßneubildung ist hier nicht so mächtig wie rechts, auch ist die Injektion nicht so ausgebildet, die Conjunctiva der Bindehaut ebenfalls ganz normal.

Nach Verabreichung von Kokain und Atrabilin blaßt die Injektion etwas ab und es treten jetzt die zahllosen erweiterten Gefäße deutlich aus der nunmehr rosarot gefärbten Unterlage hervor.

Ich versuchte nun zunächst durch Kauterisation den Prozeß zum Stillstand zu bringen.

Nach nochmaliger Verabreichung von Kokain verschorfte ich mit dem Galvanokauter den inneren Rand, indem ich mich besonders bemühte, die feinen punktförmigen oberflächlichen Infiltrate zu zerstören. Auf diese Weise entstand eine ringförmige Verschorfung auf der Hornhaut selbst, darauf zog ich eine zweite tiefer greifende konzentrische Furche ungefähr 3 mm außerhalb des Limbus durch die ganze Auflagerung. Beim Fassen mit der Pinzette zeigte sich, daß sich die ganze Auflagerung leicht verschieben ließ. Atropin, Verband und sofortige Aufnahme ins Krankenhaus.

Schon während dieses operativen Eingriffes, namentlich als ich die kolossal dicken, leicht verschieblichen Massen an der Peripherie der Hornhaut in die Pinzette nahm, versprach ich mir von diesem Eingriff nicht viel. Die Reaktion auf diesen Eingriff war eine ganz geringe, es traten nicht einmal besondere Schmerzen auf und schon nach einigen Tagen konnte ich sehen, daß innerhalb der inneren Brandfurche neuerlich kleine punktförmige Infiltrate auftraten und einzelne Gefäße sich über die Furche hinüber neu bildeten. Nun entschloß ich mich die ganzen Massen abzutragen.

Aus Familienrücksichten mußte ich die Patientin, die mit der vorgeschlagenen Operation sofort einverstanden war, auf einige Tage nach Hause lassen. Als dieselbe nach ca. 10 Tagen zurückkam, konnte ich neuerlich den progressiven Charakter des Prozesses feststellen, indem nunmehr die ganze innere Brandfurche mit der Auflagerung wieder überdeckt war.

Am 1. April wurde nun am rechten Auge in Chloroformnarkose, da eine Anästhesierung mit Kokain bei der starken Injektion keinen Erfolg versprach, die Abtragung der Auflagerung vorgenommen.

Ich ging dabei ähnlich wie bei einer Flügelfelloperation in der Weise vor, daß ich die Auflagerung mit der Pinzette faßte, etwas von der Hornhaut abhob und nun mit einer krummen Lanze vom inneren Rande her vorsichtig abzulösen begann. Als die Ablösung am inneren Rande beendet war, zeigte sich eine ganz merkwürdige Erscheinung; die ganze Auflagerung ließ sich nach allen Seiten hin ganz leicht von der Hornhaut bis über den Limbus hinaus, ganz ähnlich wie ein Pterygium abheben und darunter kam eine verhältnismäßig durchsichtige Hornhaut zum Vorschein. Die Auflagerung wurde nun ca. 4 mm über den Limbus hinaus losgelöst und dann mit der Scheere rund herum abgeschnitten, so daß die Hornhaut und ein ca. 4 mm breiter perikornealer Streifen vollkommen frei lagen. Die Hornhaut wurde außerdem vom Zentrum gegen die Peripherie durch Abschaben mit der Lanze von allen noch anhaftenden Resten gründlich befreit. Während der Operatien fand aus den erweiterten Gefäßen eine ausgiebige Blutung statt. Der Bindehautsack wurde durch Borwasserspülungen und Austupfen vom Blutgerinsel gereinigt, hierauf Atropin, Jodoformpulver und Verband.

Da keinerlei Schmerzen auftraten, wurde der Verband 2 Tage liegen gelassen. Beim Verbandwechsel zeigte sich nun, daß die Hornhaut zum größten Teil schon mit Epithel überkleidet war, nur an einzelnen Stellen, wo beim Entfernen der Auflagerung tiefere Schichten der Hornhaut verletzt waren, sah man beginnende Narbenbildung. Am 4. Tage wurde der Verband weggelassen. Nach 10 Tagen war das Auge ganz reizlos. Die Conjunctiva blaßrosa gefärbt, vernarbt. Die

Hornhaut zeigte an den Teilen, welche früher von der Auflagerung bedeckt waren, einzelne zerstreut liegende zarte Narben, dazwischen ganz und teilweise durchsichtige Stellen.

Am 14. April wurde auf ganz gleiche Weise das linke Auge operiert. Der Verlauf der Operation, sowie der Heilung war ganz gleich, wie auf der rechten Seite, nur waren hier, wie schon oben bemerkt, die Auflagerungen lange nicht so mächtig, wie auf der rechten Seite.

Patientin wurde am 24. April geheilt entlassen und angewiesen, sich in entsprechenden Zeiträumen wieder vorzustellen.

Die abgetragenen Massen wurden in Formalin gehärtet in Celloidin eingebettet, geschnitten und mit Hämatoxylin Eosin gefärbst.

Am 16. Mai stellt sich Patientin wieder vor. Der Zustand ist ganz gleich wie bei der Entlassung. Eine leichte blaßrosa Färbung der Conjunctiva besteht infolge der dort befindlichen Narben noch immer.

Patientin kam in Zeiträumen von 4—6 Wochen, sie ist vollkommen frei von Beschwerden, der Zustand ist andauernd gleich. Das letztemal sah ich sie Ende September, also nach einem halben Jahre seit der Operation. Es dürfte demnach das Auftreten einer Recidive ausgeschlossen sein.

Die mikroskopische Untersuchung ergab keinerlei typischen Befund. Man sieht etwas gewuchertes Hornhautepithel in mehreren Schichten übereinander gelagert, zahlreiche Gefäßdurchschnitte von verschieden großem Querschnitt und dazwischen mäßiges Bindegewebe.

Klinisch war das Bild einem frischen sukkulenten progressiven Pterygium eigentlich am ähnlichsten, namentlich die in der Krankengeschichte erwähnten kleinen, punktförmigen oberflächlich gelegenen Infiltrate boten genau dasselbe Bild, wie wir es an der Spitze eines progressiven Pterygiums auch sehen.

Es unterliegt auch gar keinem Zweifel, daß diese Infiltrate ätiologisch die größte Rolle spielen, da sie beim Wachstume der Auflagerung immer vor dem inneren Rande auftraten. Merkwürdig ist nur die ringförmige Gestalt. Ich kann mir die Entwickelung nur so vorstellen, daß ganz gleiche Schädlichkeiten, wie sie zur Bildung eines Pterygiums führen, wenn sie an einem Punkte des Limbus auftreten, hier an der ganzen Peripherie der Hornhaut auftraten und so zu einer dem Pterygium pathologisch ähnlichen Auflagerung führten, dafür spricht auch das ganz allmähliche Aufhören gegen die Übergangsfalten und gegen die Lidwinkel, welche wieder ganz normale Bindehaut zeigten.

II.

Eine Verletzung der Hornhaut durch Schwefeldioxyd.

Diese Verletzung erfolgte durch flüssiges Schwefeldioxyd und erscheint mir deshalb der Veröffentlichung wert, weil eine Verletzung der Hornhaut durch diesen Stoff jedenfalls zu den Raritäten gehört.

Der Verletzte kam am 4. September 1903 nachmittags in meine Behandlung. Als dieser, ein Bierführer der hiesigen Aktien-Brauerei N. B., 54 Jahre alt, am genannten Tage nachmittags bei der Türe des Maschinenhauses der Brauerei vorbeiging, war der Maschinist eben damit beschäftigt, Füllrohre der Kühlmaschine, aus welchen diese Maschine mit flüssiger schwefeliger Säure, versehen wird, zu entgasen. Zufällig befanden sich in dem Bleirohre, welches als Ansatz auf den eigentlichen Behälter mit SO_2 aufgeschraubt wird, noch einige Tropfen flüssiger, schwefeliger Säure, welche durch den Druck herausgeschleudert wurden und dem N. B. in das linke Auge spritzten.

Patient verspürte sofort heftigen Schmerz und konnte das Auge nicht mehr öffnen. Er band ein nasses Tuch über das Auge und kam sofort in meine Behandlung, so daß ich den Fall schon nach einer halben Stunde nach stattgehabter Verletzung zu sehen bekam.

Äußerlich war weder an den Lidern noch sonst im Gesichte eine Verletzung zu bemerken. Es bestand Lichtscheu. Nach dem Öffnen der Lider zeigte sich eine intensive Rötung der Bindehaut und rings um die Hornhaut ein leichter chemotischer Wall der Conjunctiva. Die Hornhaut war auffällig trocken und in toto intensiv rauchgrau getrübt, dabei vollkommen anästhetisch.

Auffällig ist auch, daß Patient, nachdem die Lidspalte einmal geöffnet, das Auge offen halten kann, trotzdem anfangs die Lider fest zugekniffen waren.

In der gleichmäßigen rauchgrauen Trübung zeigten sich zwei rundliche, stärker getrübte, ca. stark nadelkopfgroße Trübungen, welche augenscheinlich auch viel tiefer ins Gewebe reichen. Patient klagt nur über Brennen. Therapie. Atropin, Sozojodolsalbe und Verband.

Am nächsten Tage war die Chemose der Bindehaut verschwunden und die Bindehaut zeigte an dieser Stelle das eigentümliche, weiße glänzende Aussehen, wie wir es bei Kalkverätzungen am 3. oder 4. Tage zu sehen gewohnt sind. Die Mitte der Hornhaut hatte sich bis auf die zwei oben erwähnten Infiltrate aufgehellt, während der Rand der Hornhaut noch getrübt erschien. Der mittlere durchsichtige

Teil der Hornhaut war wieder empfindlich und feucht, während die getrübten Randpartien noch anästhetisch waren und ein eigentümliches an Xerose erinnerndes trockenes Aussehen hatten.

Am 4. Tage waren auch diese Randpartien wieder normal und es bestand nunmehr eine ausgiebige Conjunctivitis. Während die ersten 3 Tage die Tränensekretion nicht vermehrt war, trat jetzt eine stärkere Tränensekretion auf.

Patient bekam jetzt Hydrarg. oxycyanat. mit Kokain eingetropft und wegen der beiden Infiltrate jeden 2. Tag einen Tropfen Atropin. Nach 3 Wochen war der Bulbus vollkommen blaß, die Conjunctivitis abgeheilt und an Stelle der beiden Infiltrate befanden sich zwei kleine graue Narben in der Hornhaut.

Schon das klinische Bild, noch mehr aber die theoretischen Erwägungen führten zur Ansicht, daß es sich in diesem Falle um eine Erfrierung der Hornhaut handelte.

Schwefeldioxyd unter -8^0 abgekühlt, verdichtet sich zu einer wasserhellen, sauer reagierenden Flüssigkeit, welche aber weder auf der Haut noch auf den Schleimhäuten eine Ätzwirkung hervorruft, beim Verdunsten entsteht naturgemäß eine ganz beträchtliche Abkühlung, daher auch ihre Verwendung zur Erzeugung der Kälte in den Kühlmaschinen.

Um den Vorgang beobachten zu können, stellte ich mir durch Durchleiten von SO_2 durch eine Kältemischung (Eiskochsalz) eine entsprechende Menge von flüssiger, schwefeliger Säure dar.

Auf die Haut geschüttet, erzeugte dieselbe ganz die gleiche Wirkung, wie unsere zur Lokalanästhesie verwendeten, gebräuchlichen Mittel, wie Äthylchlorid usw. Unter hörbarem Knistern und rasch wieder vorübergehender Bildung von Eiskristallen verdunstet die Flüssigkeit, die Haut wird weiß und anästhetisch.

Tropfenweise auf die Zunge und Lippenschleimhaut gebracht, schmeckt sie stark sauer ohne aber eine Verätzung der Schleimhaut hervorzurufen.

Ich schüttete nun ungefähr einen cm^3 über die Kaninchenhornhaut und zwar in der Weise, daß die Flüssigkeit am Lidwinkel eingegossen wurde und in gleichmäßigen Schichten über die Hornhaut lief. Auf dem zweiten Auge ließ ich einen Tropfen mitten auf die Hornhaut fallen.

Es zeigten sich nun die gleichen Erscheinungen, wie auf der Haut, rasches Verdunsten unter hörbarem Knistern und ein kurz andauernder schneeiger Anflug. Darauf waren die Hornhäute in toto milchig weiß getrübt und anästhetisch. Nach $^1/_2$ Stunde zeigte sich auf dem rechten Auge dieselbe rauchgraue Trübung der Hornhaut, wie ich sie bei meinem Patienten beobachten konnte, während auf dem zweiten Auge mitten in der rauchig getrübten Hornhaut ein intensiver gefärbtes Infiltrat sich befand.

Die Entstehung dieses Infiltrates erkläre ich mir in der Weise, daß beim Auffallen des Tropfens an dieser Stelle eine dichtere Schicht zur Verdunstung gelangt und sich nur ein Teil des Tropfens über die übrige Hornhaut ausbreitet, da der Verdunstungsprozeß so rasch vor sich geht, daß der Tropfen gar nicht Zeit hat, sich über die ganze Hornhaut gleichmäßig zu verteilen. Infolgedessen ist die Kältewirkung an dieser Stelle auch eine viel intensivere und reicht tiefer ins Gewebe, während sie auf der übrigen Hornhaut nur das Epithel zum Gefrieren bringt.

Nach diesem Versuche unterliegt es wohl gar keinem Zweifel, daß diese Hornhautverletzung durch Erfrieren zustande kam. Die Entstehung der in der Krankengeschichte erwähnten zwei Infiltrate erkläre ich mir dadurch, daß zwei Tropfen auf die Hornhaut gelangten und an der Stelle des Auffallens in gleicher Weise wie beim Experimente durch die an diesen Stellen intensivere Kältewirkung durch die Bowmannsche Schicht hindurch wirkten und auf diese Weise die bleibenden Trübungen erzeugten.

Das rasch regenerationsfähige Hornhautepithel war bald wiederhergestellt, während es bei der in dieser Beziehung viel trägeren Bindehaut zu den Erscheinungen der traumatischen Conjunctivitis kam.

Es ist dies auch ein Wink für den Praktiker beim Gebrauch von Äthylchlorid und anderen zur Lokalanästhesie gebräuchlichen Mitteln, im Gesichte sorgfältig die Hornhaut zu schützen, denn durch das Auftreffen eines Strahles der obgenannten Anästhetika auf die Hornhaut kann leicht eine dauernde Trübung derselben durch Erfrieren des Gewebes zustande kommen.

III.

Über zwei Schußverletzungen.

Zum Schluß will ich noch kurz über zwei Schußverletzungen berichten. Die erste erscheint mir bemerkenswert wegen des merkwürdigen Weges, den das Projektil nahm, die zweite durch das Projektil selbst.

1. M. W., 15 Jahre alt, Tochter eines Grundbesitzers in Sch. saß am 30. März 1903 am Fenster und war mit Nähen beschäftigt.

Der Vater des Mädchens hatte seinen Revolver gereinigt und war im Begriffe, denselben wieder zu laden. Er hatte schon mehrere Patronen in die Revolvertrommel eingeführt, als sich plötzlich eine Patrone entlud und dem Mädchen ein Projektil in die Stirne fuhr. Bemerkenswert ist dabei, daß es sich hier, wie die spätere Untersuchung ergab, lediglich um einen unberechenbaren Unglücksfall und nicht um leichtfertiges Hantieren mit der Waffe handelte, da der Vater den Lauf der Waffe vorsichtshalber nach abwärts gerichtet hatte. Wie sich später herausstellte, entlud sich der Revolver in dem Momente, als während des Drehens der Trommel die Wand des Laufes gerade über der Mitte eines des sechs Läufe der Trommel stand, so daß das Bleigeschoß förmlich zerschnitten wurde. Der größere Teil flog direkt seitwärts aus der Trommel gegen die Stirne des Mädchens, während der kleinere Teil zwischen dem hinteren Ende des Laufes und Trommel eingekeilt war.

Die Verletzte empfand einen momentanen Schmerz in der rechten Gesichtshälfte und hatte sofort das Sehvermögen des rechten Auges verloren. Es wurde ein Notverband angelegt und die Verletzte noch am selben Tage ins hiesige Krankenhaus gebracht.

Stat. praes. Die Einschußöffnung befindet sich mitten auf der Glabella, ungefähr 3 cm über der Nasenwurzel, ist ungefähr 8 mm lang und 4 mm breit mit etwas gewulsteten Wundrändern. Der Knochen ist nicht verletzt. Die Lider des rechten Auges sind leicht ödematös, die Bindehaut des Bulbus leicht chemotisch. Der innere Anteil der Bindehaut zwischen innerem Lidwinkel und Limbus ist stark blutunterlaufen. Die Vorderkammer ist vollständig mit Blut gefüllt, der Bulbus weich, etwas kollabiert und nicht vorgetrieben. Eine Kontinuitätstrennung der Gewebe ist hier nirgends wahrnehmbar. Mit einer biegsamen Sonde gelangt man von der Einschußöffnung in den Schußkanal und durch diesen in die Orbita. Der Schußkanal zieht sich von der Einschußöffnung nach unten außen immer zwischen Haut und Periost verlaufend, etwas unterhalb der Incisura supra orbitalis um den oberen Orbitalrand bogenförmig nach rückwärts in die Orbita.

Am 1. April wird, da der Bulbus sehr kollabiert ist und eine größere Verletzung in seinem rückwärtigen Anteil sicher anzunehmen ist, in Chloroformnarkose enukleiert. Dabei zeigt sich nun die Einschußöffnung im Bulbus selbst. Dieselbe liegt hinter dem Ansatz des Rectus internus und das Geschoß hat den unteren Rand des Muskels durchschlagen. Die Einschußöffnung stellt ein Loch in der Sklera mit unregelmäßigen Rändern dar, der Glaskörper ist größtenteil ausgetreten. Mit der Sonde tastet man das Projektil im Bulbus. Es stellt eine unregelmäßig geformte Bleimasse dar, die in ihren Größenverhältnissen ungefähr $^2/_3$ einer 7 mm-Revolverkugel entspricht. Durch den Schußkanal wurde ein Jodoformstreifen gezogen und durch die Lidspalte herausgeleitet. Die Einschußöffnung wurde vernäht.

Am 15. April wurde Patientin mit einer etwas eingezogenen Narbe auf der Stirne geheilt entlassen.

Wir haben hier also einen ganz merkwürdig verlaufenden Schußkanal. Das Projektil schlug schief von links oben kommend auf die Stirne auf, durchbohrte die Haut und suchte nun seinen Weg in einem nach vorne und innen konvexen Bogen zwischen Haut und Periost um den Orbitalrand, gelangte hinter die Bindehaut und hatte noch soviel Kraft, die Sklera zu durchschlagen, um dann im Bulbus liegen zu bleiben.

2. Die zweite Schußverletzung erwähne ich wegen des eigenartigen Fremdkörpers, der sich im Bulbus und in der Orbita vorfand. Verletzungen, bei denen einzelne Teile von Kupferkapseln, Patronenhülsen usw. in den Bulbus eindringen, zählen nicht gerade zu den Seltenheiten. In meinem Falle flog aber eine ganze Patronenhülse einer 11 mm-Kugelpatrone in die Orbita und mitten durch den Bulhus.

Der 12 jährige Patient N. H., Sohn eines Grenzwachaufsehers, wurde am 8. Juli 1902 um 8 Uhr morgens von auswärts kommend ins Krankenhaus aufgenommen.

Der Vater konnte mir nur angeben, daß der Knabe am vorhergehenden Nachmittag mit mehreren anderen Knaben gespielt habe und dabei mit irgend einer Feuerwaffe ins rechte Auge geschossen worden sei. Der Vater kam spät abends aus dem Dienste nach Hause und konnte am selben Abends nichts weiter mehr über den Hergang der Verletzung in Erfahrung bringen, am frühen Morgen machte er sich auf und brachte den Verletzten ins Krankenhaus. Der Patient selbst, ein etwas verstockter Sünder, will auch von nichts wissen, erst am Tage nach der Operation, als er die Anwesenheit seines gestrengen Herrn Papas nicht mehr zu fürchten hatte, erzählte er uns den Vorgang. Die Knaben hatten eine ausgeschossene Kugelpatrone aus Messing gefunden. Sie schlugen mit einem Nagel ein Loch in die Seitenwand derselben, rückwärts gleich vor dem Rande der Hülse und befestigten diese dann mit Draht auf einem Brette. Der N. H. hatte zuhause Pulver entwendet, mit welchem die Hülse gefüllt und vorne mit Papier, Steinchen usw. fest verkeilt wurde. Hierauf zündete der N. H. mit einem glühenden Tabakschwamm bei dem improvisierten Zündloch die Ladung an, der Schuß entlud sich und N. H.

verspürte einen heftigen Schlag am Kopf und Schmerzen im rechten Auge und konnte dieses nicht mehr öffnen.

Stat. praes. Am unteren Lidrand, in der Mitte desselben, finden sich einige ganz kleine Exkoriationen der Lidhaut. Von der Mitte des oberen Lidrandes zieht eine ungefähr 1 cm lange, das Lid durchtrennende Rißwunde etwas schräg nach oben. Das obere Lid ist durch einen darunter liegenden Fremdkörper, dessen ringförmige Kontur mit einem Durchmesser von ca. 1 cm durch die gespannte Haut deutlich sichtbar ist, stark vorgewölbt. Am unteren Rande dieser ringförmigen Vorwölbung endet die Rißwunde des Lides. Es gelingt nicht das Lid über diese Vorwölbung hinaufzuziehen und so den Fremdkörper sichtbar zu machen.

Der Knabe wird nun narkotisiert und nachdem es auch jetzt noch nicht gelingt das Lid über den darunterliegenden Fremdkörper hinaufzuziehen, wird die Rißwunde mit dem Messer etwas verlängert und nun zeigt sich die innen schwarz gefärbte Mündung der Patronenhülse, die etwas nach oben und innen sieht und mitten in dem total zerfetzten Bulbus steckt. Ich versuchte nun den Fremdkörper zu entfernen und war natürlich sehr erstaunt, daß sich dieser nicht vom Flecke rührte, da ich ja nicht ahnen konnte, daß derselbe eine ganze 58 mm lange Patronenhülse darstellte, die noch dazu rückwärts im Knochen fest verkeilt war. Eine in die Mündung eingeführte Sonde brachte Aufklärung. Mit Anwendung einer starken Knochenzange und einem beträchtlichen Kraftaufwand gelang es nach vorsichtigem Drehen, die Hülse zu entfernen. Nun konnte man durch Abtasten mit dem Finger feststellen, daß der Boden der Patrone durch die Fissura orbitae infer. mit Verletzung der Knochenränder gedrungen war und sich mit dem vorstehenden Patronenrand im Knochen fest verkeilt hatte. Es wurden nun die zerfetzten Teile des Bulbus entfernt, die Wunde mit Borwasser gründlich ausgespült und ein Jodoformstreifen eingeführt. Von einer Naht des Lides nahm ich, da der Patient während der Operation kollabierte, vorläufig Abstand. Verband und Eisbeutel auf den Kopf. Nachmittags stieg die Temperatur auf 38·2. Es trat einigemal Erbrechen auf und leichte Somnolenz. Am nächsten Tag Temperatur 37·5, allgemeines Wohlbefinden. Im weiteren Verlauf blieb die Temperatur normal, mit dem anfänglich starken Wundsekret kamen einige kleinere Knochensplitter zum Vorschein. Die Sekretion ließ allmählich nach und die Wunde granulierte aus.

Am 23. Juli wurde nach Anfrischung der Wundränder das obere Lid genäht und Patient am 2. August geheilt entlassen.

Die entfernte Patronenhülse war die allgemein gebräuchliche Hülse für 11 mm-Kugelpatronen zu Jagdgewehren, aus Messing, flaschenförmig, 58 mm lang, mit einem am Patronenboden etwas vorstehenden Rande. Eine solche Hülse faßt, abgesehen von dem Raume, den das Projektil, in diesem Falle Papier und Steinchen, einnimmt, ungefähr $3^1/_2$ g Schwarzpulver, also eine hinreichende Menge, um eine derartige lebendige Kraft aufzubringen, wie sie zum Hervorrufen dieser Verletzung notwendig war. Die Hülse wurde einfach durch den Rückstoß der Pulvergase durch die offene Lidspalte in die Orbita getrieben. Der Lidschluß erfolgte, nachdem sie bereits festsaß. Die Rißwunde des oberen Lides entstand jedenfalls erst beim Lidschluß durch die scharfe Kante der Mündung der Hülse.

Ein Fall von Sklerodermie der Lider.

Von

Dr. **Wilhelm Mühsam,**

Augenarzt in Berlin und Assistenzarzt an Geh. Rat Hirschbergs Augenheilanstalt.

Die Sklerodermie beschäftigt seit langem die Haut- und Nervenärzte aufs lebhafteste und hat eine große Anzahl von Abhandlungen gezeitigt, von denen aber fast nichts in die ophthalmologische Literatur übergegangen ist. Und doch beansprucht das Leiden auch für den Augenarzt ein gewisses Interesse, weil er es zuweilen ist, den die Patienten, durch den Sitz der Affektion veranlaßt, zuerst um Rat fragen.

Das Leiden besteht in einer Veränderung der Haut, die, anfangs ödematös, später in ein Stadium der Induration übergeht, um endlich in das Stadium atrophicans einzutreten. Die anatomische Untersuchung ergibt bindegewebige Hyperplasie der Cutis und der Subcutis und starke Gefäßveränderungen, an denen alle drei Gefäßhäute beteiligt sind: also Peri-, Meso- und Endarteriitis. Das Leiden verläuft im allgemeinen fieber- und schmerzlos. Nur wo im letzten Stadium die Haut zu straff auf dem Skelett aufsitzt, entstehen durch das Spannungsgefühl lebhafte Beschwerden. Die Affektion erstreckt sich entweder diffus über größere Körperstrecken, oder sie tritt in umschriebenen Herden an verschiedenen, gern symmetrisch gelegenen Stellen des Körpers auf. Einen solchen Fall hatte ich Gelegenheit in Prof. Hirschbergs Poliklinik zu beobachten und über einen längeren Zeitraum zu verfolgen.

Frau F. war bei ihrer ersten Vorstellung in der Poliklinik am 2. November 1902 32 Jahre alt. Die Anamnese ergab, daß der Vater an einem der Patientin unbekannten Leiden gestorben ist. Die

Mutter leidet, wie die Kranke selbst auch, an periodisch auftretenden, halbseitigen Kopfschmerzen. Sonst ist die Patientin immer gesund gewesen, sie hat 1 mal geboren, das Kind ist gesund. Vor etwa 9 Monaten will sie eine Anschwellung der Haut unterhalb des linken Auges beobachtet haben, die, ohne Schmerzen zu verursachen, an Größe zugenommen haben soll. Bald stellte sich auch ein Knoten im linken Oberlid ein und einige Monate später ein gleicher unterhalb des rechten Auges.

Die Betrachtung der Kranken zeigt, daß das linke Oberlid um etwa 2 mm tiefer herabhängt, als das rechte. Die Haut des linken Oberlides erscheint in ihrem oberen Teile gerötet und verdickt. Bei Betastung fühlt man einen knorpelharten Streifen von etwa 1 cm Höhe, der fast die ganze Breite des Oberlides einnimmt. Er ist mit der Haut innig verwachsen, läßt sich aber auf der Unterlage leicht verschieben. Rechts und links finden sich an genau symmetrischen Stellen dicht oberhalb des Processus zygomatici je eine etwa pfennigstückgroße fleckartige Induration von der gleichen Eigenschaft wie die am linken Oberlid beschriebene. Sonst bieten die Augen ebenso wie der übrige Körper durchaus normale Verhältnisse. Im besonderen zeigt die Haut an keiner anderen Stelle eine abnorme Pigmentierung oder Verhärtung. Ein Struma ist nicht vorhanden. Der Urin ist frei von pathologischen Bestandteilen. Für Lues bestehen keine Anzeichen.

Wir haben es demnach mit einer Sklerodermie im Stadium der Induration zu tun, die lediglich die Lidgegend betrifft. Diese Lokalisation scheint im ganzen selten zu sein, wenigstens habe ich unter mehr als 500 Fällen, die Lewin und Heller in ihrer Monographie über Sklerodermie anführen, nur drei gefunden, bei denen die Lider beteiligt waren, keinen einzigen, in dem nicht auch andere Körperstellen in Mitleidenschaft gezogen gewesen wären.

Was die Ätiologie des Leidens anbelangt, so sind die verschiedensten Momente angegeben: Erkältungen, Rheumatismus, akute Infektionskrankheiten, Traumen, Schilddrüsenleiden sind beschuldigt worden. Die zahlreichste Gefolgschaft bei den Autoren hat zurzeit die Anschauung, die das Leiden als eine Angiotrophoneurose auffaßt, ausgehend von der Erfahrung, daß in der Mehrzahl der Fälle eine allgemeine nervöse Veranlagung zu konstatieren ist. In unserem Falle wären die ererbten, nervösen Kopfschmerzen als Ausdruck einer solchen anzusprechen.

Der Verlauf ist nach den Angaben der Literatur ein eminent chronischer und wird von den zahlreichen Heilmitteln, die versucht worden sind, wie Jodkali, Quecksilber, Salizylpräparate, Nebennierenextrakt, Thyreoidin, wenig beeinflußt. Spontanheilungen sind in den ersten beiden Stadien beobachtet, ebenso kann das Leiden in jedem Stadium stationär bleiben. Das scheint auch in unserem Falle zuzutreffen: In den ersten Monaten der Beobachtung war unter Gebrauch von Salol und einer milden Quecksilber-Friktionskur bei wiederholten Untersuchungen[1] an dem zuerst erhobenen Befunde nicht die geringste Änderung festzustellen, und als ich die Patientin am 24. Oktober 1904, also fast 2 Jahre nach der ersten Vorstellung wiedersah, fand ich nur die Hautröte etwas heller. Ausdehnung und Beschaffenheit der Verhärtungen waren die gleichen geblieben.

---

[1] Am 29. Januar 1903 habe ich die Kranke in der Berliner Ophthalmol. Gesellschaft vorgestellt.

Zur Darstellung der Neuroglia und der Achsenzylinder im Sehnerven.

Von

Dr. **Alfred Moll**
in Berlin.

(Hierzu Taf. IX.)

Gelegentlich von Untersuchungen der Neuroglia im menschlichen Sehnerven kam ich auf eine Methode, welche eine elektive bezw. kontrastierende Färbung dieses in letzter Zeit so häufig studierten Gewebes ergab und wegen ihrer relativen Einfachheit geeignet sein dürfte, kurz beschrieben zu werden. Das Verfahren will nicht in Konkurrenz treten mit den Methoden von Weigert und Benda, welche auch im Sehnerven sehr schöne Bilder ergeben, hat aber den für manche Zwecke nicht unwichtigen Vorzug für sich, daß bei Anwendung einer kleinen Modifikation das Material nicht für eine spezifische Neurogliafärbung von vornherein vorbereitet zu werden braucht, und das Präparat in kurzer Zeit fertiggestellt werden kann.

Ich arbeitete zunächst mit Material, das nach der Fixierung in toto gebeizt worden war.

Kleine Stücke des Sehnerven, welcher zwecks besserer Durchdringung seiner Duralscheide entkleidet worden ist, kommen für 2 Tage in 20 % Formalin. Darauf erfolgt die Beizung 3 Tage im Brütofen in Weigerts Gliabeize (2·5 Chromalaun auf 100 Wasser, heiß gelöst. Dazu 5 essigsaures Kupferoxyd, 5 konzentrierte Essigsäure). Nach gründlicher Auswaschung in fließendem Wasser kommen die Stücke in steigenden Alkohol und werden dann in üblicher Weise in Paraffin eingebettet und geschnitten. Nach Entfernung des Paraffins durch Xylol und den sich daran anschließenden bekannten Prozeduren kommt der Schnitt für $^1/_4$ Stunde in eine konzentrierte wässerige Säurefuchsinlösung und wird dann in destilliertem Wasser ausgewaschen.

Hieran schließt sich die Färbung in einer wässerigen weingelben Lösung von Hämatoxylin an, die zweckmäßig in folgender Weise bereitet wird. In einem Reagenzrohr wird eine Prise gelbes Hämatoxylin in destilliertem Wasser über der Gasflamme gelöst und von dieser Stammlösung so viel zu destilliertem Wasser zugesetzt, bis die eigentliche Farblösung die obengenannte weingelbe Farbe hat.

In dieser gelben Hämatoxylinlösung wird der Schnitt — genau, wie bei den bekannten Verfahren von HEIDENHAIN und BENDA — sehr schnell dunkelblauviolett bis schwarz, und zwar legt sich der entstehende Hämatoxylinlack auf das durch das Fuchsin diffus rot gefärbte Gewebe.

Ist der Schnitt genügend dunkel, so wird er nach kurzer Abspülung in Wasser in einer frisch bereiteten wässerigen weinroten Lösung von Kaliumpermanganat differenziert. Diese Mischung stellt man sich zweckmäßig durch Einträufeln einer konzentrierten Lösung in destilliertes Wasser her. Die Differenzierung muß unter Kontrolle des Mikroskops geschehen, da die verschiedenen Schnitte bald schneller, bald langsamer entfärbt werden. Bedingung ist, daß der Schnitt nach der jedesmaligen Herausnahme aus der Permanganatlösung gut in Wasser abgespült wird, damit erstere nicht noch während der mikroskopischen Kontrolle nachwirkt.

Ergibt diese, daß das Bindegewebe gelblich, die Achsenzylinder violett und die Neuroglia rot ist, so wird der Schnitt in üblicher Weise entwässert, aufgehellt und in Canadabalsam eingeschlossen.

Das Verfahren muß modifiziert werden, wenn man gezwungen ist, nicht ad hoc vorbereitetes Material zu verwerten. Es kommen dann die Schnitte nach Entfernung des Paraffins für 24 Stunden in konzentriertes Kupferacetat, wie es BENDA für seine Hämatoxylinmethode angegeben hat, um nach gründlicher Wässerung in das Säurefuchsin zu gelangen und den oben beschriebenen weiteren Verfahren unterworfen zu werden. Schönere Bilder ergibt allerdings Material, welches in toto vorbereitet worden ist. Unsere Abbildung ist nach einem so behandelten 5 μ dicken Schnitt gezeichnet.

Was die Differenzierung in Kaliumpermanganat anbelangt, so kann dieselbe — und das gilt für Material mit und ohne Vorbehandlung durch die WEIGERTsche Gliabeize — zum Zweck der mikroskopischen Kontrolle beliebig oft unterbrochen werden. Ist die Entfärbung der Achsenzylinder zu stark eingetreten, so kann ohne weiteres nach Auswaschung in destilliertem Wasser die Färbung in gelbem Hämatoxylin wiederholt werden, worin sich die Schnitte sehr schnell wieder dunkelviolett bis schwarz färben. Ja es scheint, daß der auf diese Weise entstehende Kupfer-Manganlack besonders fest haftet.

In bezug auf die Leistungsfähigkeit des Verfahrens ist zunächst betreffs der Achsenzylinder zu bemerken, daß diese sich im allgemeinen nur insoweit färben, als sie normaler Weise von Mark umgeben sind. Letzteres wird bekanntlich in Formol-Alkohol nicht erhalten, und es hat den Anschein, daß der Hämatoxylinlack an eine Substanz geht, welche zwischen Markscheide und Achsenzylinder liegt und den Namen Myeloaxostroma (KAPLAN) erhalten hat. Infolge hiervon versagt die Methode jenseits der Lamina cribrosa, bezw. es färben sich nur noch vereinzelte Achsenzylinder.

Etwas ähnliches gilt von der Neuroglia. Wie zurzeit festzustehen scheint, und WEIGERT es deutlich ausspricht, verhält sich die Neuroglia in den verschiedenen Organen, ja Organteilen in färberischer Beziehung ganz verschieden. So kann eine Methode z. B. das menschliche Rückenmark mit schön dargestellter Neuroglia zeigen, aber am Gehirn und namentlich an der Retina völlig versagen. Namentlich die Glia der Retina verhält sich oft so kapriziös, daß es schwer ist, elektiv und vollständig gefärbte Präparate zu erhalten. Stellenweise genügt die Färbung in einer Modifikation des oben beschriebenen Verfahrens auch hier, aber eine „mathematische“ Sicherheit ist noch nicht erreicht.

Nach dieser Einschränkung — denn eine Methode ist nur brauchbar, wenn man ihre Grenzen und Fehler kennt — kommen wir auf die Untersuchung des Sehnerven zurück.

Auf der beigefügten Tafel ist sein Randteil im Längsschnitt bei $^1/_{12}$ homog. Immersion und Okular 2 (ZEISS) gezeichnet. Die Dura ist aus technischen Gründen entfernt worden, und man sieht zunächst (*a*) die Pialscheide in gelblicher Färbung. Zwischen den einzelnen Zügen liegen die violetten, sich durch eine Spindelform auszeichnenden Kerne der Bindegewebszellen (*b*). Es folgt die Zone, die man früher als sog. FUCHSsche periphere Atrophie (*c*) bezeichnete, die aber jetzt wohl allgemein nicht als etwas pathologisches, sondern als der normale periphere Gliamantel angesehen wird, wie er auch als Hülle von Gehirn und Rückenmark nachgewiesen werden kann. Derselbe besteht aus einem Gewirr von ziemlich starr verlaufenden feinen, durch die beschriebene Methode rotgefärbten Gliafasern, die auch auf dem Querschnitt als feinste rote Punkte zu erkennen sind.

Die violetten großen ovalen bis runden Kerne (*e*) sind die früher als sog. „freie Kerne“ beschriebenen Kerne der Gliazellen. Das

Protoplasma dieser färbt sich manchmal gleichfalls rot und zeigt ein sternförmiges Aussehen durch die von der Peripherie abgehenden zahlreichen Fasern, die sich jedoch nur eine kurze Strecke verfolgen lassen (Spinnenzellen der Autoren).

Über die histiogenetische Stellung dieser Zellen herrscht trotz der Golgischen Darstellung noch keine Einheit. Während dieser Forscher die Gliafasern als Ausläufer des Protoplasmas der Gliazellen ansieht, glaubt Weigert, daß es sich nicht um eigentliche Zellfortsätze handele, sondern um Fasern, die sich von dem Protoplasma differenziert haben und, um den Kern als Zentrum, nur durch die Zelle hindurchlaufen. Die hier beschriebene Fuchsinfärbung scheint für die Golgische Auffassung zu sprechen.

Die Gliafasern bilden im Anschluß an die sekundären Bindegewebssepten (*d*) ebenfalls einen etwas dichteren sekundären Gliamantel um die einzelnen Bündel der Nervenfasern. Letztere, die in ihren violett dargestellten Achsenzylindern (*f*) erscheinen, geben zu den sie kreuzenden oder begleitenden roten Gliafasern im mikroskopischen Bilde einen guten Kontrast.

Ein Fall von Dermoidzyste der Orbita mit zahlreichen Mastzellen.

Von

Professor Dr. **Max Peschel**,
Augenarzt in Frankfurt a/M.

(Hierzu Taf. X.)

Vor einiger Zeit exstirpierte ich einem 14jährigen Mädchen, dessen Eltern blutsverwandt sind (der Vater ist von mütterlicher Seite Vetter der Mutter) eine Dermoidzyste im oberen Teile der rechten Orbita, welche seit der frühesten Kindheit sich nur durch geringe Ptosis des Oberlides kundgegeben hatte. In den letzten Jahren war leichter Exophthalmus hinzugetreten, welcher im letzten Monate akut gewachsen war, nachdem die erste Menstruation aufgetreten. Diese stärkere Entwickelung einer angeborenen Zyste gegen die Zeit der Pubertät ist eine bereits mehrfach beobachtete Tatsache. Der Status praesens vor der Operation zeigte rechtsseitigen Exophthalmus von 7 mm Protrusion. Der Bulbus war überdies um etwa 1 cm nach unten verdrängt, Lidspalte bei horizontalem Blicke rechts 6 mm, links 10 mm hoch. Beim Blicke nach oben wuchsen diese Maße auf bzw. 7 und 12 mm an. Diplopie bestand nicht, da alle Augenbewegungen mit Ausgiebigkeit erfolgten. Der elastische Tumor war unter dem oberen Orbitalrande zu palpieren und außen tiefer in die Orbita mit dem Finger zu verfolgen, als innen. Katarrhalische Injektion der Conjunctiva und heftige in die Kopfhälfte ausstrahlende Schmerzen. Palpation des Tumors ebenfalls schmerzhaft. Ophthalmoskopisch kapillare Hyperämie der Papille ohne Stauung in den Retinalvenen, Sehschärfe des rechten Auges mit $+1 \cdot 0$ D cyl Achse $\perp = {}^{12}/_{24}$. Farbenempfindung und Gesichtsfeld normal.

Die Operation begann mit einem horizontalen Hautschnitte, welcher unter dem oberen Orbitalrande in die Gegend der unter normalen Verhältnissen bestehenden Plica tarsoorbitalis verlegt wurde, um jede Entstellung durch eine späterhin sichtbare Narbe zu vermeiden. Nach Trennung der Faszie wurde die Zyste von der Umgebung mittels stumpfer Hohlsonde erst an ihrer unteren, dann an der oberen Fläche bis in die Tiefe der Orbita isoliert, wobei eine Verwachsung mit dem Periost des Orbitaldaches sich herausstellte. Hier entstand ein Riß in der daselbst sehr dünnen Zystenwand, aus welchem sich derber gelber Atherombrei entleerte. Dieser wurde nun durch Druck vollständig entfernt, wobei sich schätzungsweise ergab, daß er etwa das Volumen eines halben Hühnereies einnahm. Dadurch wurde sofort Platz geschafft, um mit großer Leichtigkeit die Tiefe der Orbita zu übersehen. Eine zweite weit schlimmere Verwachsung bestand mit dem Periost der hinteren oberen Gegend der Orbitalfläche des großen Keilbeinflügels, wo die Zyste mit krummer Schere nahe der Fissura orbit. superior abgeschnitten werden mußte, und leicht eine Verletzung der benachbarten Nervenstämme stattfinden konnte. Blutung fast Null. Schließlich wurde die durchtrennte Fascia tarsoorbitalis durch eine Art Etappennaht extra vereinigt, um der Ptosis entgegenzuwirken, und darüber der Hautschnitt vollkommen vernäht. Es erfolgte prima intentio im ganzen Operationsgebiete. Nach 6 Tagen wurden alle Nähte entfernt. Ziemlich hochgradige Ptosis, sowie Hypästhesie des Trigeminus, sowohl des N. supra- wie des infraorbitalis bestanden von nun an einige Wochen. Diese Erscheinungen verschwanden allmählich, so daß 3 Monate nach der Operation keine Spur von Ptosis noch von Anästhesie nachzuweisen war. Die Hyperämie des Augenhintergrundes hatte der normalen Färbung der Papille Platz gemacht, S war auf 1 gewachsen, der hypermetropische As des rechten Auges bestand wie vor der Operation. Das Endergebnis war ein höchst befriedigendes, da der physiognomische Ausdruck des Auges sowie dessen Beweglichkeit als vollkommen normal resultierten. Kopien der vor und 2 Monate nach der Operation aufgenommenen Photographie sind beigefügt, s. Taf. X Fig. 1 u. 2.

Die Besichtigung der exstirpierten sofort in Formol fixierten Zyste ergab, daß kein Teil der Epithelialauskleidung in der Orbita zurückgeblieben war. Die Untersuchung des Präparates ist in mehrfacher Hinsicht interessant und ich teile um so lieber einige Details davon mit, als nur wenige ausführliche histologische Untersuchungen von orbitalen Dermoidzysten existieren. Die Länge der ganzen Zyste vom Orbitalgrunde bis nach der Oberlidgegend mißt etwa $3^1/_2$ cm. Ihre Wand zeigt sehr variable Dicke. Der hinterste am Keilbeinflügel adhärente Teil besitzt das Maximum der Dicke, nämlich 7 mm. Daselbst springt auch die Wand als dicke Duplikatur nach innen bis 5 mm hoch vor, einen Kamm von $1^1/_2$ cm Länge bildend. Andere Partien der Wand sind etwas weniger dick, immer aber besitzen diese dickeren Wandteile eine sehr feste, fast knorpelharte Konsistenz. Nur 2 Stellen der Zyste sind dünn und dabei biegsam und geschmeidig, wie lockeres Bindegewebe, die eine am Vorderende, welches der Orbitalapertur zustrebte, die andere, welche mit der oberen Orbitalwand verwachsen war. An einer der dickeren Stellen existiert auch eine außerordentlich hohe (etwa 1 cm) dünne Schleimhautduplikatur, welche im Inneren der Zyste eine tiefe Tasche bildet. Die innere Oberfläche der Zyste zeigt mit Ausnahme weniger Bezirke hämorrhagische Infiltration und eine große Menge feiner kurzer weißer Härchen.

Die Wand wurde in verschiedene Stücke zerschnitten, welche sämtlich nach Celloidineinbettung vollständig in Schnitte zerlegt wurden. Die dünnsten Stellen zeigen 0·3—1 mm Dicke und in ihnen macht gerade die Epithelschicht einen relativ großen Teil des Querschnittes aus, indem sie 0·1—0·17 mm mißt. Gerade an der einen dünnen Stelle, welche mit dem Orbitaldache verwachsen war, finden sich zahlreiche Talgdrüsen und Härchen.

Die Architektonik der Wandung ist im allgemeinen die, daß auf das Epithel eine dünne cutisartige Schicht mit papillenähnlichen Bildungen und mit nur feineren Gefäßen und Kapillaren folgt. Diese ist meist 0·018—0·03 mm dick, an wenigen Punkten erreicht sie 0·15 mm, ja ganz ausnahmsweise eine Dicke von 0·36 mm, also das 20fache ihrer geringsten Dicke. Nur selten fehlt sie ganz, so daß direkt unter dem Epithel die nächste Schicht, die der größeren Gefäße liegt. An Hämatoxylinpräparaten heben sich diese zwei Schichten außerordentlich scharf voneinander ab, erstere ist hell, letztere durch die dichten Gefäßkonvolute, welche überdies von Leuzocytenmänteln umgeben sind, ganz dunkel gefärbt, die Grenze beider ganz scharf. Die letztere Schicht schwankt in ihrer Dicke von 0·08—0·54 mm, welch letzteres Maß sie nur selten und zwar in den dickeren Wandteilen annimmt. Gegen die vierte Schicht hin besitzt die Lage der größeren Gefäße durch Schlingenbildung eine scharfe Grenze. Die vierte Schicht ist die am meisten entwickelte, besteht aus Bindegewebe und macht an den dicken Wandteilen deren Hauptbestandteil aus. Sie ist im allgemeinen weit weniger vascularisiert, als die vorige, besitzt aber doch einzelne stark vascularisierte Herde und dient zum Durchtritt der größeren Arterien und Venen. Letztere zeigen plattgedrückt eine Breite bis zu 0·7 mm. Das Hauptcharakteristikum dieser Schicht ist, daß sie ein schwammiges mit unzähligen Hohlräumen durchsetztes Lymphangioma cavernosum repräsentiert. Als äußerste fünfte Schicht endlich ist stellenweise anhängendes Fettgewebe zu betrachten, welches zum größten Teile als streng zur Zyste gehörig aufzufassen ist. Daß dasselbe aus dem embryonalen Keime hervorgegangen ist, dessen Heterotopie zur Entwickelung der Dermoidzyste Veranlassung gab, daß es also kurzweg als subkutanes, nicht als orbitales Fettgewebe aufzufassen ist, geht namentlich daraus hervor, daß an der oben erwähnten Stelle, wo sich eine hohe dünne Schleimhaut- oder besser gesagt, Cutisduplikatur findet, zwischen den Blättern derselben ebenfalls subkutanes Fettgewebe eingeschlossen ist. In den tieferen Wandschichten befinden sich auch spärliche Nervenstämme, welche sich im Gewebe verteilen und mit feinsten Ästchen den Gefäßen folgen, auch bis an das Epithel vordringen.

Dieses ist epidermisähnlich, jedoch sehr ungleichmäßig entwickelt. Nirgends kann eine Stelle der Wandung gefunden werden, wo es fehlt. Ich betone dies ganz besonders im Hinblick auf die Arbeit von Mitvalsky (1891), welcher die Dermoidzysten durch Entwickelung von Granulationsgewebe an epidermisfreien Wandstellen wachsen läßt. Selten ist das Epithel nur einschichtig und alsdann nicht zylindrisch, sondern sogar zum Teil mit querovalen Kernen, meist kubisch. Bei weitem überwiegend ist mehrschichtiges Epithel, wobei die Basalzellen zylindrisch gestaltet sind. So wechselt die Dicke der Epithelschicht meist zwischen 14 und 60 μ, erreicht aber an Stellen mit entwickelten Papillen zwischen diesen sogar 300 μ (s. unten). Die unterste Zellschicht besitzt große, meist ovale Kerne mit einem oder mehreren Kernkörperchen, auch mit einigen runden größeren oder kleineren Granulis. Die auf die Basalzellen folgenden oberflächlicheren Schichten haben polygonale Zellen mit runden Kernen. Noch weiter der Oberfläche zu platten sich Zellen und Kerne ab und letztere erscheinen daher queroval. Die Chromatingranula des Kerngerüstes, welches sich z. B. mit Hämatoxylin, Thionin usw. färbt, nehmen an Menge nach den oberflächlichen Zellschichten hin allmählich bis zum Verschwinden ab. Das Durchschnittsmaß der Kerne der mehr zylindrischen Basalzellen beträgt 7—8 μ im Längs- und etwa 3 μ im Querdurchmesser. Einzelne Kerne der tieferen Schichten zeigen Quellung, z. B. 11 μ Länge und 7 μ Breite und sind chromatinarm. Unter den zylindrischen Basalzellen finden sich stellenweise auch kolossal entwickelte Exemplare mit gut gefärbtem Kerne, der die enorme Länge von 20 μ und die Breite von 7 μ erreicht. Andere Kerne dieser Basalzellen sind unregelmäßig geformt, z. B. unverhältnismäßig schmal, an den Enden zugespitzt, auch keulenförmig an einem

Ende verdickt, doch gut gefärbt. Die Kerne der obersten Schichten sind chromatinärmer als die der tieferen, ein Zeichen ihrer regressiven Metamorphose. Ein Teil dieser Kerne ist blaß tingiert, läßt aber noch das Chromatingerüst erkennen, andere haben auch das letztere eingebüßt und sind dann meist verkleinert, nämlich zu unregelmäßigen flachen Blättchen umgewandelt, welche teils am Rande, teils in der Mitte mehr und mehr schwinden, s. Taf. X Fig. 3. Einzelne dieser Blättchen enthalten kleinste helle Vakuolen. Das Protoplasma der obersten Zellschichten bietet an Hämatoxylinpräparaten, auch mit Weigerts Fibrinfärbung feine zartgefärbte netzförmige Struktur mit hellen bläschenartigen Zwischenräumen. Letztere sind außerordentlich fein und stellen meist rundliche oder etwas längliche Maschen dar. Bei wenig entwickelter Dicke des Epithels finden sich in den oberflächlichsten Schichten nicht abgeplattete, sondern polygonale und rundliche Zellen, wie sonst in den mittleren Schichten. Der Verhornungsprozeß des Epithels schreitet nur bis zur Bildung von Keratohyalin vor. Nirgends kommt es zur Entwickelung von Eleidin oder Keratin. An Stellen, wo das Epithel nur eine oder wenige Zellschichten aufweist, fehlt auch das Keratohyalin. Dieses kommt stellenweise viel massenhafter vor, als in der normalen Haut. Meist ist dasselbe im Zentrum der Zellen in der Umgebung des Kernes in sehr großen Körnern und stärker angehäuft, als in der Peripherie der abgeplatteten Zellen, wo nur feinere Körnchen sichtbar sind. Der erste Anfang der Keratohyalinkörnung zeigt sich dicht am Kerne der Zellen, wo feinste Pünktchen der Längsrichtung des ovalen Kernes entsprechend geordnet auftreten. Diese feinsten Körnchen sind aber bereits ungleich groß, sind nicht rund, sondern meist unregelmäßig, eckig, oft längliche Klümpchen, deren Längsachse der Richtung der Reihe entspricht, in welcher sie geordnet sind. Eigentümlich ist, daß die Zwischenräume zwischen je 2 Körnchen einer Reihe im Anfange sehr groß, etwa 2—4 fach so groß sind, wie die Länge der Keratohyalinklümpchen selbst. Die Körnchenreihen haben öfter einen geschwungenen Verlauf. Trotz besonders darauf gerichteter Aufmerksamkeit konnte ich niemals eine Spur von Keratohyalin in irgend einem Kerne der dieser Umwandlung unterworfenen Zellen entdecken. Der Befund in diesen Zellen spricht nicht für die Theorie, daß das Keratohyalin aus dem Chromatin der Kerne hervorgehe. Denn der Kern der reichlich Keratohyalin enthaltenden Zellen ist oft genau in derselben Nüance gefärbt und zeigt genau gleiche Kernkörperchen, wie die Kerne in der tieferen Epithelschicht, wo der Zellinhalt noch keine Spur von Keratohyalin aufweist, er ist demnach trotz massenhafter Entwickelung von Keratohyalin im Zellkörper nicht chromatinärmer geworden. Auch zeigt der Kern genau dieselben Dimensionen, wie in den tiefer liegenden Zellen ohne Keratohyalin und es fehlt in meinen Präparaten der mitunter zu beobachtende perinukleäre leere Raum, welcher auf artifizielle Schrumpfung des Kernes zurückzuführen ist. Dennoch hat man durch sehr gekünstelte Theorien die Herkunft des Keratohyalins aus dem Chromatin des Kernes weiter behaupten wollen.

In den keratohyalinhaltigen Zellen sowie auch in den tieferen Epithelschichten konnte ich mittels Methylviolett 6 B (Kromayer), auch mit Weigerts Fibrinmethode die Plasmafaserung stellenweise deutlich sichtbar machen. Auf Flächenschnitten sieht man noch besser, als auf Querschnitten der Epithelschicht, daß die Keratohyalinkörnchen nie über die Grenzen der einzelnen Zellen hinaus sich entwickeln, sondern die Interzellularstrecken sind absolut frei von Keratohyalin, so daß bei gelungener Färbung zwischen den einzelnen Zellen farblose Zwischenräume von 0·5 bis über 1 μ Breite bestehen, welche die Mosaik dieser Epithelschicht prägnant hervorheben. Dies ist ein Beweis dafür, daß das Keratohyalin nicht aus den Protoplasmafibrillen entstehen kann, welche die Epithelzellen untereinander verbinden, indem sie von einer Zelle auf eine anstoßende oder auch auf eine entferntere übergehen. Ebensowenig hat das Keratohyalin mit den Interzellularbrücken der dortigen Zellen zu tun, es geht nur aus dem Protoplasma im Inneren der Zelle hervor.

Die Keratohyalinkörnung ergab mir gute Färbung mit Karmin, Hämatoxylin, Vesuvin, Thionin, der Weigertschen Fibrinmethode. Keine Färbung erhielt ich im gesamten Epithel mittels Eosin, was auch zeigt, daß weder Eleidin vorhanden ist, noch das Keratohyalin hier dem der Schleimhäute analoge chemische Konstitution hat, obwohl man in der seit Geburt 14 Jahre lang abgeschlossenen Zyste eine Umwandlung der Epidermis in eine Art Schleimhautepithel für möglich halten dürfte. Alkanna färbte mir in der ganzen Epithelschicht nichts, auch bei Hinzufügung von Beize, z. B. Aluminium aceticum, wodurch die Alkannafarbe aus rot in violett übergeht. Ebenso aber färbte mir Alkanna in der Epidermis der von mir zum Vergleiche herangezogenen Fußcutis nichts, auch nicht die Eleidinschicht. Alkanna färbte in der Zyste nur die Fettzellenträubchen und die Talgdrüsenzellen. Gentiana ohne Beize färbte im Epithel der Zyste nichts, während es in der Cutis recht gut das Eleidin, gar nicht das Keratohyalin färbt. Mit der Weigertschen Fibrinmethode färbte Gentiana recht gut das Keratohyalin der Zyste.

Nigrosin ergab nur sehr schwache Kernfärbung im Epithel, keine Färbung des Keratohyalins und verhielt sich ebenso wie Santalin negativ bei dem Versuche, Eleidin nachzuweisen.

Schleimige Entartung ist nirgends im Epithel mittels Thioninfärbung zu finden. Bis nahe den oberflächlichen Epithelschichten trifft man häufiger, als in der normalen Haut in den interspinalen Räumen LANGERHANSsche Zellen an, welche mitunter auch Kernteilungen erkennen lassen. Die Basis des Epithels ist meist eben, nur mitunter leicht wellig, an wenigen Stellen papillenartig erhoben. Den Erhebungen und Buchten folgt eine stellenweise deutlich sich darstellende feinste Basalmembran. Die Papillen sind sehr sparsam und unregelmäßig, teils groß, teils klein, teils spitz, teils breit oder kammartig flach, meist gruppenweise zusammenstehend. Auf Schnitten, welche durch solche Gruppen geführt sind, finden sich (z. B. bei einer Dicke der Epithelschicht von 29—59 μ auf der Höhe der Papillen) Epithelzapfen zwischen je 2 Papillen von 88—98 μ Tiefe und einer der Oberfläche zugekehrten Basis von 80 μ und mehr Breite. Diese Zapfen laufen in der Tiefe sehr spitz zu und mitunter ist diese Spitze auch zweiteilig, indem im Grunde wiederum eine kleinste Papille sich erhebt oder auch der Fuß einer größeren vom Schnitte getroffen war. In der Nähe der Mündungen der weiterhin zu beschreibenden Talgdrüsen finden sich namentlich stark entwickelte Papillen, so daß man Epithelzapfen bis zu 300 μ Tiefe daselbst auf einzelnen Schnitten vor sich hat.

Das Epithel wird durch Haare und Ausführungsgänge von zweierlei Drüsen durchbrochen, von Talg- und Schweißdrüsen. Haare und Talgdrüsen sind in reichlicher Zahl über die Zysteninnenfläche verteilt. Die Haare besitzen wohlentwickelte kleine Haarbälge und schwanken meist in ihrem Durchmesser von 12—30 μ, doch gibt es auch vereinzelte von 240 μ Durchmesser. Sie sind pigmentfrei, weiß. Die Talgdrüsen sind stark entwickelt, so daß die kleinen Haarbälge nur als winzige Anhängsel ihrer Ausführungsgänge erscheinen, welche bis 0·2 mm Durchmesser haben und meist mit Pfröpfen derselben käsigen gelben Masse erfüllt sind, welche den Zysteninhalt gebildet hatte. Die runden Konglomerate der Acini hatten im Durchmesser bis 0·7 mm. Sehr deutlich kann man in den Alveolen die physiologischen Veränderungen des Kernes der Talgdrüsenzellen während des allmählichen Zerfalles der letzteren beobachten. Die leicht ovalen Kerne der jüngsten Zellen, deren Durchmesser 8—10 auf 5—8 μ betragen, färben sich mit Hämatoxylin diffus dunkel und lassen im Chromatinnetze eine Anzahl rundlicher großer Granulationen erkennen.

Allmählich bilden sich in den Kernen der nach dem Ausführungsgange vorrückenden Zellen konkave Eindrücke der Fetttröpfchen, welche die Kerne aushöhlen. An den so verkleinerten und chromatinarmen Kernen entstehen so zipfliche Vorsprünge, welche denselben mitunter ein sternartiges Aussehen verleihen.

In der ganzen Zyste befindet sich nur eine Schweißdrüse, deren Knäuel in den Serienschnitten eine Länge von 1·2 mm und Breite von 0·22 mm besitzt. Sie liegt in einer der dicksten Wandungen der Zyste. Die Struktur der Drüse, namentlich die Disposition der Drüsenzellen ist normal, Membrana propria der Tubuli, glatte Muskelzellenlage im sezernierenden Teile sehr deutlich nachweisbar. Doch sind die verschiedenen kreisrunden Querdurchschnitte im Knäuelkonvolute von sehr wechselndem Durchmesser, nämlich von 19—80 μ. Die meisten Kerne der Drüsenzellen haben das normale Maß von 5—8 μ, einzelne sind jedoch gequollen, bis zu 11 μ. Das intertubuläre Bindegewebe ist sehr spärlich und etwas kleinzellig infiltriert.

Eine der wichtigsten Eigenheiten dieser Dermoidzyste ist die enorme Verdickung des größten Teiles der Wandungen durch die Bildung eines lymphangiokavernösen Gewebes. Mitvalsky[1] beschrieb einen Fall von Dermoidzyste, wo Zystenbildung in der Wandung durch Ektasie von Lymphspalten des Gewebes eingetreten war. Diese Ektasie und Hyperplasie der Lymphgefäße ist in meinem Falle auf das höchste ausgeprägt. Man sieht durchweg Bindegewebsbalken verschiedenster Dicke, welche kavernöse Lymphräume von der Größe einer Gewebszelle bis zum Durchmesser von 1 mm umgrenzen und fast überall mit Endothel überzogen sind. Glatte Muskelzellen konnte ich in dem Bindegewebe der Balken nicht nachweisen. Die Hohlräume liegen meist so dicht aneinander, daß das Zwischengewebe nur in der Form von trabekulären Scheidewänden entwickelt ist und man an dickeren Schnitten von der Innenfläche angeschnittener größerer Kavernen bei wechselnder Einstellung des Mikroskopes in die rundlichen Mündungen vieler kleinerer Hohlräume hineinblicken kann (Taf. X Fig. 4). Stellenweise existieren auch Züge lockeren Bindegewebes, z. B. bis zu $^1/_2$ mm Dicke, in welchen man die Anfänge der Ausdehnung in den Lymphbahnen beobachten kann. Die Bündel sind daselbst auf Längsschnitten leicht auseinandergedrängt durch längs verlaufende unregelmäßige schmale Zwischenräume, welche durch Endothelzellen austapeziert und mehrfach durch feinste Bindegewebsfäserchen durchzogen sind, so daß sie das Aus-

[1] Mitwalsky, Arch. f. Augenheilkunde. 1891. S. 140.

sehen eines Maschenwerkes bieten. Da die Bindegewebsbündel unregelmäßig verlaufen, sieht man an den Präparaten dieser Stellen immer auch rundliche oder ovale Querschnitte von solchen Lymphräumen. Andeutungen dieser Lymphgefäßdilatation findet man an vielen Stellen der dickeren Wandungen der Zyste. Die Endothelien der Lymphräume lassen sich überall nachweisen und zeigen sich an einzelnen Präparaten als große zusammenhängende abgestreifte Zellmembran. Die Zellen sind dichtgedrängt, einschichtig, und liegen oft in Zügen, in deren Richtung Zellen wie Kerne verlängert sind. Die Kerne sind schwach gefärbt, oval, selten rund, mit Kernkörperchen und wenigen Chromatinpunkten. Ihre Länge mißt 7—9 μ, ihre Breite 2—5 μ. Einzelne Kerne sind atrophisch, noch schwächer, als die übrigen gefärbt, zum Teil zu unscheinbaren unregelmäßigen kaum gefärbten Blättchen degeneriert, andere sind gequollen, breiter und länger als die übrigen, oder kreisrund. Andere haben eine runde oder, ovale, mitunter bläschenartig prominente durchsichtige Vakuole, welche sich hier und da bis zu einem größten Durchmesser von 6 μ ausdehnt. Manche Kerne haben mehrere Vakuolen. Zwischen den Endothelzellen gewahrt man einzelne Leukozyten. Stellenweise sind außerordentlich zahlreiche polynukleäre Leukozyten zwischen die Endothelzellen gemischt. Sehr viele Endothelzellenkerne sind eingeschnürt, andere geteilt. In der Endothelschicht selbst hat sich eine mäßige Zahl von Riesenzellen herausgebildet, welche sich vorzugsweise in den größeren Lymphräumen befinden. Im Gewebe der gesamten Zystenwand existieren sonst nirgends Riesenzellen, so daß dieser Befund der Ansicht von v. Büngner[1] beipflichtet, daß die Riesenzellen, abgesehen von den direkt im Epithel vorkommenden, von den Endothelien, nicht von den Leukozyten stammen. Mitvalsky[2] meinte, daß Riesenzellen in der Zystenwand nur an ulzerierten Stellen im Granulationsgewebe vorkommen. Goldmann und Hildebrandt[3] machten ihre Entstehung von der Gegenwart von Haaren an den betreffenden Stellen der Zyste abhängig. Die Riesenzellen in der von mir untersuchten Zyste sind eben ganz anderer Art, sie liegen nicht in den Wandungen, sondern an der freien Oberfläche der Lymphräume. Das Protoplasma dieser Riesenzellen zeigt feinste netzförmige Struktur, wird durch Hämatoxylin mäßig dunkel gefärbt und besitzt mehrfach an der Peripherie zackige Fortsätze. Die Größe der Zellen ist sehr verschieden, mitunter enorm. So beobachtete ich eine von

[1] Zieglers Beiträge. 1896.
[2] Mitvalsky, Arch. f. Augenheilkunde. 1891. S. 155.
[3] Zieglers Beiträge. Bd. VII.

0·126 mm Länge, deren Breite von 4 zu 16 μ schwankte. Sie enthielt an drei getrennten Stellen Kernanhäufungen, ihr Protoplasma aber war kontinuierlich. Andere haben 20—60 μ Durchmesser und sind mehr rundlich oder oval. Ich zählte bis etwa 40 Kerne in einer Zelle. Diese färben sich meist gut und enthalten eine mäßige Zahl von Chromatinpünktchen. Einzelne Kerne sind regressiv verändert, mehr weniger blaß, mit gezähneltem oder unregelmäßig gezacktem Rande und enthalten nur noch wenige oder keine Chromatinpunkte. Die Genese dieser Riesenzellen des Endothels läßt sich hier und da durch Auffinden von Zwischenstufen nachweisen. Sie geschieht offenbar durch Teilung der Kerne, nicht durch Verschmelzung verschiedener Zellen. So sah ich neben einfachen auch bereits mit zackigen Protoplasmafortsätzen ausgestatteten Endothelzellen von z. B. 14 μ Durchmesser mit großem Kerne von etwa 7 μ eine auf 24 μ Durchmesser angewachsene junge Riesenzelle, welche eine halbkreisförmig zusammengelegte Kette von sechs jungen kleineren Kernen von etwa 4 μ enthielt. Daneben lag eine 28 μ große ausgebildete Riesenzelle mit sechs großen aneinanderstoßenden Kernen von 5—7 μ.

In allen Teilen der Zystenwand lassen sich durch die Orceinmethode, sowie auch durch die Weigertsche Färbung elastische Fasern nachweisen. Die Silberimprägnation nach Tartuferi ließ sich leider nicht anwenden, da die Zyste fixiert und konserviert war. Die Fasern bilden in der Cutislage der Wandung besonders dichte Netze, welche in ihrer Anordnung den Verhältnissen in der normalen Haut etwa entsprechen. Auch die Gefäßwandungen haben ihren normalen Anteil am elastischen Gewebe. Die Talgdrüsen sind von einem dicken, robusten elastischen Netze umgeben, welches auch zwischen die Läppchen in die Septa Fortsätze schickt und feine Netze nach der unter der Epidermis liegenden Cutis entsendet. Der kavernöse Teil der Zystenwand ist zwar überall, aber nur von einzelnen elastischen Fasern und raren feinsten Netzen durchsponnen.

Viele hämorrhagische Herde durchsetzen die Wandungen der Zyste. Dieselben befinden sich teils direkt unter dem Epithel, teils in Papillen, teils und zwar meist in der Dicke der Wand, teils auch in einzelnen der kavernösen Lymphräume, welche alsdann mit Blut ausgefüllt sind, teils endlich im peripheren Fettgewebe. Man findet die Umgebung vieler hämorrhagischen Stellen entzündlich infiltriert, die anderer frei von jeglicher Entzündung, woraus zu schließen ist, daß beide Prozesse unabhängig voneinander sind. Ich bin der Ansicht, daß beide aus gleicher Ursache hervorgehen, nämlich aus starker Spannung der Zystenwand, welche durch Vermehrung des

Zystensekretes gegen die Pubertätszeit plötzlich erhöht wurde. Häufig sind sparsame, fast vereinzelte rote Blutkörperchen im Gewebe vorhanden, so daß man hier offenbar Diapedese vor sich hat. Auch diese ist auf die erhöhte Spannung der Zystenwand zu beziehen, welche Stauungserscheinungen in der Zirkulation bedingt. Überhaupt besteht durchweg in den Wandungen sichtliche Blutstauung, indem die meisten Gefäße mit Blutkörperchen vollgestopft sind.

Entzündliche Infiltration der Zystenwandungen ist außerordentlich verbreitet, namentlich sind die meisten kleineren Gefäße von kleinzelliger Infiltration umgeben. Stellenweise fehlt dieselbe in den oberflächlichen Schichten, ist dagegen an anderen Stellen gerade in den tiefsten (äußersten) Schichten der Wand stark ausgesprochen. Daraus geht hervor, daß die Entzündung nicht durch den Reiz des Sekretes, des Zysteninhaltes hervorgerufen sein kann. Abszedierung ist nur an einer einzigen Stelle vorhanden und zwar im dicksten Teile der Zystenwand inmitten des lymphkavernösen Balkengewebes. Es findet sich daselbst eine Eiterhöhle von 0·3 mm größtem Durchmesser, deren Wandungen infiltriert sind und abbröckeln.

An vielen Längsschnitten lockeren langfaserigen Bindegewebes sieht man reichliche Infiltration mit protoplasmaarmen Wanderzellen, deren durch Hämatoxylin meist gut gefärbte Kerne barocke amöboide Formen aufweisen. An einzelnen Stellen zeigen diese Kerne, welche neben Aufsplitterung, Verästelung, Krümmung, Einschnürungen, Anschwellungen usw. meist eine bedeutende Verlängerung erfahren haben, sämtlich eine gleiche Richtung ihrer Längsachse, nämlich parallel der Spaltrichtung der Bindegewebsbündel. Diese gleichmäßige Anordnung der Kerne und somit der Wanderzellen ist dadurch zu erklären, daß die Zellen auf ihrer Bahn einen geringeren Widerstand in der Spaltrichtung des Bindegewebes finden und sich daher den längs verlaufenden Lymphspalten adaptieren. Es kommt natürlich als weitere Ursache der chemotaktische Einfluß hinzu, welcher die Wanderzellen nach einer bestimmten Richtung attrahiert; in dieser evolutionieren die letzteren und erleiden eine Verlängerung. Die effektive Wanderbahn der Zellen bei Entzündung geht nicht immer in der chemotropen Richtung, wie es z. B. in Flüssigkeiten exakt geschehen würde, sondern kann durch den Faktor der leichteren Spaltbarkeit des Gewebes etwas deviiert werden.

Die Längsachsenstellung der Kerne in Gewebsbündeln erinnert an die ähnliche aber regelmäßigere Disposition der Kerne glatter Muskeln, welche ebenfalls im Tumor vorkommen, und zwar teils Gefäßen angehören, teils spärlich in der Cutisschicht selbständig angetroffen werden. Beiläufig möchte ich hier bemerken, daß ich mir die Längsform der Kerne der glatten Muskelzellen auch mechanisch erkläre. Das den Kern umgebende Protoplasma der Muskelzelle kontrahiert und distendiert sich in der Längsrichtung der letzteren unter einem kontinuierlich wechselnden Spiele, wie wir dies am deutlichsten von der Iris durch die unaufhörlich wechselnden minimalen Schwankungen der Pupillenweite wissen. Infolgedessen reiben die Molekularteilchen des Protoplasmas fortwährend in der Längsrichtung allseitig am Kerne und lassen eine seitliche Ausdehnung desselben um so weniger zustande kommen, als mit jeder Kontraktion eine Verdickung der Faser eintritt, also ein seitlicher Druck auf den Kern ausgeübt wird. —

In den Wandungen der Zyste finden sich vielfach scharf umschriebene dichte Ansammlungen von Wanderzellen, welche auch in anderen Fällen von Orbitalzysten beschrieben und mitunter für wahre Lymphfollikel gehalten worden sind. Das angrenzende Gewebe enthält oft nicht eine einzige Wanderzelle, so daß von Entzündung in demselben nicht die Rede ist. Der Zellenhaufen ist außerordentlich dicht, stets um Konvolute kleiner Gefäße gruppiert und zeigt durchaus die Charaktere der sog. kleinzelligen Infiltration. Mir erscheint der entzündliche Ursprung dieser Zellenhaufen außer Zweifel. Dieselben deuten darauf hin, daß der entzündliche Vorgang auf die unmittelbare Nähe der Gefäße beschränkt ist. Bei länger bestehenden Herden dieser Art und weiter ausgebreitetem Reize kann entzündliche Infiltration der Umgebung hinzutreten.

Auf eine Tatsache muß ich hier eingehen, welche die allgemeine Pathologie interessiert, nämlich auf die selbständige Lokomotion von Zellkernen in entzündeten Geweben, auf welche ich aus der Beobachtung unserer Zyste und anderer entzündeten Gewebe schließen konnte. In den Haufen der sog. kleinzelligen Infiltration um die Gefäße herum findet man eine gewisse Zahl von Wanderzellen, welche durch keine der üblichen Plasmafärbungen, z. B. Heidenhains Hämatoxylin, Eosin, Säurefuchsin, Pikrinsäure, Eisenhämatoxylin, Unnas polychromes Methylenblau, auch nur eine Spur von Protoplasma nachweisen lassen. Jedenfalls ist in diesen Zellen das Protoplasma so minimal, daß es mikroskopisch nicht nachweisbar ist und daß es nicht die Bewegung der Zelle induzieren und beherrschen kann. Solche Wanderzellen können ihren Ort nur kraft der Kontraktilität und der Bewegungen des Kernes verändern. Den Modus dieser Bewegung sehen wir an den oben beschriebenen Kernen, welche in den Spalten des entzündlich infiltrierten Bindegewebes der Zystenwandung amöboide Formen annehmen. Unter diesen Wanderzellen ist ebenfalls ein kleiner Prozentsatz jedes nachweisbaren Protoplasmas ledig und es sind die barocken amöboiden Formveränderungen der Kerne, welche die Lokomotion der Zellen bewirken. An mehrkernigen Leukozyten vermißte ich nie das Protoplasma, wohl aber an einkernigen und zwar sowohl an Formen mit großem, wie mit kleinem Kerne. Ich bin durch das Studium der entzündeten Gewebe zu der Überzeugung gekommen, daß die Kontraktilität der Kerne in denselben bei dem Wandern der Zellen eine große Rolle spielt. Auch Wanderzellen mit sparsamem aber doch deutlich sichtbarem Protoplasma zeigen öfters diesen Modus der Lokomotion, daß die amöboiden Bewegungen des Kernes, welcher sich an eine Seite des Protoplasmas stellt, denselben voranschreiten lassen, während er das Plasma hinter sich nachzieht, welches unter Umständen auch aktiv die Bewegung nach demselben Ziele hin unterstützen wird. Ich habe auch in entzündeten Hornhäuten selbständige Wanderung der Kerne der Hornhautkörperchen konstatieren können und zwar in der Weise, daß der Kern sich an die Peripherie des Protoplasmas begibt, sich zwischen die Hornhautfibrillen hineindrängt, ohne dabei aus der Zelle herauszutreten. Man kann sich gerade an derartigen Bildern von der aktiven Lokomotion des Kernes überzeugen, welcher sich zwischen die Hornhautfibrillen hineinwühlt, das Protoplasma der Zelle hinter sich herleitend. Ähnliche Bilder hat FUCHS[1] mit der Deutung beschrieben, daß der Saftstrom die Kerne forttreibe, während deren eigene Kontraktilität die Bewegung einleitet. Übrigens beobachtete bereits PEREMESCHKO Lokomotion des Kernes in Zellen und ARNOLD[2] beschrieb Kontraktionen und Formveränderungen der Kernsubstanz und der Hülle des Kernes am lebenden Mesenterium, welche ganz unabhängig vom Protoplasma des Zelleibes sind. Ich erinnere dabei auch daran, daß es DEMOOR gelang, in den Leukozyten des Frosches durch Chloroform das Protoplasma bewegungslos zu machen, während der Kern weiter amöboide Bewegungen ausführte. Auch der Form- und Ortsveränderungen der Zellkerne in den Drüsenepithelien je nach Ruhe oder Tätigkeit der Drüse ist hier zu gedenken. Bei Reizung und Degeneration von Ganglienzellen wurde von verschiedenen Autoren (NISSL, FLATAU, VAN GEHUCHTEN) Wanderung des Kernes an die Oberfläche des Zelleibes im Gefolge der Chromatolyse angegeben. Hierbei wurde auch Vorbuchtung der Oberfläche des Zelleibes durch den

[1] FUCHS, VIRCH. Archiv 66. S. 408 f.
[2] ARNOLD, Arch. f. mikr. Anatomie. Bd. XXX.

Kern, ja Austritt desselben aus der Zelle beschrieben. Wenn nun auch diese Vorgänge nichts mit der Zellenwanderung zu tun haben, so zeigen sie doch die selbständige Bewegungsinitiative des Kernes an, welcher sich sicher nicht bloß passiv dabei verhält. In der Botanik haben wir ein Analogon. TANGL[1] zeigte, daß bei Schnitten durch die Epidermiszellen der Zwiebelschuppe in den benachbarten drei Zellenlagen eine Umlagerung des Zellkernes stattfindet, indem sich derselbe an diejenige Zellseite wendet, welche dem Schnitte zugekehrt ist. Er nannte diese Umlagerung traumatrop. Auch das Plasma der Zellen häuft sich übrigens in derselben Richtung an. NESTLER[2] machte weitere Versuche hierüber und konstatierte bei diesem Vorgange oft gleichzeitige Vergrößerung des Kernes. Übrigens ändert in Pflanzenzellen der Kern beständig mehr weniger seine Lage, was schon aus HANSTEINS[3] Untersuchungen hervorging. Letzterer Forscher schrieb auch dem Kerne eine Eigenbewegung zu.

Die degenerativen Veränderungen der Zellkerne im entzündeten Gewebe lassen sich vortrefflich an vielen Schnitten verfolgen. In dem die Kapillaren umgebenden Bindegewebe sieht man die normalen länglichen, durch Hämatoxylin dunkel gefärbten Bindegewebszellkerne allmählich heller und dabei breiter, auch länger werden, aufquellen, wobei das unregelmäßig netzförmige Chromatingerüst immer schmächtiger wird. Sie werden auch bei starker Quellung nicht rund, sondern bleiben meist oval, messen an Länge 12—17, ja 30 μ, an Breite ursprünglich 3 μ, die gequollenen 6—11 μ. Auch die Kerne der Wanderzellen verfallen der Quellung und zwar büßen sie dabei noch nicht ihre Kontraktilität ein. Daher findet man die letzteren in stark vergrößerten barocken, geschwungenen, keulenförmigen, pilzartigen Formen mit allerhand Auswüchsen und Fortsätzen, wobei sie sich um so schwächer färben, je breiter und länger sie geworden, bis sie schließlich unter Verschwinden der Quellung sich verkleinern und in flache Blättchen übergehen können, welche keine Kontraktilität mehr besitzen. Die Länge dieser letzten Gebilde geht bis zu 15 μ. Eine häufig wiederkehrende Form zeigt Taf. X Fig. 6, nämlich ein längliches, auf die Fläche gebogenes Blättchen, dieses von 15 μ Länge und 5 μ Breite. Auch findet sich dieselbe Form mit kleiner Umbiegung an beiden Enden (Fig. 7). Überhaupt hat häufig Umkrempung der Ränder auch an den Längsseiten streckenweise statt, wodurch diese alsdann im Mikroskop als dunklere Säume erscheinen. Die degenerierten

[1] TANGL, Wiener Akad. d. Wissensch., Sitzungsber. Bd. LXXXIX.
[2] NESTLER, ebenda. 1898. S. 708.
[3] HANSTEIN, Botan. Abhandlungen. 1882. Bd. IV.

Kerne enthalten auch vielfach helle Vakuolen, welche teils rund, teils schlitzförmig sind, auch mitunter die Länge des Kernes als feiner Kanal durchziehen, wie in Fig. 8 und 9. In letzterer reicht das Kanälchen durch eine quere Verzweigung bis an die Oberfläche des Kernes. Die Länge dieser Kerne beträgt 13 μ. Ein anderer derartiger Kern (Fig. 10) enthält zwei große Vakuolen von etwa 5 μ größtem Durchmesser und mehrere ganz kleine Vakuolen. In einem anderen Kerne (Fig. 11) finden sich zwei große Vakuolen und am Rande eine Abblätterung der Substanz, welche durch eine nach außen geöffnete Vakuole entstanden ist. Die Vakuolen kommen überdies öfter in wenig gequollenen Kernen vor als Zeichen bereits eintretender Degeneration. So zeigt Fig. 12 einen etwas blassen rundlichen Kern von 5 μ Durchmesser mit drei Vakuolen, einer größeren runden und zwei kleinsten, deren eine oval, die andere rund ist. Sie liegen meist nahezu in der Mitte der Kerne, aber auch peripher. Ich bilde in Fig. 13 noch eine der größten Vakuolen ab, welche ich beobachtete. Der rundliche Kern mißt in seiner größten Dimension 12 μ, die Vakuole 7 μ. Letztere ragt deutlich im Profil über die Oberfläche des Kernes hervor und liegt ganz peripher. Durch wechselnde Einstellung des Mikroskopes erkennt man, daß hinter der transparenten Vakuole ein schmaler Zug von Kernsubstanz hinzieht, welcher auch in der Figur angedeutet ist. Eine andere diffuse Art der Vakuolisierung beobachtete ich an einigen Bindegewebskernen. Sie besteht im Auftreten heller unregelmäßig verästelter Klüfte in der blaß gefärbten Kernsubstanz. Fig. 14 zeigt einen solchen runden Kern von 9 μ Durchmesser.

Das Chromatinnetz ist in einzelnen gequollenen langen Kernformen auf einen zentral laufenden dunkel gefärbten Faden, andere Male auf mehrere lange Reihen von Pünktchen reduziert, in wieder anderen zersplitterten Kernformen existieren nur zerstreute randständige scharf abgesetzte punkt- oder linienförmige Restchen von Chromatin.

Sehr wichtig vom Standpunkte der allgemeinen pathologischen Histologie ist, daß die großen Quellungsformen sowohl von den Kernen der Bindegewebs- bezw. Endothelzellen, als auch von Leukozytenkernen stammen können. Ich konnte alle Übergänge der runden Leukozytenkerne in die längliche Form und die Degeneration dieser letzteren in den zahlreichen Schnitten verfolgen.

Einzelne derartige Kerne gehen schließlich unter, so daß man zerstreute kleine unregelmäßige blasse Blättchen als Kernreste von 5—1 μ Durchmesser findet.

Aus den Zellkernen der Leukozyten gehen auch große runde Degenerationsformen hervor, indem dieselben quellen und zugleich chromatinärmer werden, was man in allen Übergangsformen nachweisen kann.

Aus den gemachten Beschreibungen ist bereits ersichtlich, daß ein außerordentlich reges Zellenleben in dem größten Teile der Zystenwandung vorhanden ist. Dasselbe ist derart entwickelt, daß es keine Seltenheit ist, in Schnitten von 10 μ Dicke in einem einzigen Gesichtsfelde bei 1000 facher Vergrößerung einige hundert Zellkerne der verschiedensten Formen und Entwickelungsphasen im Bindegewebe zu sehen. Dabei kommen auch karyokinetische Formen recht häufig vor. Von Kernteilungen ist Zweiteilung am häufigsten zu beobachten, wobei öfters der bereits eingeschnürte Kern an eine Seite der Zelle rückt. Dreiteilung ist nicht selten, mitunter findet sich auch Teilung des Kernes in 4—8 Tochterkerne, welche noch zusammenhängen. Vielfach tritt Degeneration der Kerne während des Teilungsprozesses auf, indem das Chromatingerüst verschwindet.

Außerordentlich groß ist die Zahl der Mastzellen, von denen viele Tausende nicht gleichmäßig, sondern meist haufen- und reihenweise in den Zystenwandungen entwickelt sind. Um eine annähernde Vorstellung von der Zahl zu geben, erwähne ich, daß in vielen Schnitten von 15 μ Dicke auf einer Fläche von $^1/_{50}$ Quadratmillimeter bis 80 Mastzellen zu zählen sind. Offenbar hängt diese reichliche Entwickelung der Mastzellen, welche in allen Stadien ihrer Bildung vorhanden sind, damit zusammen, daß in den Zystenwandungen während der letzten Wochen entzündliche Reizung aufgetreten war. Diese zahlreichen Mastzellen sind also in unserem Tumor mehr weniger rezente Bildungen. Ich hielt es daher für praktisch, diese Gelegenheit zum Studium derselben, auch namentlich ihrer Entwickelung zu benutzen. Vor allem finden sie sich reihenweise in der unmittelbaren Nähe von kleineren Gefäßen fast konstant, namentlich da, wo dieselben von einem Leukozytenmantel umgeben sind. Die Gruppierung der Mastzellen folgt daselbst der Längsachse der Gefäße, obwohl einzelne auch etwas abseits gewandert sind. Öfters umgreifen einzelne Zellen einen Teil der Gefäßwand, dieser eine konkav geschwungene Fläche zuwendend, eine Disposition, welche offenbar durch die Faserrichtung des umgebenden Adventitialbindegewebes bedingt ist. Auch neben Kapillaren liegen häufig Mastzellen. Es ist zu betonen, daß sie nicht nur im reichlich zellig infiltrierten Gewebe, sondern auch in Zügen langen welligen Bindegewebes vorkommen, wo nur hier und da eine Wanderzelle sichtbar ist. Auch in dem Fettgewebe, welches die tiefsten Lagen der Zystenwand spärlich durchsetzt, d. h. in dem interstitiellen vascularisierten Bindegewebe des Fettes sind durchweg Mastzellen vorhanden, die aber nur eine mittlere Stufe der Ausbildung erreichen, namentlich weder sehr große Dimensionen, noch sehr grobe Körnung annehmen.

In der Nähe der Gefäße kann man die Entstehung der Mastzellen aus Leukozyten verfolgen. Da kommt häufig das Bild der kleinsten, eben zur Mastzelle sich umbildenden Zelle vor, nämlich eine runde Zelle von z. B. 4 μ Durchmesser mit rundem Kern von 3 μ Durchmesser, ein richtiger „kleiner Lymphozyt", dessen Protoplasma durch feinste mikrokokkenähnliche basophile Granulationen leicht durchsetzt ist. Andere derartige runde Zellen mit rarer feinster Körnung haben z. B. 5—8 μ Durchmesser und einen intensiv oder auch weniger gefärbten Kern von nur 3 μ. Die obwohl feinsten Granulationen zeigen doch mit Dahlia bereits den rötlichen Farbenton der ganz entwickelten Mastzellenkörnung. Fig. 15 stellt einen kleinen Lymphozyten von 6 μ Durchmesser mit großem rundem, durch Dahlia dunkel gefärbtem Kerne dar. Der Protoplasmasaum ist schmal und an einer Seite etwas breiter. In ihm sind wenige, aber sehr intensiv gefärbte Mastzellenkörner sichtbar. Sehr ähnlich ist Fig. 16, nur ist der Kern unregelmäßig oval, jedoch auch dunkel gefärbt, die Zelle hat 6 μ Durchmesser. Diese Formen kommen häufig vor. Ferner sieht man kleine leicht ovale Lymphozyten von z. B. 9 μ größter Länge mit rundem Kerne von 4 μ, in welchen nur in der Peripherie des Protoplasmas sich ein Kranz derselben feinen Granulationen gebildet hat, während zwischen diesem und dem Kerne kaum Körnchen vorkommen. Dieses periphere Arrangement der ersten Körnung findet sich sehr häufig. Bei wechselnder Einstellung des Mikroskopes kommen in der Zellperipherie auch oberhalb oder unterhalb des Kernes die feinen Granulationen öfters zur Ansicht. Fig. 17 ist ebenfalls ein Anfangstypus, welcher hierher gehört. Es ist ein nicht ganz kleiner leicht ovaler Lymphozyt von 15 μ Durchmesser, dessen ovaler Kern 9 μ mißt und schwach (Dahlia) gefärbt ist, nur noch wenige Spuren von Chromatin besitzt. An der Peripherie sieht man nur an zwei Stellen, *a* und *b*, je eine kleine Reihe feinster Mastkörnchen, welche aber bereits deutlich die violette Färbung haben. Solche Typen zeigen deutlich, daß die Vitalität des Kernes und somit der ganzen Zelle rückgängig ist oder wird, sobald die Mastzellenkörnung sich zu entwickeln beginnt, und daß die Körnchen sich offenbar aus Protaplasmafädchen herausbilden.

Die Anfangsformen der Mastzellen kommen mit leicht ovalem,

sowie auch mit länger oval gestrecktem Kerne vor, wobei dann die ganze Zelle immer deutlicher oval ist. Fig. 18 stellt solche Zelle mit wenig Protoplasma und spärlicher feinster Körnung dar. Der ovale, recht dunkel gefärbte Kern (Dahlia) hat 8 μ Länge. Diese Zelle befand sich in welligem, nicht entzündlich infiltriertem Bindegewebe der Zystenwand. Diese kleinen Zellen von z. B. 9—12 μ Länge kommen ferner auch ganz mit Granulis gefüllt vor, teils mit rundem, teils mit ovalem Kerne von 6—8 μ Länge. Der Kern liegt fast immer zentral, nur sehr selten peripher in der Zelle und zeigt mitunter noch stark entwickeltes Chromatinnetz, ganz wie bei Leukozyten. Interessant ist, daß dieselben kleinen Anfangsformen öfters amöboide Ausläufer besitzen. Fig. 19 stellt eine solche Zelle dar, deren Länge 15 μ beträgt, Kern ·3 μ, Mastgranulierung sehr fein. Ähnlich Fig. 20. Die Zelle von 17 μ Länge hat einen kleinen, nicht intensiv gefärbten (Dahlia) Kern und feinste, kaum sichtbare Mastzellenkörnchen in der Peripherie als einen Kranz. In dem protoplasmatischen Fortsatze *b* sind die Körnchen mehr angehäuft und haben trotz ihrer Kleinheit schon violettes Kolorit. Das Protoplasma der Zelle ist sehr leicht blau durch Dahlia gefärbt. Fig. 21 zeigt einen anderen wandernden kleinen Lymphozyten aus der Adventitia eines kleinen Gefäßes, Kern sehr klein, kaum chromatinhaltig, im Protoplasma zerstreute feinste Mastzellenkörnchen (Dahlia), Länge der Zelle 19 μ, Breite 3 μ. Andere solche Anfangsformen zeigen nur zerstreute Körnchen, indem die Zellgrenzen bei fehlender Protoplasmafärbung nicht hervortreten und das Gebilde als Kern mit einigen umgebenden losen Mastzellengranulationen für eine im Zerfall begriffene Zelle imponiert. So Fig. 22. Der ovale Kern besitzt nur noch punktförmige Spuren von Chromatin und ist sehr blaß gefärbt. Die punktförmigen Granulationen zerstieben auf der einen Seite an der Peripherie. Fig. 23 stellt eine der größten Zellen, deren Inhalt der Mastkörnerbildung zu verfallen beginnt, dar. Größte Länge der Zelle 15 μ, Kern von 6 μ hell, mit nur 3—4 dunkeln Chromatinpünktchen (Dahlia), Körnung des Protoplasmas spärlich und äußerst fein. Niemals zeigen die aus „kleinen Lymphozyten“ eben entstehenden Mastzellen bereits im ersten Anfange eine grobe Körnung. Diese bildet sich immer erst in späteren Stadien aus.

Seltenere Formen der Anfangsstadien sind die mit eingebuchtetem Kerne, welcher der Zweiteilung entgegengeht, wie Fig. 24. Diese Formen sind um so auffälliger, als die Kernteilung meist nur an den größeren Lymphozyten einsetzt, die dadurch zur mononukleären Übergangsform der Leukozyten werden. Man sieht in Fig. 24 nur mühsam feinste Körnung, besonders in peripherer Anordnung. Durchmesser der Zelle 12 μ. Ähnlich Fig. 25. In den beiden letzten Zellen ist der Kern nur schwach gefärbt (Dahlia). Hingegen zeigt Fig. 26 eine kleine ovale Zelle von 8 μ Längsdurchmesser, welche denselben semmelförmigen Kern von recht kleinen Dimensionen, aber höchst intensiv mit Dahlia gefärbt, besitzt. Spärliche feinste blasse Granulationen durchsetzen das Protoplasma. Auch kommen nierenförmige, d. h. nur an einer Seite eingeschnürte Kerne vor, wie in Fig. 27. Diese letzten zwei Zellen zeichnen sich trotz des zur Teilung schreitenden Kernes durch ihre Kleinheit, ferner durch dunkle Färbung des Kernes aus. Ein etwas größerer Typus ist Fig. 28, wo der größte Durchmesser der leicht ovalen Zelle 12 μ beträgt, der Kern und die feinen Granulationen recht dunkel (Hämatoxylin) gefärbt sind. Ähnlich ist Fig. 29, aus der Adventitia eines kleinen Blutgefäßes. Der Längsdurchmesser der ovalen Zelle ist 11 μ, der Kern dunkel (Dahlia) gefärbt, einseitig eingeschnürt. An seiner Hilusseite ist mehr feinste Körnung vorhanden, als an seiner Konvexität, wo sogar in *a* eine Strecke weit jede Körnung fehlt. Um den Kern herum befindet sich eine körnchenfreie lichte Zone. Zu den größten Seltenheiten gehört ein kleiner Leukozyt von 6 μ Durchmesser (Fig. 30) mit zwei sehr kleinen, aber sehr intensiv gefärbten (Dahlia) Kernen, dessen Protoplasma die feinste Mastzellenkörnung in ihrem ersten Auftreten zeigt.

Außer in kleinen Lymphozyten sah ich ferner in zahlreichen Unnaschen Plasmazellen, welche ich übrigens unbedingt für Leukozyten halte, die Anfänge der Mastzellenkörnung sich entwickeln. Ich muß aber hinzufügen, daß ich nur kleine Formen von Plasmazellen in diesem Stadium des Überganges zu Mastzellen antraf, wie ich überhaupt unter den Tausenden von Mastzellen, weder in deren erster Entwickelung, noch unter den ausgebildeten keine fand, welche einen recht großen Kern besäße. Der Durchmesser rundlicher Kerne überschritt nie 7 μ. In die Länge gezogene schmale Kerne erreichten 9—10 μ, aber sind dennoch unter die kleinen Kerne zu rechnen, da man diese Form auf die runde reduzieren muß. Ich ziehe nun wiederum gerade aus dem pathologisch-anatomischen Befunde, daß die Mastzellen sich im gesamten Tumor ganz allein aus kleinen Lymphozyten und aus den kleinen Formen der Plasmazellen nahe den Gefäßwänden entwickeln, den Schluß für die normale Histologie, daß letztere aus den kleinen Lymphozyten entstehen. Namentlich mit der Färbung durch Unnasches polychromes Methylenblau sind die aus Plasmazellen sich bildenden Formen sehr schön zu erkennen, indem das Protoplasma blau, die ersten Anfänge der Körnung rot erscheinen.

Diese Anfangsstadien der Mastzelle stellen sich ähnlich dar, wie es in Fig. 15 abgebildet ist. Die Zelle daselbst kann als eine kleine Plasmazelle mit exzentrischem Kerne und deutlichem Protoplasma angesehen werden. Die Umwandlung von Plasmazellen in Mastzellen ist stellenweise unzweifelhaft, indem inmitten von zahlreichen Plasmazellen sich einzelne mit beginnender leichtester Mastkörnung befinden, welche genau denselben Kern mit derselben Chromatinanordnung zeigen, wie die typischen Plasmazellen und überhaupt in allen ihren Charakteren den letzteren gleichen.

Nie beobachtete ich Entstehung der Mastzellen aus großen einkernigen Lymphozyten oder aus polynukleären Leukozyten oder aus anderen Zellenarten, wie Endothelien, fixen Bindegewebszellen usw.

Diese Anfangsformen bilden sich darauf in verschiedener Weise weiter aus. Meist geschieht dies so, daß der Kern seine Form und Größe behält, während der Zellenleib sich vergrößert und die Mastzellengranulationen an Menge zunehmen, aber vorläufig ihre Feinheit bewahren. Fig. 31 stellt eine solche Zelle dar. Der Kern ist leicht oval, sein größter Durchmesser nur 4 μ, seine Färbung (Hämatoxylin) dunkel. Die Zelle ist rundlich, von 14 μ Durchmesser. Fig. 32 zeigt eine ovale Zelle, deren Körnung sehr fein, aber bereits dicht und über die ganze Zelle ausgebreitet ist. Ihr größter Durchmesser beträgt 11 μ, ihr langgestreckter Kern ist dunkel (Hämatoxylin). Ähnlich ist die längliche Zelle in Fig. 33. Ihr Längsdurchmesser mißt 14 μ, der des ovalen Kernes 7 μ. Letzterer ist intensiv gefärbt (Dahlia). Fig. 34 stellt eine hierher gehörige Zelle von 15 μ dar mit eingekerbtem sehr dunkel gefärbtem Kerne (Dahlia) und überall verbreiteten feinsten Granulis. Meist aber verliert der Kern bei der Weiterausbildung der Mastzelle seine Färbbarkeit, erscheint blaß, höchstens mit einigen restierenden Chromatinkörnchen versehen. Mit Dahlia sieht man oft den Kern als sehr schwach bläulich zwischen den rötlich erscheinenden Granulis der Zelle abstechen und ist derselbe oft nur durch diesen Kontrast nachweisbar.

In dem Entwickelungsstadium nun, wo die Mastzelle an Volumen ein wenig zugenommen und von feinster Körnung ganz durchsetzt ist, bietet sie sehr interessante Bilder von Wanderzellen. Da der Tumor ganz frisch sofort nach der Exstirpation fixiert wurde, so sind diese amöboiden Gestalten der Zellen zum Teil erhalten geblieben. Auch will es mir scheinen, daß das mit der Körnung beladene Protoplasma sich nur langsamer und schwieriger retrahieren könne, als das Protoplasma normaler Wanderzellen, und darum in seinen amöboiden Verzweigungen am fixierten Präparate sich darstellt. Diese Zellen finden sich massenhaft dicht unter dem Epithel in der eigentlichen Cutis der Zyste, oft den Gefäßen mit ihrer Längsachse folgend, aber vereinzelt auch in anderen Schichten der Wand. Fig. 35 ist eine einfache lange Form, Länge 22 μ, Breite 4 μ. Fig. 36: 24 μ lang, Kern 4 μ lang, liegt an dem einen dickeren Ende der Zelle. Fig. 37: 25 μ lang, größte Breite der Zelle 10 μ, Kern 3 μ, rund, sehr dunkel (Hämatoxylin). Fig. 38: 30 μ lang, Kern nierenförmig, leicht bläulich (Dahlia), während die Granula violettrot. Fig. 39 stellt eine der längsten von mir beobachteten Formen dar. Die spindelförmige Zelle mißt 49 μ, Kern ist 4 μ lang, blaß (Dahlia). Fig. 40: Zelle rundlich mit einem Ausläufer, zwei durch Teilung hervorgegangene aneinander abgeplattete chromatinarme Kerne, ein sehr seltenes Vorkommnis. Fig. 41: eine 40 μ lange Zelle mit zwei ebensolchen Kernen. Fig. 42: 39 μ lange Zelle mit sehr dunkel (Dahlia) gefärbtem ovalem Kerne, Mastkörnchen sehr zart, aus der Adventitia eines kleinen Gefäßes der tieferen Schichten der Zystenwand. An den folgenden Formen treten die amöboiden Formen mehr hervor. Sie sind sämtlich dicht unter der Epithelschicht entnommen. Fig. 43: Zelle 30 μ lang, Kern oval mit Chromatingerüst, an der Spitze *a* findet sich ein amöboider Ausläufer (Hämatoxylin). Fig. 44: Zelle 37 μ lang mit verschiedenen Ausläufern. Kern dunkel mit Chromatinkörnchen (Hämatoxylin). Fig. 45: Länge der Zelle etwa 50 μ, wenn gestreckt gedacht, Kern oval, blaß (Dahlia). An drei Punkten *a, b, c* der Zelle besteht stärkere Anhäufung der Mastkörnchen, bei *d* ist ein von Körnchen freies Protoplasma. Fig. 46: Zelle von 30 μ Länge, Kern schwach gefärbt (Hämatoxylin). In dem keulenförmigen Ausläufer *a* haben sich intensiv gefärbte Mastkörnchen besonders angehäuft. Fig. 47: Zelle von 32 μ perspektivischer Länge, die aber in Wirklichkeit größer ist, da die Schlängelungen der Zelle (wie auch vieler anderen) in verschiedenen Ebenen verlaufen. Kern 6 μ lang, dunkel, mit einigen größeren Chromatinkörnern (Hämatoxylin). Feinste Mastkörnung des Protoplasmas, Membran der Zelle zart, kaum nachweisbar, am besten in der unmittelbaren Nähe des Kernes an dessen Seiten als zarte Linie zu erkennen. Ganz ähnlich Fig. 48, Länge 39 μ, des Kernes 9 μ. Letzterer ist dunkel mit einzelnen Chromatinkörnchen (Hämatoxylin). Mastkörnung sehr fein. Fig. 49: Zelle 20 μ lang, Kern leicht oval, dunkel (Hämatoxylin). Fig. 50: Zelle 20 μ lang, Kern rund, wenig gefärbt (Hämatoxylin). Ebenso Fig. 51, Länge 25 μ, Kern wenig gefärbt (Hämatoxylin).

Diese Formen entwickeln sich nun weiter und zwar in der Weise, daß die Körnung gröber wird. Hiermit verringert sich die Kontraktilität des Protoplasmas und es finden sich an den etwas gröber gekörnten Mastzellen nur noch selten die amöboiden Formen, sondern diese ziehen sich auf eine längliche, in den späteren Stadien meist aber rundliche Zelle zusammen. Gleichzeitig verliert der Kern an Färbbarkeit, so daß es in diesen Stadien zu den Ausnahmen gehört, einen etwas dunkeln Kern zu sehen. Fig. 52 ist eine im tiefliegenden lockeren Bindegewebe gefundene Zelle, welche noch Kontraktilität besitzt. Ihre Länge 40 μ, Kern 4·5 μ lang, leicht oval, noch ziemlich dunkel (Dahlia) gefärbt. Die dunkeln Körner des weithin verteilten Protoplasmas von ungleicher Größe, die größeren meist rund, nur einzelne dreikantig pyramidal oder von unregelmäßiger Form.

Hier ist ein etwas abweichender Typus zu erwähnen, welcher mitunter, aber nicht häufig vorkommt. In einzelnen Fällen nämlich vermehren sich die Mastkörnchen nicht sehr beträchtlich an Zahl während des Anwachsens des Zelleibes, sondern sie nehmen, sobald sie in mäßiger Zahl vorhanden sind, an Größe zu, so daß solche Zellen eine spärliche Zahl fast nur gröberer Granulationen enthalten. Bilder solcher Zellen stellen Figg. 53 und 54 dar. Erstere hat 27 μ Länge, Körnung spärlich und nur grob, Kern rund, blaß (Dahlia). Fig. 54 Durchmesser 15 μ, Körnung nur grob, nicht sehr dicht, Kern oval, blaß (Dahlia). Fig. 55 von 14 μ Durchmesser hat sich nach dem oben beschriebenen Normaltypus ausgebildet. Körnung gemischt grob, das Protoplasma hat sich auf einen ovalen Zellenleib zusammengezogen, Kern rund und ausnahmsweise ganz dunkel gefärbt (Dahlia). Fig. 56 ist das häufigste typische Bild einer etwas vorgeschrittenen Mastzelle. Form rundlich, Durchmesser 15 μ, Kern sehr blaß, Körnung grob, dicht und sehr dunkel (Dahlia). Fig. 57 zeigt eine etwas kleinere Zelle mit blassem Kerne (Dahlia) und dichten nur groben Granulationen, deren Größe bis über 1 μ beträgt, die feinere Körnung ist ganz und gar verschwunden. Bei der Entwickelung gröberer Körnung tritt nun sehr häufig eine auffallende Ungleichheit der Körnchen zutage. Fig. 58 stellt eine Zelle aus der Nähe eines Gefäßes dar, Länge 29 μ, Kern länglich, blaßblau (Dahlia) gefärbt. Der Inhalt zeigt stark rötlich gefärbte feinste Körnung, zwischen welcher sieben gröbere Körner und ein sehr großes rundes Korn hervorstechen. Fig. 59 bringt eine Zelle von 12 μ Durchmesser, Körnung grob nnd mit mehreren sehr groben Kugeln, welche bis 2 μ Durchmesser haben. Der kleine ovale Kern von 2·9 μ sticht als leicht bläulich von der intensiv rotvioletten Mastkörnung ab (Dahlia). Fig. 60 gibt einen sehr häufigen Typus ausgebildeter Mastzellen. Durchmesser 15 μ, Kern

5 μ, blaß, Körnung enthält feinste und gröbere Schollen bis zu 1·5 μ Durchmesser.

Ich komme nun auf mehrere atypische Erscheinungen an den Mastzellen zu sprechen. Zunächst kann die Genese derselben in der Weise eine andere sein, daß die in einem kleinen Lymphozyten entstehende feinste Mastkörnung zu groben Körnern anwächst, ohne daß die Zelle selbst sich vergrößert. Doch sind dies sehr seltene Bilder, z. B. Fig. 61. Die Zelle mißt 7·5 μ, hat kleinen blassen Kern und eine Anzahl grober Körner (Dahlia). Nicht sehr selten ist das Anwachsen der Mastkörner zu sehr großen Kugeln. So zeigt Fig. 62 eine Zelle von 12 μ größtem Durchmesser mit blassem Kern, grober Körnung und neun größten Körnern von 1·9—2·2 μ Durchmesser In solchen Zellen kann man den verdeckten, nicht leicht sichtbaren Kern durch Kompression und Plattdrücken der Zelle noch sichtbar machen, in anderen gelingt dies aber nicht mehr, da derselbe bereits untergegangen ist. So in Fig. 63, Zelle von 17 μ Längsdurchmesser mit gröberer Körnung und verschiedenen größten Granulationen bis zu 1·9 μ Durchmesser. Ein wahres Phänomen ist in Fig. 64 repräsentiert, es ist ein Unikum im Tumor. Die Zelle mißt 25 μ im größten Durchmesser, ist rundlich oval, ohne Kern, aber von grober Körnung. Ich zählte darin 20 große intensiv gefärbte (Dahlia) Klumpen von 2—4 μ Durchmesser, also von der Dimension kleiner und mittelgroßer Zellkerne. Die kleinere Körnung tritt in dieser Riesenmastzelle recht zurück und dies halte ich für einen Hinweis darauf, daß die großen Klumpen durch Konfluieren der kleineren Körnung entstehen. Daraus schließe ich weiter, daß die Eiweißmasse, welche die Mastkörnung konstituiert, im Leben flüssig ist. Dafür spricht noch ein zweiter überzeugender Grund. Die großen Körner der fixierten Mastzellen zeigen meist eine so überraschend regelmäßig kugelige Gestalt, daß ihre Bildung nur aus dem Gerinnen einer flüssigen Masse denkbar ist. Einzelne große Körner sind allerdings auch mehr weniger oval oder pyramidal, eckig, aber dies widerspricht durchaus nicht der Entstehung aus flüssiger Masse, da deren Tröpfchen auch stellenweise durch das feste Gerüst der Zelle in ganz bestimmte Formen eingeengt werden können. Niemals beobachtete ich Mastkörner, welche im Zentrum eine hellere Partie zeigten, wie es vielfach bei den Russelschen Körperchen konstatiert worden ist.

Über die Eiweißnatur der Mastkörnung habe ich folgende mikrochemische Reaktionen experimentiert. Die Biuretprobe fiel durchaus negativ aus. Weder bei Anwendung überschüssiger Natronlauge und verdünnter Kupfersulfatlösung, noch bei Einlegen in die von St. Hilaire[1] empfohlene ammoniakalische Peptonkupfersulfatlösung wurde eine violette Färbung der Granula trotz wiederholter Versuche an gut ausgebildeten Mastzellen sichtbar. Die Probe von Adamkiewicz ergab sehr schwach rötliche Färbung der Mastzellen. Ebenso schwache Gelbfärbung erzielte ich mit der Schwefelbleiprobe, wobei nur der Vergleich mil Mastzellen, welche keiner Behandlung unterworfen worden waren, die Entscheidung geben konnte, ob die Reaktion positiv eintrat. Vorzügliche Resultate gab die Xanthoproteinprobe, welche durch orangerote Färbung die Nitroderivate deutlich hervortreten ließ, sowie Millons Reagens, durch welches sich die Gegenwart der Tyrosingruppe in bräunlich-purpurner Färbung kundgab. —

Eine seltene Erscheinung ist an Mastzellen ferner die sehr exzentrische Lage des Kernes, wie in Fig. 65: Zelle oval, 12 μ lang, Körnung mittelgrob, Kern ziemlich dunkel (Dahlia). Fig. 66 ist ähnlich, nur ist der leicht ovale Kern sehr blaß und tritt deutlich aus der Zelle heraus. Mehrmals sah ich den Kern außerhalb der Zelle, z. B. in Fig. 67 liegt der ziemlich dunkle (Dahlia) Kern von amöboider Form getrennt von der Mastzelle, welche einen Haufen mittelfeiner dunkler Körnchen darstellt. Ich bin der Ansicht, daß in tierischen Zellen bei diesen Ortsveränderungen des Kernes aktive Kontraktilität des letzteren, also amöboide Bewegung in Frage kommt, nicht ein passives Forttreiben desselben durch den Saftstrom, wie andere Autoren annahmen, und verweise auf die oben bereits gemachten Angaben. In unserer Fig. 66 dürfte die Stellung des ovalen Kernes mit seiner Längsachse senkrecht zur Zellenoberfläche von Wichtigkeit sein. Sie deutet darauf hin, daß der Kern nicht passiv gegen die Oberfläche des Zelleibes nach außen geschwemmt wird, wobei er sich mit seiner Längsachse parallel zur Zelloberfläche anlegen würde. In allen diesen Mastzellen mit peripherem Kerne fanden sich übrigens feine oder wenigstens nicht sehr grobkörnige Granulationen, so daß Zelle wie Kern noch immer eine gewisse Kontraktilität bewahrt haben können, welche nach meinen Befunden erst bei der gröberen Körnung mehr und mehr verloren geht.

Endlich fand ich hier und da, aber auch nur als Seltenheit, freie Mastkörnchenhaufen als Reste aufgelöster, untergegangener Mastzellen. Die Körnung dieser Körnchengruppen war immer mittelfein. Ich komme nun noch auf eine seltene Disposition der Mastzellenkörnung

[1] Zeitschrift f. physiol. Chemie. 1898. S. 102.

zu sprechen, welche ich nur in wenigen Exemplaren im Tumor fand. Die Körnung entsteht bisweilen dicht um den Kern der kleinen Lymphozyten herum und bereitet sich auch später beim Gröberwerden der Körnchen und beim Anwachsen des Zelleibes nicht in die periphere Zone der Zelle aus. Fig. 68 ist eine runde Zelle von 26 μ Durchmesser, in deren Zentrum ein Konglomerat gröberer Mastkörnchen von 13 μ Durchmesser liegt. Der sehr kleine Kern liegt ziemlich zentral und ist so blaß, daß er kaum zu erkennen ist. Dies ist eine Übergangsform, welche alsbald unter Gröberwerden der Körner in die mit diesen angefüllte Zelle übergeht. UNNA gab wohl dieser Form den Namen Mastzellen mit Hüllplatte. Ich kann diesem Namen nicht beistimmen, da er die Vorstellung erweckt, als ob das Hinzutreten der Hüllplatte als etwas Aktives vor sich ginge. Die letztere ist aber nichts Neues, was hinzukäme, sondern ist der schon bestehende Zelleib. Da diese Zellform nur ein Übergangsstadium darstellt, so finden sich auch nie sehr große Mastkörner darin, weil mit deren Auftreten bereits die ganze Zelle in Mitleidenschaft gezogen ist.

Über die Anordnung der Mastkörnung habe ich an verschiedenen passenden Zellexemplaren folgende Beobachtungen gemacht. Dieselbe läßt sich vor allem in den Anfangsstadien verfolgen, wo die feinen Körnchen vielfach in langen Reihen angeordnet sind, deren Entstehung aus einem gemeinsamen Faden (Plasmosoma) unzweifelhaft ist. Mitunter konnte ich sogar zwei so regelmäßig nebeneinander laufende Pünktchenreihen entdecken, daß sie als Doppelpunkte erschienen, was die Vermutung nahelegt, daß einzelne Plasmosomen einer Längsspaltung unterliegen. Der so entstandene Doppelfaden bildet darauf wegen der gleichen chemischen und physikalischen Beschaffenheit an genau homologen Stellen die Mastkörnchen. Mitunter streben diese Körnchenreihen dem Kerne zu, andere stehen hingegen konzentrisch zum Kerne. Öfters sieht man den Kern auf dem optischen Querschnitte von einem wahren Ringe von Mastkörnchen umgeben, die nahe der Kernmembran liegen. Andererseits kommen häufig Pünktchenreihen an der Zellperipherie vor, die derselben konzentrisch folgen. Bei einer länglichen Zelle mit stark exzentrischem Kerne konnte ich deutlich die diesem zustrebende Anordnung der längsverlaufenden Pünktchenreihen erkennen, während in kleinen runden Mastzellen mehr konzentrischer Verlauf der Pünktchenreihen vorwiegt. Sobald aber solche Zellen ein Prolungament nach einer Richtung besitzen, so sieht man in demselben meist die Längsrichtung der Schnüre. An langgestreckten Mastzellen sah ich auch deutlich spiralige Anordnung der Schnüre, wovon Figur 69 ein schematisches Bild gibt.

Die Färbung der Mastzellen erfordert noch einige Bemerkungen. In keiner der Zellen färbt sich die Mastkörnung mit Fuchsin, auch nicht bei Hinzufügung von Beize (z. B. ZIEHLS Lösung), ebensowenig färbt sie sich nach GRAM. Es besteht also keinerlei Ähnlichkeit mit den RUSSELschen Körperchen. Hämatoxylin färbt die Körnung so haltbar, daß es durch Säurefuchsin nicht verdrängt wird. Andererseits färbt Säurefuchsin die Mastkörnung ebenfalls energisch und wird daraus wiederum durch Hämatoxylin nicht verdrängt. Ebensowenig vermag Dahlia das Säurefuchsin aus der Mastkörnung zu verdrängen. Gegen Eosin verhält sich dieselbe vollkommen negativ. Dahlia färbt in konzentrierter Lösung so stark, daß man an ausgebildeten Mastzellen keine Einzelheiten der Körnung unterscheiden kann, sondern dieselben als undurchsichtige Farbklumpen erscheinen. Ich habe dagegen für vorteilhaft gefunden, die Schnitte in verdünnte Dahlialösung mit dem üblichen Essigsäurezusatz so lange einzulegen, bis deutliche Färbung erzielt ist, aber dabei hinreichende Transparenz der Zellen besteht, um die Struktur des Inhaltes analysieren zu können. Sehr brauchbar ist auch WEIGERTS Fibrinfärbung für die Darstellung der Granula. Nirgends ergab sich aus den verschiedenen Methoden der Färbung eine Andeutung, daß der Inhalt der Mastzellen in Fett übergehe, wie mitunter behauptet worden ist (HEITZMANN, UNNA). Auch Osmieren oder Behandlung mit Sudan III ließ nie auf Fettgehalt der Mastkörner schließen.

Beiläufig wollte ich auch durch die von NIKIFOROFF (1890) angegebene Färbung die Bestätigung der Leukozytennatur der Mastzellen erlangen. Das Wesentliche dieser Methode besteht darin, daß durch Färbung mittels des Gemisches BIONDI-EHRLICH bei mäßig starker Ansäuerung mit Essigsäure die Leukozytenkerne grün, die Kerne der histiogenen Zellen violett erscheinen. Bei zu starker Ansäuerung werden alle Kerne violett. Ich machte in Schnitten zuerst durch sehr schwache Dahliabehandlung die Mastzellen kenntlich, wandte darauf obige Methode an und erzielte bei richtigem Säurezusatz violette Bindegewebskerne, in den Mastzellen hingegen grüne Kerne, welche zwischen der schwach durch Dahlia gefärbten Mastkörnung sich sehr deutlich differenzierten.

Schließlich muß ich nach allen oben genauer beschriebenen histologischen Eigentümlichkeiten der Mastzellen diese für ein Produkt regressiver Metamorphose (BROWICZ, RAUDNITZ) halten, um so mehr, als auch niemals eine Zellteilung bei ihnen beobachtet wird. —

Ich erwähne noch, daß in den Zystenwandungen nirgends colloide, fettige, noch schleimige Entartung, noch Amyloidose, Verkalkung oder Pigmentierung zu konstatieren war. Ebenso fiel die Reaktion auf Glykogen sowohl im gesamten Gewebe, wie speziell in den Endothelien und in den Mastzellen negativ aus. Auch die Untersuchung auf Bakterien blieb negativ, obwohl die in den letzten Wochen vor der Operation aufgetretene entzündliche Reizung der Zystenwandungen möglicherweise auf Einwanderung von Mikroorganismen zu beziehen war.

Erklärung der Abbildungen.

(Taf. X.)

Fig. 1. Patientin mit Orbitalzyste vor der Operation.

Fig. 2. Dieselbe 2 Monate nach der Operation.

Fig. 3. Degenerierte Kerne des Zystenepithels. Vergröß. 500. *a* verkleinert, unregelmäßig, aber homogen schwach gefärbt (Hämatoxylin). *b* an einem Rande chromatinärmer. *c* im Zentrum schwindend, daselbst chromatinärmer als am Rande.

Fig. 4. Vergröß. 300. Einblick in eine angeschnittene Lymphkaverne von 80 μ Länge mit 9 runden und ovalen Kommunikationsöffnungen, welche in andere Lymphräume führen. Eine große Riesenzelle des Endothels der Kaverne mit etwa 40 Kernen liegt im Grunde.

Fig. 5. Vergröß. 150. Durchschnitt einer Lymphkaverne von etwa 140 μ Länge mit 4 Riesenzellen des wandständigen Endothels.

Figg. 6—69. Vergröß. 500.

Figg. 6 und **7.** Degenerierte Zellkerne.

Figg. 8—14. Desgleichen mit verschiedenen Arten von Vakuolen.

Figg. 15—69. Verschiedene Formen von Mastzellen, Näheres im Texte.

Zur Vorhersage der Augenverletzungen durch stumpfe Gewalt mit besonderer Berücksichtigung des Kuhhornstoßes.

Von

Dr. **Otmar Purtscher**
in Klagenfurt.

In meiner augenärztlichen Praxis, die sich nun auf etwa 23 1/2 Jahre erstreckt, hatte ich vielfach Gelegenheit, die verschiedensten Augenverletzungen zu beobachten und mir ein einigermaßen selbständiges Urteil über deren Schwere zu bilden.

Seit Jahren schon verfolge ich mit einem gewissen Interesse die verhältnismäßig große Zahl von Berstungen des Augapfels durch stumpfe Gewalt, über deren Vorhersage die Anschauungen der Fachmänner in auffallender Weise auseinandergehen.

Konnte ich durch meine persönlichen Erfahrungen auch nicht zu wesentlich neuen Gesichtspunkten auf diesem Gebiete gelangen, so halte ich dennoch deren Mitteilung gerechtfertigt, da sie sich auf ein größeres Krankenmaterial eines und desselben Beobachters beziehen.

Die Anschauung älterer Autoren über die Vorhersage solcher Verletzungen war im allgemeinen eine recht ungünstige.

Bei Beer (3) z. B. findet sich folgende Stelle: „Intensive große mechanische Verletzungen des Augapfels, verbunden mit einem Verluste der Glasfeuchtigkeit, sind sehr wichtig. Aber solche Verletzungen geschehen gewöhnlich nur kunstmäßig, selten zufällig. Zufällige Verletzungen dieser Art sind durchaus mit einer beinahe gänzlichen, oder wirklich vollkommenen Ausleerung der Glasfeuchtigkeit, und mit einer solchen Zerreißung der Gebilde des Auges verbunden, daß der

Augapfel darüber verloren geht, oder doch wenigstens so klein und unförmlich wird, daß die Augenlidspalte beinahe oder völlig geschlossen bleibt. Derlei Verletzungen des Augapfels werden am oftesten nach meinen bisherigen Beobachtungen auf dem Lande durch einen Stoß mit dem Horne von Kühen erzeugt."

Als minder gefährlich für den Bestand des Auges bezeichnet er die bei Operationen stattfindenden Glaskörpervorfälle.

Auch Mackenzie (31) scheint sich eine schlimme Meinung gebildet zu haben, wenn er sagt: „In allen solchen Fällen ist die Prognose ungünstig".

Als Seltenheit erwähnt er eines Falles von Berstung der Sklera mit subkonjunktivaler Luxation der Linse, wo der Patient später „einen beträchtlichen Grad des Sehens" wieder erlangte; „ja er konnte so gut wieder sehen, wie in manchen Fällen nach einer Staroperation." Er entfernte die Kristallinse durch einen Einschnitt in die Bindehaut, und zwar einige Zeit nachdem die zerrissene Lederhaut und Aderhaut sich geschlossen hatten. In anderen Fällen aber, wo die Feuchtigkeiten des Augeninneren zum Teil oder gänzlich ausgeflossen waren, sah er nach Heilung der zerrissenen Teile einen „kleinen, mißgestalteten Augapfel" übrig bleiben.

v. Arlt sen. (2) äußert sich zum Gegenstande wie folgt: „Es liegen zahlreiche Beobachtungen vor, wo Leute nach totalem Austritt der Linse aus dem Bulbus mittels Starbrillen ungefähr ebensogut sehen konnten, wie Staroperierte, und in diesem Zustande jahrelang verblieben."

Er fürchtet viel weniger den Bluterguß ins Augeninnere, als allzugroßen Glaskörperverlust beim Trauma, wodurch es zu subchorioidealer Blutung und späterer Irisreizung kommen kann. Er zitiert auch zwei Fälle sympathischer Ophthalmie nach solchen Verletzungen.

Mündlich äußerte sich v. Arlt etwa vor 20 Jahren mir gegenüber, es sei in diesen Verletzungsfällen keineswegs notwendig, sofort zu enukleieren. Ich gewann daraus den Eindruck, daß der vielerfahrene Autor mehr schlimme als gute Ausgänge dieser Verletzungen gesehen haben müsse.

Bei Saemisch (45) lesen wir: „In der Regel sind mit Verletzungen dieser Art schwere intraokulare Zerstörungen verbunden . . . . , doch sind auch Fälle beobachtet worden, in welchen Rupturen dieser Art mit Erhaltung eines leidlichen Sehvermögens verheilten."

Fick (13) meint: „Die Vorhersage ist bedenklich; viele so verletzte Augen werden phthisisch."

Fuchs (16) schreibt: „Da nebst der Schwere der Verletzung auch noch die Gefahr der nachfolgenden Infektion besteht, so begreift man, daß die meisten Augen, welche eine Skleralruptur erlitten haben, zugrunde gehen. Nur ausnahmsweise kommt es vor, daß eine solche Verletzung mit Erhaltung eines brauchbaren Sehvermögens heilt."

Auch Panas (38) vertritt die Anschauung, das Sehvermögen gehe wegen der Schwere des Traumas fast immer verloren.

Entschieden pessimistisch scheint Fabian (11) von dieser Verletzungsform zu denken.

Er beobachtete einen Fall von Lederhautberstung durch Faustschlag, der trotz der Schwere der Symptome eine endgültige Sehschärfe von $^6/_{25}$ wiedergewann, was er um so höher anschlägt, weil es in diesem Falle auch zur Bildung eines ausgedehnten Ciliarstaphylomes gekommen war. Er meint, daß sein Fall eine extreme Seltenheit darstelle, nachdem ihm Wiederherstellung eines befriedigenden Sehvermögens bei traumatischer Aniridie und Aphakie nur in den Fällen von Dixon (8), Nunnley (36), Jeaffreson (26), Krajewski (29), Samelsohn (46) bekannt geworden sei.

Er verweist weiter auf den Fall Guiots (20), wo nur partieller Irisverlust vorlag und gleichfalls gute Sehschärfe sich wiederherstellte; allerdings waren diese sechs Fälle nicht durch Anwesenheit eines Staphylomes kompliziert.

Insbesondere durch Fabians (11) Hinweis auf die schlechte Prognose dieser Verletzungen angeregt, stellte ich mir zur Aufgabe, aus meinem (bis 1. März 1904) hier beobachteten Material, das nahezu 41000 Augenkranke umfaßt, die Fälle von Lederhautberstung durch stumpfe Gewalt, mit besonderer Berücksichtigung des Kuhhornstoßes, zusammenzustellen. Die Zahl der vom 15. Oktober 1887 bis 1. März 1904 behandelten stationären Kranken betrug 10279, jene der ambulatorisch behandelten vom Herbst 1880 bis 1. März 1904 30652.

Zur richtigeren Beurteilung dieser Zahlen sei hervorgehoben, daß die Zahl 10279 die Anzahl der Fälle bedeutet, wogegen jene der 30652 Ambulanten ebenso vielen Individuen entspricht, da kein Kranker des Ambulatoriums ein zweites Mal eingetragen wurde;[1] die Zahl der Erkrankungsfälle wäre demnach eine entsprechend viel größere. Leider waren die Eintragungen in die Protokolle und Krankengeschichten oft sehr unvollständige.

---

[1] Im Falle neuerlicher Erkrankung wurden die Notizen unter der alten Nummer in die Bücher eingetragen.

Ich muß weiter hervorheben, daß ich im Hinblick auf die verhältnismäßig große Literatur dieser Verletzungsform aus den letzteren Jahren (zumal jene kasuistischer Art ist reich), die sich vielfach in ausgezeichneter Weise mit dem Mechanismus dieser Verletzungen sowie mit ihren anatomischen Befunden befaßt hat — ich nenne nur die schönen Arbeiten von TH. SACHS (44) und von H. WINTERSTEINER (64) — von einer Kritik theoretischer Ausführungen vollkommen absehe und als einzigen Zweck meiner Zusammenstellung die Vorhersage quoad visum des verletzten Auges, sowie in Rücksicht auf die Erhaltung des Gesichtssinnes überhaupt — also besonders bezüglich der Gefährdung des zweiten Auges durch sympathische Ophthalmie ins Auge gefaßt habe, welche ja den Praktiker in allererster Linie interessieren müssen.

Ich habe in meine Tabellen I und II ausschließlich jene von den Autoren als Typus angesehenen Fälle von Berstung der Lederhaut aufgenommen; nur in einem einzigen Falle war die Hornhaut etwas mitbeteiligt.

Als HUGHES (24) im Jahre 1887 seine besonders den Mechanismus betreffende Arbeit veröffentlichte, konnte er nur acht kasuistische Mitteilungen aus der Literatur beibringen. Seither hat sich das Material mächtig angehäuft. Große und größere Reihen einschlägiger Fälle bringen großenteils in zusammenfassender Darstellung: L. MÜLLER (34), E. SCHMIDT (49), BERTRAM (4), GOLDBERG (14), MITVALSKY (33) und BOERNER (5).

MÜLLER (34) berichtet im ganzen über 47 Fälle, die er an 45 Kranken (in 2 Fällen beiderseitig) zu beobachten Gelegenheit gehabt hatte. Etwa ein Drittel aller Fälle war durch Kuhhornstoß verursacht[1] worden. Auf etwa 2500 Augenkranke entfiel 1 Fall von Lederhautberstung.[2] Die Häufigkeit der Berstungen der Hornhaut verhält sich nach dem genannten Autor zu jener der Lederhaut wie 2:5. Die Vorhersage der Lederhautberstung ist weniger günstig als jene bei der Berstung der Hornhaut. Auf 1 Fall von günstigem Ausgang kommen nach ihm bei Skleralruptur nahezu 3 ungünstige. MÜLLER sah 14 mal guten, 33 mal schlechten Ausgang, also nur in etwas mehr als einem Viertel der Fälle ein befriedigendes Ende.

---

[1] Auf 32 Lederhautberstungen durch andere stumpfe Gewalt entfielen nach SCHÜZ (53) in der Tübinger Klinik 1901 und 1902 11 weitere durch Kuhhornstoß; hier also ein Viertel.

[2] In Übereinstimmung mit HUGHES, der eine Lederhautruptur auf 2000 bis 3000 Augenkranke berechnete.

Schmidt (49) veröffentlichte eine Zusammenstellung von 59 Verletzungsfällen durch Kuhhornstoß.

Er teilte seine Fälle in zwei Gruppen ein.

Seine erste Gruppe umfaßt die poliklinisch behandelten Fälle, ferner solche, die sich erst später mit den fertigen Folgen der Verletzung vorstellten.

Unter diesen 31 Fällen befinden sich zahlreiche leichte, wo sich die Verletzung auf Lider und Bindehaut beschränkte, ferner vereinzelte mit Hornhaut- und Glaskörpertrübungen, 2 mal Wundstar, 3 mal Luxation der Linse — in einem der 3 Fälle unter die Bindehaut, 1 mal retrobulbärer Bluterguß mit Beweglichkeitsstörung des Bulbus und Doppeltsehen. In 1 Falle war der Augapfel aus der Augenhöhle herausgerissen worden; 5 Augen waren erblindet, 3 hochgradig schwachsichtig; in 3 war S nicht bestimmt worden. Im übrigen heißt es im Referate: „Für das Sehvermögen hatte die Verletzung in der überwiegenden Mehrzahl der Fälle keine schädlichen Folgen".

In Gruppe 2, die 28 Kranke umfaßt, war es in allen Fällen zu Berstung oder direkter Verletzung der Lederhaut gekommen. In 9 war S hochgradig herabgesetzt, 2 mal ganz zerstört bei Erhaltung der Form des Auges; in 2 weiteren trat Phthisis bulbi ein.

In den übrigen 15 Fällen — also gut der Hälfte — scheint brauchbares Sehvermögen erhalten geblieben zu sein, was im Gegensatze zu Müllers Erfahrungen ein günstiges Ergebnis bedeutet.

Was die Häufigkeit dieser Berstungen durch Kuhhornstoß bei Schmidt betrifft, so kommt von seiner Gruppe 2 — den schweren Fällen — 1 Fall auf 1258 Augenkranke der Gießener Klinik im Zeitraum von 1879—1895 (unter 35218 Kranken).

Bertram (4) bearbeitete die Verletzungen durch Kuhhornstoß aus der Göttinger Augenklinik, wo innerhalb 10 Jahren 33 Fälle zur Beobachtung kamen; darunter 20 Lederhautberstungen; nur in 1 Falle war dieselbe direkt hervorgebracht. In 3 Fällen waren Leder- und Hornhaut beteiligt, in 9 die Hornhaut allein.

In 11 Fällen wurden Exenteration oder Enukleation ausgeführt darunter 7 mal bei Lederhautberstung, 3 mal bei Berstung von Leder- und Hornhaut.

Über die günstig verlaufenen Fälle fehlen im Referate Anhaltspunkte; ist es aber erlaubt, aus der Zahl der Exenterationen und Enukleationen, die in $^1/_3$ der reinen Skleralrupturen unternommen werden mußten, einen Schluß zu ziehen, dürften die Resultate nicht sehr günstige gewesen sein.

Weiter teilt GOLDBERG (17) 14 Fälle von Berstung des Augapfels durch Kuhhornstoß mit, die er unter 2195 stationären Augenkranken der Freiburger Klinik zu beobachten Gelegenheit gehabt hatte. 8 mal war die Berstung oben innen erfolgt; merkwürdigerweise fand sich nur einmal Linsenluxation unter die Bindehaut.

Nur 4 mal wurde leidliche S erhalten, also in etwas mehr als einem Viertel der Fälle.

MITVALSKY (33) beschreibt 13 Fälle von Luxation der Linse unter die Augapfelbindehaut. 12 mal steckte die Linse noch in ihrer Kapsel.

Im Gegensatze zu fast allen übrigen Autoren empfiehlt er die sofortige Entleerung der Linse, ausgehend von der Erwägung, daß dieselbe oft in der Lederhautwunde eingeklemmt sei und exakten Verschluß derselben verhindere. Über die S ist im Referate nichts vermerkt.

BOERNERS (5) Arbeit betrifft 7 eigene Fälle aus der Hallenser Klinik und 49 aus der Literatur.[1]

Unter allen Fällen soll S in 15 — also nahezu in einem Drittel annähernd = 1 gewesen sein; in 16 anderen aber hochgradig herabgesetzt; in 10 bestand Amaurose, in 6 Phthisis bulbi.

In 18 Fällen — also in einem Drittel aller Fälle — wurde Exenteration oder Enukleation vollführt.

Nur in 8 Fällen war es nicht zur Eröffnung des Bulbus gekommen.[2]

Wie von vornherein bei der Schwere dieser Verletzungsart zu erwarten, ergibt sich für uns aus den vorangeführten Literaturdaten ein vielfach sehr unerfreulicher Ausgang, was aus der großen Anzahl der ausgeführten Radikaloperationen hervorgeht.

So beziffern sich die Fälle von SCHMIDT, BERTRAM, GOLDBERG und BOERNER auf insgesamt 118; davon verfielen 37, also nahezu ein volles Drittel der Enukleation oder Exenteration, — ein erschreckender Prozentsatz. Glücklicherweise lauten die Gesamtzahlen doch etwas günstiger.

---

[1] Es sind die Fälle von BERTRAM und MINROTH (laut Referat in v. MICHELS Bericht).

[2] Ist wohl im Sinne subkonjunktivaler Berstung aufzufassen.

Meine eigenen Fälle sind in drei, bezw. fünf Tabellen zusammengestellt.

Tabelle I. A umfaßt 14 Fälle von Lederhautberstung durch Hornstoß, die im Ambulatorium beobachtet wurden, I. B 12 weitere, die in der Abteilung behandelt wurden.

Tabelle II. A enthält 13 Fälle von Lederhautberstung infolge von Einwirkung anderer stumpfer Gewalten, die sich ambulatorisch vorstellten, II. B 22 weitere aus der Abteilung.

Im ganzen also 26 durch Hornstoß, 36 durch andere stumpfe Verletzungen erzeugte Lederhautruptur-Fälle, zusammen 62.

Tabelle III. endlich bringt 12 gleichfalls durch Hornstoß verursachte Augenverletzungen ohne Berstung der Augenkapsel. Streng genommen gehören diese eigentlich nicht hierher, mögen aber dennoch als Gegenstück zu den Berstungsfällen infolge von Kuhhornstoß hier ihren Platz finden im Hinblick auf die besondere Berücksichtigung dieses ätiologischen Momentes in meiner Arbeit und auch zur Beleuchtung ihres Häufigkeitsverhältnisses gegenüber der Berstungen.

Die 26 Fälle der Tabellen I. A und I. B sollen im folgenden zusammen abgehandelt werden.

Zunächst sei festgestellt, daß für mein Material ein Fall von Lederhautberstung durch Kuhhornstoß auf 1574 Augenkranke entfällt (richtiger auf eine größere Zahl, da die Ambulantenzahl Individuen, nicht Krankheitsfälle bedeutet), eine Häufigkeit, die aber unter allen Umständen jene im Material von Hughes und Müller übertrifft, doch noch hinter jener Schmidts aus der Gießener Klinik zurückbleibt.

Das jüngste betroffene Individuum zählte 7, das älteste 67 Jahre; 17 hatten bereits das 45., 4 das 60. Lebensjahr überschritten.

14 mal sehen wir das rechte, 12 mal das linke Auge verletzt, in 1 Falle die beiden Augen desselben Individuums (Fall 16 und 24).

15 Individuen waren männlichen, 11 weiblichen Geschlechts.

10 mal lag die Berstungswunde oben innen, 6 mal oben, je 3 mal außen oben und innen, 2 mal außen, 1 mal unten, endlich 1 mal oben und hinten in der Äquatorialgegend.

Die Linse fehlte in 15 Fällen im Pupillargebiet, 2 mal fand sie sich an normaler Stelle, in einem Falle stargetrübt), 1 mal war sie nach oben innen verschoben und in die Lederhautwunde eingeklemmt, in 8 Fällen war wegen Erfüllung der ganzen Kammer mit Blut die Linsenfrage nicht zu entscheiden. Luxation unter die Bindehaut war sicher nachgewiesen in 6 Fällen.

Zu erheblicher Ciliarstaphylombildung war es in 2 Fällen gekommen.

Eigene Be-

Tabelle

Verletzungen durch Horn-

Nr.	Name und Jahreszahl	Alter	R.	L.	M.	W.	Art der Verletzung	Verletzungsfolgen
1.	Kramer, Agnes. 1887.	45	—	1	—	1	Vor 8 Tagen Kuhhornstoß in den inneren Augenwinkel. Unterlid auch verletzt.	Berstung der Lederhaut innen.
2.	Brulich, Apollonia. 1888.	29	1	—	—	1	Vor 2 Tagen Stoß eines Ochsenhornes.	Lederhautberstung mehr nach innen; Kolobom nach oben beinahe ganz von Chemosis verdeckt.
3.	Ebner, Anton. 1890.	67	—	1	1	—	Vor 3 Wochen Kuhhornstoß.	Oben breite Berstung mit Kolobom. Außen liegt Iris unter der Bindehaut.
4.	Dithart, Peter. 1891.	50	—	1	1	—	Vor 2 Monaten Stoß eines Ochsenhornes.	Ausgedehnte Lederhautnarbe nach oben, Blut in der Kammer. T −2. Hornhaut verkleinert.
5.	Heilig, Michael. 1892.	57	—	1	1	—	Vor 11 Tagen Stoß eines Ochsenhornes.	Große Berstungswunde nach oben. Breites Kolobom. Noch viel Blut.
6.	Eisendle, Michael. 1894.	7	—	1	1	—	Vor 3 Wochen Kuhhornstoß.	Ausgedehnte Berstung oben innen. Vorgeschrittene Phthisis bulbi.
7.	Eberhart, Genofeva. 1894.	11	—	1	—	1	Vor 11 Tagen Ochsenhornstoß.	Große Lederhautberstungswunde oben innen mit breitem Kolobom.
8.	Werhonig, Thomas. 1895.	58	—	1	1	—	Vor 14 Tagen Kuhhornstoß.	Schön geheilte breite Berstungswunde nach oben mit breitem Kolobom.
9.	Schiniger, Katharina. 1898.	50	1	—	—	1	Vor 2 Tagen Ochsenhornstoß.	Breite Berstung innen oben. Kammer voll Blut.

obachtungen.

[. A.

stoß. Ambulatorium.

Staphylom vorhanden	Linse fehlt im Pupillargebiete	Linse vorhanden	Sofort ermittelte Sehschärfe	Später ermittelte Sehschärfe	Anmerkung
—	?	?	?	?	Kammer voll Blut. Patientin kommt nicht wieder.
—	1	Oben innen subkonjunktival. Wird operativ entfernt.	?	?	Patientin kommt nicht wieder.
—	1	Oben innen subkonjunktival, doch schon stark verkleinert.	S + 13 D $^{3}/_{60}$ ⊃ c. + 4 $^{3}/_{12}$.	?	Auge ruhig.
—	?	?	Schlechte Lichtempfindung.	?	Patient kommt nicht wieder.
derzeit ja.	1	—	Gute Lichtempfindung.	?	Patient kommt nicht wieder.
—	?	?	Keine Lichtempfindung.	—	Enukleation empfohlen.
—	Nach oben innen verschoben; in die Wunde eingeklemmt.	—	S mit + 11 D Fingerzählen: 3 m	?	Patientin kommt nicht wieder.
—	1	—	S? Noch Blut in der Kammer.	?	Patient kommt nicht wieder.
—	1	Oben innen subkonjunktival. Wird operativ entfernt.	Gute Lichtempfindung u. Projektion; nur nach oben fehlend.	?	Patientin kommt nicht wieder.

Tabelle I. A.

Nr.	Name und Jahreszahl	Alter	R.	L.	M.	W.	Art der Verletzung	Verletzungsfolgen
10.	Gora, Josef. 1898.	65	1	—	1	—	Vor 3 Wochen Kuhhornstoß.	Ziemlich breite radiär nach außen verlaufende Lederhautnarbe. 6 mm breites Kolobom nach außen.
11.	Wassertheuerer, Marie. 1899.	25	1	—	—	1	Vor 3 Monaten Ochsenhornstoß. Sofort Erblindung.	Wunde entsprechend dem inneren Drittel d. Augenbraue. Bulbus etwas verkleinert. Weder Kolobom noch Berstungsnarbe zu sehen.
12.	Maier, Simon. 1899.	51	1	—	1	—	Kuhhornstoß vor 4 Wochen.	Berstungsnarbe parallel dem Limbus 1 cm entfernt, außen; narbig eingezogen. Breites Kolobom nach außen und etwas oben. Über d. Berstungsstelle weithin Irispigment. T −3.
13.	Gailer, Marie. 1900.	15	1	—	—	1	Vor 14 Tagen Ochsenhornstoß. Patientin fiel hierbei um.	Ausgedehnte teilweise Lederhautberstung oben u. innen. Pupille weiter als normal.
14.	Troger, Johann. 1903.	60	1	—	1	—	Vor 14 Tagen Kuhhornstoß.	Große Berstungsstelle oben innen. Noch ziemlich viel Blut.

Tabelle

Verletzungen durch Horn-

Nr.	Name und Jahreszahl	Alter	R.	L.	M.	W.	Art der Verletzung	Verletzungsfolgen
15.	Degischer, Christine. 1886.	54	—	1	—	1	Vor 12 Tagen Stoß eines Stierhornes.	Außen, etwas nach unten Lederhautberstung mit ziemlich schönem breitem Kolobom in derselben Richtung.
16.	Oberlojer, Anna. 1895.	24	—	1	—	1	Kuhhornstoß vor 4 Jahren.	Nach innen 4—5 mm lange Lederhautnarbe. Kolobom nach innen. Bulbus verkleinert.

(Fortsetzung).

Staphylom vorhanden	Linse fehlt im Pupillargebiete	Linse vorhanden	Sofort ermittelte Sehschärfe	Später ermittelte Sehschärfe	Anmerkung
—	1	—	S mit + 11 D $^3/_{15}$. Sn. Haken.	?	Etwas Glaskörpertrübungen. Patient kommt nicht wieder.
—	—	1	Amaurose.	—	Pupille reagiert konsensuell. Oben u. oben innen Bindegewebsbildungen i. Glaskörper; teilweise noch Blutreste. Berstung weiter hinten? Es prolabierte damals Hirnmasse.
—	1	—	Noch Lichtschein; nur nach innen fehlend.	—	Nach 12 weiteren Tagen Klagen über das gesunde Auge. S desselben $^6/_9$. Gläser nicht besser. Spiegelbefund normal.
—	?	?	S Finger: 1 m.	?	Patientin kommt nicht wieder.
—	—	—	Schlechter Lichtschein.	?	Patient kommt nicht wieder.

I. B.

stoß. Stationär behandelt.

Staphylom vorhanden	Linse fehlt im Pupillargebiete	Linse vorhanden	Sofort ermittelte Sehschärfe	Später ermittelte Sehschärfe	Anmerkung
—	1	Außen subkonjunktival. Wird operativ entfernt.	Unsicher Finger nach unten in nächster Nähe.	Nach im ganzen 18 Tagen. S + 9 D = $^3/_{18}$ Nach Jahresfrist dieselbe S.	R – 10 D $^3/_{12}$. L noch blutige Glaskörpertrübungen. Es fixiert das linke Auge.
—	—	Stargetrübt.	Keine Lichtempfindung.	—	Überstand vor 1 Jahre schwere Keratitis parenchymat. o. d. Kam behufs Iridektomie dieses Auges.

Tabelle I. B.

Nr.	Name und Jahreszahl	Alter	R.	L.	M.	W.	Art der Verletzung	Verletzungsfolgen
17.	Hübler, Johann. 1895.	52	—	1	1	—	Vor 8 Tagen Kuhhornstoß.	Oben und oben innen 15 mm lange Lederhautberstungswunde mit Irisvorfall im äußeren Ende derselben. Breites Kolobom.
18.	Schaschier, Josef. 1896.	67	1	—	1	—	Vor 12 Tagen Kuhhornstoß.	Sehr ausgedehnte Lederhautberstungswunde 3 mm vom Limbus, oben innen. Kammer voll Blut.
19.	Müller, Paul. 1896.	67	—	1	1	—	Vor 14 Tagen Kuhhornstoß.	Ptosis. Nach innen parallel d. Limbus 1 cm lange Lederhautberstungswunde. Kammer voll Blut.
20.	Meyer, Anna. 1898.	46	1	—	—	1	Vor 2 Tagen Hornstoß eines jungen Rindes.	Lederhautberstung von oben außen nach unten innen, zum Teil durch die Hornhaut. Es liegt viel Uvea vor.
21.	Polanc, Franz. 1898.	44	1	—	1	—	Vor 16 Tagen Kuhhornstoß.	Große klaffende Berstungswunde unten innen mit vorgefall. Uvea und Glaskörper. Kammer voll Blut.
22.	Wisjak, Nikolaus. 1899.	55	1	—	1	—	Vor 6 Wochen Kuhhornstoß.	Gut verheilte Lederhautberstungswunde oben mit ziemlich regelmäßigem Kolobom.
23.	Loik, Josef. 1899.	46	1	—	1	—	Vor 2 Tagen Kuhhornstoß.	Mäßig breite Berstungswunde nach oben. Kammer voll Blut.
24.	Oberlojer, Anna. 1900.	30	1	—	—	1	Vor 3 Tagen Kuhhornstoß ins zweite Auge. S. oben: 16.	2·cm lange Lederhautberstungswunde nach oben parallel d. Limbus. Altes Kolobom. In der Kammer Blut.
25.	Kolar, Blasius. 1903.	35	1	—	1	—	Vor 12 Tager Kuhhornstoß.	Sehr große Lederhautberstungswunde nach außen. Pigment umgibt d. ganze äußere Hornhauthälfte. Auge verblutet.
26.	Lecher, Rosalia. 1903.	47	—	1	—	1	Gestern Kuhhornstoß.	Sehr große Lederhautberstung innen oben mit Kolobom. Viel Blut.

(Fortsetzung).

Staphylom vorhanden	Linse fehlt im Pupillargebiete	Linse vorhanden	Sofort ermittelte Sehschärfe	Später ermittelte Sehschärfe	Anmerkung
—	1	—	Handbewegungen: 1 m.	Nach 8 Wochen S + 12 D = $^{3}/_{15}$.	—
—	?	—	Lichtempfindung bei unsicherer Projektion.	?	
—	?	—	Handbewegungen: 1·5 m.	12 T. später mit + 11 D. Fingerzählen: 1 m.	
—	1	subkonjunktival.	Keine Lichtempfindung.	—	Enukleation.
—	?	—	Keine Lichtempfindung.	—	Enukleation empfohlen.
—	1	subkonjunktival nach oben. Wird operativ entfernt.	S mit + 11 D. Finger.: 2·5 m.	34 Tage später mit + 10 D S = $^{3}/_{36}$.	Linkes Auge durch Blennorrhoea neonat. verloren.
Gut linsengroß.	1	—	Lichtempfindung.	Nach 6 Wochen mit + 11 D Finger: 0·5 m.	Noch Blut im Glaskörper.
—	1	—	Gute Lichtempfindung.	Nach 2 Monaten S mit + 11 D Finger: 4 m.	Mit Starbrille entlassen.
—	?	—	Schlechte Lichtempfindung.	Keine Lichtempfindung.	Narbe beginnt sich einzuziehen. Enukleation empfohlen.
—	1	—	Keine Lichtempfindung.	—	Nach 6 Wochen Flimmern im gesunden Auge. Enukl. des verletzten.

Tabelle

Verletzungen durch andere stumpfe

Nr.	Name und Jahreszahl	Alter	R.	L.	M.	W.	Art der Verletzung	Verletzungsfolgen
1.	Mater, Salesia. 1882.	60	1	—	—	1	Anstoßen an d. Ecke eines eisernen Türchens.	Oben innen 1 cm lange Berstungswunde; ziemlich breites Kolobom.
2.	Hofmeister, Michael. 1882.	54	1	—	1	—	Anstoßen an eine Tischecke vor einem Monat.	12—13 mm lange Berstungsnarbe und breites Kolobom nach oben.
3.	Unterberger, Josef. 1885.	62	1	—	1	—	Vor 9 Wochen Ast ins Auge geschlagen.	Breites Kolobom nach oben mit entsprechender Lederhautnarbe.
4.	Breener, Agnes. 1888.	52	1	—	—	1	Vor 2 Jahren unglücklicher Fall über eine Treppe.	Berstungsnarbe oben; Iris nicht ganz vorgefallen.
5.	Frau Achtelig. 1891.	40	1	—	—	1	Sturz vom Kutschierwagen auf d. Auge vor 14 Tagen.	Berstungsnarbe oben. Verblutung des ganzen Auges; beginnender Schwund.
6.	Judendorfer, Josef. 1891.	49	1	—	1	—	Vor 1 Monat (von außen her) an die Ecke eines Stiegenvorsprunges gestoßen.	Außen dem Limbus parallel 5 mm lange perforierende Narbe. Totale Aniridie.
7.	Kassel, Juliana. 1893.	62	1	—	—	1	Vor 3 Wochen mit dem Hebel eines Pumpbrunnens ins Auge gestoßen.	Sehr ausgedehnte, aber gut verheilte Berstungswunde nach oben innen mit hübschem Kolobom.
8.	Stefan, Josef. 1893.	40	1	—	1	—	Gestern abends von Unbekannten geprügelt worden.	Oben und oben innen starke blutige Chemosis. Kolobom oben innen. Kammer voll Blut.
9.	Hohenwarter, Josef. 1893.	50	1	—	1	—	Fiel vor 10 Tagen mit dem Auge auf einen Stein.	Oben innen Berstungswunde. Kammer voll Blut.
10.	Heizer, Albin. 1895.	28	—	1	1	—	Vor 3 Wochen zufällig ins Auge gestoßen.	Berstung in riesiger Ausdehnung. Auge ganz verblutet.
11.	Podlipnig, Marie. 1897.	38	—	1	—	1	Vor 14 Tagen mit einem Stiel ins Auge gestoßen.	Große, gut verheilte Berstungswunde oben und innen. Breites Kolobom nach oben. Noch viel Blut.

II. A.
Gewalt. Ambulatorium.

Staphylom vorhanden	Linse fehlt im Pupillargebiete	Linse vorhanden	Sofort ermittelte Sehschärfe	Später ermittelte Sehschärfe	Anmerkung
Ja.	1	—	Kammer bluterfüllt. Gute Lichtempfindung u. Projektion.	Mit s. u. c. Glas S $^3/_8$.	Links beginnender Star; Auge immer schwachsichtig gewesen. Das verletzte allein fixiert und fungiert vollkommen entsprechend.
—	1	Gerade innen subkonjunktival; wird operativ entfernt.	?	Nach 1 Monat + 10 D ⊃ + 1·5 c. A. h. Snellen VI: 1·2 m. Jäger 13.	Linkes Auge normal.
—	1	—	?	?	Nach weiteren 9 Wochen schmerzend; beruhigt sich wieder. Anderes Auge normal.
Mäßiges.	1	—	—	S mit + 11 D $^6/_{36}$; ⊃ c. + 5. $^6/_{24}$.	S des anderen Auges $^6/_9$.
—	?	?	Keine Lichtempfindung.	—	Enukleation empfohlen.
Ziemlich großes.	1	—	S + 14 D = $^3/_9$	?	Flottierende Glaskörpertrübungen.
—	1	—	Sieht mit Stargläsern etwas, wenn auch noch wenig.	?	Patientin kommt nicht wieder.
—	1	Nach innen subkonjunktival.	Handbewegungen erkannt.	?	Patient kommt nicht wieder.
—	?	?	Gute Lichtempfindung.	?	Patient kommt nicht wieder.
—	?	?	Keine Lichtempfindung.	?	Enukleation empfohlen.
—	1	—	Finger nahe dem Auge gezählt.	?	Patientin kommt nicht wieder.

Tabelle II. A.

Nr.	Name und Jahreszahl	Alter	R.	L.	M.	W.	Art der Verletzung	Verletzungsfolgen
12.	Dorner, Mathias. 1898.	38	—	1	1	—	Vor 4 Tagen Stoß mit einem Stock ins Auge.	1 cm lange Berstungswunde oben mit breitem Kolobom nach oben innen. Noch viel Blut.
13.	Pernhart, Josef. 1901.	39	—	1	1	—	Vor 4 Tagen Stoß mit einem Holzstück ins Auge.	?

Tabelle

Verletzungen durch andere stumpfe

Nr.	Name und Jahreszahl	Alter	R.	L.	M.	W.	Art der Verletzung	Verletzungsfolgen
14.	Winkler, Georg. 1886.	54	—	1	1	—	Tags vorher durch einen anfliegenden Klotz beim Holzspalten verletzt.	Außen oben ausgedehnte Berstungswunde; blutige Chemosis. Kammer voll Blut.
15.	Pirkebner, Katharina. 1887.	26	1	—	—	1	Vor 8 Tagen mit d. Stiel einer Haue ins Auge gestoßen.	Oben breites Kolobom mit entsprechender Lederhautwunde. Ziemlich viel Blut.
16.	Ritscher, Stefan. 1887.	49	—	1	1	—	Vor 5 Wochen durch Hufschlag eines Maulesels in der Augengegend verletzt.	Oben Berstungswunde und Kolobom.
17.	Rumpold, Karl. 1890.	60	1	—	1	—	Gestern Stoß mit Heugabel ins Auge.	1 cm lange Berstungswunde oben innen mit vorliegender Iris. Kammer voll Blut.
18.	Melcher, Aloysia, 1890.	23	1	—	—	1	Gestern flog ihr bei der Feldarbeit ein Stein ins Auge.	Breite Berstungswunde oben innen. Kammer voll Blut.
19.	Zois, Alex. 1890.	52	1	—	1	—	Vor 3—4 Wochen bei einem Raufhandel verletzt.	Große Berstungsnarbe oben und außen. Vollständige Aniridie.

Fortsetzung).

Staphy-om vor-handen	Linse fehlt im Pupillar-gebiete	Linse vorhanden	Sofort ermittelte Sehschärfe	Später ermittelte Sehschärfe	Anmerkung
—	1	—	Handbewegungen wahrgenommen, nur nicht nach oben.	?	Patient kommt nicht wieder.
—	1	—	—	Nach $^1/_2$ Jahre S mit — c. 12 D A. v $^{0.5}/_{36}$.	

I. B.

ewalt. Stationär behandelt.

Staphy-om vor-handen	Linse fehlt im Pupillar-gebiete	Linse vorhanden	Sofort ermittelte Sehschärfe	Später ermittelte Sehschärfe	Anmerkung
?	?	?	Keine Lichtempfindung.	?	—
—	1	—	Gute Lichtempfindung.	1903 Finger: 3 m.	Beide Augen schon früher an Kerato-, Irido-, Chorioiditis erkrankt. Rechtes Auge funktioniert später allein; das linke wurde phthisisch.
—	1	—	?	Lichtempfindung.	Auge stark entzündet.
—	?	?	Lichtempfindung.	?	
—	?	?	Prompte Lichtempfindung.	?	
aselnußgroßes ch oben außen.	1	—	Handbewegungen erkannt.	?	Glaskörpertrübungen.

Tabelle II. B.

Nr.	Name und Jahreszahl	Alter	R.	L.	M.	W.	Art der Verletzung	Verletzungsfolgen
20.	Dobrovnig, Michael. 1892.	52	—	1	1	—	Vor 8 Tagen beim Holzspalten verletzt.	Außen oben große Berstungswunde. Pupille intakt.
21.	Achatz, Eva. 1893.	54	—	1	—	1	Vor 3 Wochen durch ein Leiterende verletzt.	Innen oben unregelmäßige Berstungsnarbe mit breitem Kolobom.
22.	Pacher, Agnes. 1893.	50	—	1	—	1	Vor 3 Wochen an das Ende einer Futterraufe gestoßen.	Innen oben Berstungsnarbe mit Kolobom. Ziemlich viel Blut.
23.	Howorka, Maria. 1894.	46	—	1	—	1	Vor 14 Tagen Stoß mit einer Hand ins Auge (zufällig).	Temporal 1 cm lange Berstungsnarbe parallel d. Limbus, mit entsprechendem Kolobom.
24.	Vostner, Anton. 1894.	65	1	—	1	—	Vor 2 Tagen Auffallen auf einen stumpfen Gegenstand.	Oben außen große Berstungswunde mit entsprechendem Kolobom.
25.	Walker, Elisabeth. 1897.	35	1	—	—	1	Vor 2 Monaten Stoß mit Heugabel ins rechte Auge.	Nach oben 13 mm lange d. Limbus parallele Berstungsnarbe, aus welcher sich Strahlenkörper vordrängt (4—5 mm breit). Hübsches Kolobom nach oben.
26.	Walker, Elisabeth. 1897.	35	—	1	—	1	Vor 14 Tagen linkes Auge durch ein abspringendes Holzstück beim Holzmachen verletzt.	Nach oben 2 cm lange dem Limbus parallele Lederhautberstungsnarbe von 3—4 mm Breite. Sehr breites Kolobom.
27.	Pollak, Josef. 1898.	58	—	1	1	—	Vor 14 Tagen durch anfliegendes Holzstück heftig getroffen.	Innen oben große Narbe. Hornhaut trüb. Viel Blut.
28.	Umnig, Gertrud. 1898.	63	1	—	—	1	Zufälliger Stoß mit Heugabel heute früh.	Chemotischer Wulst nach innen. Kolobom daselbst. Etwas Blut.
29.	Brunner, Richard. 1899.	19	—	1	1	—	Vor 14 Tagen Fall mit dem Auge gegen eine Mauerecke.	Breite Berstungsnarbe innen oben mit Verziehung der Iris.
30.	Sodja, Jacob. 1899.	49	-	1	1	—	Vor 2 Tagen Hufschlag eines Pferdes gegen das Auge.	Ausgedehnte Verletzung der Umgebung. Sehr starke Chemosis. Außen unten große Wunde, aus der Glaskörper hängt.

(Fortsetzung).

Staphylom vorhanden	Linse fehlt im Pupillargebiete	Linse vorhanden	Sofort ermittelte Sehschärfe	Später ermittelte Sehschärfe	
—	Nach unten luxiert.	—	Gute Lichtempfindung.	—	
—	1	—	Handbewegungen auf $1^1/_2$ m.	—	Zahlreiche bewegliche Glaskörpertrübungen.
Mehrere Buckel.	1	—	S mit + 11 D = $^3/_{50}$.	—	—
—	1	—	Schlechte Lichtempfindung.	—	
—	1	—	Handbewegungen: 0·5 m.	6 Wochen später S mit + 12 D Finger: 4 m.	Glaskörpertrübungen.
Ziemlich stark entwickeltes vorhanden.	—	An Ort und Stelle, doch stargetrübt.	Gute Lichtempfindung und Projektion.	8 Wochen später nach Extraktion S mit + 16 D ⊃ + c. 7 = $^2/_{36}$.	Trotz Tränensackeiterung keine Infektion nach dem Trauma. Auch keine ärztliche Behandlung.
—	1	—	Ohne Glas $^2/_{18}$, mit − 6 D $^2/_{12}$ nahezu.	Status idem.	
Erbsengroßes vorhanden.	?	—	Keine Lichtempfindung.	—	Enukleation.
—	1	Subkonjunktival nach innen, wird entfernt.	Handbewegungen: 1·5 m.	Nach 5 Wochen S + 12 = $^3/_{24}$.	
Kleinerbsengroß.	1	—	Keine Lichtempfindung.	—	Blut im Glaskörper.
—	1	—	Keine Lichtempfindung.	—	Enukleation.

Tabelle II. B.

Nr.	Name und Jahreszahl	Alter	R.	L.	M.	W.	Art der Verletzung	Verletzungsfolgen
31.	Piron, Georg. 1900.	60	—	1	1	—	Vor 5 Tagen beim Holzspalten verletzt.	Große Wunde oben innen. Viel Blut in der Kammer.
32.	Glader, Josef. 1901.	75	—	1	1	—	Vor einigen Tagen Stoß mit einem stumpfen Gegenstande in feindsel. Absicht.	Große Lederhautwunde nach innen. Kammer voll Blut.
33.	Bluch, Karl. 1901.	41	—	1	1	—	Leidet an Fallsucht. Vor einiger Zeit in einem Anfalle verletzt.	Große Berstungswunde innen oben. Blut in der Kammer.
34.	Sneditz, Leo. 1902.	24	1	—	1	—	Gestern von einem Pferde gebissen.	Ausgedehnte Lederhautberstungswunde nach innen mit Vorfall von viel Uvea.
35.	Mitsche, Andreas. 1903.	10	—	1	1	—	Vor 2 Tagen beim Spielen mit einem Sesselfuß ins Auge gestoßen worden.	Riesige Berstungswunde (bei intakter Bindehaut) nach oben. Fingenbreiter Wulst.
36.	Angermann, Josef. 1904.	60	1	—	1	—	Vor 24 Tagen Faustschlag aufs Auge.	Innen unten ungeheure Berstungsnarbe an typischer Stelle; die ganze Iris unter der Augapfelbindehaut. Noch Blut in der Kammer.

Tabelle

Augenverletzungen durch Kuhhorn-

Nr.	Name	Alter	R.	L.	M.	W.	Art der Verletzung
1.	Frank, Josef.	32	—	1	1	—	Kuhhornstoß vor 2 Tagen gegen die linke Schläfe mit Abgleiten des Hornes gegen den Augapfel.
2.	Bacher, Anna.	51	1	—	—	1	Vor 14 Tagen Kuhhornstoß ins Auge.
3.	Sommer, Gregor.	48	1	—	1	—	Vor 17 Tagen Ochsenhornstoß in das schon früher nahezu erblindete Auge mit Leukoma adh. centrale.

(Fortsetzung).

Staphylom vorhanden	Linse fehlt im Pupillargebiete	Linse vorhanden	Sofort ermittelte Sehschärfe	Später ermittelte Sehschärfe	Anmerkung
—	—	Subkonjunktinal nach oben innen. Wird operativ entfernt.	?	?	—
—	?	—	Gute Lichtempfindung bei mangelnder Projektion.	—	Enukleation.
—	?	—	Handbewegungen: 1·5 m.	—	—
—	—	1	Keine Lichtempfindung.	—	Enukleation.
Sehr großes Staphylom.	?	—	Keine Lichtempfindung.	—	Beiderseitiger hochgradiger Buphthalmus. Anderes Auge phthisisch nach Iridektomieversuch.
—	1	—	Lichtempfindung ohne Projektion.	Nach 1 Monat mit + 11. Finger: 1 m kaum.	Noch Glaskörpertrübungen.

III.

stoß ohne Berstung der Formhäute.

Verletzungsfolgen	Iris	Anmerkung
Starker Blutaustritt unter der Bindehaut. Hornhaut etwas gefältelt. T—2.	Pupille reagiert normal.	S $^6/_{24}$. mit — 1·25 $^6/_{18}$. Macula im Zentrum auffallend rot.
Hämophthalmus anscheinend ohne Lederhautberstung.	Nicht sichtbar, da Kammer voll Blut.	—
Vollkommene Aniridie ohne Bulbuswunde.	Verschwunden.	Kein Lichtschein.

Tabelle III

Nr.	Name	Alter	R.	L.	M.	W.	Art der Verletzung
4.	Lauchat, Brigitta.	57	1	—	—	1	Vor 5 Tagen Kuhhornstoß gegen den inneren Augenwinkel.
5.	Pogatschnig, Franz.	49	—	1	1	—	Vor 3 Wochen Kuhhornstoß gegen die Augenbrauengegend.
6.	Telsnig, Georg.	58	—	1	1	—	Vor 3 Tagen Kuhhornstoß ins linke Auge.
7.	Matschig, Stefan.	16	1	—	1	—	Vor 2 Tagen Ochsenhornstoß ins Auge.
8.	Marktl, Josef.	51	1	—	1	—	Vor 8 Tagen Kuhhornstoß in die Augenbrauengegend.
9.	Sitter, Marie.	41	1	—	—	1	Vor 6 Wochen Kuhhornstoß gegen den oberen Augenhöhlenrand
10.	Gassner, Vincenz.	52	—	1	1	—	Vor 2 Monaten Ochsenhornstoß gegen den oberen äußeren Augenhöhlenrand.
11	Kirchbaumer, Karl.	67	1	—	1	—	Vor 14 Tagen von einer Kuh niedergestoßen. Seither Doppelbilder.
12.	N. N. Mann. Krankengeschichte nicht vorfindlich.	60?	—	1	1	—	Vor 2 Tagen Kuhhornstoß ins Auge.

Was die Lage der Wunde zum Limbus betrifft, so war dieselbe nur in 3 Fällen eine von der typischen (dem Schlemmschen Kanale mehr oder minder folgenden) abweichende.

So fand sich in Fall 10 ein radiär nach außen gerichteter Verlauf, der wohl als Folge direkter Durchtrennung der Formhaut angesprochen werden muß. Ferner war die Lage ganz vom Typus abweichend in Fall 11, wo das Horn besonders tief in den oberen Augenhöhlenanteil eingedrungen sein mußte, da zu Beginn Hirnvorfall

(Fortsetzung).

Verletzungsfolgen	Iris	Anmerkung
Das untere Tränenröhrchen durchtrennt. Sonst keine Veränderung.	Normal.	—
Trochlearis-Parese.	Normal.	
Die Augapfelbindehaut unten etwas eingerissen u. chemotisch. Keine Doppelbilder.	Pupille maximal weit und starr.	S $^6/_{60}$, mit + 1·5 $^6/_{36}$. Ophthalmoskopisch normal. Auch die andere Pupille lichtstarr. Reißende Schmerzen in d. Schenkeln. Zusammenhang daher auch am verletzten Auge zweifelhaft.
Nach unten große Bindehautblutergüsse. Augapfel druckempfindlich.	Hyperämie der Iris.	S = $^6/_6$. Nach unten Netzhauttrübung.
Eine kleine Borke über dem Augenhöhlenrande. Nach oben große Blutunterlaufungen, mäßige Ptosis.	Normal.	Augengrund normal.
Narbenkeloid in d. Augenbrauengegend. Ptosis.	Normal.	S = $^6/_6$. Augengrund normal. Keine Doppelbilder.
Leichte Ptosis; ferner Lähmung des Rectus superior.	Normal.	Keine deutliche Narbe zu sehen. Prisma 11° bringt die Doppelbilder auf gleiche Höhe. Es sei viel Blut geflossen; das Oberlid sei stark geschwollen gewesen.
Parese des Rectus inferior.	Normal.	—
Abreißung der Sehnen des Rectus inferior und Rectus externus.	Normal.	Durch Vornähung der beiden Sehnen fast vollständig geheilt.

bestanden hatte. Die Verletzung des Augapfels hatte in der Gegend des Äquators stattgefunden, ob durch Vermittelung eines abgebrochenen Knochenstückes der Augenhöhlenwand oder direkt durch die Hornspitze, war im alten Falle nicht mehr zu ermitteln. Weiter war Fall 12 insofern abweichend, als die Wunde 1 cm weit vom Limbus entfernt verlief. Endlich war die Lederhautberstung eine nur teilweise in Fall 13, wo die Episklera noch unversehrt erschien.

Im Falle 11, mit der weit hinten gelegenen Verwundungsstelle, war die Linse an ihrem Platze geblieben. Im anderen Falle, wo die (getrübte) Linse gleichfalls an normaler Stelle sich fand, hatte die Verletzung innen stattgefunden.

Kolobome fehlten sicher nur in Fall 11 und 13, die ja beide auch sonst atypisch sind; in allen übrigen waren Kolobome verschiedenster Breite nachweisbar oder zu vermuten in jenen Fällen, wo Blut die Vorderkammer erfüllte.

Am meisten interessiert uns die Funktion. Leider konnte ich mir nur ein annäherndes Urteil hinsichtlich des schließlichen Sehergebnisses bilden, da viele Fälle nur 1 mal und nicht wieder zu Gesicht kamen, größtenteils in frühen Stadien, wo Blut im Augeninneren das Sehen auf Lichtschein herabgesetzt hatte.

2 mal war S endgiltig = $^6/_{12}$,
1 „ „ „ „ = $^3/_{12}$,
1 „ „ „ „ = $^3/_{15}$,
1 „ „ „ „ = $^3/_{36}$,
1 „ „ = Fingerzählen: 4 m.

In anderen Fällen, wo die Sehprüfung früher bis wenige Wochen nach der Verletzung vorgenommen werden konnte, ergab sich:

1 mal S = $^3/_{12}$,
1 „ „ = $^3/_{15}$,
1 „ Fingerz. : 1 m
1 „ „ : 0·5 „

In 7 Fällen konnte wegen massenhaften Blutergusses ins Augeninnere keine bestimmte Vorhersage hinsichtlich der Sehleistung gestellt werden, doch dürfte wohl sicher mindestens in der Hälfte dieser Fälle später noch ein Rest von S wiedererlangt worden sein.

Nur in 4 (weiteren) bestand schlechte oder keine Lichtempfindung bei Ruhe des Auges, so daß eine Anzeige für Entfernung des Augapfels doch nicht bestand.

Endlich in 5 Fällen schien letztere ratsam; aber nur in 2 davon wurde der Rat befolgt und die Ausschälung wirklich ausgeführt.

Brauchbare S war somit in 10 der 26 Fälle bereits vorhanden oder mit Sicherheit zu gewärtigen: in 3 bis 4 weiteren mit großer Wahrscheinlichkeit zu erwarten, vielleicht sogar in allen sieben.

In $^1/_2$, möglicherweise sogar in fast $^2/_3$ der Fälle blieb, wenn auch nur mäßiges, Sehvermögen erhalten.

Von den 2 Staphylomfällen bestand in einem trotz reichlicher Blutansammlung anfänglich mindestens gute Lichtempfindung; das spätere Schicksal dieses Auges blieb mir allerdings unbekannt; im 2. Falle wurden 6 Wochen nach der Verletzung Finger: 0·5 m gezählt.

In keinem Falle wurde sympathische Ophthalmie beobachtet.

Besonders erwähnt soll noch Fall 16 bezw. 24 werden, der die beiden Augen eines und desselben Individuums betrifft. Wenn auch für den Theoretiker ohne größeres Interesse, wird der Praktiker sie nicht unbeachtet lassen.

Jedenfalls ist es ein böses Spiel des Zufalles, wenn eine an sich seltene Augenverletzung denselben Menschen ein zweites oder gar ein drittes Mal betrifft.

Meine Kranke hatte im Jahre 1891 ihr linkes Auge durch Kuhhornstoß verloren; im Jahre 1900 erlitt sie dieselbe Verletzung rechts. Sie rettete an diesem zweiten Auge, das schon 1895 nach schwerer Keratitis parenchymatosa iridektomiert worden war, eine S von Fingerzählen auf 4 m.

Fälle von doppelseitiger Lederhautberstung durch Kuhhornstoß wurden bereits mehrfach veröffentlicht, so 1 Fall mit bestem Ausgange von Fuchs (16), 2 von L. Müller (34), endlich 1 Fall von Terson (fils) (62), der wohl einzig in seiner Art ist, da ein und dasselbe Individuum 3 mal von derselben Verletzung betroffen wurde. Er sei seiner Seltenheit wegen kurz wiedergegeben:

Am 22. März 1899 erscheint ein 56 jähriger Bauersmann in der Klinik mit kompleter Blindheit. Vor 6 Jahren Kuhhornstoß links; damals Heilung mit gutem Sehvermögen. Im Jänner 1899 neuerlicher Stoß in dasselbe Auge mit Ausgang in volle Erblindung desselben. Ungefähr 1 Monat später Stoß eines jungen Stieres ins rechte Auge; sehr große Ruptur mit Ausgang in Schwund des Augapfels.

Mit Recht betont Terson, daß die Indolenz bei dieser Verletzungsart eine große Rolle spiele.

Die 36 Fälle der Tabellen II. A und II. B verteilen sich nach Art der einwirkenden stumpfen Gewalten wie folgt:

Zufälliges Hineinstoßen mit einem nicht näher benannten stumpfen Gegenstand	13 Fälle
Auffallen auf einen solchen	6 „
Beim Holzspalten verletzt	5 „
Stoß mit Absicht (bezw. Faustschlag)	4 „
Stoß mit Heugabel	3 „
Hufschlag	2 „
Pferdebiß	1 Fall
Anschnellen eines Zweiges	1 „
Anfliegen eines Steines	1 „

Auf 1136 Augenkranke entfiel 1 Fall von Lederhautberstung durch stumpfe Gewalt mit Ausschluß des Kuhhornstoßes; diesen eingerechnet kam 1 Fall auf 660 Augenkranke.

Das jüngste betroffene Individuum zählte 10, das älteste 75 Jahre. 27 hatten das 45., 9 das 60. Lebensjahr überschritten.

In 18 Fällen war das rechte, in ebenso vielen das linke Auge verletzt worden; in 1 Falle beide Augen desselben Individuums (Fall 25 und 26).

23 Individuen waren männlichen, 13 weiblichen Geschlechtes.

14 mal lag die Wunde nach oben innen, 10 mal oben, 4 mal oben außen, 3 mal innen, 2 mal außen, je 1 mal außen unten oder innen unten; in 1 Falle ist die Lage nicht angegeben.

Die Linse fehlte — sicher nachgewiesen — im Pupillargebiete in 21 Fällen; in 13 Fällen war die Frage wegen Bluterguß in die Vorderkammer nicht zu entscheiden; 1 mal war sie an ihrem Orte, doch stargetrübt (Fall 25); endlich 1 mal nach unten luxiert (im Falle 20 mit Berstungswunde oben außen).

Unter der Bindehaut fand sich die luxierte Linse zweifellos erwiesen nur 4 mal; dagegen war es in 7 Fällen zu Staphylombildung gekommen.

Die Lage der Berstungswunde war in allen Fällen im allgemeinen die typische, parallel dem Hornhautrand mit nur geringen Abweichungen. In 3 Fällen war es zu Aniridie gekommen (Fall 6, 19, 36), in den meisten anderen — soweit Entscheidung möglich — das typische Kolobom; nur in 1 Falle, in welchem bei Sitz der Wunde außen oben die Linse nach unten luxiert wurde, war die Pupille unversehrt geblieben (Fall 20); in einem war dieselbe (bei Fehlen der Linse) nur gegen die Wunde verzogen (Fall 29); endlich in 1 Falle (4.) war die Iris nicht in ihrer ganzen Breite vorgefallen.

Hinsichtlich der Funktion der verletzten Augen ist auch bei dieser 2. Gruppe die Beurteilung des endgiltigen Erfolges unmöglich, besonders in jenen ambulatorischen Fällen, die uns nur 1 mal zu Gesicht kamen.

Nur in 7 Fällen war es mir möglich, die Sehkraft nach Ablauf mehrerer Monate festzustellen; ich fand

1 mal $S = {}^{3}/_{8}$,
1 „ „ $= {}^{3}/_{12}$,
1 „ „ $= {}^{2}/_{12}$,
1 „ „ $= {}^{3}/_{24}$,

1 mal S = $^2/_{36}$,
1 „ „ = $^3/_{60}$,
1 „ „ = $^1/_{60}$.

Bald nach der Verletzung oder in den ersten Wochen nach derselben wurde S festgestellt in 16 Fällen; es ergab sich

1 mal S = $^3/_9$,
1 „ „ = $^1/_6$,
1 „ „ = $^3/_{60}$.

In den übrigen Fällen wurden Finger auf 1—4 m gezählt, in anderen allerdings nur Handbewegungen auf kurze Entfernungen wahrgenommen; doch bestand in diesen 13 Fällen noch mäßige, in einzelnen sogar noch mächtige Blutansammlung in Kammer und Glaskörper.

In 5 Fällen war S ganz schlecht oder fehlend bei Abwesenheit drohender kyklitischer Erscheinungen.

In 6 Fällen wurde wegen zu schwerer Veränderungen Entfernung des Augapfels empfohlen, konnte aber nur in 4 zur Ausführung gebracht werden.

Endlich in 2 weiteren Fällen fehlen leider Angaben betreffend die S.

Brauchbare Sehschärfe wurde somit in 12 Fällen sichergestellt; in anderen 11 war solche mit annähernder Bestimmtheit zu gewärtigen. In den übrigen 11 mußte jede Hoffnung aufgegeben werden.

Wir begegnen also auch bei dieser 2. Gruppe von Verletzungen durch stumpfe Gewalt genau demselben Verhältnisse, wie wir es bei Gruppe 1 (Kuhhornstoß) kennen gelernt haben, wo wir mit ziemlich großer Wahrscheinlichkeit in fast $^2/_3$ der Fälle brauchbare S annehmen durften.

Besonders erwähnt soll auch hier werden die Höhe der Sehfunktion in den 7 Staphylomfällen.

Wider Erwarten finden wir gerade unter diesen 1 mal $^3/_8$, 1 mal $^3/_{12}$, 1 mal $^2/_{36}$ und 1 mal Handbewegungen trotz bluterfüllter Kammer. In den 3 übrigen fehlte allerdings jeder Lichtschein (unter diesen 3 findet sich 1 Fall, wo hochgradiger Buphthalmus vorbestanden hatte).

Auch unter dieser 2. Gruppe von 36 Fällen war es, soweit mir bekannt geworden, in keinem zum Ausbruche sympathischer Augenentzündung gekommen.[1]

---

[1] Als einzigem Augenarzte des Landes wären dem Berichtenden solche Fälle schwerlich entgangen.

Als Gegenstück des früher erwähnten doppelseitigen Falles von Verletzung durch Kuhhornstoß sei auch auf einen analogen der 2. Gruppe hingewiesen. Er. betrifft Fall 25 und 26 der Tabelle II. B.

Die Patientin — eine 35jährige Bauersfrau — hatte das seltene Unglück, binnen 6 Wochen sich schwere Verletzung gedachter Art an beiden Augen zuzuziehen, rechts 2 Monate vor ihrer Aufnahme durch zufälligen Stoß einer Heugabel, links 14 Tage vor der Aufnahme durch ein anfliegendes Stück beim Holzspalten.

Rechts saß die Berstungsnarbe in der Ciliarkörpergegend, etwas weiter rückwärts als gewöhnlich; dementsprechend blieb die Linse an ihrem Platze, nur hatte sie sich getrübt, links typischer Befund.

In beiden Augen befanden sich die Pseudokolobome oben, so daß man im ersten Moment an unrein ausgeführte Iridektomien nach oben denken konnte. Jederseits stellte sich (rechts nach Starausziehung trotz bestehendem Tränensackleiden) brauchbare S her: R $^2/_{36}$, L nahezu $^2/_{12}$.

Natürlich finden sich auch in der Literatur solche doppelseitige Fälle, wie z. B. jener von Senfft (54): links durch Faustschlag, rechts 10 Jahre später durch Schlag mit einer Lampenbürste verursacht.

Einen Mittelfall zwischen beiden Gruppen stellt Thilliez' (63) Fall dar, dessen Kranker in ein Auge einen Kuhhornstoß, in das andere den Stoß einer eisernen Stange erhielt. S R = $^1/_{50}$, L = $^1/_4$.

Werfen wir nun über alle 62 Fälle von Lederhautberstung durch Einwirkung stumpfer Gewalt einen Gesamtüberblick, so finden wir keine besondere Bevorzugung eines gewissen Alters; selbstverständlich werden ältere Individuen häufiger als ganz junge betroffen, da ja letztere zu schwerer Arbeit und auch zum Füttern des Viehes nur ausnahmsweise verwendet werden.

Rechtes und linkes Auge sind nahezu gleich häufig verletzt.

Ein auffälligerer Unterschied in der Häufigkeit findet sich in Tabelle II — den Berstungen durch andere stumpfe Gewalten — in dem Sinne, daß 23 verletzte Männer auf 13 Weiber kommen, was sich aber leicht aus den allgemeinen Lebensverhältnissen erklärt.

Endlich sei nur nebenbei die Bestätigung der alten Regel festgestellt, daß die meisten Berstungen den oberen Augapfelabschnitt treffen, besonders den oberen inneren, was ja auch von vielen berufenen Seiten begründet worden ist.

Hinsichtlich der Sehfunktion gestaltete sich das Verhältnis der günstig verlaufenen Fälle zu den ungünstigen bei unserem Material vielleicht etwas besser, als man im allgemeinen anzunehmen berechtigt scheint.

Nach den Statistiken der Autoren ist in $^1/_4$ bis zu $^1/_3$ der Fälle brauchbare S zu gewärtigen.

Ein anderes Drittel dürfte auf die ganz verlorenen oder mindestens sehr verdächtigen Augäpfel entfallen. Beiläufig das letzte Drittel würde die Zahl jener Augen in sich begreifen, die noch einen Bruchteil von Sehvermögen — mitunter wohl nur Lichtschein, zum Teil aber noch Fingerzählen auf kurze Entfernung — aus dem Schiffbruch gerettet haben.

Von unseren eigenen 62 Fällen erreichten sicher erwiesenermaßen oder doch höchstwahrscheinlich 37, wenn nicht 40, brauchbare S, somit mehr als die Hälfte, vielleicht nahezu zwei Drittel. Freilich ist hierzu zu bemerken, daß z. B. MÜLLER in 2 seiner 62 Fälle noch spät Netzhautablösung erlebte, mit welcher Möglichkeit auch wir rechnen müssen.

Aber auch das Verhalten der für die Sehfunktion verlorenen Augäpfel wird für eine Statistik dieser Verletzungsform hochwichtig erscheinen müssen und erfordert eingehendere Würdigung; es ist mit anderen Worten die Frage nach der Häufigkeit sympathischer Ophthalmie im Gefolge von Lederhautberstung, der wir unser besonderes Augenmerk zuzuwenden haben.

Ich will gleich vorwegnehmen, daß erfreulicherweise Erkrankung des zweiten Auges in diesen Fällen nicht besonders häufig zu sein scheint.

So konnte L. MÜLLER im Jahre 1895, wo die Literatur über diese Verletzungen doch schon einen größeren Umfang erreicht hatte, nur 17 Fälle in derselben auffinden.

Auch v. ARLT sen. veröffentlichte nur 2 von ihm beobachtete Fälle, was bei seinem Riesenmaterial erstaunlich wenig scheinen müßte, wären es die einzigen geblieben, die er gesehen hätte.

Bei SCHMIDT heißt es allerdings, daß in 4 seiner 28 schweren Fälle Enukleation und in 1 Exenteration wegen drohender Gefahr für das 2. Auge ausgeführt wurden. Damit ist aber nicht gesagt, daß im Falle der Unterlassung die Ophthalmie wirklich ausgebrochen wäre.

MITWALSKY erwähnt für seine 13 Berstungsfälle mit Luxation der Linse unter die Bindehaut eigens, daß er in keinem Falle sympathische Augenentzündung beobachtet habe.

Es ist dies, wie wir später sehen werden, um so bemerkenswerter, als er entgegen der ziemlich allgemeinen, schon seit MACKENZIE verfochtenen Ansicht in seinen Fällen die Linsenentfernung sogleich vorgenommen hatte, bevor sich die Lederhautwunde noch hatte verschließen können.

Wir finden verstreute Mitteilungen über Fälle sympathischer Ophthalmie nach Augapfelberstung kasuistischer Art, so von Schönfeld (52), Otto Meyer (32), Donaldson (9) u. a., allein wir kennen nicht ihr Häufigkeitsverhältnis zur Gesamtzahl der von diesen Autoren verzeichneten Fälle von Lederhautberstungen überhaupt.

Bei größeren Zusammenstellungen finden wir unerwarteterweise im Durchschnitte kleine Zahlen. So sah Bertram 1 Fall unter 33 Augapfelberstungen, L. Müller nur 1 Fall auf 62; endlich erlebte ich unter derselben Anzahl auch nicht einen einzigen.

Haben wir nun festgestellt, daß Erkrankung des gesunden Auges nach Lederhautberstung des einen im ganzen ziemlich selten vorkommt, so werden wir weiter zu untersuchen haben, welche besonderen Umstände geeignet sein dürften, ihren Ausbruch zu hindern oder zu begünstigen.

Da sympathische Entzündung eines Auges notwendig Erkrankung des anderen an Iridokyklitis zur Voraussetzung hat, so werden wir uns zunächst mit dem verletzten Auge zu beschäftigen haben.

Als conditio sine qua non zum Zustandekommen einer solchen müssen wir das Hineingelangen von Mikroorganismen in dasselbe betrachten. Wir werden daher offene — nicht von Augapfelbindehaut bedeckte — Berstungswunden, die dazu noch durch heraushängende Irisfetzen und Glaskörpermassen für die Einwanderung von Mikroben besonders günstige Bedingungen bieten, als ganz besonders gefährlich bezeichnen müssen hinsichtlich der Möglichkeit der Entwickelung entzündlicher Prozesse im Augeninneren.

Was für die Iridokyklitis des verletzten Auges gilt, besteht nach unseren heutigen Anschauungen auch vollauf zu Recht für die Erkrankung des zweiten Auges — für die sympathische Ophthalmie —, da es nach den neueren Forschungen keinem Zweifel unterliegen kann, daß auch sie durch Mikroben[1] hervorgerufen wird.

Insbesondere scheint P. Roemers (42) neue Auffassung derselben als Folge einer spezifischen Metastase in hohem Grade geeignet, unsere klinischen Erfahrungen möglichst zwanglos zu erklären.

Er nimmt an, daß die Mikroorganismen der sympathischen Ophthalmie nur dem Auge gefährlich, dem übrigen Körper gegenüber aber indifferent seien. Die Frage, warum es im Anschlusse an die zahlreichen chirurgischen Verletzungen aller möglichen Körperorgane und Wundinfektionen nicht zur Entwickelung

[1] Es sei an Raehlmanns (41) neueste ultramikroskopische Beobachtungen erinnert.

von Augenentzündungen komme, die mit dem Bilde der sympathischen Ophthalmie verglichen werden könnten, beantwortet er dahin, daß diese Organismen nur ins Auge eingebracht folgerichtig die geeigneten Bedingungen vorfinden, deren sie zu ihrer Vermehrung und späteren Metastasenbildung bedürfen.

Ist es aber auch im verletzten Auge durch Einwanderung der Mikroorganismen der sympathischen Ophthalmie zu Entwickelung eines primären Infektionsherdes (in der Uvea) gekommen, so folgt nach ROEMER noch keineswegs, daß Organismen von da aus in die Blutbahn gelangen, und wenn, so hält er in vielen Fällen für möglich, daß dieselben durch die Abwehrvorrichtungen des Körpers aufgehalten und abgetötet werden können.

Selbstverständlich ist es — worauf LEBER (30) hingewiesen hat — keineswegs einerlei, ob Mikroorganismen auf dem Wege der Blutbahn nur in Gefäße eingeschlossen in das Auge gelangen oder ob sie etwa direkt durch eine Verletzung in den gefäßlosen — zur Abwehr viel weniger befähigten — Glaskörper eingebracht werden.

Um so verwunderlicher ist die Angabe, welche uns L. MÜLLER in seiner Monographie hinsichtlich des Häufigkeitsverhältnisses der sympathischen Ophthalmie bei offenen und bei subkonjunktivalen Lederhautberstungswunden macht.

In 9 der 17 Fälle der Literatur, die er finden konnte, handelte es sich um offene, in 8 um bindehautbedeckte Wunden.

Diese nahezu identischen Häufigkeitszahlen müßten uns geradezu verblüffen, hätten wir es in der Praxis nicht mit erheblichen Fehlerquellen zu tun.

Erstlich wird es in alten Fällen mitunter unmöglich sein, zu entscheiden, ob die Wunde im frischen Zustande offen oder bindehautbedeckt gewesen; ja man wird sogar in ganz frischen Fällen, wo bei starker Lidschwellung und mächtiger blutiger Chemosis die Augapfelbindehaut sicherlich nicht allseitig auf ihre Unversehrtheit geprüft werden kann, großen Schwierigkeiten der Feststellung begegnen.

Zweitens aber mag es oft genug der Fall sein, daß die scheinbar unversehrte Bindehaut es in Wirklichkeit nicht ist, daß sie nur kleine Epitheldefekte erlitten hat, die dem Auge des Untersuchers leicht entgehen können, aber dennoch genügen, Infektionskeimen die Einwanderung in das Augeninnere zu gestatten.

Müssen wir aber für alle Fälle scheinbar subkonjunktivaler Rupturen solche Defekte annehmen? — Haben wir nicht noch mit anderen Möglichkeiten zu rechnen?

Daß bei unverletzten Augen endogene Infektionen eine der allerhäufigsten Ursachen uvealer Prozesse sein müssen, dürfte wohl kaum mehr ernstem Widerspruche begegnen.

Sind wir aber gar so sicher, diese so häufigen endogenen Infektionen für operierte oder durch Zufall verletzte Augen ausschließen zu dürfen?

Bevor wir des näheren auf diese Frage eingehen, wollen wir uns den experimentellen Forschungsergebnissen neuerer Autoren zuwenden, die auf unseren Gegenstand Bezug haben.

Nach den Versuchen von Stock (56) und von Hirota (21) müssen wir annehmen, daß die unverletzte Bindehaut **nicht** als Eingangspforte für Mikroorganismen in Betracht kommt.

Aber auch für offene Wunden, die von Kyklitis oder selbst sympathischer Ophthalmie gefolgt sind, besteht kein strikter Beweis, daß die Infektion des Augeninnern in allen Fällen eine ektogene gewesen sein müsse.

Wenngleich Schimamura (48) sich einer endogenen toxischen Wundentzündung gegenüber skeptisch verhält, in dem Sinne, wie Tornatola (64) sie annehmen zu müssen glaubte, so fügt er seinen Ausführungen dennoch den Passus hinzu: „Es würde zu weit gehen, wollte man auf Grund der hier mitgeteilten Experimente die Möglichkeit endogener toxischer Entzündung beim Menschen ganz allgemein in Abrede stellen. Denn die möglicherweise in Betracht kommenden Gifte brauchen nicht alle gleichwertig zu sein, ebenso die Reaktion bei den verschiedenen Tierklassen."

Besonders wichtig ist für uns die Frage, ob Metastasen ins Auge in **gereizten** Augen einen günstigeren Boden finden.

Konnte Stock (57) sich auch über deren Beantwortung kein bestimmtes Urteil bilden, so bieten Woizechowskys (66) Versuchsergebnisse im Gegenteil positive Anhaltspunkte. Die Stelle des betreffenden Referates lautet:

„Bei der Einführung von wenig virulenten Kulturen und in einer gewöhnlichen, für die Tierspezies nicht pathogenen Menge gelangen die Mikroorganismen in das Auge unter der Bedingung einer vorangegangenen Reizung dieses Auges."

Bemerkenswert ist auch, daß WOIZECHOWSKY die Ansiedelung der Mikroorganismen gerade im Ciliarkörper besonders häufig beobachtete, der im allgemeinen stets — und mit gutem Recht — als Ausgangspunkt der gefürchteten Ophthalmie betrachtet wird.

Daß zuweilen der Sehnerv zuerst nachweisbar erkrankt, das kann uns — von ROEMERS Standpunkt aus erwogen — in keiner Weise in Verwunderung versetzen.

Aber auch die Versuchsergebnisse von KOROLKOW (28) sprechen beredt für die Möglichkeit endogener Entstehung der Iridokyklitis bezw. der sympathischen Ophthalmie nach Augenverletzung.

Er fand bei seinen Kaninchenversuchen, daß ein operativer Eingriff am Auge das Eindringen im Blute zirkulierender Mikroben in das Auge in den ersten Stunden nach der Operation begünstige. In den weiteren postoperativen Stadien konnte er sich nicht mehr von besonderer Disposition des operierten Auges gegenüber dem gesunden überzeugen. In der Wunde selbst erblickt KOROLKOW keinen Locus minoris resistentiae; die Mikroorganismen nehmen vielmehr ihren Weg durch Iris oder Chorioidea. Er fand ferner, daß die endogene Infektion entweder durch Mikrobenembolie erfolge oder durch Eindringen von Mikroben in die Vorderkammer mit dem Blute der bei der Operation durchschnittenen Gefäße. In diesem letzteren Falle sah er die Infektion mitunter auch ausbleiben, sah sie dagegen leichter auftreten, wenn die Mikroben bei Verletzung beider Kapselblätter Gelegenheit fanden, in den Glaskörper einzudringen. In der Ablösung des Ciliarkörpers oder der Chorioidea erblickt KOROLKOW einen wesentlich fördernden Faktor endogener Infektion.

Wir sehen, daß alle Bedingungen der Entstehung endogener Infektion — im Sinne der Versuchsergebnisse KOROLKOWS in unseren Verletzungsfällen in hervorragender Weise gegeben sind: die profuse Blutung ins Augeninnere, ferner die direkte Kommunikation der Kammer mit dem Glaskörperraum — da die Linse in der Regel in geschlossener Kapsel hinausgeschleudert wird; endlich dürfte auch die Ablösung des Uvealtraktes häufig genug vorkommen.

Die Schwierigkeit wäre also nur mehr die, zu erklären, wieso die angenommenen Erreger in die Blutbahn gelangt sein sollten.

Mein hochverehrter ehemaliger Lehrer und Chef Professor SCHNABEL (51) hat mit Recht darauf hingewiesen, daß die sympathische

Ophthalmie in ihrem äußeren Aussehen sich in keiner Weise von schweren Iridokyklitiden anderer Art unterscheide, was auch ich aus eigener Erfahrung und langjähriger Beobachtung vollauf bestätigen kann. Ist es denn wirklich — wie dies ROEMER annimmt — unerläßlich, daß die Erreger der schweren sog. Iridokyklitis sympathica auf dem Wege ektogener Infektion im strengsten Sinne — d. i. von außen her direkt durch die Wunde — in das ersterkrankte Auge eingedrungen sein mußten? warum konnten sie nicht in Ausnahmsfällen, wie wir dies für die spontan entstandenen Iridokyklitiden immer annehmen müssen, schon früher in der Blutbahn gekreist sein und erst später gelegentlich der erfolgten Verletzung die geeigneten Bedingungen zu ihrer Festsetzung im Sinne KOROLKOWS gefunden haben? ROEMER selbst nimmt für gewisse spät nach Enukleation des Augapfels ausbrechende Fälle sympathischer Ophthalmie Dauerformen der betreffenden Mikroorganismen an.[1]

Ich gehe aber weiter und kehre die Sache um: erst genaue Beobachtungen werden uns lehren müssen, ob nicht auch bei den spontan entstandenen schwersten Iridokyklitiden, die nach meiner Erfahrung bis auf ein Haar in ihrer klinischen Erscheinungsweise der sympathischen Ophthalmie gleichen, es dieselben typischen Mikroorganismen sind, die ROEMER als Erreger der letzteren hinstellt. Da sie nun aber in den spontan entstandenen Fällen, wo eine Einbruchspforte von außen her direkt durch Verletzung des Auges ausgeschlossen ist, wie ROEMER sie als unerläßliche Vorbedingung voraussetzt, so müssen sie eben auf anderem Wege in die Blutbahn gelangt sein, sei es vielleicht auch auf blutigem Wege, aber von einer anderen Körperstelle aus, etwa durch eine unbeachtete oder längst vergessene Verletzung, sei es auf andere Weise, etwa von der Nase aus — um nur eine der vielen Möglichkeiten zu nennen.

Ist es doch — unvoreingenommen betrachtet — nicht einzusehen, warum gerade für eine einzige Mikroorganismenart nur eine direkte ektogene Einimpfung in das Auge möglich sein sollte, um die sympathisierende Entzündung zu erzeugen, wogegen doch die zahllosen sicher endogen verursachten Uveïtiden anderer Art uns den sicheren Beweis liefern, daß Mikroorganismen im allgemeinen auch auf ebenso

---

[1] Ich sah in einem Falle Ausbruch schwerster sympathischer Ophthalmie mit traurigstem Ausgange 10 Monate nach Enukleation!

unzähligen anderen Wegen in die Blutbahn gelangen und wirklich von innen her Augenentzündung erzeugen können.

Um auf die Nase zurückzukommen, so haben schon vor vielen Jahren einzelne Autoren auf Grund rein klinischer Beobachtungen hingewiesen auf den wichtigen Einfluß der Nase auf Uveitiden, ganz besonders auch auf die sympathische Ophthalmie.

Ich möchte hier eine Stelle des Referates über Hirotas (21) Versuchsergebnisse in v. Michels Bericht anführen; sie lautet: „Von der Nasenhöhle aus ließ sich leicht eine allgemeine Infektion hervorrufen."

Mit einer solchen ist aber selbstredend auch die Möglichkeit einer Infektion des Augeninneren — namentlich der Uvea — unter günstigen Umständen — gegeben. Die weiteren Schlußfolgerungen ergeben sich von selbst.

Ziehen wir aus meiner Arbeit überhaupt Schlüsse, so müssen wir gestehen, daß die Vorhersage in Fällen von Augapfelberstung durch Einwirkung stumpfer Gewalten von mancherlei Umständen abhängig sein wird, und können etwa folgende Gesichtspunkte für den Praktiker aufstellen:

Allzu mächtige Gewalteinwirkungen, die von Anfang zu förmlicher Zerschmetterung und Verblutung des Augapfels geführt haben, schließen naturgemäß jede Hoffnung auf Erhaltung von Sehvermögen oder auch nur der äußeren Gestalt des Augapfels aus. Hier ist in allen Fällen Enukleation oder Exenteration zu empfehlen, ganz besonders im Hinblick auf die Gefahr sympathischer Erkrankung des einzigen Auges.

Fälle von offener Berstungswunde der Lederhaut gestatten — falls nicht allzugroßer Glaskörperverlust erfolgt ist und bei erhaltener Lichtempfindung und selbst unsicherer Verlegung des Lichtscheines, wie dies auch in Fällen spontaner Glaskörperblutungen beobachtet wird, noch eine leidlich gute Vorhersage; jedenfalls erfordern sie — trotz entschieden größerer Gefahr sympathischer Erkrankung — nicht sofortige Entfernung des Augapfels.

Fälle mit erhaltener Augapfelbindehaut (subkonjunktivale Rupturen) sind nach unserer theoretischen Überzeugung im allgemeinen als günstigere zu bezeichnen.

Die sofortige operative Entfernung der unter die Bindehaut geschleuderten Linse ist nach Mitwalskys Hinweis, daß ihre Einklemmung in die Lederhautwunde für diese ein Heilungshindernis bedeuten könne, angezeigt und erlaubt, da keineswegs nur äußere Infektionsquellen in Betracht kommen, diese letzteren aber ziemlich sicher vermieden werden können.

Die dem Schlemmschen Kanale folgenden — typischen — Berstungswunden gestatten im allgemeinen bessere Vorhersage, als weiter hinten direkt gesetzte.

Staphylombildung ist eine unerwünschte Komplikation, verschlechtert indes die Vorhersage nicht absolut, wenngleich sowohl sympathische Ophthalmie wegen des hiebei mangelhaften Wundverschlusses — als auch sekundäre Drucksteigerung als dauernde Gefahr befürchtet werden können.

In allen Fällen von Augapfelberstung ist der Arzt verpflichtet, nach möglichen Quellen endogener Infektion solcher Augen zu forschen; ganz besonders sind allfällig vorhandene Nasenerkrankungen nach Möglichkeit zu berücksichtigen.

Anhangsweise sei noch kurz Tabelle III besprochen.

Die Zahl von 12 leichten und leichteren Verletzungen durch Kuhhornstoß auf 26 schwere ist verhältnismäßig klein.

Wir finden verzeichnet:

1 mal leichte Quetschung des Augapfels, wohl ohne dauernde Folgen.

1 mal stärkere Quetschung mit Blutüberfüllung der vorderen Uvea.

1 mal schwere Quetschung, Haemophthalmus — anscheinend ohne Berstungswunde der Formhäute.

1 mal Aniridie ohne Berstungswunde.

1 mal einseitige Mydriasis neben Zerreißung der Augapfelbindehaut. Die Abhängigkeit der Pupillenerweiterung war im Hinblick auf andere auf Tabes weisende Symptome sehr zweifelhaft.

1 mal Durchtrennung des unteren Tränenröhrchens.

2 mal Ptosis.

1 mal Lähmung des oberen Geraden neben leichter Ptosis.

1 mal Lähmung des unteren Geraden.

1 mal Lähmung des oberen Schiefen.

1 mal Durchtrennung der Sehnen des äußeren und unteren Geraden.

Einiges Interesse erregen vielleicht die Fälle von Augenmuskellähmung.

Fälle traumatischer Ptosis sind nicht eben selten; solche Fälle sind u. a. beschrieben von ALEXANDER (1), TERRIEN (60, 61), GUILBERT (19) und DIMMER (7).

TERRIEN denkt sich isolierte Ptosis durch Trauma so zustande gekommen, daß entweder direkte Kontusion den Levator bei Lidschluß getroffen habe oder aber daß der Fremdkörper tief zwischen Augenhöhlenrand und Levator eingedrungen sei; sowohl direkte Verletzung der Nervenendigungen als auch der Muskelbündel kommen hiebei in Frage.

Isolierte dauernde Ptosis nach Hirschgeweihstoß sah GUILBERT; es war hierbei auch zu Durchstoßung der oberen Augenhöhlenwand mit Vorfall von Hirnmasse gekommen.

Bemerkenswert ist der Hinweis DIMMERS auf das Vorkommen eines Abreißens der Sehne des Levators an seinem hinteren Ansatze bei übermäßiger Dehnung, ganz besonders auch in Rücksicht auf unseren Fall 10 (Tab. III), wo zugleich Lähmung des Rectus superior bestand, eine Kombination, wie sie DIMMERS Fall 2 darbietet; er erklärt dieselbe so, „daß die Abreißung der proximalen Sehne des Musculus levator von ihrem Ursprunge an der Spitze der Orbita erfolgt sei, und daß infolge der Nachbarschaft der Sehne des Musc. rest. sup. auch diese in Mitleidenschaft gezogen wurde.“ Jedenfalls ist dies eine plausible Erklärung für jene Fälle, wo direkte Verletzung des Rectus super. sich nicht nachweisen läßt. Übrigens hat auch PANAS 2 Fälle der genannten Kombination aus der Literatur in Erinnerung gebracht.

Lähmung des Rectus inferior allein — wie wir im Falle 11 feststellen konnten — durch Kuhhornstoß ist auch von PANAS (40) beschrieben. Bei der Vornähung zeigte sich der Muskel an seinem Übergange in die Sehne abgerissen.

Einmal beobachteten wir dieselbe Läsion neben Abreißung des äußeren geraden Augenmuskels; auch in diesem Falle fanden wir die Abreißungsstelle gleich PANAS bei der Vornähung der abgerissenen Muskeln an der Grenze zwischen Muskelbauch und Sehne.

Merkwürdigerweise findet sich unter 27 von PANAS zusammengestellten Fällen traumatischer Augenmuskellähmungen aus der Literatur nur 1 mal Trochlearislähmung, von welcher auch wir einen Fall (5 der Tabelle) sahen; es ist wohl anzunehmen, daß bei der leicht zugänglichen Lage der Rolle gerade Lähmungen des oberen schiefen Muskels nach ähnlichen Gewalteinwirkungen im allgemeinen zu den häufigeren Vorkommnissen gehören.

Wie in allen Fällen von Verletzungen müssen wir sagen, daß es besser ist, sie tunlichst zu verhüten, als sie zu heilen. Intelligenz und Vorsicht werden die Zahl dieser Unfälle wesentlich zu verringern vermögen; wer fortwährend mit der Gefahr umgeht, unterschätzt sie leicht; schon in den Schulen könnte die Aufmerksamkeit der künftigen Landleute auf die Häufigkeit und Gefahr der Verletzungen durch Hornstoß hingelenkt werden; möchten alle Volksfreunde überhaupt in ihren Kreisen aufklärend wirken!

Literaturverzeichnis.

1. ALEXANDER, Kontusionsverletzung (Traumatische Ptosis nach Fall gegen einen Ast. Heilung). Münchener med. Wochenschr. 1901. S. 729 u. 819. (Ref. in v. MICHELS Jahrb. S. 658.)

2. v. ARLT sen. Über die Verletzungen des Auges. Wien 1875.

3. G. J. BEER, Lehre von den Augenkrankheiten. Wien 1813. I. Bd. S. 221—222.

4. BERTRAM, Über Kuhhornverletzungen des Auges. Inaug.-Diss. Göttingen 1901. (Ref. in v. MICHELS Jahrb. S. 639 und 663.)

5. BOERNER, Über Kuhhornverletzungen des Auges. Inaug.-Diss. Halle 1902. (Ref. in MICHELS Jahrb. S. 676 und 692—693.)

6. BOURGEOIS, Quatre traumatismes intéressants. Annales d'Ocul. T. CXXIV. p. 125. (Ref. in v. MICHELS Jahrb. 1900, S. 672 und 702.)

7. F. DIMMER, Orbitale Augenmuskellähmungen durch Trauma. Zeitschr. f. Augenheilkunde. Bd. IX. Ergänzungsheft. S. 327.

8. DIXON, Ref. in ZANDER und GEISSLER, Verletzungen des Auges. 1869. S. 354. (Zitiert nach FABIAN.)

9. E. DONALDSON, A case of sympathetic inflammation of the eye following enucleation for subconjunctival rupture of the sclerotic. Ophth. Review. p. 35. (Ref. in v. MICHELS Jahrb. 1897. S. 552 und 562.)

10. N. DORSCH, Über angeborene und erworbene Linsenluxation und ihre Behandlung. Inaug.-Diss. Marburg 1900. (Ref. in v. MICHELS Jahrb. S. 673 und 684.)

11. E. FABIAN, Traumatisches Ciliarstaphylom, Aphakie und partieller Irisverlust mit Erhaltung eines guten Sehvermögens. Zeitschr. f. Augenheilkunde. Bd. IX. Heft 4. S. 307.

12. O. FEHR, Zwei seltene Fälle von Verschiebung der Linse unter die Bindehaut. (Ref. in v. MICHELS Jahrb. 1898. S. 836 u. 845.)

13. EUGEN FICK, Lehrbuch der Augenheilkunde. 1894. S. 426.

14. FOUCHARD, Quelque singularités cliniques de traumatismes oculaires. Clinique ophtalm. Janvier 1896. (Ref. in v. MICHELS Jahrb. S. 521 und 530.

15. FROMAGET, Rupture de la sclérotique avec luxation sousconjonctivale du cristallin. Ophtalmie sympathique. Révue générale d'Ophtalm. 1902. p. 419. (Ref. in v. MICHELS Jahrb. S. 678 und 692.)

16. E. FUCHS, Lehrbuch der Augenheilkunde. 4. Aufl. S. 255.

17. GOLDBERG, Über die Verletzungen des Auges mit besonderer Berücksichtigung der Kuhhornverletzungen. Inaug.-Diss. Freiburg i. B. 1898. (Ref. in v. MICHELS Jahrb. S. 837 und 845.)

18. GOURLAY, Poche sanguine de l'orbite sans souffle ni battement; lésion du sinus frontal correspondant. Annales d'Ocul. T. CXV. p. 428. (Ref. in v. MICHELS Jahrb. 1895. S. 521 u. 533.)

19. Guibert, Deux cas de fracture de la voûte orbitaire. Guérison. Clinique ophtalm. 1902. p. 71. (Ref. in v. Michels Jahrb. S. 678 und 697.)

20. Guiot, Expulsion traumatique du cristallin. Clinique ophtalm. 1899. Nr. 7. (Ref. in v. Michels Jahrb. S. 707 und 715.)

21. Hirota, Über die Infektion vom unverletzten Bindehautsacke aus. Centralbl. f. Bakteriologie, Parasitenkunde und Infektionskrankheiten. Bd. 31. Heft 6. (Ref. in v. Michels Jahrb. 1902. S. 244.)

22. C. Hirsch, Ein Fall von traumatischem pulsierenden Exophthalmus. Deutschmanns Beitr. z. Augenheilk. 1897. Bd. XXIX. S. 31. (Ref. in v. Michels Jahrb. S. 554 u. 561.)

23. K. Hüne, Über Hufschlagverletzungen des Auges. Inaug.-Diss. Jena 1898. (Ref. in v. Michels Jahrb. S. 835 u. 846.)

24. H. Hughes, Die Entstehung der Lederhautberstungen und Aderhautrisse. v. Graefes Arch. Bd. XXXIII. 3. S. 21.

25. Jacqueau, Luxation sous-conjonctivale du cristallin. Sociétée des scienc. méd. de Lyon. Mars. Ref. i. Rèvue génér. d'Ophtalm. p. 177. (Ref. in v. Michels Jahrb. 1897. S. 440 u. 453.)

26. Jeaffreson, Ref. im Nagelschen Jahrb. d. J. 1870 u. 71. (Zitiert nach Fabian.)

27. H. Koerber, Über einen Fall von Sichtbarkeit d. Ciliarfortsätze im Pupillargebiet. Zeitschr. f. Augenheilkunde. Bd. VI. S. 461. (Ref. in v. Michels Jahrb. 1901. S. 643 u. 663.)

28. J. H. Korolkow, Über einige Bedingungen zur Entwickelung von Eiterung endogenen Ursprunges bei Operationen am Augapfel. Vorl. Mitt. Russk., Wratsch 1903. Nr. 50. (Ref. im Arch. f. Augenheilkunde. Bd. L. 1. S. 273.)

29. Krajewski, Ref. im Nagelschen Jahrb. d. J. 1870—71. (Zitiert nach Fabian.)

30. Th. Leber, Bemerkungen über die entzündungerregende Wirksamkeit gewisser Mikroorganismen im Auge und in sonstigen Körperteilen, mit Rücksicht auf die Entstehung der sympathischen Augenentzündung. v. Graefes Arch. Bd. LVIII. 2. S. 328—329.

31. Mackenzie, Praktische Abhandlung über die Krankheiten des Auges. Weimar 1832. S. 306.

32. Otto Meyer, Ein Fall von sympathischer Ophthalmie nach subkonjunktivaler Bulbusruptur. Inaug.-Diss. Jena 1896. (In v. Michels Jahrb. Nachtrag z. Bibliographie. S. 81.)

33. Mitvalsky, Remarques sur la luxation sous-conjonctivale du cristallin. Arch. d'Opht. T. XVII. S. 337. (Ref. in v. Michels Jahrb. 1897. S. 441 u. 452—53.)

34. L. Müller, Über Ruptur der Korneo-Skleralgrenze durch stumpfe Verletzung. Leipzig u. Wien 1895. Fr. Deuticke (Ref. in v. Michels Jahrb. S. 566 u. 569).

35. Nelson, Kurzes Résumé über Augenverletzungen. Post-Graduate. Dezember Ref. in Centralbl. f. pr. Augenheilkunde. 1899. S. 462. (Ref. in v. Michels Jahrb. S. 710 u. 718.)

36. Nunneley, Ref. im Nagelschen Jahrb. d. J. 1870—71. (Zitiert nach Fabian.)

37. Ohlemann, Die Kontusionen des Auges. Ärztl. Sachverst.-Zeitung. 1896. Nr. 3. (Ref. in v. Michels Jahrb. S. 523 u. 531.)

38. Panas, Traité des maladies des yeux. Paris 1894. S. 461.

39. PANAS, Ruptures sclérales traumatiques. Arch. d'Opht. XXII. S. 421. (Ref. in v. MICHELS Jahrb. 1902. S. 681 u. 692.)

40. PANAS, Impotence des muscles oculaires extrinsèques par traumatisme. Arch. d'Opht. XXII. S. 229. (Ref. v. MICHELS Jahrb. 1902. S. 681 u. 696.)

41. RAEHLMANN, Ultramikroskopische Untersuchungen über die Ursache der sympathischen Ophthalmie. Ein Beitrag zur Lehre von der metastatischen Entzündung. Deutsche med. Wochenschr. 1904. Nr. 13. (Ref. in HIRSCHBERGS Centralbl. 1904. S. 109.)

42. P. ROEMER, Arbeiten aus dem Gebiet der sympathischen Ophthalmie. v. GRAEFES Arch. Bd. LV. 2. S. 302—349.

43. ROWAN, Two cases of traumatic aniridia. Ophth. Rev. 1900. S. 121. (Ref. in v. MICHELS Jahrb. S. 678 u. 683.)

44. TH. SACHS, Über traumatische Skleralruptur im vorderen Bulbusabschnitte. Arch. f. Augenheilkunde. Bd. XX. S. 367.

45. TH. SAEMISCH, GRAEFE-SAEMISCH. 1. Aufl. Bd. IV. S. 352.

46. SAMELSOHN, Traumatische Aniridie und Aphakie. Centralbl. f. pr. Augenheilkunde. 1880. Juni. S. 184.

47. H. SCHAEFER, Aniridia et ophakia, Iridodialysis traumatica. v. GRAEFES Arch. T. XXIX. 1. S. 13—51.

48. SCHIMAMURA, Gibt es eine endogene toxische Wundentzündung am Auge? Klin. Monatsbl. f. Augenheilkunde. 1902. S. 229. (Ref. in v. MICHELS Jahrb. S. 618 u. 619.)

49. E. SCHMIDT, Über die Verletzungen des Auges mit besonderer Berücksichtigung des Kuhhornstoßes. Inaug.-Diss. Gießen 1895. (Ref. in v. MICHELS Jahrb. S. 128.)

50. W SCHLODTMANN, Über einen Fall von Luxation der Linse in den TENONschen Raum bei äquatorial gelegenem Skleralriß. v. GRAEFES Arch. Bd. XLIV. 1. S. 127. (Ref. in v. MICHELS Jahrb. S. 442 u. 454—55.)

51. J. SCHNABEL, Die sympathische Iridozyklitis. Wiener med. Wochenschr. 1902. Nr. 29 u. 30. (Ref. in v. MICHELS Jahrb. S. 618.)

52. SCHOENFELD, Ein Beitrag zur Kasuistik der Bulbusrupturen. Inaug.-Diss. Leipzig 1901. (Ref. in v. MICHELS Jahrb. S. 646 u. 663—64.)

53. RUD. SCHÜZ, Die Augenverletzungen in der Tübinger Klinik in den Jahren 1901—1902. Inaug.-Diss. Tübingen 1903. (Ref. im Arch. f. Augenheilkunde. Bd. L. 1. S. 268.)

54. K. SENFFT, Über Verletzungen der Sklera. Inaug.-Diss. Kiel 1896. (Ref. in v. MICHELS Jahrb. S. 523 u. 531.)

55. SHOEMAKER, Traumatic subconjunctival dislocation of lens. College of Physic. of Philadelphia. Ophth. Section. Ophth. Rev. p. 128. (Ref. in v. MICHELS Jahrb. 1897. S. 442 u. 454.)

56. STOCK, Über Infektion vom Konjunktivalsack und von der Nase. Klin. Monatsbl. f. Augenheilkunde. 1902. S. 116. (Ref. in v. MICHELS Jahrb. S. 243 u. 244.)

57. STOCK, Experimentelle Beiträge zur Frage der Lokalisation endogener Schädlichkeiten am Auge, zugleich zur Frage der Entstehung der Iritis und Chorioiditis. Bericht über die 30. Versamml. der Ophthalm. Ges. zu Heidelberg. S. 77. (Ref. in v. MICHELS Jahrb. 1902. S. 243 u. 618—19.)

58. STOEWER, Augenverletzung. (Ein Fall von Ruptur der Sklera durch Einwirkung einer stumpfen Gewalt.) Münchener med. Wochschr. 1891. S. 465. (Ref. in v. MICHELS Jahrb. S. 507.)

59. Stoewer, Zur Mechanik der stumpfen Bulbusverletzungen. Arch. f. Augenheilkunde. Bd. XXIV. S. 255. (Ref. in v. Michels Jahrb. 1892. S. 567.)

60. Terrien, Paralysie traumatique du muscle droit inférieur. Arch. d'Opht. T. XXII. p. 329. (Ref. in v. Michels Jahrb. 1902. S. 684 u. 696.)

61. Terrien, Du ptosis d'origine traumatique. Progrès méd. 19 juillet. (Ref. in v. Michels Jahrb. S. 684 u. 696—97.)

62. Terson fils, Double luxation sous-conjonctivale du cristallin. Clinique d'Opht. 1899. Nr. 21. p. 241—243.

63. Thilliez, Traumatische Austreibung beider Linsen. Ophthalmolog. Klinik. 1900. Nr. 2. S. 18. (Ref. in v. Michels Jahrb. S. 679 u. 685.)

64. S. Tornatola, Le infiammazioni postoperatorie in oculistica. Messina 1900. (Ref. in v. Michels Jahrb. S. 251—273.)

65. Hugo Wintersteiner, Beiträge zur pathologischen Anatomie der traumatischen Aniridie und Iridodialyse. v. Graefes Arch. Bd. XL. 2. S. 1—62.

66. Woizechowsky, Zur metastatischen Erkrankung des Auges bei allgemeiner lokaler Infektion. Inaug.-Diss. (St. Petersb. Ophth. Ges.) und Russk. Wratsch. 1. Nr. 14. (Ref. in v. Michels Jahrb. 1902. S. 619 u. 620—21.)

67. Wood-White, Subconjunctival dislocation of the lens. Lancet 1891. Nr. 3522. 28. Februar. (Bibliographie im Jahrb. v. Michels. S. 80.)

Reiches Literaturverzeichnis des Gegenstandes findet sich den zitierten Arbeiten von Th. Sachs und H. Wintersteiner beigegeben.

Einseitiges Brückenkolobom der Iris und doppelseitiges Aderhautkolobom.

Von

Professor Dr. **Schwarz**
in Leipzig.

Zur Kolobomkasuistik erlaube ich mir folgenden 1893 beobachteten Fall mitzuteilen, der ein Analogon zu einem von Hilbert beschriebenen Fall von Brückenkolobom der Iris bildet.

Die 10 jährige Tischlerstochter A. P. leidet seit Kindheit an Schwachsichtigkeit des linken Auges. Dieses hat normale Größe und Form. Die Iris zeigt unten ein Kolobom, dessen Schenkel nach dem Ciliarrand leicht konvergieren. Das Kolobom ist unten von einem etwa 1 mm breiten ciliaren Irissaum begrenzt. Sieht man von oben her auf diesen Saum, so bemerkt man unter ihm noch eine etwas über 1 mm lange und etwa 0·5 mm hohe schwarze Stelle, wie eine kleine Dialyse, die sich im durchfallenden Licht deutlich als eine Lücke erweist. Außer Hilberts Fall scheint eine so peripherisch gelegene Brücke noch nicht beobachtet zu sein.[1] Auch im vorliegenden Fall hat die Irisbrücke dieselbe (braune) Farbe wie die übrige Iris und läßt bei fokaler Beleuchtung von oben das schwarze Uvealpigment auf ihrer Hinterseite deutlich erkennen.

Die Pupillarzone der Iris ist normal breit, 1 mm, aber staffelförmig gegen die Ciliarzone abgesetzt, sie setzt sich unter geringer Verschmälerung ohne scharfe Grenze auch ins Kolobom fort, wo sie noch etwas weiter zurücktritt, gleichsam eine Kulisse bildend. Vom temporalen Schenkel dieser Zone trennt sich unten, nahe der Brücke, eine feine Faser ab, die hinter der Brücke verschwindet.

---

[1] Vgl. Bock: Die angeborenen Kolobome des Augapfels. Wien 1893. Herford: Ein Brückenkolobom der Regenbogen- und Aderhaut. Zeitschr. f. Augenheilk. Bd. IX. S. 182.

Der Hintergrund zeigt ein etwa $3^1/_2$ Pd unter der Pa beginnendes, nicht scharf begrenztes, nach oben in eine Spitze ausgezogenes Aderhautkolobom, das sich auf $3^1/_2$—4 Pd verbreitert und nach vorn wieder schmäler wird, jedoch nicht bis zum Ende verfolgbar ist. Am Kolobomrand, besonders oben, ist starke Pigmententwicklung vorhanden. Netzhautgefäße ziehen über das Kolobom weg. Ein deutlicher Refraktionsunterschied zwischen Grund und nächster Umgebung des Koloboms ist nicht nachzuweisen. An der Papille besteht ophthalmoskopisch H 1·0 mit Ast. h. 1·0 in dem 45° nach außen geneigten Meridian. Funktionell ist keine genaue Refraktionsbestimmung möglich; S = Fg in 1 m.

Die GF.-Prüfung ergibt eine Einbiegung der Grenzen von oben her für Weiß und Farben um je 8—10° (Wolffbergs Objekte von 15 mm Durchmesser), im übrigen normale Grenzen. Mit kleinen Objekten (Wolffberg 3 mm) war eine genauere GF.-Prüfung nicht möglich, da diese Objekte überhaupt nur zentral und nur in nächster Nähe erkannt wurden.

Die Linse zeigte im Kolobombereich normale Rundung.

Rechts Iris normal; aber auch hier ein etwa $3^1/_2$ Pd unter der Pa beginnendes, nach oben nicht scharf begrenztes senkrecht ovales Aderhautkolobom von etwa 3 Pd Länge und 2 Pd Breite, seitlich und unten scharf begrenzt und ebenfalls von reichlichem Pigment umsäumt. Es hatte große Ähnlichkeit mit dem von Talko in Zehend. klin. Monatsbl. Juni 1891 abgebildeten Kolobom. Zwischen Grund und Umgebung bestand ein Refraktionsunterschied von etwa 2·5 D; die darüber weglaufenden Netzhautgefäße zeigen am einen Rand eine leichte Knickung und Parallaxe. Die Funktionsprüfung ergab – 2·5 S. = 1. GF. normal, ein deutliches Skotom war nicht nachweisbar.

Bei einer $2^1/_2$ Jahre später wieder vorgenommenen Untersuchung war links die Außengrenze oben annähernd bis zur früheren Gründgrenze hereingerückt, die im ganzen schon herabgesetzte Netzhautfunktion hatte sich also im Bereich des Aderhautkoloboms, dem früher größtenteils ein nur relatives Skotom entsprochen hatte, noch weiter verschlechtert.

Über die diagnostische Verwertung der erworbenen Violettblindheit.

Von

Dr. **Richard Simon**

in Berlin.

Die Tatsache, daß Rotgrünblindheit als Folge von Sehnervenerkrankungen, Blaugelbblindheit (Violettblindheit nach v. Helmholtz, Tritanopie nach v. Kries) bei Netzhautleiden auftreten kann, ist seit langem bekannt. Während aber von der Untersuchung auf jene, als diagnostischem Hilfsmittel, ausgedehnter Gebrauch gemacht wird, scheint mir dies bei der zweiten Form noch bei weitem nicht in dem Maße der Fall zu sein, wie sie es meiner Ansicht nach verdient. Denn wenn sie auch lange nicht so häufig zur Beobachtung gelangt wie erstere, so gibt sie uns doch bisweilen wertvolle Anhaltspunkte, ja, in seltenen Fällen beruht auf ihrem Nachweise die einzige Möglichkeit, zu einer richtigen Diagnose zu gelangen. Dazu kommt, daß sich die Prüfung auf sie in der Praxis äußerst einfach gestaltet.

Von der Violettblindheit im eigentlichen physiologischen Sinne, d. h. Umwandlung des normalen trichromatischen Farbensystems in ein dichromatisches, ist zu unterscheiden die Violett- bezw. Blaublindheit im physikalischen Sinne, d. h. Blindheit für das kurzwellige Ende des Spektrums infolge von Absorption, die auch bisweilen zur Beobachtung gelangt. Nur erstere spricht mit Sicherheit für einen pathologischen Netzhautprozeß.

Am zuverlässigsten wird ihr Vorhandensein mit Hilfe spektralen Lichtes, besonders am Farbenmischapparat, erbracht. Doch ist diese Methode so schwierig und die dazu erforderlichen Apparate so kostspielig, daß ihre Anwendung für die Praxis ausgeschlossen ist. Hier sind wir auf die Benutzung von Pigmentfarben angewiesen. Doch läßt sich bei Beobachtung einiger Vorsichtsmaßregeln auch damit in schnellster Weise feststellen, nicht nur, daß eine Farbensinnanomalie vorliegt, sondern auch, ob es sich um echte Tritanopie handelt. Außerordentlich erleichtert wird die Untersuchung dadurch, daß sich die erworbene Violettblindheit sehr häufig nur auf einem Auge und, von Netzhautablösung abgesehen, fast ausschließlich auf einen kleinen zentralen oder parazentralen Bezirk beschränkt findet. Für die rein diagnostischen Zwecke der Praxis empfiehlt es sich daher, die Prüfung auf diese Teile zu beschränken.

Bei Anwesenheit wahrer Violettblindheit wird von den farbigen Objekten — ich habe mich stets solcher aus Marxschem Tuche bedient — rot und grün richtig, blau als grün oder bläulichgrün, gelb als weißlich oder rötlich bezeichnet. Die auffallendste Angabe ist die Benennung des Blau als grün. Da aber unsere blauen Pigmentfarben sehr viel Grün reflektieren, könnte diese Angabe, wie schon erwähnt, auf Absorption der blauen Strahlen durch ein vor der Stäbchen- und Zapfenschicht befindliches Medium beruhen, wodurch das Objekt grünlich erscheinen müßte. Solche Fälle kommen vor, sind aber äußerst selten.

Die Wirkung des gelben Objektes gibt für die Diagnose den Ausschlag. Erscheint es normal, höchstens etwas schmutzig, in welchem Falle auch die anderen Farben und besonders Grün in gleicher Weise leiden, so ist Absorption anzunehmen, dagegen echte Tritanopie, wenn gelb in der charakteristischen Weise als weißlich oder rötlich bezeichnet wird.

Einige Beispiele mögen das Gesagte erläutern.

A. D., 56 Jahre. Lebercirrhose, Ikterus. Sehschärfe beiderseits $^6/_6$ mit + 2·5. Farbige Objekte von 0·5 cm Durchmesser werden gut erkannt, bei kleineren von 2 mm Durchmesser wird Blau auf beiden Seiten für Grün gehalten innerhalb eines zentralen Bezirkes von ca. 3° rechts, ca. 2° links. Die übrigen Farben werden richtig benannt. Eine Untersuchung am Farbenmischapparat war bei dem Patienten nicht möglich. Doch dürfte es sich zweifellos um eine Absorptionserscheinung gehandelt haben.[1] Daß die Anomalie sich auf einen kleinen zentralen Bezirk beschränkte, mag damit zusammenhängen, daß hier die Anhäufung des gelben Pigmentes am stärksten

[1] Hirschberg (Über Gelbsehen und Nachtblindheit der Ikterischen. Berlin. klin. Wochenschr. 1885. Nr. 23 und Zentralbl. f. prakt. Augenheilkunde. 1885. S. 412) konnte ja bei einem Ikterischen durch Benutzung weißen Tageslichtes zum Ophthalmoskopieren die Gelbfärbung der Augenmedien und am Spektrum des Tageslichtes eine äußerst starke Verkürzung nach der brechbaren Seite hin, trotz befriedigender Sehkraft, nachweisen.

ist. Mit der Besserung des Ikterus verlor sich auch die Anomalie der Farbenperzeption.

Ein recht instruktiver Fall ist auch der folgende. Frau M. H., 38 Jahre alt. Vor 4 Tagen zeigte sich plötzlich ein dunkler Schatten vor dem rechten Auge. Jetzt 2 positive Skotome von grünlich-gelber Farbe, eins im Fixierpunkt, eins etwas darunter. Sehschärfe R $^6/_8$, L $^6/_6$. Rechts erscheinen alle Farben schmutziger, besonders schlecht erkannt werden Grün und Blau, das bisweilen als grünlichblau, bisweilen als schmutziges Blau bezeichnet wird. Ophthalmoskopisch fand sich ein frisches Netzhautexsudat im Zentrum. 8 Tage später waren die positiven Skotome verschwunden, die Sehschärfe aber auf $^6/_{18}$ gesunken. Die Farbenprüfung ergab nunmehr im Zentrum die typischen Zeichen der Violettblindheit, d. h. Rot und Grün normal (nur nach unten vom Fixierpunkt noch etwas schmutzig) Blau gleich blaugrün, Gelb gleich weißlich. Das Exsudat war nicht mehr zu sehen, ebensowenig eine andere pathologische Veränderung. 3 Wochen später war die Sehschärfe auf Fingerzählen in 2 m gesunken, und es fanden sich im Zentrum mehrere stecknadelkopfgroße helle Herdchen. Die Sehschärfe wurde langsam wieder fast normal, die Violettblindheit verschwand bis auf einen kleinen parazentralen Bezirk. Einige Monate später trat wieder Flimmern auf. Die Sehschärfe war nicht gesunken. Innerhalb eines parazentralen Skotoms erschienen Rot und Gelb und auch Weiß schmutziger, Grün und Blau verschwanden vollkommen. Der Augenspiegel zeigte ein frisches parazentrales Exsudat, welches bald wieder verging. Damit hörten auch die Absorptionserscheinungen auf und machten wieder denen der echten Violettblindheit Platz, die auch durch eingehende Prüfung am Farbenmischapparat bestätigt wurde.

Das Verschwinden blauer Objekte kann, außer infolge von Absorption, auch beim sogenannten Torpor retinae vorkommen, der bei Netzhauterkrankungen ebenfalls auftreten kann. Ihm dürfte ein anderer Prozeß zugrunde liegen als der Tritanopie, mit der er aber gemeinschaftlich auftreten zu können scheint. So fand ich bei einer Netzhautablösung innerhalb des nur wenig eingeschränkten Gesichtsfeldes zwei für Blau und Grün absolut unempfindliche Partien, während weiße, graue, gelbe und rote Objekte gesehen wurden. In dem einen Skotom erschien Gelb als ziemlich reines Gelb, in dem anderen als rötlich, wie in der violettblinden Mitte. Neben dem ersten Skotom tauchte das blaue Objekt als rein blau auf, neben dem zweiten als grün. In diesem dürfte also die Veränderung der Gelbempfindung der Ausdruck einer echten Violettblindheit gewesen sein, die neben dem Torpor retinae bestand. Ähnliche Fälle hatte ich noch mehrmals Gelegenheit, zu beobachten.

Einen noch größeren Wert erlangt der Nachweis der Violettblindheit vielleicht dann, wenn wir erst über den Sitz des ihr zugrunde liegenden Prozesses genauer Bescheid wissen werden. MAUTHNER nahm eine Zapfenerkrankung an, und zweifellos spricht die so häufige Beschränkung auf das Zentrum für diese Ansicht, obgleich das nicht selten beobachtete Vorkommen normaler Sehschärfe zum mindesten beweist, daß es sich in diesem Falle nur um leichte Veränderungen handeln kann. Die fast ständige Verbindung von Netzhautablösung mit Violettblindheit legt auch den Gedanken nahe, daß vielleicht eine Schädigung des Pigmentepithels verantwortlich zu machen ist, um so mehr, als nach einer durch Punktion veranlaßten Wiederanlegung der Netzhaut an das Pigmentepithel die vorher konstatierte Violettblindheit zum Verschwinden gebracht wurde, um bei erneutem Eintritt der Ablösung wieder zu erscheinen.

Der Wert des Nachweises der Violettblindheit besteht also vorläufig darin, daß wir auf das Bestehen einer Netzhauterkrankung aufmerksam gemacht werden, in zweifelhaften Fällen eine Unterscheidung zwischen Netzhaut- und Sehnervenerkrankung treffen können, ja in seltenen Fällen nur aus ihrem Vorhandensein eine Retinitis diagnostizieren können. Dafür möchte ich kurz noch einige Beispiele anführen. Eine 63 jährige Frau mit Aneurysma der Aorta ascendens und Insuffizienz der Aortenklappen kommt wegen Lähmung der Heber auf beiden Augen. Kleiner linksseitiger hemianopischer Defekt. Sehschärfe normal. Die Untersuchung ergibt rechts zentrale Violettblindheit bei vollkommen normalem Spiegelbefund. Einige Wochen später traten einzelne sehr undeutliche weiße Stippchen auf; noch einige Wochen später hatte sich eine zarte, aber ganz deutliche zentrale Retinitis ausgebildet, wohl sicher spezifischer Natur, da die nach mehreren Jahren ausgeführte Autopsie ausgedehnte syphilitische Veränderungen im Gehirn nachwies. Die Sehschärfe blieb bis zuletzt normal.

Ein 26 jähriger Mann, der vor 5 Jahren Ulcus durum mit Sekundärerscheinungen hatte, zeigt jetzt Anisocorie und reflektorische Pupillenstarre, außerdem links Akkommodationsparese. $R\ S = {}^6/_4$, $L + 1{\cdot}5\ S < {}^6/_4$. Die Netzhautmitte des linken Auges erscheint etwas gekörnelt, wie es häufig auch normalerweise vorkommt. Daß es sich wahrscheinlich um eine spezifische zentrale Retinitis handelte, dafür sprach die auf diesem Auge vorhandene zentrale Violettblindheit, die sich später fast ganz verlor. In beiden Fällen wurde die auf Grund der klinischen Untersuchung gestellte Diagnose auf echte Violettblindheit am Farbenmischapparat bestätigt. — Bei einer anderen Patientin konnten die angegebenen Symptome auf eine Neuritis retrobulbaris bezogen werden. Die konstatierte Violettblindheit deutete mit Sicherheit auf einen Netzhautprozeß; der Augenspiegel zeigte eine zarte, aber deutliche Retinitis centralis.

Vielleicht kann die erworbene Tritanopie auch zur Differentialdiagnose zwischen Glaucoma simplex und Sehnervenatrophie von Wert sein. MAUTHNER hat ja bekanntlich auch bei Glaukom Blaugelbblindheit nachweisen können und zum Teil hierauf seine Hypothese über das Wesen des Glaukoms gestützt.

Folgender Fall scheint für die Brauchbarkeit der Methode zu sprechen. 59jähriger Mann. Beide Papillen grünlichweiß. Randständige Exkavation von etwa 3·0 D Tiefe. Sehr eingeengtes Gesichtsfeld. S R $^6/_{36}$, L $^6/_{18}$. Die Diagnose war in einigen hiesigen Kliniken auf Sehnervenatrophie, in anderen auf Glaucoma simplex gestellt worden. Die Farbenprüfung ergab normale Perzeption des Rot und Grün, die für Violettblindheit charakteristischen Tonänderungen des Blau und Gelb. Eserin wirkte auf die zentrale Sehschärfe sehr günstig. Später traten auf dem linken Auge zahlreiche Netzhautblutungen auf.

Bei WOLFFBERGS Farbenlichtsinnprüfung wird von Blau ausgedehnter Gebrauch gemacht, und es lag nahe, diese quantitative Methode mit der qualitativen zu vergleichen. Zweifellos ist jene weit vielseitiger, scheint aber nicht immer zuverlässige Resultate zu geben. Daß sie bei parazentralen Affektionen im Stich lassen muß, liegt auf der Hand. Aber auch bei zentralen Erkrankungen erweist sich die qualitative Prüfung oft überlegen. Ein Beispiel möge genügen. 23jähriger Patient mit hochgradiger Retinitis albuminurica. R S = $^5/_{24}$, L S = $^5/_{24}$, + 0·75 $^5/_{12}$. Prüfung nach WOLFFBERG: r^2 bl^7 R 2 – $2^1/_2$ m, L $2^1/_2$—3 m, was also für Refraktionsanomalie ohne Komplikation sprach. Die qualitative Prüfung ergab normale Rot- und Grünperzeption, auf dem einen Auge ein kleines parazentrales, auf dem anderen ein etwas größeres zentrales violettblindes Skotom.

Der Gang der Untersuchung gestaltet sich also kurz folgendermaßen. Bei gutem Tageslicht, welches für alle Untersuchungen mit Pigmentfarben erforderlich ist, halten wir dem Patienten die verschiedenen Farbenobjekte, am besten aus MARXschem Tuche, vor. Empfehlenswert ist es, mit Objekten von $^1/_2$ cm Durchmesser zu beginnen, doch bekommt man die charakteristischen Angaben oft auch noch bei 5 cm Durchmesser und darüber, häufig aber erst bei kleineren von ca. 2 mm Durchmesser. Wird Blau grün oder bläulichgrün, Gelb weißlich oder rötlich genannt, während Rot und Grün[1] den normalen Eindruck machen, so liegt Violettblindheit und mithin ein Netzhautprozeß vor. Ebenso werden die parazentralen Partien geprüft. Sehr erleichtert wird die Aufgabe durch Vergleich mit noch normal funktionierenden Netzhautstellen, die fast stets zu finden sind, oder mit dem anderen Auge, da die Affektion merkwürdigerweise viel häufiger einseitig vorkommt. Wichtig ist es, besonders bei älteren Leuten, die Einstellung des Auges zu berücksichtigen. Ist diese sehr ungenau, so erhält man oft Angaben, die an Violettblindheit denken lassen, sofort aber korrigiert werden, wenn man durch Konvexgläser den Mangel an Akkommodation ausgleicht.

Die Erkrankung, die — neben Ablatio retinae — am häufigsten zum Auftreten der Tritanopie Veranlassung gibt, ist die Retinitis albuminurica. Doch findet sie sich auch nicht selten bei diabetischer und spezifischer Netzhauterkrankung. Bisweilen war eine Ursache nicht aufzufinden. Bei Choroiditis ad maculam, die Mauthner ebenfalls als Veranlassung anführt, habe ich selbst sie nie nachweisen können.

---

[1] In einem einzigen Falle wurde das grüne Objekt bläulich genannt. Am Spektralapparat fand sich die höchst eigentümliche Bezeichnung der Region von 550—520 $\mu\mu$ als bläulich häufiger. Eine Erklärung dafür ist vorläufig noch nicht möglich. (Vgl. A. König, Über „Blaublindheit“. Sitzungsberichte der Akademie der Wissenschaften in Berlin. XXXIV. 1897 und Gesammelte Abhandlungen. S. 396.)

Über Häufigkeit und Heilbarkeit der sympathischen Augenentzündung.

Von

Dr. **Kurt Steindorff**
in Berlin.

Während kasuistische, experimentelle und pathologisch-anatomische Arbeiten aus dem Gebiete der sympathischen Ophthalmie während der letzten Jahrzehnte in kaum übersehbarer Zahl veröffentlicht worden sind, haben wir auffallend wenig Angaben über die Häufigkeit dieser Erkrankung; sowohl Praun (1) wie Schirmer (2) vermerken diese Tatsache. Moorens große Statistik über „5 Lustren ophthalmologischer Tätigkeit" (3) erwähnt unter 108416 teils ambulant, teils klinisch behandelten Kranken 69 durch sympathische Ophthalmie Erblindete und 136 Kranke, die noch sahen; in diese Zahlen sind 59 Fälle von sympathischer Reizung miteingerechnet, die für unsere Betrachtung ausscheiden. Es verbleiben mithin 146 Fälle von echter sympathischer Ophthalmie = 0·13 %. Schirmer (a. a. O.) vermutet wohl nicht mit Unrecht, diese Zahl sei vielleicht noch zu hoch, weil Mooren die Diagnose „sympathische Entzündung" etwas leicht stelle. Eine andere große Statistik, die von Hermann Cohn über „30 Jahre augenärztlicher und akademischer Lehrtätigkeit" (4), berichtet über 58481 (poliklinische und stationäre) Kranke mit 104091 Krankheiten; nur die Krankheitszahlen, nicht die Krankenzahlen sind statistisch verwendet. Cohn vermerkt 78 Fälle von Iritis et Irido-Chorioiditis sympathica, 1 Fall von Chorioiditis sympathica; ferner sah er 2 mal sympathische Sehschwäche und 8 mal „retinale Vorläufer von sympathischer Erkrankung"; es kommen also 79 Fälle echter sympathischer Ophthalmie auf 58481 augenkranke Individuen = 0·135 %. Einen nicht viel höheren Prozentsatz als diese beiden Autoren fand O. Becker (5), der unter 12365 klinischen Kranken 18 mit sympathischer Ophthalmie sah, = 0·15 %.

Da in der überwiegenden Mehrzahl der Fälle die sympathische Augenentzündung nach durchbohrenden Verletzungen des Auges auftritt, so ist es sehr wichtig zu wissen, wie oft diese Art der Verletzungen zu sympathischer Entzündung führt, und wie oft sympathiefähige Augen in Wirklichkeit von sympathischer Ophthalmie befallen werden. Die Beantwortung dieser auch von Schirmer gestellten Frage ist von hohem Werte für die Erkenntnis der Entstehung, Verhütung und Heilung jener Krankheit. Da wir aber heute wissen, daß die rechtzeitige Entfernung eines verdächtigen Auges dem Ausbruch der Erkrankung auf dem anderen Auge vorbeugen kann, so haben wir mit dieser operativen Maßnahme die Möglichkeit verloren, die Fähigkeit perforierender Verletzungen bezw. traumatischer Uveitiden, sympathische Ophthalmie zu erzeugen, richtig zu beurteilen. Hobby (6) sah von 300 Augenverletzungen 35 = 11 % sympathische Ophthalmie nach sich ziehen. A. Scili (7) erwähnt in seiner Arbeit „über Augenverletzungen", daß er unter 11266 verschiedenen Augenkranken 1092 Verletzte gesehen habe, von denen 150 so schwer getroffen waren, daß die Möglichkeit sympathischer Ophthalmie vorlag; aber nur 1 mal sei sie tatsächlich ausgebrochen. Von 181 Fremdkörpern im Augeninneren führten nach Krebs (8) 11 zu sympathischer Entzündung. Ohlemann (9) gibt die Häufigkeit der sympathischen Ophthalmie nach perforierenden Verletzungen an der Hand einer umfangreichen Statistik aus Schweiggers Klinik auf 5 % an. Aus dieser Arbeit Ohlemanns hat Schirmer (a. a. O.) von 480 schweren Verletzungen die zusammengestellt, in denen nach beendeter Behandlung die Sehkraft gleich Null oder $\frac{1}{\infty}$ bis Handbewegungen war; Schirmer nimmt an, daß in diesen Fällen eine Infektion und damit die Möglichkeit sympathischer Entzündung vorgelegen habe. Er findet auf diesem Wege unter 157 infizierten, perforierenden Verletzungen 3 sympathische Ophthalmien = 1·9 %. Daß die Methode, mit der er zu diesen Zahlen gelangt, nicht ganz einwandsfrei und korrekt ist, gesteht er selbst zu und meint, die Frequenz sei eher noch höher anzuschlagen, was mit den von uns weiter unten mitzuteilenden Zahlen übereinstimmt. Knies (10) sagt, daß 3 % der sympathiefähigen Augen auch wirklich an sympathischer Ophthalmie erkranken.

Ich selbst habe nun, um einen Beitrag zu unseren Kenntnissen von der Häufigkeit der sympathischen Augenentzündung zu geben, die 65 Bände der Hirschbergschen Augenheilanstalt eingehend durchgesehen, in denen die Krankengeschichten von 12500 stationär behandelten Kranken genau aufgezeichnet sind, und die den Zeitraum vom 1. November 1869 bis 5. Oktober 1904 umfassen. In diesen

35 Jahren kamen 42 Fälle von sympathischer Ophthalmie zur Aufnahme = 0·33 %; die zahlreichen Fälle von sympathischer Reizung sind dabei außer Betracht gelassen. Eine ganze Reihe dieser Krankengeschichten ist bereits vor Jahren veröffentlicht worden und hat die Kenntnisse von der sympathischen Ophthalmie wesentlich bereichert. HIRSCHBERG (11—20), FEDOR KRAUSE (21, 22), GUTMANN (23), HOMBURG (24), BÄHR (25), FEHR (26) und STEINDORFF (27) haben 17 Fälle von sympathischer Entzündung publiziert.

Eine Betrachtung sämtlicher 42 Fälle ergibt folgendes: Die Ursache für die sympathische Erkrankung war in 30 Fällen eine Verletzung des sympathisierenden Auges und zwar ausnahmslos eine durchbohrende; die Durchbohrung geschah fast immer in der Gegend des Strahlenkörpers; 2 mal folgte die Affektion dem Durchbruch eines Hornhautgeschwürs im Verlauf von Blennorrhoea adultorum bezw. neonatorum (11); 1 mal hatte eine intraokulare Geschwulst zur sympathischen Affektion des anderen Auges geführt (13); 1 mal metastatische Ophthalmie mit Perforation nach Scharlach; 3 mal fand sich ein nach Entzündung phthisisch gewordener Stumpf, wobei der Charakter der Entzündung nur 1 mal genauer und zwar als skrofulös bezeichnet ist; nach operativen Eingriffen brach die sympathische Ophthalmie 3 mal aus: 2 mal nach der Operation des Altersstars (12, 14), von denen die eine im Auslande gemacht worden war, und 1 mal nach einer von außerhalb übernommenen Iridektomie bei einfacher Drucksteigerung (26); 2 mal wird die Erkrankung des sympathisierenden Auges nicht näher angegeben.

Entsprechend dem Überwiegen der Verletzungen in der Ätiologie unserer Erkrankung sehen wir sie nur 12 mal bei Frauen (7 Verletzte) und 30 mal bei Männern (23 Verletzte).

Auch darin bestätigen unsere Fälle alte Erfahrungen, daß sie eine relativ große Zahl jugendlicher Personen enthalten; es standen nämlich beim Ausbruch der Krankheit

im 1. Lebensjahrzehnt	14	Kranke,	darunter	11	Verletzte;
„ 2. „	5	„ ,	„	5	„
„ 3. „	7	„ ,	„	5	„
„ 4. „	5	„ ,	„	3	„
„ 5.	9	„ ,	„	4	„
„ 6.	1	„ ,	„	1	„
„ 7. „	1	„ ,	„	1	„

Während im allgemeinen nicht das 1. Lebensjahrzehnt Verletzungen besonders häufig ausgesetzt ist, sondern die Jahre körperlicher Vollkraft und damit verbundener angestrengter, gefahrdrohender

Arbeit, so sind doch die Bulbusverletzungen des frühesten Alters deshalb so gefährlich, weil die Kinder nicht klagen. Die sympathische Ophthalmie ist urplötzlich, ohne Prodrome da, wie ein Blitz aus heiterem Himmel. Noch eine der neuesten Zeit entstammende Krankengeschichte beweist diese Tatsache, daß ein in klinischer Beobachtung befindliches Kind, das der Arzt mehrmals am Tage sorgfältig untersucht, heimtückisch von der Krankheit befallen wird, ohne daß sie sich vorher auch nur durch die leisesten Warnungssignale angekündigt hätte. Darin eben liegt die enorme Gefährlichkeit der sympathischen Entzündung, und darum ist auch die Forderung unbedingt aufrecht zu erhalten, daß man jeden sympathiefähigen Augapfel, wenn er kein nennenswertes Sehvermögen mehr hat, unverzüglich opfern muß, um das andere bis dahin gesunde Auge nicht zu gefährden. In der HIRSCHBERGschen Klinik sind im Laufe der Jahre über 400 Augen nach durchbohrenden Verletzungen ausgeschält worden, die zum großen Teil sympathiefähig waren. Aber nicht ein einziges Mal brach nach der Entfernung des verletzten Auges auf dem anderen ein sympathischer Prozeß aus. Der Wert der frühen, sog. präventiven Enukleation kann durch nichts besser bewiesen werden als durch diese Tatsache. Allerdings finden sich in der Literatur vereinzelte für die Theorie der sympathischen Ophthalmie sehr interessante Fälle, in denen das zweite Auge noch geraume Zeit nach der Entfernung des primär erkrankten „sympathisch" ergriffen wurde; aber diese Fälle sind außerordentlich selten, ferner ist die sympathische Natur der Affektion durchaus nicht in allen Fällen sicher und schließlich ist mit der Möglichkeit zu rechnen, daß die ersten zartesten Anzeichen der hereinbrechenden Krankheit (leichte Rötung; feinste, nur mit dem Lupenspiegel sichtbare Hornhautpunkte) übersehen wurden. Jedenfalls beweisen diese Fälle um so weniger etwas gegen den Wert möglichst frühzeitiger Enukleation als die dennoch eintretende Erkrankung des sympathisierten Auges immer entschieden milder verlief.

Aber noch eine andere Tatsache spricht für die Heilsamkeit der tunlichst frühzeitigen Entfernung eines verdächtigen Auges: die Abnahme der Morbidität der sympathischen Ophthalmie. Unter den 12500 Patienten der HIRSCHBERGschen Anstalt befinden sich 1983 Verletzte = 15·9 %. Naturgemäß sind es vornehmlich schwere Verletzungen, die Aufnahme in einer Anstalt suchen, und so sehen wir denn, daß beinahe $^2/_3$ der verletzten Patienten, nämlich 1291 (= 65 %) eine Kontinuitätstrennung der Hüllen des Augapfels aufweisen; in 608 Fällen war zwar der Bulbus getroffen, aber nicht durchbohrt worden, und nur 84 mal handelte es sich um Läsionen der Hilfs-

und Schutzapparate des Auges. Da von unseren 42 sympathischen Ophthalmien 30 nach perforierenden Verletzungen auftraten, so ergibt sich, daß durchbohrende Augapfelwunden in 2·32% der Fälle von sympathischer Ophthalmie gefolgt sind. Wir kommen also den oben mitgeteilten Zahlen der wenigen Autoren nahe, die sich mit der so wichtigen und interessanten Frage der Häufigkeit sympathischer Entzündung nach durchbohrenden Verletzungen beschäftigt haben. Freilich geben auch unsere Zahlen kein klares Bild von der Bösartigkeit infizierter Augapfelwunden, weil wir eben jetzt durch frühzeitiges Opfern des sympathieverdächtigen Auges das andere schützen.

Daß die sympathische Ophthalmie immer seltener wird, beweist folgende Tabelle. Es kamen zur Aufnahme:

Jahreszahl	Kranke	darunter Verletzte (der gesamten Krankenziffer)	bezw. perfor. Verletzungen (aller Verletzungen)	symp. Ophthalmien	davon post trauma
1869—1874	1098	142 = 12·9%	109 = 76·7%	7	5
1875—1879	1194	176 = 10·5 „	126 = 71·5 „	7	5
1880—1884	1927	323 = 11·5 „	203 = 62·8 „	9	6
1885—1889	2339	397 = 16·9 „	229 = 57·6 „	4	3
1890—1894	2253	378 = 16·7 „	244 = 64·8 „	6	5
1895—1899	1842	300 = 16·2 „	197 = 65·6 „	5	3
1900—1904	1847	271 = 14·4 „	185 = 68·5 „	4	3

In den Jahren 1869—1889 nimmt also die Zahl der aufgenommenen Kranken kontinuierlich zu, sinkt aber von da an allmählich. Die Zahl der klinisch behandelten Verletzungen steigt bis 1889, vermindert sich aber hierauf progressiv; auf die Zahl der überhaupt aufgenommenen Kranken berechnet, schwankt der Prozentsatz der Verletzten bis 1889, hält sich aber dann auf annähernd konstanter Höhe. Ähnlich wie die Verletzungen im allgemeinen, so nehmen auch die perforierenden in den ersten 25 Jahren zu, in den letzten 10 Jahren aber ab; hingegen ist das Verhältnis der durchbohrenden zu den nichtdurchbohrenden Augapfelwunden in Prozenten ausgedrückt ein derartiges, daß sie bis 1889 erheblich abnehmen, von da aber sich wieder langsam vermehren. Alle diese Schwankungen sind wohl vornehmlich durch äußere Verhältnisse bedingt, wie die Zunahme der Augenkliniken in Berlin, den Zufluß von Magnetfällen in die Hirschbergsche Anstalt, die sich mehr und mehr verbreitenden Maßnahmen zur Verhütung von Betriebsunfällen usf.

Die oben aufgeführten Zahlen über die Häufigkeit der sympathischen Ophthalmie während der einzelnen Lustren seit 1869 geben keine vollkommen zutreffende Anschauung, vielmehr muß man die Frequenz der sympathischen posttraumatischen Entzündungen in Rechnung setzen prozentualiter auf die in den betreffenden Zeitabschnitten überhaupt beobachteten perforierenden Verletzungen. Und da sehen wir denn einen großen Unterschied zwischen den ersten Lustren und der Gegenwart; es waren von 100 durchbohrenden Augapfelwunden von sympathischer Entzündung gefolgt

1869—1874 = 4·6 Fälle,
1875—1879 = 3·9 „ ,
1880—1884 = 2·9 „ ,
1885—1889 = 1·3 „ ,
1890—1894 = 2·0 „ ,
1895—1899 = 1·5 „ ,
1900—1904 = 1·6 „ .

Kurz: die sympathische Entzündung nach perforierenden Verletzungen kam vor 35 Jahren beinahe 3mal so oft vor wie jetzt. Die Häufigkeit sank rapid und stetig bis 1889, seitdem bleibt sie, von unwesentlichen Schwankungen abgesehen, konstant. Während also der Prozentsatz der durchbohrenden Verletzungen in Beziehung sowohl zur Gesamtzahl der Verletzten wie auch der während der einzelnen Jahrfünfte überhaupt aufgenommenen Kranken[1] nur ganz unwesentlich schwankt, sinkt die Häufigkeit der posttraumatischen sympathischen Ophthalmien nahezu ganz regelmäßig. Wir können auch von den durch andere Erkrankungen des sympathisierenden Auges bedingten Fällen absehen, weil sie viel inkonstanter, seltener und deswegen auch einer wirksamen Prophylaxe weniger leicht zugänglich sind. Denn zweifellos ist es die Prophylaxe, d. h. die möglichst frühzeitige Enukleation, die die Krankheit immer seltener werden läßt; auch unsere Ergebnisse stehen im Widerspruche mit denen MAUTHNERS, der der präventiven Enukleation skeptisch gegenüberstand.

Daß die Enukleation einen ungünstigen Einfluß auf den Verlauf der Erkrankung des sympathisierten Auges gehabt hätte, haben unsere Fälle nicht ein einziges Mal gezeigt. Es kamen nicht alle 42 Patienten frisch, d. h. unmittelbar nach dem Ausbruch des Leidens, zur Beobachtung und Behandlung, eine Reihe kam, um Linderung qualvoller Schmerzen oder Besserung der Sehkraft des schon jahrelang kranken einzigen Auges zu finden. Im abgelaufenen Zustande

---

[1] Die betreffenden Zahlen fehlen aus Gründen der Übersichtlichkeit in der obigen Tabelle.

mit phthisischem, fast oder ganz blindem Auge kamen 14 Kranke (10 Verletzte), während 28 (20 Verletzte) im ersten Stadium der sympathischen Ophthalmie, höchstens also $^1/_2$ Jahr nach ihrem Ausbruch, oder mit einem akuten Rückfall der schon vor längerer Zeit entstandenen Entzündung die Anstalt aufsuchten. In den älteren abgelaufenen Fällen wurde der primär erkrankte Augapfel möglichst immer, ausnahmlos aber dann entfernt, wenn die Sehkraft des in seiner Form noch unveränderten Bulbus unrettbar verloren oder das Stadium schmerzhafter Schrumpfung bereits eingetreten war oder wenn sich nur die leiseste Reizung auf dem sympathisierten Auge zeigte; auf dieses ist die Enukleation allerdings dann, wenn die Krankheit schon längere Zeit besteht oder gar abgelaufen ist, ohne Einfluß. Nur 5 mal unterblieb die Operation, weil keinerlei Indikation bestand. Einmal war die betrübende Notwendigkeit gegeben, 15 Jahre nach der Ausschälung des ersten auch das andere Auge wegen unerträglicher Schmerzen zu opfern. In den frisch zur Beobachtung gelangten Fällen wurde immer enukleiert; nur 3 mal unterließ man den Eingriff: Einmal (der erste, 1870 in die Anstalt gebrachte Kranke mit sympathischer Ophthalmie) wurde die Operation abgelehnt. In einem anderen Falle (15) war die Sehkraft beiderseits noch so gut, daß eine Operation kontraindiziert gewesen wäre; der weitere Verlauf gab diesem Verhalten auch Recht, indem schließlich die Sehkraft des sympathisierenden Auges besser war als die des sympathisierten. Der 3. Fall frischer sympathischer Ophthalmie, in dem nicht enukleiert wurde, hatte beiderseits $S = \frac{1}{\infty}$, so daß von der Operation nichts mehr zu erwarten war.

Bei den außerordentlich guten Ergebnissen der frühzeitigen Enukleation wurden die anderen als Ersatz vorgeschlagenen präventiven Operationen (Exenteration, Neurotomia bezw. Resectio opticociliaris) gar nicht angewandt.

Aber nicht nur die Prophylaxe, sondern auch die Behandlung der sympathischen Ophthalmie hat seither Fortschritte gezeitigt, die einen unleugbaren Triumph bedeuten: der Verlauf ist ein entschieden günstigerer geworden, die Häufigkeit der Heilungen hat zugenommen. Wir wissen jetzt, daß die schlechten Resultate der früheren Zeiten der Polypragmasie der Ärzte, den häufigen operativen Eingriffen sowohl auf dem sympathisierenden wie auf dem sympathisierten Auge zur Last fallen. Seit wir die Erfahrung gemacht haben, daß die Iridektomie die entstehende Entzündung nicht nur nicht mildert, geschweige denn beseitigt, sondern bei florider Entzündung bezw. bei vorübergehenden Remissionen sogar die Entzündungserscheinungen, vor allem die Exsudation steigert; seit wir alle operativen Maßnahmen in ein reizfreies Stadium verlegen, hat sich die Aussicht auf Heilung gebessert. Es wird eben heute grundsätzlich so selten wie irgend möglich operiert. Fälle, wie der von GUTMANN 1880 unter dem bezeichnenden Titel „eine sympathische Leidensgeschichte" mitgeteilte (23), kommen heute kaum mehr vor; die Erfolge waren trotz bezw. wegen dieser vielfachen Operationen schließlich doch nur wenig erfreuliche. Einer von unseren Fällen ist seit 26 Jahren dauernd geheilt, ohne daß auch nur ein einziges Mal ein operativer Eingriff für notwendig befunden worden wäre! Ist man durchaus genötigt zu operieren, sei es aus optischen Gründen, sei es zur Beseitigung intraokularer Drucksteigerung, so kommen Aus- oder Zerschneidung der Iris, Punktion der vorderen Kammer usw. in Betracht. Die von HIRSCHBERG (18, 20) erdachte und mit Erfolg angewandte Methode zur Operation sympathischer Weichstare verdient entschieden vor den älteren Methoden CRITCHETTS und WENZELS den Vorzug.

Allerdings hängt die Prognose von der Form der Erkrankung des sympathisierenden Auges ab: die seröse Iridocyclitis verläuft stets schneller und günstiger als die plastische; immerhin gibt aber auch diese bei den heutigen Behandlungsmethoden bessere Resultate als früher.

Neben operativer Enthaltsamkeit darf aber die Allgemeinbehandlung nicht vernachlässigt werden. Das Quecksilber bezw. die Schmierkur können wir nicht entbehren, obwohl diese Medikation neuerdings als schädlich oder wenigstens überflüssig in Mißkredit geraten ist. Auch der strengstens durchgeführte, eventuell monatelange Aufenthalt im dunklen Zimmer ist ein äußerst wertvoller Heilfaktor. Eher kann man der Schwitzkur und Blutentziehungen entraten. Daß Atropin eine Hauptrolle in der Lokalbehandlung des sympathisierten Auges spielt, braucht nicht erst gesagt zu werden.

Es gehört eine große, über mehrere Jahrzehnte reichende Erfahrung dazu, um über die Heilbarkeit und die Heilung eines sympathisch erkrankten Auges ein endgültiges Urteil abgeben zu können. Die Frage, wann wir ein derartiges Auge als geheilt ansehen können, ist enorm schwer zu beantworten, weil wir nie sagen können, wann wir vor neuen Entzündungsanfällen sicher sind, die dann immer eine Herabsetzung der Sehkraft nach sich ziehen. SCHIRMER (a. a. O.) meint, man könne ein Auge, das 1 Jahr lang ruhig geblieben ist, als geheilt betrachten. Dieser Zeitraum ist aber meiner Meinung nach in Anbetracht der hartnäckigen Neigung der sympathischen Ophthalmie zu Rezidiven als zu kurz anzusehen und sollte verdoppelt werden.

Wenn ein sympathisch affiziertes Auge 2 Jahre lang nach dem letzten Anfall von Iridocyclitis reizfrei geblieben ist und keinen weiteren Verlust seiner Sehkraft erfahren hat, so kann man wohl die Erkrankung als abgelaufen, das Auge als geheilt ansehen. Wenigstens ergeben die an unserm Material gemachten Erfahrungen, daß ein Auge, das 2 Jahre lang ruhig geblieben ist und weder durch Linsentrübungen noch durch zunehmende Verdichtung von Schwarten an Sehkraft verloren hat, nun gerettet ist. Natürlich ist es dem Arzt nur in einer kleinen Anzahl von Fällen möglich, die Kranken von Zeit zu Zeit wiederzusehen, weil Indolenz der Kranken und andere äußere Gründe dies verhindern. Von unseren Fällen konnte $^1/_3$, nämlich 14, einer tunlichst regelmäßigen Kontrolle noch mindestens 2 Jahre lang nach dem Ausbruch der sympathischen Ophthalmie unterzogen werden; außer bei 4 Fällen reicht diese Kontrolle bei allen bis in die jüngste Zeit. Von diesen 10 Fällen sind in Beobachtung als dauerd reizfrei

1 seit 3 Jahren,
1 „ 4 „ ,
1 „ $4^1/_2$ „ ,
2 „ 5 „ ,
1 „ 6 „ ,
1 „ 8 „ ,
1 „ 12 „ ,
1 „ 13 „ ,
1 „ 26 „ .

Alle diese 10 Fälle kamen, von einem einzigen abgesehen, mit frischer sympathischer Ophthalmie in die Anstalt, 8 davon wurden nie operiert. Ihre Sehkraft ist überraschend gut, nämlich

bei 2 Kranken = $^1/_5$,
„ 3 „ = $^1/_4$,
„ 2 „ = $^3/_4$,
„ 2 „ = 1,
„ 1 „ = $^5/_4$.

Von den 15 Fällen der letzten 15 Jahre stehen also noch 9 unter dauernder Kontrolle, und diese sehen ausnahmslos vorzüglich, sind auch nie wieder von Reizzuständen heimgesucht worden. Es sind also von unseren 42 Kranken 23·8% dauernd geheilt, während SCHIRMER (a. a. O.) unter 35 Kranken nur 5 = 14% Geheilte sah.

Sehr bemerkenswert ist die Tatsache, daß sich in allen den Fällen, deren Hintergrund einer eingehenden Augenspiegeluntersuchung zugänglich war, die charakteristischen peripheren Aderhautveränderungen fanden; sie stehen teils isoliert, teils zu Gruppen zusammengedrängt, sind meist ganz klein, scharf umschrieben und zart pigmentiert, hellweiß oder hellrötlich, lagern sich mit Vorliebe den Venen an und haben eine entfernte Ähnlichkeit mit den bei angeborener Syphilis so oft beobachteten und beschriebenen Herden. Die sympathische Erkrankung scheint also immer die gesamte Uvea zu ergreifen.

Von den 22 „schlechten" Fällen, bei denen die Bulbi phthisisch geworden waren oder die bei der Entlassung nur $\frac{1}{\infty}$ bis Finger sahen, waren 9 im abgelaufenen Zustande eingeliefert worden, d. h. für sie war die Prognose von vornherein ungünstiger als für frische Fälle. Von diesen 22 Kranken suchten 16 die Anstalt vor 1890 auf: es gehören also nur 6 Fälle mit schlechtem Ausgang der neuesten Zeit an; aber diese 6 kamen mit bereits phthisischem sympathisiertem Auge, für das ohnehin nicht mehr viel zu erhoffen war. Wir können also das sehr erfreuliche Resultat feststellen, daß von den in den letzten 15 Jahren eingelieferten Kranken mit noch sehfähigem sympathisch affiziertem Auge kein einziger erblindet ist. Und zwar sind es nicht nur Fälle der serösen Form sympathischer Iridocyclitis, sondern auch solche der plastischen, die günstig verlaufen sind.

Bei den 20 Kranken, die bei der Entlassung gute S hatten, betrug diese

1 mal $^1/_{10}$,
1 „ $^1/_6$,
„ $^1/_3$,
„ $^1/_4$,
[illegible] „ $^1/_2$,
3 „ $^3/_4$,
5 „ 1,
1 „ $^5/_4$.

Von diesen 20 Kranken mit guter Sehkraft (47·6 %) kamen 3 im abgelaufenen Stadium, und zwar vor 1890, zur Verbesserung ihres Sehvermögens, das dann $^1/_{10}$, $^1/_6$ bezw. $^1/_2$ betrug. Die übrigen 17 Patienten suchten die Anstalt unmittelbar nach dem Beginn des Leidens auf. Von den frisch aufgenommenen 28 Kranken haben also 17 (= 60·7 %) eine gute bezw. sehr gute Sehkraft von mehr als $^1/_{10}$ behalten; daß diese Heilung von Dauer gewesen ist, läßt sich allerdings, wie schon erörtert, nur von 9 Kranken mit Sicherheit behaupten.

Man hat wohl gesagt, die Prognose der sympathischen Augenentzündung stehe in einer gewissen Abhängigkeit vom sog. Intervall:

je früher sie ausbreche, um so langwieriger und bösartiger verlaufe sie. Das ist nicht richtig, derartige Beziehungen bestehen nicht. Wir haben nur in 9 Fällen das Intervall nicht festlegen können; 7 davon gehören zu den 14 abgelaufenen Fällen. Wo das Intervall bekannt war, ergab sich folgendes: Die kürzeste Zeit, die zwischen der Erkrankung des ersten und der des zweiten Auges lag, war 2 Wochen (erfolgreiche Magnetoperation; übrigens die einzige unter mehr als 300, die durch sympathische Ophthalmie kompliziert war); das längste Intervall betrug 33 Jahre. In der Mehrzahl aller Fälle mit bekanntem Intervall, bei 21 = 65·6 %, entstand die sympathische Entzündung in den ersten 6 Monaten. Fast genau die Hälfte dieser Fälle mit kurzem Intervall rettete kein nennenswertes Sehvermögen, erblindete also im praktischen Sinne (11); sie gehören zu den oben besprochenen 22 „schlechten" Fällen. Die übrigen 10 Fälle mit kurzem Intervall hatten schließlich eine dauernd gute Sehkraft; 8 davon hatten sogar ein Intervall von nur höchstens 3 Monaten. Der Fall mit dem kürzesten Intervall (2 Monate) behielt die beste je notierte Sehkraft = $^5/_4$; bei den Fällen mit den längsten Intervallen von 10, 17 und 33 Jahren war S schließlich $^3/_4$ bezw. $^1/_2$ bezw. $^3/_4$! Also nicht das Intervall zwischen der Erkrankung des ersten und der des zweiten Auges ist prognostisch maßgebend, sondern das Intervall zwischen der Erkrankung des ersten Auges und seiner Enukleation!

Aber aus unserem Material geht auch nicht hervor, daß in prognostischer Beziehung Alter, Geschlecht, Art der auf das sympathisierende Auge eingewirkt habenden Schädlichkeit oder gar die Jahreszeit von irgend welcher Bedeutung sind.

Literaturverzeichnis.

1. Praun, Die Verletzungen des Auges. Wiesbaden 1899.
2. Schirmer, Sympathische Augenerkrankung. Graefe-Saemisch. II. Auflage.
3. Mooren, Fünf Lustren usw. Wiesbaden 1882.
4. Cohn, Dreißig Jahre usw. Breslau 1897.
5. Becker, Die Universitäts-Augenklinik in Heidelberg. Wiesbaden 1888.
6. Hobby, Ophth. Review. 1887. S. 208.
7. Scili, Arch. f. Augenheilkunde. Bd. XIII. 1.
8. Krebs, Inaug.-Diss. Kopenhagen 1880. (Ref. nach Praun a. a. O., da im Original nicht zugänglich.)
9. Ohlemann, Arch. f. Augenheilkunde. Bd. XXII. 1.
10. Knies, Grundriß der Augenheilkunde. Wiesbaden 1888.
11. Hirschberg, Klin. Beob. Wien 1874.
12. Derselbe, Beiträge z. prakt. Augenheilkunde. 3. Heft. 1878.
13. Derselbe, Arch. f. Ophthalm. Bd. XXII. 4. 1876.
14. Derselbe, Arch. f. Augenheilkunde. Bd. VIII. 1879.
15. Derselbe, Berl. klin. Wochenschr. 1881.
16. Derselbe, Centralbl. f. prakt. Augenheilkunde. 1891.
17. Derselbe, Centralbl. f. prakt. Augenheilkunde. 1895. S. 80.
18. Derselbe, Centralbl. f. prakt Augenheilkunde. 1899. S. 246.
19. Derselbe, Deutsche med. Wochenschr. 1899. Nr. 26.
20. Derselbe, Centralbl. f. prakt. Augenheilkunde. 1901. S. 109 u. 212.
21. Krause, Centralbl. f. prakt. Augenheilkunde. 1881.
22. Derselbe, Arch. f. Augenheilkunde. Bd. X.
23. Gutmann, Centralbl. f. prakt. Augenheilkunde. 1883.
24. Homburg, Inaug.-Diss. Berlin. 1883.
25. Bähr, Centralbl. f. prakt. Augenheilkunde. 1901. S. 68.
26. Fehr, Centralbl. f. prakt. Augenheilkunde. 1900. S. 240.
27. Steindorff, Centralbl. f. prakt. Augenheilkunde. 1900. S. 165 u. 223.

Anatomische Untersuchungen über Retinitis proliferans.

Von

Prof. **Giuseppe Cirincione,**
Direktor der Universitäts-Augenklinik zu Genua.

Meine Gewohnheit, niemals Kranke aus dem Gesichte zu verlieren, bei denen ich seltene Augenkrankheiten vorfinde, setzte mich in die Lage, den histologischen Befund einiger seltener Erkrankungen des Augengrundes zu studieren, die bislang noch nicht völlig genau anatomisch bekannt sind.

In dieser Mitteilung soll ein Fall von Retinitis proliferans erörtert werden, dessen histologische Präparate ich auf dem italienischen, ophthalmischen Kongresse (Oktober 1902) und in der Akademie für Medizin zu Palermo (August 1903) demonstrierte.

„Bisher", schreibt Prof. Schöbl, „wurde keine anatomische Untersuchung über einen Fall von reiner Retinitis proliferans publiziert, denn bald war das Auge durch schwere Iridocyclitis, bald durch Atrophie, bald durch traumatische Retinitis alteriert, kurzum durch Erkrankungen, die man nicht als zu dieser Gruppe gehörig ansehen kann."

Mein Fall gestattet mir, die Augenliteratur um eine genaue, histologische Untersuchung eines reinen Falles von Retinitis proliferans zu bereichern.

Fr. P., 48 Jahre alt, Seemann, begann vor 10 Jahren an dem rechten Auge eine Abnahme des Sehvermögens zu bemerken, die sich in leichter Verschleierung der beobachteten Gegenstände kundgab. — Ungefähr ein Jahr später hatte er die Empfindung, in seinem Sehfelde zwei schwarze Flecke zu haben, so zwar, daß er bei geschlossenem linken Auge nur den unteren Teil des Gesichtes und die Brust der Person sah, die ihm gegenüberstand.

Noch andere Flecke manifestierten sich später, und durch ihre Konfluenz ging allmählich das ganze Sehvermögen verloren. — Dies vollzog sich innerhalb dreier Jahre, während welcher dem Patienten revulsive Behandlung, Ruhe, Blutentziehung am rechten Felsenbeine, Infusum Jaborandi, Quecksilber und Jod nach und nach empfohlen wurden.

Mir stellte sich der Kranke wegen zufällig ins linke Auge gefallener Kohlenpartikels vor und kehrte auf meine Einladung in verschiedenen Intervallen 6 mal wieder. Während 22 Monate langer Beobachtung blieb der Befund derselbe wie bei der ersten Untersuchung. Der Patient war nie an Syphilis oder anderen dyskrasischen Leiden krank, und gibt es in seiner Familie keine hereditären Präcedenzfälle. Bloß in der Jugend litt er an Malaria. Der Kranke hat fünf gesunde Kinder, trinkt viel Wein, ist mäßig im geschlechtlichen Verkehr. Puls 81, Temporalarterien wenig sichtbar, Herz, Urin normal.

Befund der ersten Untersuchung am Kranken:

L. A. gesund: V = 1, C. V. unversehrt.

R. A. Die Augenanhänge gesund; normal die Lage und Mobilität des Augapfels; die Cornea, die vordere Augenkammer und der Kristallkörper transparent. Die Pupille ist mäßig erweitert und reagiert in keiner Weise.

Bei Beleuchtung des inneren Auges mit einfachem Spiegel erhält man einen hellbläulichen Reflex, der an den Glanz des Hundeauges im Halbdunkel erinnert. Dieser Reflex bleibt unverändert bei allen Blickrichtungen und ist auch mit nacktem Auge zu gewahren, wenn die Pupille mittels Atropin erweitert wird und der Kranke, gegenüber der Lichtquelle sitzend, den Blick leicht nach der Seite wendet.

Die ophthalmoskopische Untersuchung ergibt, daß das hintere Segment des Augengrundes in der Ausdehnung von ungefähr 8 D P. kreisförmig von einem Fleck eingenommen ist, der durch chorioretinische Atrophie bedingt ist und in welchem sich eine weißbläuliche Neubildung hervorhebt, die, kompakt im Zentrum, sich nach der Peripherie zu in Bündel oder Streifen verliert. — Von der Papille ist keine Spur zu finden; man errät aber ihre Lage, wenn man an den Punkt denkt, in dem sich die in der peripherischen Retina sichtlichen Gefäßzweige begegnen müßten.

In der weißlichen Neubildung sind zu unterscheiden: ein halbmondförmiger Hauptstreifen, der fast transversal gelagert ist, über die Papillenstelle hinzieht, und ein sekundärer Teil, der aus vier kräftigen Bündeln zusammengesetzt ist, welche sich an seiner Konvexität verteilen. Der Raum innerhalb der halbmondförmigen Konkavität, oberhalb der Papille, ist weißlich und halbdurchsichtig infolge einer zarten, sehnenartigen Membran, die den halbmondförmigen Bogen ausfüllt. Von den vier Strängen ist der nasale der kürzeste; der temporale, gleichfalls kurze, teilt sich in zwei sekundäre Zweige; von den zwei anderen ist der mediale fein und halbdurchsichtig, der

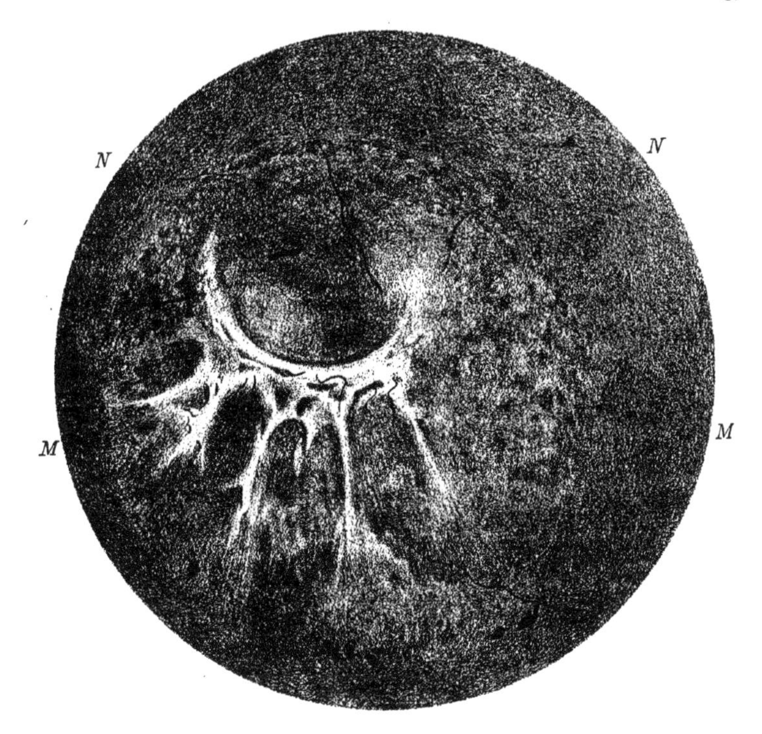

Fig. 1.

distale länger und an seiner Extremität nach Art eines Gänsefußes verbreitert. Zwischen diesen Hauptbündeln bemerkt man andere, sehr kurze, gleichsam Bündelrudimente, die von den Seiten jener ausgehen. Diese Stränge zerfasern sich an den Extremitäten in feinste Streifen nach Art eines Federbartes und erreichen die Peripherie des atrophischen, chorioretinischen Flecks, welcher sozusagen das Lager der gesamten Neubildung bildet (vgl. Fig. 1). — Die Farbe dieser Stränge ist je nach der beobachteten Stelle verschieden, da man nicht gleichzeitig den Rücken derselben und den Retinagrund beobachten kann. Richtet man die Spiegellichtquelle auf den Rücken der Stränge, so erhält man einen perlweißen, leicht gestreiften Reflex, während der Rest des Grundes verwischt und graufarben erscheint.

Man beobachtet lebhafte, parallaktische Bewegungen.

Die nasale Extremität des Halbmondes ist sichtlich durch die Retina vorgedrängt und erstreckt sich frei in den Glaskörper, ohne beweglich zu sein. — Wenn während der Beobachtung die Sammellinse nach hinten gerichtet wird, verschwindet der glänzende Rand und es erscheinen die seitlichen Teile des Streifens und eine wechselnde, graue Farbe mit eingeschalteten rötlichen Stellen, die allmählich in der ardesischen Färbung des atrophischen Flecks aufgeht. — Die glänzenden Ränder der vier unteren Abzweigungen vereinigen sich nicht mit jenem des halbmondförmigen, transversalen Streifens, sondern enden, in dessen Nähe gelangt. — Kein Vergleich scheint mir so geeignet zur Schilderung des sonderbaren Bildes dieses Augengrundes, als der von Manz angestellte.

Die zwischen diesen weißlichen Streifen eingeschalteten Bahnen des Augengrundes erscheinen bedeckt von einem äußerst feinen, milchfarbenen Schleier, welcher die rosige Farbe der tiefen Membranen durchblicken läßt.

Im ganzen Umfange dieser Neubildung sind die Zweige der zentralen Gefäße nicht zu sehen, bloß in der Nähe des Hauptstreifens gewahrt man feinste Gefäße von uniformem Kaliber, von kurzem, wellenförmigem Verlauf, ohne bestimmte Richtung, welche in der Schichte des weißlichen Streifens verschwinden. Evident handelt es sich um neugebildete, von den zentralen unabhängige Gefäße. Von den letzteren gewahrt man in der Peripherie drei Zweige, welche der oberen und unteren Temporalseite, sowie der oberen Nasalgegend entsprechen. Der erste verläuft fast in rechter Linie, schief zur Neubildung, wo er unterhalb des halbmondförmigen Streifens zwischen dem weißlichen Raum und dem Horn des Halbmondes verschwindet. Die Gegenwart dieses Gefäßes gestattet, eine Niveaudifferenz zwischen der fluktuierenden Extremität des Glaskörpers und dem Retinagrund von über 8 D. (ca. 3 mm) deutlich zu konstatieren. — Der obere Nasenzweig ist der beträchtlichste und zeigt eine Zweiteilung knapp jenseits des atrophischen Randes; fast parallel zu diesem verläuft ein isoliertes, zartes Zweigchen mit doppeltem Lichtrand, umgeben nach Art eines Muffs von zwei Pigmentflecken. Diese Zweige sind venös und in ihrem ganzen Verlauf von anderen arteriösen, blassen und zarten Ästchen begleitet, die bis an die äußerste Grenze des ophthalmoskopischen Feldes nicht zu verfolgen sind.[1]

---

[1] Ein anderer Fall, dessen ophthalmoskopische Untersuchung ich, dank dem Kollegen Basso, vornehmen konnte, ist folgender:

T. G. bemerkte plötzlich, vor ungefähr 8 Jahren, daß sie am rechten Auge nicht sehe. Der Augenarzt, dessen Rat sie einzog, erklärte, daß es sich um Blutungen im Innern des Auges handle, schlug verschiedene Behandlungen vor, doch ohne Erfolg. Sie konsultierte noch verschiedene Spezialisten an den Polikliniken zu Mailand und der Augenklinik zu Turin und alle erklärten das Übel unheilbar, doch ob seiner Seltenheit der genaueren Beobachtung höchst würdig.

Befund: Optikuspapille weiß, genau begrenzt, ausgenommen nach oben, arteriöse Gefäße sehr zart; venöse Gefäße hingegen gut sichtbar. In der makulären Gegend zwei Pigmentflecken, begrenzt an der papillären Seite durch einen grauen, im Winkel gebeugten Streifen. Einen dicken, schwarzen Punkt bemerkt man auch in der Nähe des unteren Temporalzweiges bei ungefähr 4 DP. Die charakteristische Läsion manifestiert sich im äußeren Quadranten der Retina bei ungefähr 6 DP und erstreckt sich von einem Zweige des oberen Temporalastes zu einem anderen des unteren Temporalastes. Sie gibt sich kund in zwei triangulären Bäuschen weißlicher Substanz, von baumwollenartig zerfaserten, halbdurchsichtigen Rändern. — Die beiden Bäusche sind miteinander durch einen langen, zarten, milchfarbigen Streifen verdunden; die Masse ist sichtlich im Glaskörper suspendiert und in parallaktischen Augenblicken sieht man das darunterliegende Gefäßchen sich unter ihr verbergen oder von ihr ca. 5 mm weit ablenken. Die geringe, obere Masse ist vollständig unbeweglich, hat in ihrem Zentrum ein schlangenförmiges Ästchen, das jenseits der Trübung nicht zu verfolgen ist und sich vom oberen Temporalaste im Augenblicke abzweigt, als dieser unter ihr verschwindet, um auf der anderen Seite etwas höher wieder zu erscheinen. Dieses Gefäß sendet überdies, vor seinem Anlangen an die weißliche Masse, sehr feine Zweigchen, von weißlichem Rand eingesäumt, der sie hier und da deckt, und der Ast selbst ist von einem langen, weißlichen Streifen umrandet, den man vom Herd ungefähr 4 DP weit verfolgen kann. Dieser weiße Bausch adhäriert fest an der Retina längs einer sehr kurzen Strecke, die wahrscheinlich der Entstehungsort jenes Zweiges ist, den man bloß kurz im Bausch selbst verfolgen kann. Der adhärierende Massenteil ist nicht mehr trübe, sondern bläulich. Vergleichsweise könnte man sagen einen Wattebausch zu sehen, der an dem oberen Temporalast im Punkte seiner Bifurkation adhärent, in feine, lange Fibrillen zerfasert und gleichfalls im Glaskörper suspendiert ist, der ihn mit der analogen, darunter befindlichen Masse verbindet. Diese ist etwas unregelmäßiger und zeigt in ihrer Dichte halbdurchsichtige Lakunen, die zwischen kräftigen, unregelmäßig verschlungenen Streifen situiert sind. Die Basis dieser Masse adhäriert an dem unteren Temporalast, der ihr ein Zweigchen zusendet, das nur am Ausgangspunkte sichtlich ist. Hier und da sieht man in dem Fleck zarte Gefäßchen, die von den Retinagefäßen unabhängig sind. Während die erste Masse sich über die Retina ca. 1 $^1/_2$ mm erhebt, erscheint die andere ihr nur aufgelagert.

Das Sehvermögen ist völlig erloschen.

Das andere Auge ist normal.

Der klinische Fall ist an und für sich, wegen der inkompletten Form der Retinitis proliferans, nicht besonders interessant, doch sind folgende Punkte her-

Die Augen wurden 26 Stunden nach dem Tode des Patienten exstirpiert und sogleich in die MÜLLERsche Flüssigkeit gelegt.

Bevor ich den wesentlichen Teil dieses Befundes beschreibe, will ich kurz die Anomalien zusammenfassen, welche in der Peripherie der Retina, in dem atrophischen Fleck und im Troncus des Sehnerven vorhanden sind; denn im vorderen Augapfelsegment ist an der Cornea, Iris und dem Ciliarkörper, die Blutgefäße inbegriffen, nichts Abnormes nachzuweisen.

In der äquatorialen Retina ist Schwund des fibrillären Stratums, der ganglionären Elemente und Hypertrophie des Stützgewebes nachzuweisen. — Die Stäbchen-Zapfenschichte ist in eine homogene Substanz umgewandelt, welche dem Pigmentepithel aufgelagert ist, und von der Retina getrennt, so daß nur hier und da kenntliche Reste derselben wahrzunehmen sind. In diesen peripherischen Teilen begegnet man stellenweise einem Gefäßabschnitt von dichter Wandung und pigmentiertem Rand.

In der peripherischen, subretinalen Schichte der Chorioidea, nämlich jenseits des atrophischen Flecks, sind keine bemerkenswerten Veränderungen hervorzuheben. In den Schnitten hingegen, welche der oberen Portion des chorioretinischen Herdes entsprechen, ist unverkennlich der totale Schwund der retinischen Schichten und die Verdünnung der Chorioidea.

Die Retina ist von einem kleinen Streifen fibrösen Gewebes dargestellt, dessen Randfibrillen dicht und parallel zur Oberfläche verlaufen, während die zarteren Fibrillen der intermediären Schichte sich verschiedentlich durchschlingen.

Der äußere Rand dieses retinischen Überbleibsels adhäriert in verschiedenen Punkten an der unterliegenden Chorioidea und da, sowie um einige Gefäßschnitte, beobachtet man Pigment. Auch die der so transformierten Retina unterliegende Chorioidea erscheint atrophisch und ihrer lamellösen Schichten entblöst, mit Ausnahme der dichteren und bemerkbareren Kristall-Lamelle. Das Grundgewebe ist von wenigen Bindegewebslappen und von spärlichen, rundlichen Pigmentanhäufungen dargestellt; die Zweigelemente sind äußerst selten.

Zwischen diesen Elementen und Fibrillen sieht man Schnitte starker venöser und arterieller Gefäße. — Die Lichtung der Arterien

---

vorzuheben: 1. Die Dichtedisposition des Glaskörpers im größten Teile der neugebildeten Masse; 2. die Insertion der Massen an die Gefäßäste; 3. die ausschließliche Begrenzung der Affektion um dieselben Gefäße, die von weißlichem Gewebe umrandet sind; 4. das Vorfinden von neu gebildeten Gefäßchen in den proliferierenden Massen.

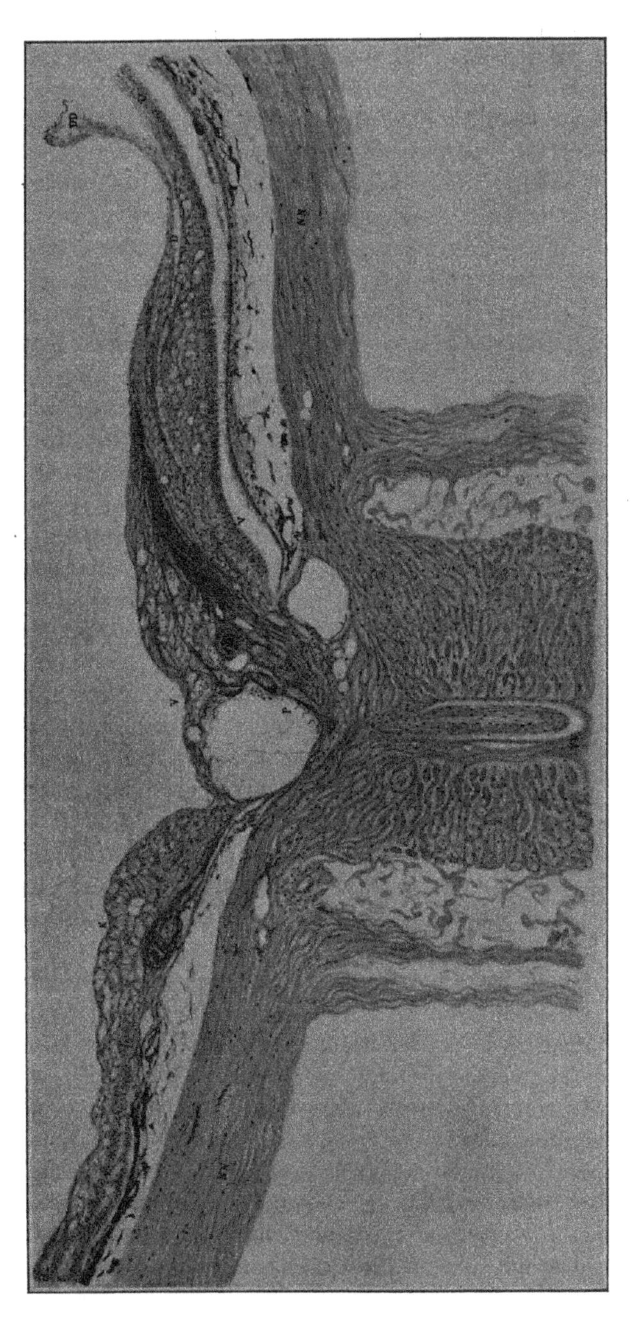

Fig. 2.

im Vergleich zu derjenigen der Venen ist enge und blutleer und nicht selten durch eine fibro-celluläre Scheidewand zweigeteilt; an denselben ist eine ausgesprochene Sklerose wahrzunehmen.

Der Nervus opticus (Fig. 2) manifestiert an Stelle longitudinärer, von Nervenfibrillen herrührender Streifung, tranversale, voluminöse Bindegewebsbündel, die sich von beiden Seiten der pialen Scheide gegen die zentralen Gefäße erstrecken. Die piale Scheide sendet, durch diese Bündel verstärkt, zur duralen Scheide dicke Stränge wellenförmiger Fasern, die zuweilen einen homogenen Anblick erhalten. Der subdurale Raum ist weit und zeigt, außer den oben angedeuteten Bündeln, konzentrisch gestreifte Körper von glasigem Anblick und äußerst spärlichen Kernelementen. — In den entlegeneren Teilen des Nervus opticus haben die zentralen Gefäße eine weite Lichtung und eine fibröse Adventitia, die sich unmerklich mit den transversalen Bündeln des Optikusgerüstes vereinigt. Die Vene ist zusammengedrückt und hat eine beträchtlichere Lichtung, als die der Arterie. Doch je näher man dem Augapfel kommt, nimmt das die Vene umgebende Bindegewebe rapid zu und die Lichtung wird geringer und verschwindet gänzlich im Niveau der Papillenoberfläche.

Dem Wesen nach beobachten wir also in diesen Teilen des Augapfels jene histologische Veränderungen, welche jeden degenerativen und atrophischen Prozeß der inneren Augenmembranen begleiten. — Der Befund gewinnt aber an besonderer Bedeutung, wenn wir die Präparate untersuchen, welche die benachbarten Teile der Papille und die Papille selbst betreffen, die am stärksten alteriert ist.

Papille (Fig. 2, 3). — Die Optikuspapille ist exkaviert und ihr Grund, welcher dem Niveau der äußeren Oberfläche der Sklerotica entspricht, ist durch die Lamina cribrosa gebildet, welche leicht nach hinten und seitlich gedrängt erscheint, so daß die Exkavation in ihrer Gesamtheit die Form eines **C** hat.

Von ihrem Mittelpunkte drängt sich gegen den Glaskörper ein konisches Gewebsbündel, das sich am Rand der Exkavation verbreitert, umbiegt und in der Retina ausdehnt. — Dieses Bündel lagert sich auf die Lamina cribrosa, ohne mit ihr Adhäsionen einzugehen: es ist eine Fortsetzung des Gewebes, das die zentralen Gefäße an der Papillenbuchtung umgibt. — Längs der Exkavation nähert sich dieses fibröse Bündel der unteren Wand derselben, so daß es in mikroskopischen Schnitten, welche den oberen Teil der Papille umfassen, fehlt, und die Exkavation leer erscheint (Fig. 3 *C*), während sie in Schnitten des mittleren Teiles durch das fibröse Bündel in zwei Kammern geteilt ist (Fig. 3 *B*), in eine größere und eine kleinere;

schließlich erscheint die Exkavation in Schnitten des unteren Papillenrandes wieder leer.

Das Neugewebsbündel sendet, auf seinem Wege durch die Papille, seitlich wohlgeformte Fibrillen, welche längs der Lamina cribrosa hinziehend, andere analoge Fasern erreichen, die sich von jenem kurzen Streifen des Optikusgewebes abzweigen, welcher die Lamina cribrosa bedeckt. Diese Fibrillen, gleich jenen, die den Konus des neugeformten Gewebes bilden, sind fein und von Eosin und Karmin blaß gefärbt, haben einen longitudinalen, wellenförmigen Verlauf und sind durchkreuzt von zerstreuten Körnern in einem Gewebe von feineren und durchsichtigeren Fasern. Sie unterscheiden sich genau von den die Lamina cribrosa zusammensetzenden durch die verschiedene Richtung, durch Vereinigung zu starken Bündeln und durch Lebhaftigkeit der roten Farbe (Eosin), die sie annehmen.

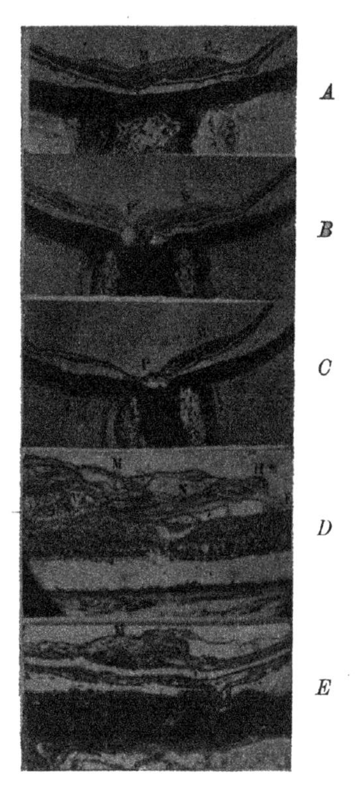

Fig. 3.

Doch größere Aufmerksamkeit verdient der Zustand der zentralen Gefäße in dieser terminalen Portion des Nervus opticus.

Wegen der Schlängelung in ihrem Verlaufe, die durch ihre zur Erreichung des unteren Papillenrandes nötige Beugung bedingt ist, manifestieren sie sich in demselben Präparate sowohl in transversalen, als longitudinalen Schnitten. Ihre Wand ist sehr dicht, hingegen ihr Lumen klein und an einigen Stellen vollkommen fehlend. Die Verdickung umfaßt alle Blutgefäßhüllen. — Die Intima zeigt unter den endothelialen Elementen rundliche Kerne und feinste Fibrillen, welche zwischen der M. elastica und dem Endothel gleichsam eine andere Schichte bilden, und nimmt mittels Orcein eine intensiv rotbraune Färbung an. An der Tunica media bemerkt man keine Faserzellen, sondern konzentrische, kräftige Bindegewebsfasern, die allmählich in die Bündel der Adventitia übergehen. Diese ist oft überstark und von ihr gehen kräftige, fibröse Bündel aus, die sich im neugebildeten Gewebe der Papille und in demjenigen, welches von der Papille zur nahen Retina zieht, unregelmäßig verlieren. — Diese Alterationen sind besonders ausgesprochen in den Arterien und Venen, welche letztere an dem Fehlen der Elastica, an dem weiten und unregelmäßigen Lumen und schließlich an der geringeren Dicke der Wandung und der fibrösen Bündel, die von ihnen ausgehen, kenntlich sind. Die arteriellen Gefäße haben an der Papillengrenze ein derart enges Lumen, daß es an verschiedenen Stellen kaum zwei nebeneinanderliegende Blutkörperchen fassen könnte.

Zusammenfassend können wir also sagen, daß an der Papille und vor derselben ein neugebildetes Gewebe bestehe, zusammengesetzt aus

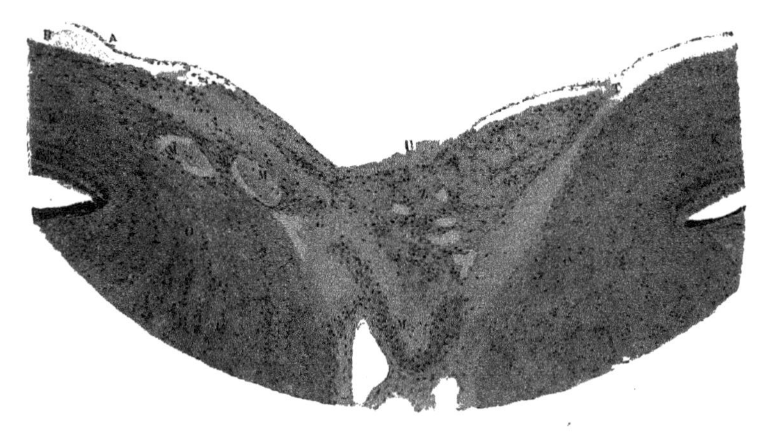

Fig. 4.

zarten Fibrillen, aus Inseln runder Elemente und aus kräftigen Bündeln fibrösen Gewebes, die in direkter Verbindung mit der Tunica sclerotica der Papillargefäße stehen. Dieses neugebildete Gewebe nimmt in ungleicher Weise die Papille ein und zwar reichlicher ihre untere Portion, wo es als weißlichblaue Streifen zutage tritt, deren bei der ophthalmoskopischen und mikrospischen Untersuchung bereits erwähnt wurde.

R e t i n a. — Von der Papille ausgehend und ein Präparat untersuchend, wo ein Streifen der Neubildung in fast longitudinalem Schnitte getroffen wurde (Fig. 2), ist sofort eine tiefgreifende Veränderung im Aussehen der Retina wahrzunehmen. Sie ist zwei- und auch oft dreimal so dick, als normal und es ist an ihrer inneren Oberfläche eine neugebildete Schichte deutlich zu unterscheiden. Bei geringer Vergrößerung erscheint diese oberflächliche Schichte homogen und blaßrot gefärbt; bei starker Vergrößerung hingegen ist zu konstatieren, daß sie aus Schichten dicker Fasern gebildet ist, die entsprechend der inneren Retinaloberfläche verlaufen. — In diesen fibrösen Schichten sind nur spärliche, immer zarte und lange Kerne zu finden, die mit Endothelschnitten vergleichbar sind. — Das Retinalgewebe und das neugebildete Gewebe bilden ein Ganzes in dem der Papille nahegelegenen Teile. In der Peripherie hingegen ist die fibröse Schichte deutlich vom Retinagewebe zu unterscheiden.

Unterhalb der oberflächlichen, fibrösen Schichte bemerkt man eine Gewebszone, in welcher sich alle Formen von Zellelementen, von der runden zur endotheloiden und ramifizierten vorfinden und überdies eine dreifache Varietät von Fasern: zarte und in ein feines Netz verzweigte; kräftige und direkte in perpendikulärem Sinne (Stützfasern von Müller) und endlich noch kräftigere, zu kompakten Bündeln gruppierte Fasern, die ungeordnet nach allen Richtungen hinziehen. Die ersteren zwei Fasernarten färben sich gelb, die letzteren mittels Pikrofuchsin rot. In dieser lockeren Schichte zwischen neugebildetem und residualem Retinalgewebe beobachtet man verschiedene Gefäßschnitte, welche sich in Pikrofuchsin und pikrokarminsaurem Indigo rot bezw. blau färben, was sie sofort von dem anderen Gewebe unterscheidet. Alle manifestierten Expansionen der Adventitia, von denen sich einige in den unterliegenden, retinischen Schichten in Form von kurzen Fortsätzen einbuchten, andere, stärkere, hingegen die oberflächliche, fibröse Schichte erreichen. — Vermöge dieser speziellen Reaktionen (Pikrofuchsin und pikrokarminsaures Indigo) ist deutlich darzutun, daß nicht wenige Gefäße der zentralen Lichtung ermangeln (Arteritis obliterans), und daß alle mit einer durch konzentrische Fibrillenschichten verdichteten Wand versehen sind (Sclerosis vasalis). — Dies sind diejenigen Gefäße, welche normalerweise in der Schichte der Optikusfasern verlaufen; es ist aber leicht zu erkennen, daß sich zu ihnen andere, neugebildete gesellten, welche als solche durch die vielen Sektionen, die sie aufweisen, ferner durch Ungleichheit des Kalibers, durch weites Lumen im Vergleich zur Zartheit der Wandung und durch ein sie hie und da umgebendes Lumen parvizellulärer Elemente kenntlich sind. In demselben Präparate begegnet man, neben der Sektion eines stark sklerotischen Gefäßes, drei oder vier dieser Gefäßchen, deren Anblick einen lebhaften Kontrast zum vorigen bildet.

Unterhalb dieser intermediären Schichte unterscheidet man leicht die verschiedenen Schichten der Retina und dies um so leichter je mehr man sich der Chorioidea nähert. Die retikuläre und die äußere, granuläre Schichte sind es, in welcher immer Punkte der Retina vorzufinden, mit Ausnahme der schon erwähnten wenigen Herde chorioretinischer Atrophie. — Die Zapfen und Stäbchenschichte ist durch einen ungleichen Streifen homogener Substanz ersetzt, welche teils an der Retina und teils an der Pigmentschichte der Retina adhäriert. Die Pigmentschichte adhäriert überall an der Lamella vitrea und ist gut erhalten, doch arm an Pigment, so daß seine Kerne durch die ihnen vom Hämatoxilin mitgeteilte blaue Farbe deutlich hervortreten.

Der innere Rand der Retina ist glatt, doch nicht von derselben fibrösen Masse, sondern von einer äußerst feinen Gewebsmembran gebildet, welche ihr mittels eines Netzes lockerer und zarter Fibrillen adhäriert. — Diese Membran ist mit runden und ovalen Kernen versehen und bildet hie und da wellenförmige Falten. Zuweilen fällt in sie der Schnitt entsprechend ihrer Oberfläche und man bemerkt sodann platte, in einander eingeschaltete Elemente, die vollends an eine endotheliale Auskleidung erinnern. Diese Lamelle erscheint noch deutlicher und freier an der Peripherie der Stria fibrosa, wo sie über der inneren Fläche der Retina hinzieht, mit welcher sie vermöge spärlicher Fibrillenbündel Verbindungen eingeht. Gegen den Äquator zu verschwindet sie oder verliert, besser gesagt, ihre Unabhängigkeit. Sie gibt nicht die Reaktion des Bindegewebes (Pikrofuchsin und Pikroindigokarmin, denn sie färbt sich blaßgelb.

Die bedeutendste Alteration der Retina ist demnach in ihren oberflächlichen Schichten zu konstatieren und namentlich in den Optikusfasern und in der inneren granulösen Schichte, welche durch neugebildete, fibröse Masse und durch stark hypertrophische Stützfasern ersetzt sind und in ihrer Totalität eine Art von dichtem Pflockwerk bilden. —

Die Chorioidea ist im Niveau der ausgeprägtesten, retinalen Alterationen verdünnt, in der Nähe der Papille auf wenige Fasern und Pigmentzellen reduziert; sonst aber zeigt sie keine speziellen Veränderungen. Die Hüllen und Lichtungen ihrer Arterien und Venen haben das gewöhnliche Aussehen wie bei erwachsenen Individuen. Die Lamella vitrea aber ist deutlicher zu sehen und erreicht an einigen Punkten die Dicke der Bowmanschen Lamelle. Die Chorioidea ist gewöhnlich von der Retina losgelöst und adhäriert ihr bloß an denjenigen Punkten, die bei ophthalmoskopischer Untersuchung pigmentiert erschienen sind. —

Wenn wir, anstatt Präparate zu untersuchen, welche longitudinäre Sektionen neugeformter Streifen darbieten, solche perpendikulärer Schnitte (entsprechend der Ebene *M M* Fig. 1) ansehen, so finden wir eine etwas veränderte Figur, doch von histologisch gleicher Bedeutung. Wir sehen in der Tat auf der Retinaoberfläche eine halblinsenförmige Plaque dichten, fibrösen Gewebes von rosiger Farbe (hämat. eos), welche ihren Rand leicht gegen den Glaskörper hebt. Diese Gewebsplaque ist von dicken, übereinander gelagerten Lamellen gebildet und ist, ob des fadenförmiges Aussehens der wenigen Kerne und der Kompaktheit der Bündel, dem Schnitte durch eine Sehne ähnlich, wobei sich die Vorstellung aufdrängt, als wäre ein fibröser Bausch künstlich zwischen die oberflächlichen Lamellen der Retina eingekeilt. — In einer Mischung von Pikrofuchsin färbt sie sich hochrot, und in Pikroindigokarmin blau. Unterhalb dieser fibrösen Plaque bietet die Retina zwei verschiedene Befunde. — Sie empfängt nämlich entweder das fibröse Gewebe, ohne ihr bandförmiges Aussehen merklich zu alterieren, oder sie bildet erst zwei oder drei Falten, in deren Taschen sie das neugebildete Gewebe aufnimmt, das somit der Retinaoberfläche aufliegt und ihr mittels fibrillären Bündelchens adhäriert, welche die intraretinalen Gefäße mit den Gefäßen und den Fasern des neugebildeten Gewebes vereinigt. — Auch auf der Oberfläche des letzteren bemerkt man eine zarte, an runden und ovalen Kernen relativ reiche Membran, die sich, gleich dem Retinagewebe, mit Pikroindigokarmin und Pikrofuchsin gelb färbt. Sie setzt sich von der einen und anderen Seite auf die oberflächlichsten Lamellen der Retina fort, welche vom Fuß der MÜLLERschen Fasern gebildet sind. Man kann demnach die Neubildung auch an diesen Stellen als eine infraretinale ansehen. — Aus der Untersuchung der Präparate geht hervor, daß das in der Retina neugebildete Gewebe einfach die Fortsetzung jenes Gewebszapfens sei, dem wir in der Papille begegneten und der dahin in Form von strahligen Bündeln, gegen den Äquator des Bulbus zu, gelangte. — Diese Bündel verschmelzen zuerst mit der Retina, werden dann zart und unabhängig.

Infolge ihres verschiedenen Verlaufes geschieht es, daß das fibröse Gewebe in den mikroskopischen Schnitten mehr oder weniger reichhaltig erscheint, bald in Gestalt longitudinaler Streifen, bald in solcher einzelner, von der Retina getrennter Gruppen, die mehr oder weniger alteriert, aber stets kenntlich ist. — Wenn man die Serie der Sektionen durchsichtet und auf einem Blatte das neugebildete Gewebe zeichnet, erhält man eine Figur, die in groben Umrissen die weißbläulichen Massen reproduziert, die mittels Ophthalmoskop beobachtet wurden.

So gelangten wir zur sicheren Erkenntnis, daß der eigentümliche Anblick des Augengrundes bei Retinitis proliferans durch neugebildetes

Gewebe geschaffen ist, welches in Gestalt von mehr oder minder hervorspringenden Bündeln auf der Retinaoberfläche hinzieht und manchmal sich mit knoten- oder membranförmiger Extremität zum Glaskörper erstreckt.

Nun knüpfen sich an dieses Übel zwei wichtige Fragen: 1. Ist das neugebildete Gewebe das Produkt retinalen Gewebes (Gliosis) oder Bindegewebes? 2. Haben die fast in allen Fällen konstatierten Hämorrhagien für die Retinitis proliferans eine ätiologische Bedeutung? Viel wurde über diese beiden Fragen diskutiert und in Ermangelung von authentischen, anatomischen Befunden, zu solchen ähnlicher Affektionen, zu Experimenten und Hypothesen Zuflucht genommen.

Manz veröffentlicht in seiner zweiten Publikation den histologischen Befund eines Auges, in welchem er früher Retinitis proliferans konstatiert hatte. — Da aber an diesem Bulbus auch chronische Chorioiditis, totale Netzhautabhebung mit Atrophie nachzuweisen war, scheint mir die Bemerkung Schleichs und Schultzes[1] richtig, daß der von ihm referierte Befund nicht als histologische Grundlage der beschriebenen Retinitis zu betrachten sei.

Noch weniger entsprechend ist der Fall Bauholtzers (1892). Es handelt sich da um einen in der Ciliarregion verletzten Augapfel, mit starker Hämorrhagie und Vorfall der Linse, der nach ungefähr sieben Monaten enukleiert wurde. Die vor der Enukleation durch den getrübten Glaskörper vollzogene ophthalmoskopische Untersuchung ergab auf der Retina weißliche Streifen, doch Bauholtzer konnte sich nicht vergewissern, ob es sich um die Retinitis striata (von Liebreich) oder um Retinitis proliferans handele. — Noch unsicherer ist das histologische Ergebnis eines durch eine Figur illustrierten Retinaschnittes, aus dem (wenn die Zeichnung das Präparat exakt wiedergibt) füglich geschlossen werden darf, daß Bauholtzer einen sehr schiefen Schnitt der Optikusfaserschichte unter Augen hatte (siehe seine Figur 3). Die im vorderen Augapfelsegment und im Glaskörper vorgefundenen, eingreifenden Alterationen schließen den Fall aus der Kategorie der typischen Retinitis von Manz aus, wenn auch Haab sie als solche in seinem trefflichen Atlas reproduziert hat.

Nicht glücklicher war die Untersuchung Denigs. Der ophthalmoskopische Befund konnte wegen Gegenwart vorgeschrittener Cataracta nicht präzisiert werden und überdies gingen unglücklicherweise auch viele der Neubildung entsprechende mikroskopische Schnitte des Auges verloren (S. 313, 6).

[1] Siehe Literatur S. 309.

Auch PURTSCHER berichtet über die histologische Untersuchung eines an Glaucoma haemorrhagica kranken rechten Augapfels, den er nicht ophthalmoskopisch untersuchen konnte; da aber am anderen Auge Retinitis proliferans vorhanden war, glaubte er von dieser die Läsionen des rechten Augapfels ableiten zu dürfen. Doch weder die Beschreibung, noch die beigefügten zwei Figuren überzeugen den Leser, daß der Befund tatsächlich der Retinitis von MANZ entspreche. Nach PURTSCHER selbst wird der Fall als hämorrhagisches Glaukom mit Thrombose der zentralen Retinalvene und Ektropium der Uvea diagnostiziert. Er selbst kommt zur Schlußfolgerung, daß die Neubildung im Glaskörper und in der Retina von der direkten Transformation der Hämorrhagien und der von der Retina ausgehenden phlogistischen Reaktion herrühre (S. 62).

Demnach kann ich diesen Befunden zur Sicherstellung der histopathologischen Ursachen der in Rede stehenden Krankheit kein großes Gewicht beilegen und muß mich auf den Befund meines eigenen Falles beschränken.

Von den meisten Autoren wurden, der Ansicht LEBERS folgend, die endokulären und namentlich die spontanen Blutungen als ätiologisches Moment der Retinitis proliferans hingestellt (PRÖBSTING, AXENFELD, SPEISER usw). — Andere wiesen wohl auf die Blutungen als erste Ursache der Bindegewebsproliferation hin, gaben aber zu, daß dieselben ihrerseits das Ergebnis einer interstitiellen Retinitis (PERINOFF) von Exsudaten und Thrombose in Retinagefäßen (ALEXANDER, PURTSCHER) oder von tiefgehenden und anhaltenden Alterationen in den Retinagefäßen sein können (BLESSIG).

Auch die Anamnese meines Falles ergibt das Vorhandensein von Retinablutungen, doch dessen ungeachtet bin ich weit entfernt, die Ansicht LEBERS und der obgenannten Autoren zu teilen.

Ich habe in den Glaskörper eines Kaninchens bis $^1/_2$ ccm Blut injiziert, habe jedesmal die Bedingungen des Experimentes geändert (Ligatur der Carotis, Injektion von Fluorescein, Kochsalz, Toxinen in die Venen usw.) und sah keine Phlogose auftreten, sondern bloß die Folgen gesteigerten Druckes (Trübung der Cornea), welche innerhalb dreier Stunden verschwand. Das Blut blieb mehrere Tage hindurch unverändert, entfärbte sich sodann, infiltrierte diffus den Glaskörper und verschwand, diesen transparent lassend. Bloß wenn ich willentlich eine nicht aseptische Nadel benützte oder mit einem Strabismushäkchen das Auge excessiv massierte, oder auf die Sclerotica heftig einschlug, nur dann stellten sich im Glaskörper Trübungen ein als entzündliche Rückwirkung der Chorioidea; niemals aber fand ich in der Retina irgend eine histologische Alteration, welche dem injizierten Blute zuzuschreiben wäre, und eben darin differieren meine Experimente von denjenigen Pröbstings. Diese Experimente führten mich zur sicheren Überzeugung, daß, wenn eine Blutung im Glaskörper von einer Trübung desselben oder anderen entzündlichen Erscheinungen begleitet ist, diese aus anderen Ursachen und nicht aus der Blutung selbst herzuleiten ist.

Ich wollte diesen meinen Untersuchungen, noch denjenigen Pröbstings, die gleichfalls dem Studium der Folgen künstlich im Glaskörper unter verschiedenen pathologischen Bedingungen hervorgerufener Blutungen gewidmet waren, keine entscheidende Bedeutung zugestehen, doch kommt da eine Reihe von Erwägungen in Betracht, welche der Hypothese, als sei in den Blutungen des Glaskörpers die Ursache der Retinitis proliferans zu erblicken, völlig jede Berechtigung benimmt.

Abgesehen von den Tatsachen, daß endokuläre Blutungen spontaner oder traumatischer Natur, oder in Begleitung anderer Krankheiten relativ häufig vorkommen, während die Retinitis proliferans äußerst selten ist; daß Glaskörperblutungen verschiedenes Aussehen und verschiedenen Sitz haben, während die Retinitis von Manz in allen Fällen ein fast gleiches, typisches Aussehen darbietet und daß schließlich Fälle sichergestellt sind (Manz, v. Hippel), in denen diese Form von Retinitis von keiner Blutung begleitet war, abgesehen von all diesen Tatsachen behaupte ich, daß eine Bindegewebsneubildung, wie ich sie in der Retinitis proliferans beschrieben, nicht als Produkt von Blutungen im Glaskörper oder in der Retina expliziert werden kann.

Eine Blutung kann in die Maschen des Retinagewebes diffundieren oder im Glaskörper die Gestalt eines apoplektischen Herdes annehmen. Das ausgetretene Blut verschwindet entweder durch Wiederaufnahme in den Blutkreislauf oder durch Absorption der granulös-adipösen Produkte, die es erzeugte. — In Geweben, wo das Blut, aus welch einem Grunde, längere Zeit verweilte und lokale Reizung hervorruft, beobachtet man konstant Blutpigmentkörnchen und Hämatoidinkristalle, die ich mit keinem Mittel in meinem Falle nachzuweisen imstande war. Nur wenn eine Blutung von entzündlichem Prozesse begleitet wird, von dem sie sehr oft ein Symptom und nicht die Ursache ist, findet man Zerstörung der edlen Retinaelemente und Proliferation des Neurilems, die sich jederzeit ophthalmoskopisch in Gestalt von atrophischem Fleck der Retina, der häufig pigmentiert und immer mehr oder weniger umschrieben ist, kundgibt. Die Blutung im Glaskörper pflegt allmählich zu schwinden und ist von permanenter Trübung desselben nur dann begleitet, wenn die sie bedingende Ursache eine komplexe ist und auf andere endokuläre Membranen eingewirkt hat.

Die Blutungen, gleich wie das Glaukom, sind zweifellos sekundäre Symptome dieser Retinitis und erklären sich leicht, wenn man die von mir beschriebenen Alterationen berücksichtigt.

Da sahen wir tatsächlich eine Neubildung von Bindegewebe, von Gefäßen und eine ausgesprochene Sklerose der zentralen Gefäße, mit anderen Worten die wesentliche Bedingung zu endokulärer Hämorrhagie. Die neugebildeten, zarten Gefäße bieten nur geringe Resistenz und weichen leicht dem Blutdruck, der in diesen Augen wegen der Gefäßzustände notwendigerweise höher ist, als im normalen Zustande. Wenn sich die Blutungen auch im späteren Stadium der Retinitis proliferaus nicht häufiger wiederholen, so geschieht dies, weil die Arterien frühzeitig an Kaliber abnehmen und so auch der Blutstrom im Auge, ferner wegen Sklerose der neugebildeten Gefäße, die zumeist zwischen fibrinösem Gewebe eingezwängt werden, das ihre Resistenz vergrößert. Die Blutungen sind demnach ein fast unabwendbares Ereignis des ersten Stadiums dieser Krankheit, in welchem die Bildung jungen Bindegewebes an der Retinaoberfläche vor sich geht, während Blutungen im Stadium der Schrumpfung (Sklerose) nur eine Ausnahme bilden.

Das Glaukom ist, gleich der Hämorrhagie, bloß eine eventuelle, nicht aber notwendige Komplikation der Retinitis proliferans und dessen Auftreten vervollständigt nicht, sondern trübt bloß das Bild dieser Retinitis. Die Ursache seiner Entstehung ist bei der gegenwärtigen Unkenntnis über das Wesen des Glaukoms nicht leicht zu erklären, doch scheint mir, daß sie in der cicatrisanten Umgestaltung der Gewebe in den hinteren Lymphwegen und in tiefer Alteration, namentlich des venösen Blutkreislaufs, die sie begleitet, zu suchen ist.

Nachdem wir also bei der typischen Form der Retinitis proliferans diese beiden Komplikationen (Hämorrhagien und Glaukom) ausgeschlossen haben, bleibt als ihr klinisches und anatomisches Substrat bloß die Bindegewebsneubildung, die von der Papille oder ihrer Nähe ausgehend, jenes charakteristische Aussehen des Augengrundes bedingt, das, einmal gesehen, niemals vergessen werden kann.

Ich glaube über die sonderbare Hypothese SCHULTZES, daß das Aussehen des Augengrundes bei Retinitis proliferans vom Fibrin des an der Retinaoberfläche coagulierten Blutes abhänge, nicht einmal diskutieren zu müssen, denn sie findet keinerlei Begründung weder im klinischen Verlauf der Krankheit, noch im ophthalmoskopischen Bilde, noch im histologischen Befunde.

Was ist also die Ursache dieser eigenartigen Bindegewebsproliferation, wenn Hämorrhagie und Glaukom bloß ihre Folgen sind? Viele Autoren glaubten, sie in einer Allgemeinerkrankung — Syphilis, Arteriosklerosis usw. — zu finden, von der ihr Patient zufällig befallen war. — Doch wenn solch eine vage Erklärung in Ermangelung ernster histologischer Untersuchungen befriedigen konnte, so ist dies heute nicht mehr möglich, nachdem ich in meinem Falle eine bloß auf den rechten Augapfel beschränkte und von diesem aufs hintere Segment sich erstreckende Alteration nachgewiesen habe. — Der linke Augapfel war gesund; keine oder nur belanglose Veränderungen im vorderen Segment desselben rechten Auges, im vorderen Teil der Retina, im retrobulbären Segment des Optikus waren zu finden. Eine Allgemeinerkrankung aber (Syphilis, Arteriosklerosis usw.) müßte, statt sich auf einen Teil des Globus zu beschränken, beide Augen erfassen und sich überdies in Form von Endoarteritis und nicht einer Perivasculitis manifestieren. Dies schließt jedoch nicht aus, daß letztere bei Retinitis proliferans durch Prädisposition zu Arteriosklerose begünstigt werde.

Der Gesamtbefund spricht klar zugunsten eines ätiologischen Moments, das im Augapfel selbst seinen Sitz hat. Die Perivasculitis, das hervorstechendste Merkmal, manifestiert sich am intensivsten an den Gefäßästen, die an der Papille verlaufen und erfaßt auch deren Hüllen in einer Weise, daß sie sogar zur vollständigen Obliteration der Gefäße führt. Rings um die Gefäße bilden sich beträchtliche fibrinöse Bündel, diejenigen, welche im ophthalmoskopischen Bilde als perlweiße Streifen auffallen.

Die zutreffendste Reaktion ist die von van Gieson, denn mit Hilfe derselben ist es möglich, den neugebildeten Bindegewebsteil von dem Retinagewebe so genau zu unterscheiden, daß selbst histologischer Untersuchungen Unkundige auf den ersten Blick die Ausdehnung und Bedeutung der Bindegewebsproliferation würdigen können. — Das Gewebe der Retina ist bei der perivaskulären Proliferation nicht passiv geblieben, es zeigt im Reaktionswege eine beträchtliche Vermehrung des Neurilems, das an vielen Stellen alle Retinaschichten ersetzt, mit Ausnahme der äußeren Körnerschichten. — Handelt es sich nun um einen aktiven Proliferationsprozeß oder um eine chronische, interstitielle Retinitis, die derselben Ursache zuzuschreiben ist, welche die Perivasculitis bedingte?

Es besteht kein perfekter Parallelismus zwischen der Bindegewebsneubildung und der Sklerose des Neurilems (Gliosis); beide zeigen eine gewisse Unabhängigkeit, wobei im allgemeinen die Proliferation des Neurilems bedeutender ist an den zwischen den schrumpfenden Streifen eingelagerten Stellen.

In den vorgeschrittenen Stadien der Retinaerkrankung sind in meinem Falle nicht leicht die initialen Zeichen der Neurilemproliferation zu beobachten, da wir es nunmehr mit der finalen Phase, mit Sklerose zu tun haben. Dessenungeachtet ergibt sich aus dem Gesamtstudium desselben und den daraus resultierenden Erwägungen, daß die auf die Adventitia der Gefäße und auf das Retinagerüste einwirkende, entzündliche Ursache lokal und imstande sein müsse ihre Wirkung hauptsächlich auf das hintere Segment des Augapfels zu üben. Es handelt sich um eine lokale Reizung, deren Wirkung vornehmlich an der Papille zur Geltung gelangt. — Diese reizende Ursache (Toxin, chemische Substanz) hat sehr wahrscheinlich ihren Sitz im Glaskörper und der Grund, weshalb die Alterationen an der Papille und an den Gefäßen beträchtlicher sind, ist in der anatomischen Disposition der papillären Gefäße zum Kristallkörper zu suchen. — An der Papille, im Punkte wo die zentralen Gefäße sich teilen, ist die Adventitia der Einwirkung der im Kristallkörper aufgelösten Substanzen direkt ausgesetzt, weil sie daselbst vom Neurilemgewebe nicht bedeckt ist, das gegen entzündliche Agentien widerstandsfähiger ist. — Meine Hypothese gründet sich nicht auf einfach spekulative Erörterungen, sondern auf genaue Untersuchung vieler Augen, an denen ich die Anzeichen einer auf das perivasculäre Gewebe der Papille circumskripten Alteration, infolge von derselben innewohnenden Ursachen, nachweisen konnte.

Ohne mich in dieser Hinsicht in weitere Erörterungen zu ergehen, mögen diesbezüglich folgende zwei, von mir beobachtete Fälle genügen: Der eine betrifft einen Mann, dem ich wegen melanotischen Sarkoms der Ciliar-Irisgegend das Auge exstirpierte. Das Sarkom rief in seinem nicht kurzen Verlaufe sekundäres Glaukom mit Okklusion der Pupille hervor und waren längs der Zonulafasern zahlreiche, neoplastische Elemente nachzuweisen, die denselben nach Art von Inkrustationen adhärierten. In der Papillenexkavation beobachtete ich dieselben Elemente und eine frische Bindegewebsproliferation, die sich auf die Adventitia der Gefäße erstreckte.

Der andere Fall betrifft ein Auge, an dem sich wegen incisierenden Tumors eine Retinaablösung entwickelt hat. An keiner Stelle der Augenmembranen ist Bindegewebsneubildung zu konstatieren, mit Ausnahme der Papille, wo die enorme, physiologische Exkavation von

20*

Bindegewebsproliferation perivaskulären Ursprungs ausgefüllt erscheint (Fig. 4). Diese Tatsachen dürfen uns keineswegs überraschen, wenn wir daran denken, daß bis zum $6^1/_2$ Monat des fötalen Lebens im Zentrum der Papille ein starkes Gefäß existiert und sich in den Glaskörper erstreckt, welches mit Adventitiascheide und kräftiger Wandung versehen ist. Und wenn hiervon nach der Geburt mittels ophthalmoskopischer Untersuchung keine Spur mehr zu finden ist, will dies nicht besagen, daß das Bindegewebe vollständig verschwunden sei, denn die Adventitia der zentralen Gefäße bleibt in direktem Kontakt mit dem Glaskörper, von dem sie nur durch die zarte Hyaloidea getrennt ist.

Geben wir aber die Möglichkeit einer chemischen Alteration im Glaskörper zu, deren Produkt eine Bindegewebsproliferation hervorzurufen imstande sei, so ist es evident, daß diese ihren Anfang und ihre größte Entwickelung in der Optikuspapille oder genauer gesagt in der Adventitia ihrer zentralen Gefäße haben müsse.

Aus meinen bisherigen Untersuchungen ergeben sich demnach folgende Schlüsse:

1. Das eigentümliche Aussehen des Augengrundes bei der Manzschen Retinitis ist zweifellos bedingt durch ein neugebildetes, fibröses Gewebe, das die innere Retinaoberfläche in Gestalt von mehr oder weniger vorspringenden Strängen durchzieht, welche sich mitunter in das Innere des Glaskörpers in Form von knotigen oder membranösen Fortsätzen erstrecken..

2. Am bedeutendsten entwickelt sich die Gewebsneubildung in der Optikuspapille und ausschließlich ringsum die zentralen Gefäße und begleitet auch ihre hauptsächlichen Verästelungen. Diesem Umstande ist das eigentümliche, charakteristische Aussehen des Augengrundes zuzuschreiben, wie wir es bei dieser Retinitis vorfinden.

3. Das neugebildete Gewebe ist infraretinal, nimmt die Schichte der Optikusfasern und der Ganglienzellen ein und ist von der inneren Grenzschichte bedeckt. Diese Tatsache genügt, um diese Bindegewebsneubildung von Bindegewebsmembranen zu differenzieren, welche der Retina aufliegen und sich zufolge entzündlicher Prozesse des präretinalen Glaskörpers (Thrombose, Hämorrhagien usw.) entwickeln.

4. Die zentralen Gefäße der Papille und der Retina sind hochgradig sklerosiert und an vielen Stellen ihrer Lichtung baar, während im äquatorialen Teil der Retina und im Optikusstamm die Veränderungen weit geringer und in abnehmendem Verhältnisse zutage

treten, je mehr die beobachteten Gewebe von der Optikuspapille entfernt sind.

5. In der Retinamasse existieren zahlreiche, neugebildete Gefäßchen, namentlich unter dem neugebildeten fibrösen Gewebe.

6. Die Retina zeigt hochgradige Hypertrophie der Stützfasern, Proliferation des Neurilems und Atrophie der Nervenelemente, demnach jene sklerosierenden Alterationen der Retina, die heute als Gliosis bezeichnet werden. Diese Alteration beobachtet man sowohl an der unter den neugebildeten Strängen gelegenen Retina, als auch an der zwischen den Strängen situierten Retina.

7. Die Chorioidea manifestiert nur bedeutungslose Veränderungen atrophischer Natur; sie nimmt an den Vorgängen in der Retina keinen direkten Teil, unterliegt aber deren Folgen.

8. Im Glaskörper, im äquatorialen Teil der Retina und im vorderen Augapfelsegment sind keine Veränderungen hervorzuheben.

9. Die endokulären Hämorrhagien und das Glaukom sind sekundäre Erscheinungen, welche die MANZsche Retinitis komplizieren, doch nicht kompletieren.

10. Diese Retinitis ist eine lokale Erkrankung des Auges und hängt weder von Arteriosklerose noch von Dyskrasien ab, die ihre Entwickelung wohl fördern, doch sie nicht verursachen können.

11. Die Ätiologie der MANZschen Retinitis ist mit großer Wahrscheinlichkeit in der Gegenwart reizender Substanzen (chemische, toxische) im Glaskörper zu suchen, die vornehmlich auf die Adventitia der Papillengefäße einwirken.

12. Die MANZsche Retinitis verdient den Namen Retinitis proliferans.

Literaturverzeichnis.

1. MANZ, Retinitis proliferans. Arch. f. Ophth. Bd. XXII. S. 229.
2. LEBER, Spontane Bindegewebsbildung in der Netzhaut und im Glaskörper. GRAEFE-SAEMISCH, Handb. 1877. Bd. II. S. 665.
3. MANZ, Anatomische Untersuchung eines Retinitis proliferans behafteten Auges. Arch. f. Ophth. XXVII. Heft 2.
4. PERINOFF, Retinitis interstitialis hyperplastica. Berichte der Med. Gesellsch. von Kaukas. 1881. S. 105.
5. ALEXANDER, Syphilis und Auge. Wiesbaden 1888. I. S. 88.
6. MANNHARDT, Zum Kapitel der Netzhautblutungen. Jahrb. d. Hamburger Staats-Kranken-Anstalten. 1889. I.

7. SCHLEICH, Ein Beitrag z. d. Entstehung d. spontanen Bindegewebsbildung in der Netzhaut und im Glaskörper. Retinitis proliferans. Klin. Monatsb. f. Augenheilkunde. 1890. S. 63.

8. PRÖBSTING, Ein Fall v. Retinitis proliferans. Klin. Monatsb. f. Augenheilkunde. 1890. S. 73.

9. SPEISER, Zur Kasuistik d. Retinitis proliferans. Beiträge z. Augenheilkunde. Basel, SCHWABE 1891.

10. MARTINET, Ein Fall von Retinitis proliferans. Deutsche med. Wochenschrift. 1891. S. 329.

11. SCHULTZE, Beitrag z. Entstehung der Retinitis proliferans. Arch. f. Augenheilkunde. XXV. S. 293.

12. v. HIPPEL, Ein Fall von Retinitis proliferans. Klin. Monatsb. f. Augenheilkunde. XXX. S. 370.

13. GOLDZIEHER, Zur Pathologie der Retinitis proliferans. Med. Gesellsch. von Budapest, 5. Nov. 1892 und Wiener med. Woch. 1893. Heft I. S. 19.

14. CHODIN, Zur Frage von den rezidivierenden gemeinen Glaskörperblutungen und von der Entwicklung festen Bindegewebs im Glaskörper und in der Netzhaut. Westnik Ophth. XI. S. 1 u. 200.

15. AXENFELD, Netzhautrupturen bei einem Falle v. Bindegewebsneubildung im Glaskörper und in der Retina (Retinitis proliferans). Arch. f. Augenheilkunde. XXVI. S. 229.

16. GOLDZIEHER, Beitrag z. Pathologie der Retinitis proliferans. Arch. f. Augenheilkunde. XXIX. S. 60.

17. FÜNFSTÜCK, Über Entstehung d. Retinitis proliferans. Inaug.-Diss. Freiburg 1897.

18. WEEKS, Retinitis proliferans. Trans. of the American oph. Society.

19. GUILBAUD, La rétinite proliferante. Thèse de Paris 1897.

20. MARKOW, Hyalite striata et Retinitis proliferans. Westnik ophth. XIV. S. 493.

21. MICHEL, Anatomie pathologique de la rétine. Annales d'oculistique. CXVIII. S. 302.

22. ABAGABOFF, Notice sur une lésion anatomo-pathologique. Arch. d'ophth. XVIII. S. 217.

23. FISHER, Retinitis proliferans. Trans. ophth. Society. XVIII. S. 150.

24. FLEMMING, P., A case of Retinitis proliferans in which the eye was examinated after death. Trans. ophth. Society. XVIII. S. 154.

25. ROLLET, Les rétinites syphilitiques. Lyon méd 1898. Nr. 25. S. 249.

26. GOLDZIEHER, Über einen bisher noch nicht bekannten Augenspiegelbefund (Degeneratio fibromatosa interstitialis retinae). Pester med. chir. Presse, 1898, Nr. 29 und Centralbl. f. pr. Augenheilkunde. XXIII. S. 65.

27. MAKLAKOW, Nochmals über Retinitis proliferans. Sitzb. vom Moskauer Ophth. Verein 1898.

28. FEHR, Zur Kenntnis der Retinitis proliferans. Centralbl. f. pr. Augenheilkunde. XXIV. S. 193.

29. BALLABAN, Beitrag zur Kenntnis der Erkrankungen des Glaskörpers. Wien. med. Wochenschrift. 42—45.

30. PURTSCHER, Beitrag zur Kenntnis der spontanen Bindegewebsbildung in Netzhaut und Glaskörper (Retinitis proliferans) nebst einem Überblick auf die Ätiologie des hämorrhagischen Glaukoms. Arch. f. Augenheilkunde. XXXIII. Ergänzungsheft. S. 1.

Über Augenverletzungen des Kindes bei der Geburt.

Von

Dr. **Bruno Wolff**,
Frauenarzt in Berlin.

Die Geburtsverletzungen des kindlichen Auges haben in der ophthalmologischen Literatur neuerdings mehrfach eine eingehende Berücksichtigung erfahren:

BLOCH[1] fand unter mehr als 116 000 Kranken der HIRSCHBERGschen Augenheilanstalt, die in den Jahren 1869—1890 zur Behandlung kamen, 31 Fälle von angeborener Abducenslähmung, von denen bei dreien die Lähmung nachweislich erst während der Geburt durch die Zange entstanden war. Im Anschluß an die Mitteilung dieser drei Beobachtungen hat BLOCH wohl als erster die bei der Entbindung vorkommenden Augenverletzungen im Zusammenhang genauer erörtert. In der Folgezeit haben dann SCHMIDT-RIMPLER[2] TRUC,[3] PRAUN,[4] SIDLER-HUGUENIN,[5] sowie THOMSON und BUCHANAN[6] dem Gegenstande ausführliche Besprechungen gewidmet.

---

[1] BLOCH, Abducenslähmung durch Zangengewalt, nebst einem Anhang über Augenverletzungen aus gleicher Ursache. Centralbl. f. prakt. Augenheilk. 1891.

[2] SCHMIDT-RIMPLER, Die Erkrankungen des Auges im Zusammenhang mit anderen Krankheiten. In NOTHNAGELS Spez. Pathol. und Therap. Bd. XXI. S. 526. 1898.

[3] TRUC, Lésions obstétricales de l'oeil et ses annexes. Annales d'oculistique. Tome CXIX. 1898.

[4] PRAUN, Die Verletzungen des Auges. Wiesbaden 1899.

[5] SIDLER-HUGUENIN, Beitr. z. Kenntnis der Geburtsverletzungen des Auges. Correspondenzblatt f. Schweizer Ärzte. 1903.

[6] THOMSON und BUCHANAN, A clinical and pathological account of some of the injuries of the eye of the child during labour. Transact. of the ophthalmological society of the united kingdom. London 1903. Vol. XXIII.

In neuerer Zeit wurde durch einige spezielle Umstände das ophthalmologische Interesse an derartigen Augenverletzungen besonders erhöht:

Ophthalmoskopische und mikroskopische Untersuchungen, die KÖNIGSTEIN,[1] SCHLEICH,[2] BJERRUM,[3] NAUMOFF,[4] v. HIPPEL,[5] MONTALCINI,[6] WINTERSTEINER[7] und PAUL[8] bei einer Reihe von Neugeborenen vornahmen, ergaben nämlich, daß sich mit überraschender Häufigkeit bei Neugeborenen retinale Blutungen und andere Veränderungen des Augenhintergrundes finden.

Gestützt auf dieses Resultat haben NAUMOFF,[9] v. HIPPEL,[10] MONTALCINI,[11] DE WECKER[12] sowie THOMSON und BUCHANAN[13] die Ansicht ausgesprochen, daß als Folge dieser und anderer kleiner, zunächst häufig unbemerkt bleibender, durch den Geburtsakt hervorgerufener Augenveränderungen dauernde schwere Störungen — wie Amblyopien, Strabismus und Ptosis — eintreten können und daß somit manche sogenannten kongenitalen Augenerkrankungen ihre Ursache nicht in einer fehlerhaften Anlage des Auges, sondern in den Vorgängen des Geburtsverlaufes haben. —

Während die Ophthalmologen ihr Interesse an den Augenverletzungen der Neugeborenen lebhaft betätigten, ist der Gegenstand von den Geburtshelfern, bezw. vom speziell geburtshilflichen

[1] KÖNIGSTEIN, Untersuchungen an den Augen neugeborener Kinder. Wiener med. Jahrb. 1881.

[2] SCHLEICH, Die Augen 150 neugeborener Kinder, ophthalmoskopisch untersucht. Mitteil. aus d. ophthalmiatr. Klinik in Tübingen. 1884. Zitiert nach NAUMOFF.

[3] BJERRUM, Internat. Kongreß zu Kopenhagen. 1884. Zit. nach NAUMOFF.

[4] NAUMOFF, Über einige pathol. Veränderungen im Augenhintergrund bei Neugeborenen., v. GRAEFES Arch. f. Ophthalm. 1890. Bd. XXXVI.

[5] v. HIPPEL, Pathol. anatom. Befunde am Auge des Neugeborenen. v. GRAEFES Arch. f Ophthalmol. 1898. Bd. XLV.

[6] MONTALCINI, Di una interessante lesione retinica in occhi dei neonati e della sua eziologia studiata spezialmente sotto il punto di vista ostetrica. Riv. di ost. e gin. e ped. 1897. Zitiert nach FROMMELS Jahresb. 1897.

[7] WINTERSTEINER, Beitr. z. Kenntn. d. Geburtsverl. des Auges. Zeitschr. f. Augenheilkunde. 1899.

[8] PAUL, Über einige Augenspiegelbefunde bei Neugeborenen. Inaug.-Diss. Halle 1900; zitiert nach FROMMELS Jahresb. 1901.

[9] NAUMOFF a. a. O.

[10] v. HIPPEL a. a. O.

[11] MONTALCINI a. a. O.

[12] DE WECKER, Les lésions oculaires obstétricales. Annales d'oculistique. Tome CXVI. 1896. p. 40.

[13] THOMSON and BUCHANAN a. a. O.

Standpunkt aus, bisher nur sehr wenig diskutiert worden. In den geburtshilflichen Lehrbüchern wird das Vorkommen dieser oder jener Augenverletzungen zwar kurz vermerkt; — insbesondere hat in PETER MÜLLERS Handbuch der Geburtshilfe KÜSTNER[1] gelegentlich seiner Bearbeitung der „Verletzungen des Kindes bei der Geburt" auch mehrfach Traumen des Auges erwähnt; — eine spezielle zusammenfassende und eingehende geburtshilfliche Erörterung des Themas aber habe ich nirgends gefunden.

Dementsprechend ist auch die gerade den Geburtshelfer speziell interessierende Seite der Frage noch sehr wenig geklärt. CRAMER, der bei seinen bemerkenswerten Untersuchungen über den „Argentumkatarrh des Neugeborenen" darauf hinweist,[2] daß die Augen der Kinder durch den Geburtsakt sehr häufig verändert werden, sagt mit Recht,[3] daß die Geburtshelfer eine genügende Erklärung für das Zustandekommen der Augenverletzungen der Neugeborenen „bisher vielfach schuldig geblieben sind." —

Zweifellos aber verdienen eine Reihe von Fragen, die sich an die Beobachtung solcher Traumen anknüpfen, ein sehr erhebliches praktisch-geburtshilfliches Interesse: Hierher gehört zunächst die Frage nach der Häufigkeit dieser Verletzungen im allgemeinen sowie bei den einzelnen Entbindungsarten im besonderen, ferner die Frage, durch welche Momente, sei es bei spontan verlaufenden Geburten, sei es bei operativen Eingriffen, solche Traumen entstehen und auf welche Weise sie sich möglichst vermeiden lassen, schließlich die Frage, welche Verantwortung etwa den Arzt, dem ein solches Ereignis begegnet, trifft. —

Das bisher vorliegende Material an diesbezüglichen Beobachtungen reicht zwar nicht aus, um alle diese Fragen in vollbefriedigender Weise zu beantworten, insbesondere deshalb nicht, weil bei den mitgeteilten Fällen die Angaben über den Geburtsverlauf vielfach nur sehr ungenau sind. Bei der Wichtigkeit des Gegenstandes glaube ich aber, daß es jedenfalls an der Zeit ist, das bisher vorhandene, immerhin schon recht reichliche Material zu sichten, die vorläufigen Resultate zu überblicken und hierdurch vielleicht zu ferneren, den Gegenstand weiter aufklärenden Mitteilungen anzuregen.

---

[1] KÜSTNER in PETER MÜLLERS Handbuch d. Geburtsh. 1889. Bd. III.

[2] CRAMER, Der Argentumkatarrh des Neugeborenen. Arch. f. Gynäk. 1899. Bd. LIX.

[3] CRAMER, Geburtshilfl. Verletzung des kindlichen Auges. Centralbl. f. Gynäk. 1899.

Ich will nun im folgenden zunächst vier Fälle von Augenverletzungen der Neugeborenen berichten, die ich unter 581 in den Jahren 1892 bis 1902 in der geburtshilflichen Poliklinik der Charité bei engem Becken behandelten Geburten verzeichnet fand.[1]

Alsdann will ich eine — soweit die mir zugängliche Literatur dies zuließ — möglichst vollständige tabellarische Übersicht über die in der Literatur enthaltene Kasuistik der Augenverletzungen Neugeborener geben, indem ich dabei ganz besonders die bei den einzelnen Beobachtungen über den Geburtsverlauf gemachten Angaben berücksichtige.

Schließlich werde ich versuchen, die soeben aufgeworfenen, in praktisch-geburtshilflicher Beziehung wichtigen Fragen an der Hand des zusammengestellten Materials zu erörtern. —

Die unter den soeben erwähnten 581 Geburten bei engem Becken verzeichneten 4 Fälle von Augenverletzungen waren die folgenden:

1. Fall. W. (Polikl. Journ.-Nr. 6, Jahrg. 1895/96): 31 jährige III-para. Allgemein verengtes Becken: Spinae 24, Cristae 26 1/2, Trochant. 29, Conj. ext. 16 1/2, Conj. diag. 10 cm.

II. Schädellage. 30 Stunden nach dem Blasensprung ist der Kopf etwa mit 1/3 Segment durch den Beckeneingang getreten. Es besteht blutiger Urin, Ödem der Labien. Temp. 36,5°, Puls 134. — Muttermund kleinhandtellergroß.

Hohe Achsenzugzange.

Tief asphyktischer Knabe mit Exophthalmos, wiederbelebt, stirbt noch am selbigen Tage, nachdem Blutungen aus Mund und Nase aufgetreten sind.

Wochenbett: Am 5. Tage Temp. 38,8°. Puls 120. — Verlauf im übrigen normal.

2. Fall. K. (Polikl. Journ.-Nr. 691, Jahrg. 1895/96): 30 jährige I. para. Rachitisch plattes Becken: Spinae 26, Cristae 27, Conj. ext. 18, Conj. diag. 9 1/2—9 cm.

Am 15. Dezember springt die Blase. Erst am 22. Dezember wird ärztliche Hilfe zugezogen. — 11 Uhr vormittags: Temp. 37,4°. Puls 120. Kindl. Herztöne nicht mit Sicherheit vom mütterlichen Puls zu unterscheiden, wahrscheinlich vorhanden. Muttermund bis auf einen etwa fingerdicken,

[1] Über dieses Material an Geburten bei engem Becken habe ich in geburtshilflich-therapeutischer Hinsicht an anderer Stelle ausführlich berichtet. (Siehe Bruno Wolff, Beitr. z. Lehre von der Wend. u. Extr. beim engen Becken. Arch. f. Gyn. 1901. Bd. LXII. — Weiterer Beitr. z. Therapie der Geburt beim engen Becken. Arch. f. Gyn. 1902. Bd. LXIX. — Über die prophylaktische Wendung. Berl. Klinik. 1904. Oktoberheft.)

rigiden Saum erweitert. — 1. Schädellage. Kopf mit einem kleinen Segment im Beckeneingang, Pfeilnaht quer verlaufend; links die kleine Fontanelle. Starke Kopfgeschwulst. Promontorium mit gekrümmtem und bei Zurückdrängen des Kopfes mit gradem Finger noch zu erreichen. — Aus der Vagina kommen stinkende, eiterähnliche Massen.

Incisionen in dem Muttermund. Hohe Zange, quer angelegt. Sehr schwierige Extraktion.

Dammincision.

Toter, reifer, etwas großer Knabe. — Dammnaht.

Wochenbettverlauf: Leichte Temperatursteigerungen in den ersten Tagen, später normal.

Sektion des Kindes ergibt: Blutig seröse Kopfgeschwulst. Aus der linken Orbita fließt Blut hervor. Linkes Scheitelbein stark abgeplattet und unter das rechte verschoben. Über fast die ganze linke Hälfte des Stirnbeins zur Orbita hin verlaufender Riß. Nach Eröffnung des Schädels zeigen sich reichliche Blutgerinnsel in den hinteren und mittleren sowie in der linken vorderen Schädelgrube. Beide Orbitaldächer frakturiert. —

3. Fall. T. (Polikl. Journ.-Nr. 244, Jahrg. 1898/99): 20 jährige I-para. Allgemein verengtes Becken: Spinae $23^1/_2$, Cristae 26, Trochant. 30, Conj. ext. $17^1/_2$ cm.

I. Schädellage. ca. 11 Stunden nach dem Blasensprung ist der Muttermund vollständig erweitert. Der Kopf steht etwa in der Beckenweite. Temp. 38,2°. Puls 120. Ein Privatarzt hatte bereits vergebliche Zangenversuche vorgenommen. — Der Kopf wird nunmehr mit der Zange extrahiert. Dammriß 1. Grades. Dammnaht.

Lebender, 53 cm langer Knabe. Zangenmarke an Stirn und Auge. Facialis- und Plexus brachialis-Lähmung.

Wochenbett: An den beiden ersten Tagen Temperatursteigerung bis 38,3°; dann normaler Verlauf.

4. Fall. K. (Journ.-Nr. 491, Jahrg. 1898/99):[1] Rachitisch plattes Becken: Spinae 28, Cristae 29, Conj. ext. 18, Conj. diag. ca. 11 cm. Die ersten drei Geburten verliefen angeblich normal.

31 jährige IV-para, 1. Schädellage. 20 Stunden nach dem Blasensprung: Unteres Uterinsegment auf Druck schmerzhaft. Kontraktionsring. Blutiger Urin. Pat. hat seit 2 Tagen heftige Schmerzen im linken Bein.

Kindliche Herztöne 176. Kopf im Beckeneingang. Promontorium mit gekrümmtem Finger zu erreichen.

---

[1] Der Fall ist identisch mit dem von mir im Arch. f. Gynäk. Bd. LXIX S. 261 veröffentlichten.

Hohe Zange.

Atonische Nachblutung. Manuelle Placentarlösung. Leicht asphyktisches, wiederbelebtes Kind.

Wochenbett: Nach der Entbindung entwickelte sich bei der Mutter eine Neuritis im linken Bein und eine linksseitige parametritische Resistenz. Fieber. Aufnahme in die Klinik; dort baldige Entfieberung und allmähliche Genesung.

Eine am 12. Mai 1902 vorgenommene Nachuntersuchung ergab: Das Bein ist vollkommen wiederhergestellt; jedoch klagt die Patientin seit der Entbindung über Unterleibsbeschwerden. Damm intact. Portio dick. Uterus anteflektiert, etwas dick und derb. Hinteres Scheidengewölbe resistent. Narbiger Strang im rechten und im linken Parametrium. Hängebauch. Diagnose: Parametritis chronica. —

Das Kind erkrankte bald nach der Geburt an Krämpfen. Am dritten Tage wurde es in die Säuglingsabteilung der Charité aufgenommen.

Herr Privatdozent Dr. Finkelstein, der den Fall dort beobachtete, hat die Krankengeschichte des Kindes in einer Arbeit über, „die durch Geburtstraumen hervorgerufenen Krankheiten des Säuglings“[1] ausführlich berichtet.

Ich hebe aus der von Finkelstein gegebenen Schilderung des Falles folgendes hervor: „Bei der Aufnahme Koma, leichte Parese und spastische Erscheinungen in den Extremitäten, rechts mehr als links. Deviation der Zungenspitze nach rechts. Linksseitige Facialisparalyse, schwere Spuren der Zangenlöffel, die im schrägen Durchmesser gelegen haben; der linke Bulbus ist zerquetscht. Vor dem linken Ohre ausgedehnte Suffusion, ebenso auf dem rechten Parietale. Nichts von Fissur oder Infraktion sichtbar. Häufig eigenartige Krämpfe, beginnend mit rhythmischen, saugartigen Bewegungen der Zunge und des Oberkiefers, hierauf rhythmische Zuckungen der Extremitäten, erst rechts, später beiderseits und ruckartige Seitenbewegungen des rechten Bulbus, zum Schlusse des Anfalls ca. 1 Minute lange athetoseartige Bewegung der Arme. Bauchreflexe fehlen, starker Ikterus, im Urin Eiweiß, Blut, Gallenfarbstoff. Im Verlauf Abklingen der Erscheinungen, mehrfach Fiebersteigerungen bis 40°, Erholung, vom fünften Lebenstag ab keine Konvulsionen, 3 Wochen alt scheinbar völlig hergestellt entlassen, alle Lähmungen und Reizerscheinungen geschwunden.“ Der Fall wurde aufgefaßt „als peripherische linksseitige Facialislähmung, kombiniert mit Meningealblutung über der linken Hemisphäre. Ikterus und Fieber wahrscheinlich durch Resorption des Extravasates bedingt.“ — Auf dem verletzten Auge soll Hornhauttrübung bestehen geblieben sein. — Spätere Nachfrage über das Kind ergab, wie Finkelstein berichtet, „daß die Besserung eine trügerische war. Nach der Entlassung stellten sich sehr bald maximale Flexionskontrakturen

---

[1] Finkelstein, Berliner Klin. Heft 168. Juni 1902. S. 7, 8 und 11.

aller 4 Extremitäten, Opisthotonus und Zwangshaltung des Kopfes mit über der rechten Schulter stehendem Kinne ein. Dabei wahrscheinlich Idiotie. Tod im 3. Monat. Keine Sektion."

Ich gebe nunmehr die tabellarische Übersicht über das von mir in der Literatur aufgefundene Material an Geburtsverletzungen des Auges[1] (unter Einschluß der vier soeben mitgeteilten Fälle).

Bei der Zusammenstellung der Beobachtungen habe ich folgende Einteilung befolgt:

I. Geburten, die mit nachfolgendem Kopfe verliefen.

Wendung, primäre Beckenendlagen.

II. Geburten, die mit vorangehendem Kopfe verliefen.

A. Spontan verlaufene Entbindungen.

Gewöhnliche Schädellagen, Schädellagen mit Armvorfall, Vorderhauptslage, Gesichtslagen, Stirnlagen.

B. Zangenentbindungen.

a) Hohe Zangen.

b) Zangen, ohne nähere Angabe, ob der Kopf noch im Beckeneingang oder schon tiefer stand.

Schädellagen. Stirnlage. Gesichtslage.

c) Zangen bei im Becken stehenden Kopf.

III. Fälle, in denen Angaben über den Geburtsverlauf nicht vorliegen.

In jeder dieser einzelnen Rubriken sind, soweit sich dies durchführen ließ, die Fälle nach der Art der Augenverletzungen geordnet. Fälle, in denen die Augenverletzungen bei der Kraniotomie, als Teilerscheinung der bei der Perforation oder Kranioklasie gesetzten Traumen, zustande kamen, habe ich nicht mit berücksichtigt.[2]

---

[1] „Geburtsverletzungen im engeren Sinne des Wortes" (siehe unten S. 313).

[2] Vereinzelte Fälle, in denen es sich um Kraniotomien handelte, sind in den Mitteilungen über Geburtstraumen des Auges von Thomson und Buchanan (a. a. O.) und von Mizuno (Medizin. Gesellschaft in Tokio, Sitzung vom 20. Jan. 1904, refer. in Deutsche med. Wochenschr. 1904 Nr. 43) mit berichtet.

I. Geburten, die mit nachfolgendem Kopfe verliefen.

Autor	Literaturangabe	Befund am Kinde	Geburtshilfliche Angaben
Danyan	Über die Schädelbrüche beim Fötus, welche bisweilen als Folge natürl. Geburten beobachtet werden. Journ. de Chir. par Malgaigne. 1843. Zit. nach Schmidts Jahrb. 1844. Bd. XLII. S. 313.	Bluterguß unter der Kopfschwarte. Fraktur am r. Augenhöhlengewölbe. Augenlider gedunsen, violett.	Wendung. Conj. vera nur 3″ 2‴. D. hält das Zustandekommen der Verletzung für unabhängig von dem Vorgange der Extraktion, da die Entwickelung des Kopfes leicht und ohne Schwierigkeit geschah.
Dittrich	Über die mit der Geburt im Zusammenh. stehenden Eindrücke und Verletzungen des kindl. Schädels usw. Wien. Klin. Wochenschr. 1892.	Depression des linken Scheitelbeins. Unterhalb der Mitte der l. Kranznaht sowie über dem Schleifenbeinnahtrand ein penetrierender Knochensprung. Knochensprung im l. Orbitaldach.	Totgeb. Kind, Steißlage (nach Angabe der Mutter). Ein Arzt wurde erst geholt, als der Hebamme die Entwickelung des Kopfes nicht gelang.
v. Hofmann	Lehrbuch d. gerichtl. Medizin. 9. Aufl. Bearb. von Kolisko. 1902. S. 830.	Fraktur des r. Oberarms. „Suffundierte Fissuren beider Orbitaldächer.“	Steißlage („ohne Zange“).

II. Geburten, die mit vorangehendem Kopfe verliefen.

A. Spontan verlaufene Entbindungen.

Autor	Literaturangabe	Befund am Kinde	Geburtshilfliche Angaben
Hofmann	2 Fälle von Exophthalmos. Monatsschr. f. Geburtsh. Bd. IV. 1854.	Ausgetragenes kräftiges Kind. Der r. herausgerissene Augapfel sitzt, in etwas losem Zellgewebe und an dem noch nicht ganz durchgerissenen M. rectus inf. hängend, mitten auf der rechten Backe.	Zweite Entbindung (erstes Kind: Siebenmonatskind). Vollkommen spontane Geburt in 1. Schädellage. Während der Geburt bekam die Patientin „5 halbskrupelige Pulver aus Secale cornutum“. — Die dritte Entb. derselben Frau siehe unten unter den Zangenentbindungen (ders. Autor). Nach einer vierten Entbindung starb die Frau. Die Sektion ergab: Entfernung der Trochant. 11″, Crist. $10\frac{1}{2}$″, Spinae 8″, Conj. 3″. Querdurchmesser $4\frac{3}{4}$″. — Das Promontor. stand stark hervor und war scharf gerandet. Am ganzen Becken keine Verunstaltung, kein Knochenvors oder ähnliches.

SIDLER-HUGUENIN	Beitr. zur Kenntn. der Geburtsverl. des Auges. Correspondenzbl. f. Schweizer Ärzte. 1903.	Gleich nach der Geburt wird vollständige rechtsseitige Facialislähmung bemerkt. Lagophthalmos. Nach 3 Wochen Hornhautgeschwür infolge des mangelhaften Lidschlusses.	I-para. Spontane, völlig normale Geburt. Normales Becken. III./II. Schädellage.
GROENINGEN	Charité-Annalen 1887. Jahresb. der geburtsh. Klinik pro 1885.	Lähmung der Stirn-, Augen-, Mund- und Nasenäste des r. Facialis.	I. Schädellage. Spontane Geburt. „Ein Grund hat sich für das seltene Vorkommnis bei spontaner Geburt nicht auffinden lassen."
SIDLER-HUGUENIN	A. a. O.	4 Fälle von angeborener Augenmuskellähmung, und zwar hatten 3 Patienten eine totale Abducenslähmung. Bei einem Patienten waren die Heber und Senker des l. Auges gelähmt.	In allen 4 Fällen konnte ermittelt werden, daß die Geburt sehr langsam, aber ohne Kunsthilfe verlief.
THOMSON und BUCHANAN	A clinical and patholog. account of some of the injuries of the eye of the child during labour. Transact. of the ophthalm. society of the united kingdom. Vol. XXIII. 1903.	Diffuse Trübung beider Corneae.	Armvorfall neben dem Kopfe. — Keine Zange.
AHLFELD	Lehrb. der Geburtshilfe. 1898. S. 461.	Impression der Orbita mit Exophthalmos.	Tiefstehendes Vorderhaupt. Durch einen Eindruck, den der Schläfenteil der Orbita erfährt, wird der Bulbus hervorgetrieben.
BOCK	Luxatio bulbi intra partum. Centralbl. f. prakt. Augenheilkunde. 1902. Januar.	Oberfl. Hautabschürfung an der Haut der Nasenwurzel. Die Ränder der r. Augenlider sind nicht sichtbar; denn der r. Augapfel liegt vor der Lidspalte, seine Bindehaut ist mehrfach zerrissen, zeigt Blutaustritte. Auf der Lederhaut Stümpfe der Augenmuskeln. Hornhaut trübe. Nach Zurückschieben des Augapfels tritt eitrige Entzündung des Augfels und Exit. letalis ein.	B. vermutet, daß hier „eine Gesichtslage für eine Steißlage gehalten und bei den Bemühungen, die Frucht herauszuziehen, die Finger in die Augenhöhle eingebohrt wurden, in der Meinung, es sei der After."

Autor	Literaturangabe	Befund am Kinde	Geburtshilfliche Angaben
DE WECKER	Les lésions oculaires obstétricales. Annales d'oculistique. Tome CXVI. 1896.	L. Augenhöhle entleert.	Gesichtslage. Die Augenhöhle wurde für die Afteröffnung gehalten und durch Einpressen des untersuchenden Fingers das Auge zerstört.
SKRZECKA	Aus der gerichtsärztl. Praxis. Vierteljahrsschr. f. gerichtl. Medizin. 1869.	Lidschwellung.	Schwere Geburt in Stirnlage.

B. Zangenentbindungen.

a) Hohe Zangen.

Autor	Literaturangabe	Befund am Kinde	Geburtshilfliche Angaben
RÉDEMANS	Annal. d'oculistique XXVII, p. 89, zitiert nach BLOCH.	Leb. I Kind. Zwei Stunden nach der Geburt war das r. Auge aus der Orbita [illegible], [illegible] aber noch bewegt werden. Die Augenlider zogen sich hinter dem Bulbus zurück, während sich die stark blutig infiltrierte Bindehaut vordrängte. Es trat Vereiterung des Bulbus ein. Links geringe Sugillation des Lides.	VI-para (5 Kinder totgeboren). Enges Becken. Hohe Zange.
SIMEON SNELL	Avulsion of the eyebell by midwifery forceps. Transact. of the ophth. society. Vol. XXIII. 1903.	L. Augapfel herausgerissen, nur noch durch geringe Bindegewebszüge mit dem Orbitalgewebe in Verbindung. Zangenmarke über dem l. Auge. Facialisparalyse der unt. Hälfte des r. Facialis.	Enges Becken. Hohe Zange. Schwierige Extraktion.
THOMSON and BUCHANAN	A. a. O.	Linkes Auge liegt auf der Backe, nur durch Conjunctiva und den Rectus externus befestigt. Große löffelförmige Impression auf dem l. Stirn- und Scheitelbein. Keine Zerreißung der Augenlider, unteres Lid etwas geschwollen. Rechts Hornhauttrübung.	38 jähr. M-para. Enges Becken. Ungewöhnl. großer Kopf. Kopf im queren Durchmesser des Beckens. Wiederholte Anlegung der Achsenzugzange an den Kopf in seinem graden Durchmesser, etwas schräg. Entbindung gelingt erst nach Symphyseotomie. Im Beckenaus- [illegible] wird die Zan[illegible] arietalen

LOMER	Über Frakturen des kindl. Schädels durch die Zange. Zeitschr. f. Geburtsh. u. Gynäk. Bd. X. 1884.	Druckmarke über dem Stirnbein. Sugillation u. Ödem der Augenlider. Mäßiger Exophthalmos rechts. Kleiner Bluterguß in der vorderen Augenkammer. Sektion: Intrakranielle Fraktur des Daches der r. Orbita. Orbita z. Teil von einem Bluterguß ausgefüllt.	Kopf lag über dem Beckeneingang in I. Schädellage. Pfeilnaht quer. Becken in mäßigem Grade platt verengt. Zange so angelegt, daß der rechte Löffel entsprechend der Einstellung des Kopfes im Beckeneingang nach vorn zu liegen kam. Schwierige Extraktion. Die Zange war von Geheimrat SCHRÖDER selbst angelegt worden.
DITTRICH	A. a. O.	Am r. Stirnbein löffelförmige Impression. Protrusio bulbi linkerseits. Facialisparese. Fraktur des l. Orbitaldaches.	26jähr. II-para. Allgem. verengt. Becken. Spinae 23, Cristae 26, Trochant. 29·5. Conj. diag. 10·5, Conj. v. 9 cm. I. Schädellage. Kopf nur mit einem kleinen Segment ins Becken ragend. BREUSSscher Forceps. Schwierige Extraktion.
DITTRICH	A. a. O.	Sektionsbefund: Am r. äußeren Augenwinkel eine hanfkorngroße, schwarzrote verfärbte sugillierte Stelle, darüber eine streifenförmige exkoriierte und darunter eine breite, hellgerötete, leicht abgeschürfte Hautpartie, die zugleich etwas deprimiert ist. Der r. Bulbus aus der Lidspalte vorgetreten, das untere Augenlid am inneren Winkel abgerissen. Die Muskeln bis auf den Rectus externus und internus durchrissen. Die Cornea stark getrübt. Sprung im r. Scheitelbein.	Vorderscheitellage. 2. Position. Schädel im Beckeneingang eingekeilt. Kopfgeschwulst. Pfeilnaht im l. schrägen Durchmesser des Beckeneinganges, links hinten die große Fontanelle deutlich tiefer als die rechts vorn befindliche kleine Fontanelle. Achsenzugzange im queren Durchmesser des Beckeneinganges. Durch wenige Traktionen kommt der Kopf herunter.
B. WOLFF	Vorliegende Arbeit (Fall 1).	Exophthalmos. Kind stirbt, nachdem Blutung aus Mund und Nase aufgetreten ist.	Allgemein verengtes Becken. Sp. 24, Cr. $26^1/_2$, Conj. diag. 10. II. Schädellage. Hohe Achsenzugzange.
SERVEL	Des fractures et enfoncements du frontal chez le foetus pen-	Linkes Auge teilweise vor die Orbita getreten.	Enges Becken. Hohe Zange.

Autor	Literaturangabe	Befund am Kinde	Geburtshilfliche Angaben
Peck	Traumatic cataract in an infants eye from pressure of forceps. Medical news 1898. Vol. LXXIII.	Starker subkonjunktivaler Bluterguß, Lidschwellung und Abplattung des Bulbus. Aus dieser Verletzung entwickelte sich eine traumat. Katarakt.	I-para. Hohe Zange. Das rechte Blatt war über das rechte Auge, und zwar über das Unterlid gekommen.
Finkelstein und B. Wolff	Finkelstein, Die durch Geburtstraumen hervorgerufenen Krankheiten des Säuglings. Berl. Klinik Heft 168. 1902. B. Wolff, Vorliegende Arbeit Fall 4.	Konvulsionen. Zerquetschung d. linken Bulbus. Hornhauttrübung.	Rachit. plattes Becken. Conj. diag. 11 cm. I. Schädellage. Kopf im Beckeneingang. Zange.
Wintersteiner	Beitr. zur Kenntnis der Geburtsverletzungen des Auges. Zeitschr. f. Augenheilkunde. 1899.	Bei der Geburt Konjunktiven [illegible] suffundiert, die vorderen Augenkammern voll Blut. Das Kind stirbt nach 9 Tagen unter unstillbarem Nasenbluten. W. nahm die pathol. anat. Untersuchung des Auges vor und fand: Diffus ausgebreitete [illegible] [illegible] zwischen Ciliarkörper und Sklera in der Subarachnoidea bis gegen den Äquator [illegible] nach rückwärts reichend, in der Episklera und in der Sklera. In der vorderen und [illegible] Augenkammer Über[illegible] größerer Blutansammlungen; dagegen waren der Sehnerv, der [illegible] Teil der Aderhaut und fast die ganze Netzhaut frei von Extravasaten.	26 jähr. I-para. Allg. verengt. Becken. Conj. vera 9 cm. Forceps an dem im Beckeneingang stehenden Kopf. [illegible] asphyktisches, wiederbelebtes Kind. W. nimmt an, daß durch [illegible] Druck des Zangenlöffels [illegible] eine [illegible]schung des Bulbus, andererseits [illegible] Infraktion der Siebbeinzellen stattgefunden hat, da eine andere Erklärung für die [illegible] Blutung nicht auffindbar war.
Leopold	Über Verletzungen der Mutter und des Kindes durch die Kopfzange. Centralblatt für Gynäkol. 1902. S. 431.	Schwere Quetschung des Stirnbeins und der Weichteile. Konjunktiven beider Augen blutunterlaufen und die beiden vorderen Augenkammern mit Blut gnfüllt.	Zangenversuche am noch ganz hochstehendeu Kopf.
Nagel	Die Wendung bei engem Becken. Archiv f. Gynäkol. Bd. XXXIV. S. 83. 1889.	Rechtsseitige Facialisparalyse. Druckmarken über dem r. Auge, am r. Stirnbein, am l. Stirnbein, am l. Scheitelbein	25 jähr. I-para. Spinae 25, Cristae 27·5, Trochanteren 30, Conj. ext. 17·5 cm. — Kopf hoch im Beckeneingang.

NAGEL	Erfahrungen über die Anwendung der Achsenzugzange. Archiv f. Gyn. Bd. XXXIX. 1891.	Am 2. Tage totale Trübung d. Cornea des linken Auges, die nach einigen Tagen verschwand.	26. jähr. I-para. Spinae 24·5, Cristae 27, Conj. ext. 17·5. — IV. Schädellage. — 32 Stunden nach d. Blasenspr. Kopf im Beckeneingang, mit einem kleinen Teile durchgetreten. Promontor. erreichbar. Große Fontanelle rechts vorn, Pfeilnaht im l. schrägen Durchmesser, dem queren genähert. Hinterhaupt nur wenig gesenkt. — Forceps.
NAGEL	Dasselbe.	Vollkommene Corneatrübung, welche erst nach ein paar Wochen verschwand. Kind starb 6 Wochen später an Auszehrung.	25 jähr. I-para. Spinae 24, Cristae 27, Conj. ext. 17·5. — 40 Stunden nach d. Blasenspr. Kopf mit ein em kleinen Abschnitte durch d. Beckeneingang getreten. Promontorium erreichbar. Pfeiln. im r. schrägen Durchmesser, dem queren genähert, kleine Fontan. links vorn. Hinterhaupt gesenkt. Muttermund reichlich fünfmarkstückgroß. Forceps.
NAGEL	Dasselbe.	Fraktur des r. Stirnbeins. Corneatrübung und intraokularer Bluterguß des l. Auges.	24 jähr. I-para. Spinae 27, Cristae 29, Trochant. 32, Conj. ext. 18, Conj. diag. $10^1/_2$ cm. II. Schädellage. Promontorium noch zu erreichen. Kopf mit etwa $^1/_3$ seines Umfanges ins Becken eingetreten. Pfeilnaht im l. schrägen Durchmesser. Kleine Fontan. rechts vorn, Hinterhaupt gesenkt. Achsenzugzange. Der l. Löffel lag über dem l. Stirnbein und dem l. Auge; der r. Löffel lag über dem r. Ohr.
NAGEL	Dasselbe.	Hautabschürfung unterhalb des l. Auges. Schwellung der Lider.	37 jähr. III-para. Spinae 26·5, Cristae 29, Conj. ext. 18·5, Conj. diag. 11 cm. Starke Ausziehung des unteren Uterinsegmentes. I. Schädellage. Promontorium noch erreichbar. Kopf mit etwa $^1/_4$ seines Umfanges ins Becken eingetreten. Pfeiln. im l. schrägen Durchmesser, dem queren genähert. Große Fontan. rechts vorn. Hinterhaupt wenig gesenkt. Achsenzugzange. Der r. Löffel lag über dem l. Stirnbein und l. Auge, der l. Löffel la über dem r. Hinterhau

Autor	Literaturangabe	Befund am Kinde	Geburtshilfliche Angaben
NAGEL	Erfahrungen über die Anwendung der Achsenzugzange. Archiv f. Gyn. Bd. XXXIX. 1891.	Impression am l. Stirnbein. Subkonjunktivaler Bluterguß am l. Bulbus oculi. Linksseitige Facialisparalyse.	40 jähr. III-para. Spinae 27, Cristae 30, Conj. ext. 18·5 cm. I. Schädell. Promontorium erreichbar. Kopf mit etwa $^1/_5$ seines Umfanges eingetreten. Pfeilnaht im r. schrägen Durchmesser. Kleine Fontanelle links vorn. Hinterhaupt gesenkt. Achsenzugzange. Der r. Löffel lag mit seiner [illegible] Rundung am r. Os frontale bis zu 2 Querfinger von der Orbita. Der l. Löffel lag über dem l. Ohre bis auf den Hals.
NAGEL	Weitere Beobachtungen über die Anwendung der [illegible]zugzange. Archiv f. Gynäk. Bd. XLIV. 1893.	Am Rande des l. unteren Augenlides eine $^1/_2$ cm [illegible] [illegible]. [illegible] Zangenmarken vom r. Löffel.	[illegible] jähr. VI-para. Spinae 23, Cristae 26, C. ext. 17 cm. I. Schädellage. [illegible] [illegible]. Kopf mit etwa $^1/_4$ [illegible] Umfanges ins Becken eingetreten. Große Fontanelle [illegible] vorn. Pfeilnaht im l. schrägen Durchmesser, dem queren genähert. Hinterhaupt ein wenig [illegible]. Achsenzugzange. Rechter Löffel lag über dem l. [illegible], [illegible] [illegible] auf dem l. Auge. Der Löffel über dem Hinterhaupt bis auf den Hals.
NAGEL	Dasselbe.	Subkonjunktivaler Bluterguß am r. Augapfel und am r. unteren Augenlid, große Sugillationen im Bereiche der Zangenmarken.	29 jähr. VII-para. [illegible] 24, Cristae 26, C. ext. 17, Conj. diag. $9^1/_2$—10 cm. II. Schädellage. [illegible] erreichbar. Kopf mit etwa $^1/_3$ [illegible] Umfanges ins Becken eingetreten. Kleine Fontanelle [illegible] [illegible]; Pfeilnaht im r. schrägen Durchmesser. [illegible] gesenkt.
SIDLER-HUGUENIN	A. a. O.	Par[illegible] des l. Facialis. R. Auge [illegible] geschwollen. Nach 3 Tagen beiderseits Sugillation der Conjunctiva [illegible], [illegible] mehr als l. [illegible]. Die r. Cornea in [illegible] diffus getrübt und fein gestichelt. [illegible] [illegible] viel tiefer als [illegible] und [illegible] [illegible] [illegible] Iris flüssi[illegible] [illegible]	Heftige Eklampsie. Schwere Zange. Der Kopf [illegible] [illegible] [illegible] und nicht völlig zangengerecht. Anfangs lag die Zange über dem r. Auge und dem l. Ohr, [illegible] [illegible] wurde sie seitlich angelegt.

über d. ganzen rechten Iris flüssiges Blut.

Sidler-Huguenin	A. a. O.	Diffuse Trübung beider Corneae. Sugillation am rechten Oberlid.	Allgem. verengtes Becken. Conj. vera 7·5 cm. [illegible] Frühgeburt. Kopf im Beckeneingang, fast in der [illegible], Pfeilnaht quer, beide Fontanellen ungefähr gleich hoch, die [illegible] Zange ohne große Kraftanwendung. — Die Zange war so angelegt, daß das r. Blatt in die Gegend des r. [illegible]gelenkes, also auf die Gegend des r. Processus [illegible] des Kindes zu liegen [illegible], während das [illegible] nach vorn [illegible], also [illegible] das l. [illegible]. Bei der [illegible] ich [illegible] die [illegible], und die Zange [illegible] den Schädel in [illegible] Durch[illegible]. — Nach Angabe des Ge[illegible]helfers kann die Zange die Augen nicht [illegible] gedrückt haben.
Zacke	Beitrag zum Kapitel der Verletzungen des Kindes unter der Geburt. Inaug.-Dissert. Berlin 1889.	Unter dem Periost auf dem Dache der r. Orbita ein zehnpfennigstückgroßer, flacher Bluterguß, unter welchem sich eine quer verlaufende Fraktur des Orbitaldaches zeigt.	Hohe Zange.
Petit und Auharet	Rev. mens. de gyn., d'obstétr. et de péd. März 1900. Zitiert nach Frommels Jahresbericht über die Fortschritte auf dem Gebiete der Geburtshilfe u. Gynäk. 1900.	Fraktur des Tränenbeins und Orbitalabszeß.	Zange war zuerst ohne Erfolg und dann nach Symphyseotomie zum zweiten Male angelegt worden und hatte über Stirn und Regio mastoidea schief gelegen.
B. Wolff	Vorliegende Arbeit (Fall 2).	Fraktur beider Orbitaldächer.	Rachit. plattes Becken. Conj. diag.

Autor	Literaturangabe	Befund am Kinde	Geburtshilfliche Angaben
TRUC	Lésions obstétricales de l'oeil et de ses annexes. — Annales d'oculistique. Tome CXIX. 1898.	Fraktur des l. Scheitelbeins. Vielfache Kontusionen am Gesicht und in der Orbitalgegend, mit querem Riß über den Augenbrauen. Das entsprechende obere Lid ödematös und ekchymotisch. Augenbindehaut stark geschwollen. Auge erscheint tiefliegender als das andere.	Zange im Beckeneingang, zuerst im occipitofrontalen, später im biparietalen Durchmesser.
KASSABOFF	Paris 1898. Zit. nach SERVEL (Obs. VIII).	Löffelförmiger Eindruck am l. Stirnbein. Rechtsseitige Facialisparalyse. Linkes Auge geschlossen, rechtes steht offen.	Enges Becken. Hohe Zange.

b) Zangen, ohne nähere Angabe, ob der Kopf noch im Beckeneingang oder schon tiefer stand.

Autor	Literaturangabe	Befund am Kinde	Geburtshilfliche Angaben
MAYGRIER	Leçons de clinique obstétricale 1893. p. 53. Zit. nach TRUC.	Ein Auge geschlossen. Lider, wie hineingeschlagen in die Orbita. Beim Öffnen der Lider sah man, daß das Auge abgerissen war; „il fut d'ailleurs retrouvé par terre dans les langes". Sektion ergab Fraktur des Orbitaldaches. Das eine Knochenstück hatte wie eine [illegible]e alle Befestigungen des Auges durchschnitten.	Enges Beck[illegible]ne Zangenentbindung, im Verlauf deren man zu Zweien gezogen hatte.
SHUKOWSKI	Ein Fall von schwerer Kopfverletzung des Kindes bei der Geburt. Djetsk. Med. No. 2. 1902. Zitiert nach FROMMELS Jahresb. 1902.	Totales Hervorgetriebensein des rechten Bulbus aus der Augenhöhle. Sektion: Fissuren am r. Stirnbein, an der Cornealnaht, an der Naht zwischen os parietale und os temporale Fissur des Orbitaldaches. Zerreiß. des r. Kiefergelenkes.	42 jähr. VI-para. Normales Becken. Zange. Der Referent (STUMPF) bemerkt in FROMMELS Jahresb., daß die Zange offenbar diagonal gelegen hatte, ein Blatt über dem r. Stirnbein, und mit Gewalt geschlossen worden war.
COCCIUS	Programm einer Gedenkfeier für GOTTLOB BOSE. Leipzig	Prolapsus oculi. Bruch des Orbitaldaches. Keine äußere	Zangenentbindung.

Sidler-Huguenin	A. a. O.	49 jähr. Frau. Schielt mit dem l. Auge, berichtet, daß ihr l. Auge seit der Geburt blind. Nach der Geburt sei das l. Auge ganz vor der Augenhöhle draußen gewesen. L. Opticus vollst. atrophisch. In der Papillo-Maculargegend ein Bindegewebsklex mit Strängen, die wohl als Exsudat aufzufassen sind.	Nach Bericht Folge einer Zangengeburt.
Steinheim	Prolapsus bulbi. Centralbl. f. Augenheilk. 1879.	Tiefe Impression am l. Stirnbein. L. Augapfel hing vollständig aus der Augenhöhle heraus. Hornhauttrübung. Nach Reposition zuerst günstiger Verlauf, dann Panophthalmitis und Phthisis bulbi.	Veranlaßt durch Zangenentbindung.
Beaumont	Transact. of the ophthalm. society. Vol. XXIII. 1903.	Auge vorgetrieben. Reposition in Narkose. Vorübergehende Trübung der Cornea.	Zangenentbindung. Das Zangenblatt hatte in ähnlicher Weise gewirkt, wie ein Speculum, mit dem ein Operateur bei der Enukleation das Auge disloziert.
Reese	A case of traumatic paralysis of the cervical sympatetic with oculo-papillary symptoms, following forceps delivery. Vol. XVI. New-York. Eye and Ear informary Reports. Jan. 1896. Zit. nach Schmidt-Rimpler.	Starke Deformation des Schädels, Miosis, Verengerung der Lidspalte, Exophthalmos.	Zangengeburt. Reese nimmt an, daß eine Läsion des Cervicalganglions des Sympathicus stattgefunden habe. Schmidt-Rimpler hielt für wahrscheinlicher, daß ein direktes Trauma auf den Bulbus eingewirkt hat.
Bouchut	Traité des maladies des nouveau-nés. 1862. p. 815. Zit. nach Bloch.	Bruch des Stirnbeins mit vollständigem Exophthalmos.	Infolge von Zangendruck.
Sidler-Huguenin	A. a. O.	3½ jähr. Mädchen. Nach der Geburt waren die Lider und die Umgebung des r. Auges stark geschwollen. Nach der Anschwellung der Lider fiel der Mutter auf, daß das r. Auge viel größer war als das linke Zur Zeit besteht deutliches infantiles Glaucom.	Zangengeburt.
Zweifel	Lehrb. d. Geburtshilfe. 1895. S. 576.	Exophthalmos traumaticus.	Entstanden durch das Zusammenpressen der Schädelknochen mit der Zange.

Autor	Literaturangabe	Befund am Kinde	Geburtshilfliche Angaben
TARPET	Schädelfraktur durch die Zange etc. Monv. med. Nr. 15. S. 227. Zit. nach dem Referat im Centralbl. f. Gyn. 1877.	L. Augapfel ragt hervor. Conjunctiva ist sugilliert. R. Gesichtshälfte paralytisch.	Rachitica. Conjugata 8 cm. Zange.
THOMSON und BUCHANAN	A. a. O.	Depression am r. Stirnbein vom Promontorium. Exophthalmos rechts. Geringe Blutunterlaufung an der Conjunctiva.	44 jähr. Mehrgeb., enges Becken, Zange.
BERGER	4 seltenere Fälle von Verletzung des Auges und seiner Umgebung. Archiv f. Augenheilk. Bd. XVII.	Zerquetschung beider Bulbi.	Zangenentbindung.
STEINHEIM	Zur Kasuistik der Verletzungen des Auges und seiner Adnexe durch die Zangenentbindung. Deutsche med. Wochenschrift. 1883.	3 Tage altes Kind. Breiter Riß über dem Nasenrücken bis auf den Knochen. Riß durch das l. obere Augenlid. Im äußeren Wundwinkel eine klaffende Wunde, welche bis auf die nackte Orbitalwand und in eine Tiefe, mit Eiter und [illegible] Gewebe gefüllte Höhle geht. Quetschung des Augapfels, der sich in normaler Lage befindet. Hornhaut wird im Verlauf der [illegible] Tage eitrig infiltriert. Exitus letalis.	Zange.
JARDINE	The Lancet 1901. I. p. 480 und [illegible] of the cornea in new-born infants. The Brit. med. journ. 1902. I. p. 868.	a) Trübung d. Cornea. Einige Stunden altes Kind. b) Fraktur der Orbitalwand. Hämorrhagie in die Orbita. Trübung der Cornea. c) Hornhauttrübung. Bluterguß in die vordere Augenkammer. d) Hornhauttrübung.	In allen Fällen schwere Zangenentbindung, gewöhnlich in WALCHERscher Hängelage.
THOMSON	Keratitis in the new-born. Brit.	3 Fälle von Hornhauttrübung.	Stets enge Becken, stets Zange.

PFUHL	**Jahresbericht pro 1881. — Charité-Annalen 1883.**	**Keratitis.** Druckspuren am r. äußeren Augenwinkel.	Zangengeburt.
FEJÉR	Ödem der Hornhaut beim Neugeborenen nach Zangengeburt. Centralbl. f. prakt. Augenheilk. 1904.	Quetschung der Augenlider und Blutunterlaufung der Augapfelbindehaut. Hornhaut vollständig milchig getrübt. Spuren einer Verletzung nur am Limbus.	Nach Ansicht von F. durch direkten Druck der in diesem Falle angelegten Zange.
NOYES	Traumatic keratitis caused by forceps delivery of an infant. Transact. of the ophth. soc. Session 1895. Zit. nach DE WECKER.	Hornhauttrübung und leichte Bindehautreizung. Lider leicht geschwollen.	Enges Becken. Zange. Schwierige Entbindung.
DE WECKER	A. a. O.	3 Fälle von Hornhauttrübung, in 2 Fällen betraf die Trübung den oberen Teil der Hornhaut, in einem Fall die ganze Hornhaut.	Durch Zangendruck.
SERVEL	A. a. O.	Facialisparalyse. Doppelseit. Hornhauttrübung. Links subkonjunktiv. Bluterguß und leichter Exophthalmos rechts.	Enges Becken. Zange.
THOMSON und BUCHANAN	A. a. O.	Tiefe Zangenmarke über dem r. äußeren Augenwinkel. Rechts: Hornhauttrübung. Links: Bluterguß in die vord. Augenkammer. — Intrakranielle Hämorrhagien.	Zange. Sehr großes Kind. Totgeboren.
THOMSON und BUCHANAN	A. a. O.	Rechts: Hornhauttrübung. Bluterguß in die vordere Augenkammer. Netzhautblutungen. Links: Netzhautblutung.	19 jähr. I-para. Enges Becken. Sehr schwierige Zangenextraktion. Ein Zangenblatt lag über dem äußeren Winkel der rechten Orbita.
DUJARDIN	Kératite obstétricale. Journ. de méd. et chir. pratiques, p. 189. 1897. Zit. nach TRUC.	Keratitis links. Hyperämie d. Conjunctiva mit Chemosis.	Enges Becken. Zange. Energische Traktionen.
TRUC	A. a. O.	4 jähr. Kind. Rechts: Strabismus convergens. Leucoma corneae. Links: Auge normal.	Leukom ist Folge einer Zangenentbind. Ein Blatt d. Zange lag über Auge und Orbita.
CONES	Un unusual cephalhämatoma. Boston med. and surg. journ. Vol. 140. 1899. p. 10.	Kephalhämatom am Stirnbein links von der Mittellinie und starke Ekchymosierung um das rechte Auge.	Zangenentbindung.

Autor	Literaturangabe	Befund am Kinde	Geburtshilfliche Angaben
Bylsma	Eine Geburtsverletzung des Auges. Wochenschr. f. Therapie und Hygiene des Auges. Nr. 45. 1901. Zit. nach Sidler-Huguenin.	Hyphäma in der Vorderkammer nebst Iridodialyse.	Zangengeburt.
Klauer	Jahresbericht pro 1894/95. Charité-Annalen 1896.	Bluterguß in die vordere Augenkammer.	Nach Zange.
Volkmann	Jahresbericht pro 1897/98. Charité-Annalen 1899.	Starker Bluterguß in die linke vordere Augenkammer.	I-para. Normales Becken. II. Schädellage. Zange.
Hochstetter	Jahresbericht pro 1893/94. Charité-Annalen 1895.	Bl[illegible]terguß in die [illegible]dere Augenkammer.	Zange.
Lepage	Thèse de Paris 1888. Zit. nach Servel (Obs. XI).	Eindruck am l. Stirnbein. Facialislähm. Subkonjunktiv. Bluterguß am l. Auge.	Rachit. Becken. Zange.
Thomson und Buchanan	A. a. O.	Rechtsseitige Blutung in d. Conjunctiva. Blt. in die vord. Augenkammer. Links Konjunktivalblut. Ödem der Retina. Fraktur des l. Stirnbeins.	Enges Becken. Sehr schwere Zange. 28 jähr. M-para.
de Beck	Atrophie de la papille consécutive à une délivrance par le forceps. France médicale 1889. S. 1229. Zit. nach Truc.	39 Jahr. Strabismus divergens links, mit Dilatation der Pupille. Typische weiße Atrophie der Papilla nervi optici. Der [illegible] [illegible] besteht seit der Geburt. Ausgesprochene Schädeldepressionen, eine über dem linken Auge und eine rechts von der Protuberantia [illegible]is.	Infolge von Zangengeburt.
Sidler-Huguenin	A. a. O.	1 Jahr. Schielt rechts seit mehr als $^1/_4$ Jahr. Tiefe [illegible]en an der r. Schläfe und hinter dem l. Ohr. Zieml. starke Konvergenz des r. Auges. Nystagmus mit [illegible]en Zuckungen. Starke atrophische Verfärbung der r. Papille und weniger starke, deutliche Verfärbung auch der linken Pupille.	Schwere Zangengeburt.
Koppen	Ophthalm. Klinik. 20. Okt. 1902. Zit. nach Sidler-Huguenin.	Atrophia nervi optici und Mikrophthalmos.	Im Anschluß an schwere Zangenentbindun .

SIMEON SNELL	A. a. O.	Ödem der Augenlider. Conjunctiva des l. unteren Augenlides tumorartig vor den Lidrand vorgetrieben.	Wahrscheinlich II. Hinterhauptslage. Zange.
SCHMIDT-RIMPLER	Die Erkrankungen des Auges in Zusammenhang mit anderen Krankheiten. In NOTHNAGELS spez. Path. u. Ther. 1898. Bd. XXI. S. 526.	Angeborene Schwachsichtigkeit. Chorioidealriß. Nach der Geburt war das Auge mehrere Tage mit geschwollenen Lidern geschlossen geblieben.	Geburt mit Zange beendet. SCHM.-R. meint, es sei naheliegend, den Chorioidealriß auf den Zangendruck zurückzuführen.
MIZUNO	Augenaffektion durch Zangengeburt. Mediz. Gesellsch. in Tokio. Sitz. vom 20. Jan. 1904. Ref. in Deutsche med. Wochenschr. 1904. Nr. 43.	Totgeb. großes Kind. Neben großer Meningealblutung war Blutung in der Suprachorioidea, starke Hyperämie der Iris und des Corp. ciliare, Dilatation der Venen der Retina und im N. opticus vorhanden.	Zangenextraktion. Kleines Becken.
STEINHEIM	A. a. O. Deutsche med. Wochenschr. 1883.	4 Monate altes Kind; am l. Auge sehr erhebl. Ektropion des Lides. Nach der Geburt hatte sich gezeigt, daß der äußere Teil des oberen Lides abgerissen war.	Nach Mitteilung der Mutter war das Kind mit der Zange entwickelt.
TRUC	A. a. O.	2 jähr. Knabe. Seit der Geburt Paralyse des r. oberen Facialisastes, Ptosis des unteren Lides mit Ektropie und Tränenfluß.	Folge einer Zangengeburt. Einer der Löffel hatte über dem Unterlid gelegen und hatte dort eine ausgedehnte Quetschung hervorgerufen.
TRUC	A. a. O.	4 Jahr. Nach der Geburt [illegible]en links Blutunterlaufung und enorme Schwellung der Lider. — Jetzt in der Gegend des inn. Augenwinkels eine Narbe, herrührend von einem Zangenriß. Strabismus converg.	Zangengeburt. Die Zange hatte den Schädel in der Richtung von vorn nach hinten gefaßt.
NADAUD	Les paralysies obstétricales des nouveaus-nés. Paris 1872.	2 Fälle von Oculomotoriuslähmung.	Durch Zangendruck.
BERGER	A. a. O.	Angeborene Lähmung des Levator palpebrae superioris und des Rectus superior.	Verletz. wahrscheinl. durch Zangenextrakt veranlaßt. III-para (1. Entb.: Perforation, 2. Entb.: Kind trägt Narbe auf dem r. Stirnbein v. Zangendruck). Bei dieser Entbind. mußte die Zange 3 mal angelegt werden, da sie 2 mal abrutschte.

Autor	Literaturangabe	Befund am Kinde	Geburtshilfliche Angaben
Bloch	Abducenslähm. durch Zangengewalt etc. Centralbl. f. prakt. Augenheilk. 1891.	(6 Jahre alt.) Einwärtsschielen des l. Aug sowie schon im Säuglingsalter bemerkt war. — Auf dem l. Jochbein und an der rechten Seite des Unterkiefers je eine bis auf den Knochen gehende, von der Zangengeburt herrührende Narbe. — L. Abducensparese, Atrophie des Sehnerven und Pigmentbildung in der Netzhaut.	Alle 4 Entbind. d. Mutter waren schwer gewesen. Die beiden ersten mußten mit der Zange beendet werden. Bei der vierten (dieses Kind) kam es zu besond. Schwierigkeiten. Wiederholte Zangenversuche. Die Geburtshelfer (Hofmeier, Raschkow) gaben als Geburtshindernis kleine Größe und Konfiguration des kindl. Kopfes an.
Bloch	Dasselbe.	(10 Jahre alt.) Seit frühester Kindheit Schielen. Schon Ende der ersten Lebenswoche war Einwärtsstell. beider Augen bemerkt worden. Über dem l. Scheitelbein drei auf d. Knochen gehende Narben, eine oberflächlichere Hautnarbe am r. äußeren Augenwinkel.	I-para. Sehr schwere Zangenextraktion.
Bloch	Dasselbe.	(11 Jahre alt.) Das linke Auge kann fast gar nicht über die Mittellinie nach links bewegt werden. Narbe am r. äußeren Augenwinkel.	I-para. Sehr schwere Zangengeburt. Die Zange wurde 3 bis 5 mal angelegt.
Fritsch	Klinik der geburtsh. Operationen. Halle 1894. S. 266.	Fraktur des Arcus orbitalis.	Beim querstehenden Kopf direkt durch den Zangendruck verursacht.
Lomer	A. a. O.	Splitterfraktur des Os frontis durch den Arcus supraorbitalis zum Tuber.	Zange.
Lomer	A. a. O.	Splitterfraktur des Daches der l. Augenhöhle.	I-para. Vord. Sch. Zange. Becken normal.
Lomer	A. a. O.	Splitterfraktur des Daches der l. Augenhöhle.	I-para. I. Schädellage. Zange. Becken normal.
Lomer	A. a. O.	Splitterfraktur des Daches der r. Augen-	I-para. Vord. Sch. Zange.

Nettleship	A case in which paralysis of the right sixth and seventh nerves was present at birth in a child delivered by forceps; recovery. Transact. of the ophthalm. soc. XXIII.	Keine Schwellung d. Augenlider. Rechte Augenlider stehen offen, r. Auge stark einwärts gewendet. Paralyse des r. Facialis. Netzhauthämorrhagien. Ätiolog. wird eine Kompression der Nerven an der Schädelbasis durch eine Hämorrhagie angenommen.	Etwas verengtes Becken. Stirnlage. Zange. Ein Löffel lag hinter dem r. Ohr, der andere teils auf, teils vor dem l. Ohr.
Nettleship	Dasselbe.	(5 Jahr) Abducenz- und Facialislähmung. Zangenmarke vor dem Ohr der gelähmten Seite. — Nach d. Geb. waren die Augenlider stark geschwollen.	I-para. Gesichtslage. Zange. N. nimmt an, daß zweifellos der Facialis durch die Zange direkt gedrückt und der Bulbus in der Orbita durch Hämorrhagie in das Orbitalgewebe beschädigt war.
		c) Zangen bei im Becken stehenden Kopfe.	
Hofmann	A. a. O.	Während d. Geburt des Kopfes, beim Versuch die straff um den Hals geschlungene Nabelschnur zu [illegible], glitt plötzlich ein Augapfel in den freien Raum zwischen die Finger des Geburtshelfers. Augenhöhle hatte auch der [illegible] [illegible]. Augenlider ganz normal. — Das andere Auge prominierte etwas mehr als gewöhnlich beim Neugeborenen. Oberhalb des r. Auges am Os frontale [illegible] Knocheneindruck. — Das Kind starb am ersten Tage. Sektion: Blutextravasat in die Schädelhöhle. Das r. Stirnbein am [illegible] Teile eingeknickt. Bruch des Orbitalteils des Stirnbeins rechts und links.	Vgl. den dieselbe Mutter betreffenden Fall (ebenfalls von Hofmann mitgeteilt) oben unter den spontan verlaufenen Geburten. III-para. I. Schädell. Bei im Becken stehenden Kopf wurde die Zange angelegt. Das Anlegen war sehr leicht. Unter zwei mäßigen Traktionen wurde d. Kopf bis in den Beckeneingang gebracht, dann die Zange abgenommen. Die Zange hatte „so gut zu beiden Seiten des Kopfes gelegen, daß sie kaum eine unschuldigere Lage hätte haben können". Die Mutter hatte während d. Entbindung zwei Pulver aus je einem halben Skrupel Secale cornutum bekommen.
Zangarol	Thèse. Paris 1864. Zit. nach Servel (Obs. XXII).	Fraktur des Orbitaldaches. Enukleation des Auges, „qu'on avait trouvé dans les linges".	Enges Becken. Kopf teilweis in die Beckenhöhle getreten.
Sidler-Huguenin	A. a. O.	Trübung beider Hornhäute. Hämorrhagien in die Conj. bulbi.	I-para. Normales Becken. Zange bei in der Beckenhöhle stehendem Kopf. Nach Angabe des Geburtshelfers kann die Zange die Augen nicht direkt gedrückt haben.

Autor	Literaturangabe	Befund am Kinde	Geburtshilfliche Angaben
CRAMER	Geburtsh. Verletzung d. kindl. Auges. Centralbl. f. Gynäk. 1899.	Sofort nach der Geburt Blutung aus dem l. [illegible] [illegible] über dem l. Arcus [illegible] und am l. äußer[illegible] [illegible]le. Beim [illegible] der Augenlider [illegible]nt die [illegible]ea kollabiert. Etwa über der Mitte [illegible] geht bis in die Skla von innen [illegible] nach [illegible] [illegible] ein Riß. Drucknarbe links über dem [illegible] Teil der Ohrmuschel, über der Schläfe bis oben zum [illegible] Augenwinkel und von da über die [illegible] und die Stirn nach aufwärts und [illegible]. [illegible] rechts [illegible] [illegible]. Es [illegible] sich eine [illegible] [illegible] [illegible] [illegible]. Komplikationen.	[illegible] [illegible] [illegible] quer verengtes Becken. Bei der Anlegung der Zange steht der Kopf in Vorderhauptslage [illegible] [illegible] im kl[illegible] Becken. Große Fontan. [illegible], etwas links hinter der Schamfuge, kleine Font. [illegible] Pfeiln. [illegible] im [illegible] Durchmesser. Extraktion in Vorderhauptslage. Zange lag nach Schluß der Löffel gut an beiden Seiten des Kopfes. Es ist [illegible]. Kraft [illegible] Extraktion erforderlich. Die Orbita muß von der Seite her [illegible] [illegible] [illegible] ein.
B. WOLFF	Vorliegende Arbeit (Fall 3).	Zangenmarke an Stirn und Auge. Facialis- u. Plexusbrachialislähmung.	Allg. [illegible] [illegible]es Becken. 20jähr. I-para. I. [illegible]. Kopf etwa in der Beckenweite. Zange.

III. Fälle, in denen bestimmte Angaben über den Geburtsverlauf nicht vorliegen.

Autor	Literaturangabe	Befund am Kinde	Geburtshilfliche Angaben
MME LACHAPELLE	Berichtet von PAJOT, Des lésions du fœtus au cours de l'accouchement. Thèse d'agrégation [illegible]. p. 75. Zitiert nach TRUC.	Exophthalmos, Kongestion der Iris.	
LEE	Dasselbe.	Exophthalmos.	
HÜNERMANN	[illegible]cht pro 1891/92. Charité-Annalen 1893.	Bluterguß in beide vordere Augenkammern.	Hochgrad. asphykt. zur Welt gekommenes Kind. $1^1/_4$ Stunde Wiederbelebungsversuche.
PRAUN	Die Verletzungen des Auges. Wiesbaden 1899.	Violette episklerale Blutung mit scharfzackiger Begrenzung am oberen äußeren Quadranten des r. Bulbus bis dicht zum Limbus. Dieselbe wurde allmählich kleiner und war nach 14 Tagen vollständi[g] verschwunden.	„Unmittelbar nach der verzögerten Geburt.“

Wenden wir uns nun einer Besprechung der oben aufgeworfenen, in geburtshilflicher Beziehung wichtigen Fragen zu:

Die Schädigungen, die das Auge durch den Geburtsakt erfahren kann, wollen wir unterscheiden in:

I. Feinere Veränderungen der Augen, wie sie in einfachen Schwellungszuständen und Hyperämien der Conjunctiva bulbi (Cramer) in kleineren, durch exakte ophthalmoskopische oder mikroskopische Untersuchungen (Königstein, Schleich, Naumoff u. a.) nachweisbaren Veränderungen des Augenhintergrundes u. ähnl. bestehen.

II. Gröbere Veränderungen der Augen, Geburtstraumen im engeren Sinne des Wortes, Verletzungen, von deren Mannigfaltigkeit die vorstehende Tabelle ein buntes Bild gibt.

Zwischen diesen beiden Gruppen läßt sich allerdings keine absolut scharfe Grenze ziehen, aber der Unterschied ist im großen und ganzen doch ein durchaus charakteristischer, und es ist für die Besprechung des Themas eine solche Gruppierung absolut notwendig, da die durch den Geburtsakt hervorgerufenen „feineren Veränderungen des Auges“ einerseits, und die „Traumen des Auges im engeren Sinne des Wortes“ andererseits sich hinsichtlich der Häufigkeit ihres Vorkommens und hinsichtlich ihrer Ätiologie ganz verschieden verhalten und daher gesondert betrachtet werden müssen. —

Werfen wir zunächst einen Blick auf die durch den Geburtsakt hervorgerufenen feineren Veränderungen des kindlichen Auges und erörtern wir als ersten Punkt die Frage nach ihrer Häufigkeit im allgemeinen und nach ihrer Häufigkeit bei den einzelnen Entbindungsarten im besonderen:

Nach den im Beginn dieser Arbeit bereits erwähnten Untersuchungen zahlreicher neuerer Autoren kann es keinem Zweifel unterliegen, daß im Augenhintergrund reifer Neugeborener kleine retinale Blutungen und andere feinere Veränderungen, die ihre Ursache im Geburtsakt haben, mit außerordentlicher Häufigkeit nachzuweisen sind. Diese Tatsache hat in der speziell geburtshilflichen Literatur bisher nicht diejenige Würdigung, die ihr zukommt, gefunden.

Hinsichtlich der in dieser Beziehung vorliegenden Untersuchungen sei im einzelnen hier folgendes erwähnt:

Königstein[1] fand unter 281 Kindern in 29 Fällen Extravasate im hinteren Abschnitte der Netzhaut.

Schleich[2] untersuchte die Augen von 150 neugeborenen Kindern.

---

[1] Königstein a. a. O.

[2] Schleich a. a. O.

Er beobachtete bei 49 (= 32 %) von ihnen frische zerstreute Extravasate im hinteren Abschnitte der Retina. Bei 5 Kindern (= 3·3 %) fand er eine abnorme Blässe der Papille und eine Verengerung der Netzhautgefäße.

Naumoff[1] untersuchte mikroskopisch die Augen von 47 neugeborenen, vollständig ausgetragenen Kindern. Pathologische Veränderungen wurden von ihm in 12 Paar Augen gefunden (= 25·5 %). Die Veränderungen bestanden hauptsächlich in Blutextravasaten in die Netzhaut.

Einige Male sah Naumoff neben Blutungen in die Netzhaut Ödem und Infiltration mit einer feinkörnigen albuminösen Substanz. In der Gefäßhaut hat Naumoff in 3 Fällen Blutungen festgestellt. Niemals wurden, wie Wintersteiner[2] besonders hervorhob, — [soweit nicht ein besonderes äußeres Trauma nachzuweisen war (Geburtstraumen im engeren Sinne des Wortes)], — diese Blutungen im Ciliarkörper und in der Iris, in der Kammer oder in der Sklera, beobachtet.

Zu ähnlichen Resultaten wie Königstein, Schleich und Naumoff sind auch v. Hippel,[3] Montalcini[4] und Paul[5] gelangt.

Auch anderweitige feinere Veränderungen wurden mit großer Häufigkeit an den Augen Neugeborener wahrgenommen:

Außerordentlich oft besteht nach Untersuchungen von Scrini[6] Strabismus. Scrini stellte diese Erscheinung bei 60 unter 136 Neugeborenen der Klinik Baudelocque fest und glaubt, daß das Phänomen mit den Geburtsvorgängen in Zusammenhang zu bringen ist.

Erwähnenswert ist ferner, daß, wie Cramer[7] angibt, nach der Geburt die Blutgefäße der Conjunctiva bulbi stets stark injiziert sind und die Schleimhaut hyperämisch und etwas gerötet ist. —

Was das Vorkommen der genannten Veränderungen bei den einzelnen Entbindungsarten anbetrifft, so können, wie die Untersuchungen Naumoffs ergeben haben, die kleinen retinalen Blutungen sowohl nach spontanen Geburten, wie nach Zangenentbindungen, wie auch nach Steißlagen sich finden. Ob die Kinder, die mit nachfolgendem Kopfe geboren werden, in einer relativ gleich hohen

---

[1] Naumoff a. a. O.
[2] Wintersteiner a. a. O.
[3] v. Hippel a. a. O.
[4] Montalcini a. a. O.
[5] Paul a. a. O.
[6] Scrini, Strabisme des nouveau-nés. Gazette des hopitaux. 1901. p. 492.
[7] Cramer a. a. O. Arch. f. Gynäk. Bd. LIX. 1899.

Zahl, wie die mit vorangehendem Kopfe geborenen, Netzhautveränderungen aufweisen, läßt sich bisher noch nicht entscheiden.[1] Festgestellt wurde von NAUMOFF, daß Kinder, die von Müttern mit engem Becken, und Kinder, die von Erstgebärenden herstammen, häufiger als Kinder von Müttern mit normalem Becken bezw. von Mehrgebärenden Blutextravasate im Augenhintergrunde haben. „Das Entstehen der Veränderungen in den Augen Neugeborener steht", wie NAUMOFF meint, „im Zusammenhang mit der langen Dauer des Geburtsaktes, gleichviel wodurch dieselbe bedingt sei."

Was die hyperämischen und Schwellungszustände der Conjunctiva anbetrifft, so pflegen, nach den Untersuchungen von CRAMER[2] diese auch bei normalen Entbindungen in schwächerem Grade vorkommenden Veränderungen des Auges in stärkerem Maße ausgeprägt zu sein, wenn es sich um Gesichts-, um Vorderhauptslagen oder um Zangenentbindungen gehandelt hat. CRAMER fand nach solchen Geburten eine so heftige Reaktion der Augen auf Argentumeinträufelung, daß er hier das CREDÉsche Verfahren für kontraindiziert hält, und er führt diese gesteigerte Empfindlichkeit der Conjunctiva eben darauf zurück, daß bei derartigen Entbindungen die Schleimhaut besonders stark während des Geburtsaktes geschädigt wurde. —

Von großem Interesse ist die Frage, durch welche Momente im Geburtsverlauf die erwähnten Veränderungen bedingt sind.

Soweit es sich lediglich um die soeben besprochenen Affektionen der Conjunctiva bulbi handelt, ist man wohl ohne weiteres berechtigt, die Ursache hauptsächlich in dem direkten mechanischen Druck, den die Teile in dem engen Geburtskanal erfahren, zu erblicken.

Viel schwieriger zu erklären sind die in der Gefäß- und besonders in der Netzhaut beobachteten Hämorrhagien.

KÖNIGSTEIN[3] glaubte, daß die Ursache dieser Befunde überhaupt nicht im Geburtsakt läge, sondern in der beim ersten Atemzug des Neugeborenen eintretenden „Zirkulationsänderung und Arterialisierung des Blutes" zu suchen sei.

---

[1] Es wäre von Wichtigkeit für die Aufklärung der Ursache dieser Blutungen, wenn gerade auf die Entscheidung dieser Frage bei ferneren Studien die Aufmerksamkeit besonders gerichtet würde. Siehe weiter unten die Differenzen, die zwischen den mit vorangehendem und den mit nachfolgendem Kopfe geborenen Kindern hinsichtlich der „Augenverletzungen im engeren Sinne des Wortes" bestehen.

[2] CRAMER a. a. O. Arch. f. Gynäk. Bd. LIX.

[3] KÖNIGSTEIN a. a. O.

Schleich[1] meint, daß der längere Zeit anhaltende starke Druck, wie er auch bei normalen Entbindungen und gewöhnlichen Kindslagen den Kopf des Kindes während seines Durchtrittes durch die Geburtswege trifft, im Gefäßgebiet des Kopfes eine behinderte Zirkulation und hochgradige Blutstauung bewirke, als deren Folge die Blutungen aus den zarten Gefäßen der Netzhaut auftreten.

Dieser Annahme gegenüber hat Naumoff[2] darauf hingewiesen, daß der Grund der Retinalblutungen nicht ausschließlich in einer solchen allgemeinen Blutstauung im Kopfe des Kindes bestehen könne; denn wenn diese allgemeine Blutstauung die einzige Veranlassung wäre, so müßten, wie Naumoff meint, die Blutungen ebenso oft in der Gefäßhaut und in der Conjunctiva wie in der Netzhaut gefunden werden. Da sie aber tatsächlich in der Netzhaut bei weitem am häufigsten vorkommen, so müsse es für die Netzhautblutungen noch eine spezielle Ursache geben.

Naumoff glaubt nun, die Häufigkeit der Retinahämorrhagien sei dadurch zu erklären, daß, außer der im ganzen Kopfe sich geltend machenden allgemeinen Blutstauung, noch eine besondere Stauung in den retinalen Venen eintritt. Diese Stauung soll dadurch bewirkt sein, daß infolge der Kompression, die der Schädel bei seinem Durchtritt durch die engen Geburtswege erfährt, eine Erhöhung des intrakraniellen Druckes stattfindet und dadurch die Cerebrospinalflüssigkeit in den Zwischenscheidenraum getrieben wird. Hierdurch werde dann eine Kompression der Vena centralis retinae und eine Blutstauung mit allen ihren Folgezuständen speziell in der Papille und Retina hervorgerufen.

Aber auch diese Theorie ist nicht ohne Widerspruch geblieben: v. Hippel[3] hat ihr gegenüber den Einwand erhoben, daß man, wenn Naumoffs Erklärung richtig wäre, in den Fällen, wo Blutungen vorhanden sind, einen weiten Zwischenscheidenraum finden müßte. Das sei aber in Wirklichkeit durchaus nicht der Fall.

Im Gegensatz zu Naumoff haben ferner Thomson und Buchanan[4] betont, daß Retinahämorrhagien auch bei vorzeitigen Geburten, wo von einem erheblichen äußeren Druck auf den Kopf gar nicht die Rede war, auftreten, und daß andererseits Netzhautblutungen in Fällen fehlen können, in denen die Augen sichtlich eine starke Kompression auszuhalten hatten und wo anderweitige auf den Druck

[1] Schleich a. a. O.
[2] Naumoff a. a. O.
[3] v. Hippel a. a. O.
[4] Thomson u. Buchanan a. a. O.

zurückzuführende Veränderungen sich tatsächlich zeigen. THOMSON und BUCHANAN selbst glauben, daß die in Rede stehenden Blutungen Folgeerscheinungen einer durch Störungen im Placentarkreislauf hervorgerufenen Blutdrucksteigerung sind. —

Was nun meine eigene Ansicht anbetrifft, so meine ich: Nach den soeben angeführten Einwendungen v. HIPPELS sowie THOMSONS und BUCHANANS kann es bisher jedenfalls noch nicht als bewiesen angesehen werden, daß einer Erhöhung des intrakraniellen Druckes während der Geburt im Sinne NAUMOFFS eine wesentliche Bedeutung für die Ätiologie der kleinen Netzhauthämorrhagien zukommt.

Anders verhält es sich mit der allgemeinen Blutstauung [SCHLEICH] im kindlichen Kopf, die ja zweifellos durch den hochgradigen Druck, dem der Kopf in dem engen Geburtskanal ausgesetzt ist, hervorgerufen werden kann. Daß diese allgemeine Blutstauung bei der Entstehung jener Hämorrhagien eine Rolle spielt, halte ich für jedenfalls sehr wahrscheinlich. Ich glaube aber mit THOMSON und BUCHANAN, daß neben dem äußeren Druck auch noch andere Momente hier in Betracht zu ziehen sind.

In dieser Beziehung möchte ich auf folgendes hinweisen:

Venöse Hyperämien in den verschiedensten Organen und Ekchymosen sind bekanntlich typische Sektionsbefunde nach dem Erstickungstode. Bei asphyktisch zugrunde gegangenen Neugeborenen sind solche Ekchymosen fast stets nachweisbar; sie finden sich nicht nur an ihren Prädilektionsstellen (unter der Pleura pulmonalis und costalis und unter dem Perikard [sogenannte BAYARDsche Ekchymosen[1]]), sondern auch an vielen anderen Stellen, so nach v. HOFMANN[2] auch an der Thymusdrüse, an der Schleimhaut der Respirationsorgane, an der Epiglottis usw., nach B. S. SCHULTZE[3] besonders auch unter dem Leberperitoneum und im Parenchym der Leber. RUNGE[4] beobachtete bei asphyktisch zugrunde gegangenen Neugeborenen „über fast alle Organe verbreitete Ekchymosen“. Was speziell die Netzhaut anbetrifft, so erwähnt v. HOFMANN,[2] daß LEGROUX und TAMMASIA Ekchymosen in der Netzhaut erstickter Tiere sahen und daß sich nach NOBILING bei erstickten Neugeborenen häufig Ekchymosen in der Retina finden.

---

[1] Vgl. OLSHAUSEN in OLSHAUSEN-VEITS Lehrb. d. Geburtsh. 1902. S. 707.

[2] v. HOFMANN, Lehrbuch d. gerichtl. Medizin. 9. Aufl. Bearb. v. KOLISKO. 1902. S. 522 ff.

[3] B. S. SCHULTZE, Zur Wiederbelebung tief scheintot geborener Kinder durch Schwingungen. Centralbl. f. Gynäk. 1893. Nr. 15.

[4] RUNGE, Anatom. Befunde b. Neugeborenen. Charité-Ann. VII. Jahrg. 1882.

Hiernach möchte ich die Vermutung aussprechen, daß ein mehr oder weniger großer Teil der im Auge der Neugeborenen beobachteten kleinen Blutextravasate mit diesen durch Asphyxie in anderen Organen hervorgerufenen Ekchymosen ätiologisch auf eine Stufe zu stellen ist.

Auf die allgemeine Frage, wodurch die Ekchymosen bei Asphyxie hervorgerufen werden, hier näher einzugehen, würde zu weit führen. Erwähnt sei nur kurz folgendes: Als Ursache der Erscheinung wird u. a. die Aspiration angeführt, die das Blut in dem Thoraxraum erfährt, wenn bei gewaltsamen Inspirationsversuchen in die Lungenalveolen keine Luft strömt und die Lungen daher dem von den Thoraxwandungen auf sie ausgeübten Zuge nicht folgen können (vgl. Olshausen[1]).

Die Hauptrolle aber spielt nach v. Hofmann[2] bei der Entstehung dieser Ekchymosen der auf der Höhe der Erstickung sich einstellende vasomotorische Krampf und die bedeutende Vermehrung des Seitendruckes, den dadurch die Gefäßwandungen auszuhalten haben.

Mit meiner Annahme, daß Asphyxie der Kinder bei der Entstehung der kleinen Blutextravasate im Auge von einer wesentlichen Bedeutung ist, steht es im Einklang, daß die Netzhautveränderungen sich, wie erwähnt, vorzugsweise nach langdauernden und schwierigen Entbindungen finden, also hauptsächlich nach solchen, bei denen auch das Auftreten einer mehr oder weniger hochgradigen Asphyxie des Kindes nichts Ungewöhnliches ist. Es kommt noch hinzu, daß gerade die in dieser Frage besonders wichtigen Untersuchungen Naumoffs ausschließlich an den Augen von Kindern angestellt wurden, die „entweder während des Geburtsaktes oder bald nach demselben verstarben". Ebenso betraf auch ein von Wintersteiner[3] untersuchter diesbezüglicher Fall ein asphyktisch zur Welt gekommenes Kind. —

Wir gehen nunmehr dazu über, die infolge des Geburtsaktes zustandekommenden gröberen Veränderungen der Augen, die Geburtstraumen im engeren Sinne des Wortes, zu besprechen: Nur auf diese Fälle bezieht sich, wie angegeben,[4] die obige tabellarische Übersicht.

Praun[5] hat diese Traumen eingeteilt in I. Brüche des Schädelknochens, insbesondere des Orbitaldaches; II. Verletzungen der die Augenhöhle begrenzenden Weichteile, einschließlich der Lider; III. Vor-

[1] Olshausen a. a. O.
[2] v. Hofmann a. a. O.
[3] Wintersteiner a. a. O.
[4] Siehe S. 295 Anm. 1.
[5] Praun a. a. O.

treibung und Abreißung des Augapfels; IV. Augenmuskellähmungen; V. Verletzungen des Augapfels. —

Bei einer Durchsicht größerer geburtshilflicher Statistiken könnte man zu der Ansicht kommen, daß derartige Augenverletzungen äußerst seltene Vorkommnisse seien.

Die „Charité-Annalen" enthalten die Berichte über 39317 Entbindungen, die in den Jahren 1874—1902 in der geburtshilflichen Klinik der Charité zur Beobachtung gelangten. Unter den Angaben über die Befunde an den diesen 39 317 Geburten entstammenden Früchten fand ich nur 6 Fälle von Augenverletzungen vermerkt. — Unter dem aus der geburtshilflichen Poliklinik der Charité von mir zusammengestellten, oben erwähnten Material von 581 Geburten waren, wie gesagt, nur die vier im vorstehenden ausführlich mitgeteilten Fälle von Augenverletzungen der Neugeborenen verzeichnet,[1] wobei zu bedenken ist, daß jene 581 Beobachtungen ausschließlich Entbindungen bei engem Becken, also nur pathologische Geburten und ihrer großen Mehrzahl nach operativ beendete Fälle betrafen.[2]

Was die augenärztlichen Statistiken anbetrifft, so betont Truc,[3] daß die geburtshilflichen Verletzungen des Auges und seiner Adnexe außerordentlich selten zu sein scheinen; denn de Wecker habe nur 3 Fälle unter 200000 Kranken und er selbst ebenfalls nur 3 Fälle unter mehr als 40000 Patienten gesehen. —

Demgegenüber habe ich in der vorstehenden Tabelle aus der Literatur[4] 112 Fälle von Augenverletzungen zusammenstellen können, eine Zahl, die hiernach wohl als eine überraschend große bezeichnet werden muß, um so mehr als die in der Literatur berichteten Fälle vorwiegend von Ophthalmologen und nur zum kleinen Teil seitens der Geburtshelfer mitgeteilt sind.

Diesen Umstand hebe ich hier deshalb hervor, weil ja doch von den Augenverletzungen der Neugeborenen zahlreiche Fälle, — so speziell diejenigen, die bei totgeborenen Kindern sich ereignen —, im allgemeinen überhaupt nicht zur Beobachtung der Ophthalmologen gelangen.

Hierzu kommt die Tatsache, daß einzelne Geburtshelfer, die bei schwierigen Entbindungen den Verletzungen des kindlichen

---

[1] Bei der Kraniotomie hervorgerufene Verletzungen sind auch hier wie in der Tabelle nicht mitberücksichtigt (siehe oben S. 295).

[2] Vgl. Bruno Wolff a. a. O.

[3] Truc a. a. O.

[4] Einschließlich der in der vorliegenden Arbeit neu mitgeteilten Fälle.

Schädels eine ganz besondere Aufmerksamkeit zugewandt haben, wie beispielsweise NAGEL,[1] auch Traumen des Auges in einer durchaus nicht geringen Anzahl von Fällen unter ihrem speziellen Material feststellten.

Ich glaube daher, daß die Augenverletzungen der Neugeborenen jedenfalls viel häufiger sind, als es den meisten Statistiken und den spärlichen Angaben in den Lehrbüchern nach den Anschein haben könnte. Wahrscheinlich hat BLOCH[2] durchaus Recht mit seiner Annahme, daß die Augenverletzungen, — wenn das Auge nach der Geburt nicht auffallende Erscheinungen, wie Blutunterlaufung, Eiterung usw. zeigt, — leicht übersehen werden. —

Was die einzelnen verschiedenen Traumen bezw. ihre Folgezustände anbetrifft, so fand ich, unter Berücksichtigung der oben erwähnten, von PRAUN gegebenen Einteilung,[3] unter den 112 Fällen meiner Tabelle:

I. Brüche der Orbita in 19 Fällen, (Orbitalabszeß in 2 Fällen).

II. Verletzungen der die Augenhöhle begrenzenden Weichteile, einschließlich der Lider in 41 Fällen.

III. a) Vollständige Hervorwälzung oder Herausreißung des Bulbus aus der Orbita in 19 Fällen, darunter 1 Fall (HOFMANN), in dem der abgerissene Bulbus während der Geburt in die Finger des Operateurs glitt, und 2 Fälle (MAYGRIER und ZANGAROL), in denen der Augapfel nach der Geburt in den Wäschestücken des Kindes gefunden wurde.
b) mehr oder weniger hochgradiger Exophthalmos (ohne vollständige Hervorwälzung) in 13 Fällen.

IV. Augenmuskellähmungen in 17 Fällen.

V. a) Abplattung bezw. Quetschung des Bulbus in 3 Fällen.
b) Hornhauttrübung (Hornhautriß) in 31 Fällen.
c) Blutung in die Augenkammern u. ähnl. in 15 Fällen.
d) Chorioidealriß in 1 Fall.
e) Netzhautblutung, Netzhautödem in 3 Fällen.
f) Atrophia nervi optici in 5 Fällen.
g) Infantiles Glaukom in 1 Fall.
h) Traumat. Katarakt in 1 Fall.
i) Eitrige Entzündung des Augapfels, Phthisis bulbi, Mikrophthalmos in 5 Fällen.

---

[1] NAGEL, siehe die Angaben in der vorstehenden Tabelle.
[2] BLOCH a. a. O.
[3] Siehe oben S. 340 u. 341.

Von großer Wichtigkeit ist die Frage nach der relativen Häufigkeit der Augenverletzungen bei den verschiedenen Entbindungsarten. In dieser Hinsicht zeigen sich außerordentlich große Unterschiede:

Aus der obigen Zusammenstellung der in der Literatur berichteten Beobachtungen ergibt sich nämlich zunächst das wichtige Resultat, daß Augenverletzungen fast niemals bei Kindern vorkommen, die mit nachfolgendem Kopfe geboren werden. Diese Tatsache ist bisher ganz unbeachtet geblieben. Lediglich in der Arbeit von TRUC[1] fand ich die Bemerkung: „les manoeuvres de la version semblent, pour les yeux, a peu près inoffensives“. Selbstverständlich kommen hier aber weniger die Folgen der Wendung, von der TRUC spricht, als die Folgen der Extraktion bezw. Entwickelung des nachfolgenden Kopfes für das Auge in Frage; denn daß bei der Wendung als solcher Augenverletzungen entstehen sollten, durfte man wohl a priori als nahezu ausgeschlossen ansehen.

Unter allen Fällen, die ich zusammenzustellen vermochte, findet sich nur ein einziger, in dem eine Wendung und Extraktion (Fall von DANYAU) ausgeführt worden war, und nur zwei, in denen das Kind in Steißlage geboren wurde (1 Fall von DITTRICH und 1 Fall von v. HOFMANN).

In allen anderen Beobachtungen — soweit Angaben über den Geburtsverlauf vorliegen — waren die Kinder mit vorangehendem Kopfe zur Welt gekommen.

Unter den Fällen dieser letzteren Gruppe sind — was besonders beachtenswert ist — einige, in denen die Entbindung spontan, in gewöhnlicher Schädellage erfolgte. Bei einigen anderen spontan verlaufenen Geburten handelte es sich um Gesichts- bezw. Stirnlage.

Die Anzahl der Beobachtungen, in denen das Kind spontan zur Welt kam, ist im ganzen aber auch nur eine sehr geringe.

Die Zangengeburten sind es, bei denen die Augenverletzungen ihrer bei weitem überwiegenden Mehrzahl nach entstanden sind (93 Fälle unter 108, in denen Angaben über den Geburtsverlauf vorliegen).

Unter den 93 Zangenentbindungen sind nur 5, in denen ausdrücklich bemerkt ist, daß es sich um ein normales Becken handelte; 49 mal fehlen Angaben in dieser Beziehung; in den 39

[1] TRUC a. a. O.

übrigen Fällen war das Becken verengt. Zweifellos spielt also das enge Becken bei der Entstehung dieser Traumen eine außerordentlich große Rolle.

Unter den 39 Fällen von engem Becken ließ sich 22 mal aus den Berichten über die besondere Art der Beckenverengung nichts entnehmen; in 8 Fällen handelte es sich, den Angaben nach, mit Sicherheit oder Wahrscheinlichkeit um allgemein verengte Becken, in 9 Fällen um platte Becken. Zieht man die relative Seltenheit des allgemein verengten Beckens hierbei in Betracht,[1] so scheint es, daß das allgemein verengte Becken in höherem Maße als das platte, bei Zangenentbindungen, zu Augenverletzungen disponiert.

Was den Stand des Kopfes bei Anlegung der Zange anbetrifft, so war in 27 Fällen eine hohe Zange ausgeführt worden; 61 mal ließ sich aus den Mitteilungen nicht entnehmen, wo der Kopf bei Beginn der Operation stand; 5 mal ist angegeben, daß der Kopf bereits ins Becken getreten war.

In der großen Mehrzahl der Fälle, in denen der Forceps angelegt wurde, hatte sich der Kopf in gewöhnlicher Schädellage eingestellt; in einzelnen Beobachtungen bestand eine Vorderhaupts-, Stirn- oder Gesichtslage.

Auf Grund des vorliegenden Materials muß man mithin zu dem Resultat gelangen, daß gelegentlich allerdings auch bei relativ einfachen Zangenentbindungen, wo der Kopf sich bereits in günstiger Stellung befindet, Augenverletzungen vorkommen können; in weitaus den meisten Fällen aber sind es doch nur die schwierigen Operationen bei noch hochstehendem Kopfe, insbesondere bei engem Becken, bei denen ein solches Trauma sich ereignet. —

Hiernach kommen wir zu der Frage, wie sich diese großen Unterschiede in der Häufigkeit der Augenverletzungen bei den verschiedenen Entbindungsarten erklären. Im Zusammenhang damit steht die Frage, welche Umstände im Geburtsverlauf die in Rede stehenden Traumen bewirken:

Zunächst ist zu erörtern, aus welchem Grunde Augenverletzungen sich fast ausschließlich bei Kindern, die mit vorangehendem Kopfe zur Welt kommen, finden: Der Grund für diese Tatsache ist, meiner Ansicht nach, in folgendem gegeben:

---

[1] Nach Ludwig und Savor (die Geburt bei engem Becken, Wien 1897) wurden unter 17129 Geburten 43·6% bei einfach plattem, 26·6% bei rachitisch plattem, 16·1% bei allgemein gleichmäßig verengtem und 10·6% bei allgemein verengt plattem Becken beobachtet.

Bei vorangehendem Kopfe kann je nach der verschiedenen Einstellung, je nach der verschiedenen Konfiguration des Kopfes, je nach dem Geburtsmechanismus bei den verschiedenen Beckenformen und je nach der verschiedenen Art, in der die etwa angelegte Zange den Kopf faßt, der Kopf des Kindes in den verschiedensten Durchmessern durch das Becken oder durch die Zangenlöffel komprimiert und damit in seinen verschiedensten Teilen erheblich gefährdet werden.

Bei der Geburt mit nachfolgendem Kopfe dagegen (sei es bei primärer Beckenendlage oder nach rechtzeitig ausgeführter Wendung), tritt der Kopf in seiner ursprünglichen Form — d. h. unkonfiguriert — in das Becken ein.

Der Geburtsmechanismus ist zwar, wie LITZMANN[1] gelehrt hat, beim nachfolgenden Kopfe — ebenso wie beim vorangehenden — von der Form des Beckens abhängig. Jedenfalls aber passiert der Kopf mit seinem fronto-occipitalen Durchmesser den queren oder schrägen Durchmesser des Beckeneinganges. Es muß also, wenn es sich um ein enges Becken handelt, der Druck des Promontoriums, das ja in dieser Beziehung hauptsächlich in Betracht kommt, den Kopf vorwiegend in seinen queren Durchmessern treffen.

Der Gefahr einer Impression oder Fraktur muß unter solchen Umständen das unkonfigurierte, breite Hinterhaupt erheblich, das viel schmälere Vorderhaupt dagegen nur verhältnismäßig wenig ausgesetzt sein.

Nach OLSHAUSEN[2] beträgt bei Beckenendlagen der Diam. bipariet. im Durchschnitt 9·15 cm, der Diam. bitemp. nur 7·61 cm.

Es ist demnach zu erwarten, daß bei in Beckenendlage beendeten Geburten Frakturen und Impressionen der Schädelknochen ihren Sitz oder ihr Zentrum vorwiegend am Scheitel- oder Hinterhauptsbein und nur ausnahmsweise am Stirnbein haben. Andererseits ist zu vermuten, daß bei den in Kopflage verlaufenden Geburten, insbesondere bei Zangengeburten, das Stirnbein eine solche Ausnahmestellung nicht, oder wenigstens nicht in dem gleichen Maße einnimmt.

Einen Beweis dafür, daß die Tatsachen mit diesen Erwartungen in Übereinstimmung stehen, fand ich, als ich zwei Statistiken über Geburtsverletzungen der Kinder miteinander verglich, von denen die

---

[1] LITZMANN, Über den Einfluß der einzelnen Formen des engen Beckens auf die Geburt. VOLKMANNS Samml. klin. Vorträge Nr. 74. Gynäk. Nr. 24.

[2] OLSHAUSEN, Über die nachträgliche Diagnose des Geburtsverlaufes usw. VOLKMANNS Samml. klin. Vorträge Nr. 8. Gynäk. Nr. 3. 1870.

eine CARL RUGE,[1] die andere LOMER[2] mitgeteilt hat. Die Arbeiten dieser beiden Autoren sind zu einem Vergleich aus dem Grunde ganz besonders geeignet, weil beide sich auf das Material ein- und derselben Anstalt (Berliner Universitäts-Frauenklinik) stützen:

RUGE hat über die Traumen berichtet, die sich bei der Sektion von mehr als 60 in Beckenendlage geborenen Kindern fanden. Er stellte bei diesen an Verletzungen der Schädelknochen fest:

Frakturen, Fissuren oder Impressionen des os parietale: 3,
Frakturen des os occipitale: 2,
(Epiphysentrennungen am os occipitale: 8), und Fissuren des os frontis nur 1.

In diesem einen Falle von Fissur des Stirnbeins handelte es sich nicht um ein normales Kind, sondern um einen Hydrocephalos.

Dagegen fand LOMER unter 27 Frakturen, die nach Zangengeburten bei den Kindern festgestellt wurden:

Frakturen des os parietale 5 mal,
Rupturen der Pfeilnaht 6 mal,
Rupturen der Lambdanaht 4 mal,
Absprengung der Squama ossis occipitalis 5 mal und
Frakturen des os frontis 10 mal, von denen 4 auf die Pars orbitalis fielen. —

Ich meine also, daß aus den angegebenen Gründen das Vorderhaupt in seiner Gesamtheit bei der Extraktion in Beckenendlage nur verhältnismäßig wenig gefährdet ist und daß eben deshalb auch speziell Verletzungen des Sehorganes bei nachfolgendem Kopfe sich nur so selten ereignen. Ganz besonders geschützt ist durch seine Lage in der Orbita natürlich der Augapfel selbst.

In der Tat habe ich in der Literatur überhaupt keinen einzigen Fall gefunden, in dem bei einem in Beckenendlage geborenen Kinde über eine Verletzung des Bulbus oculi berichtet ist. In den in der Tabelle angeführten drei Entbindungen mit nachfolgendem Kopfe handelte es sich vielmehr stets nur um Frakturen am Orbitaldach, von denen die eine (Fall DANYAU) allerdings mit Schwellung und Verfärbung der Augenlider verbunden war. —

Wenden wir uns nunmehr den Ursachen der Augenverletzungen

[1] CARL RUGE, Über die Verletzung des Kindes durch die Extraktion usw. Zeitschr. für Geburtsh. und Frauenkrankh. Bd. I. 1876.

[2] LOMER, Über Frakturen des kindlichen Schädels durch die Zange. Zeitschr. für Geburtsh. und Gynäk. Bd. X. 1884.

bei Geburten, die in Kopflage zu Ende gehen, und zwar zunächst den spontan verlaufenden Geburten zu:

Zunächst ist zu erwähnen, daß bei Gesichtslage schwere Verletzungen des Auges durch unzweckmäßige Untersuchung bezw. durch diagnostische Irrtümer hervorgerufen werden können. In 2 Fällen (Fall von Bock und Fall von De Wecker) soll der Geburtshelfer eine Gesichtslage für eine Steißlage gehalten und in der Annahme, es sei der After, das Auge aus der Augenhöhle herausgebohrt haben. —

Die Augenverletzungen, die sich bei spontan in Schädellage zur Welt gekommenen Kindern zeigten, sind ziemlich schwer zu erklären:

Sidler-Huguenin nimmt an, daß bei engem Becken die Schädelhöhle zusammengepreßt werden kann, so daß das Auge keinen Platz mehr in der Orbita findet.

Treten bei einer spontanen Geburt so schwere Verletzungen ein, wie in dem Falle von Hofmann,[1] in dem das fast vollständig abgerissene rechte Auge mitten auf der rechten Backe des Kindes saß, so müssen wohl immer ganz besondere Momente eine Rolle gespielt haben.

Hofmann glaubt, daß in seiner Beobachtung dies Ereignis durch ungewöhnlich kräftige Wehen hervorgerufen wurde, die den Kopf plötzlich, unter Eintritt der Verletzung, durch die enge Stelle preßten. In der Tat ist die Annahme, daß in einem solchen Falle eine abnorme Wehentätigkeit von ursächlicher Bedeutung sein kann, nicht von der Hand zu weisen. Beachtenswert scheint mir in dieser Hinsicht, daß, wie auch Lomer[2] betont, Hofmanns Patientin während des Kreißens Secale cornutum erhalten hatte. Veit[3] hat bekanntlich gezeigt, daß schwere Verletzungen des kindlichen Schädels, unter im übrigen normalen Verhältnissen, die Folge lediglich einer durch Secale cornutum veränderten Wehentätigkeit sein können.

Was das enge Becken als ätiologisches Moment anbetrifft, so ist vom theoretischen Standpunkte aus anzunehmen, daß unter den regelmäßig gestalteten engen Becken am ehesten das allgemein verengte die Veranlassung zu Augentraumen bei spontanen Geburten abgeben kann; denn wenn bei dieser Form des Beckens Druckstellen oder Impressionen am Kopfe vorkommen, so betreffen

---

[1] Siehe die Tabelle.

[2] Lomer a. a. O.

[3] Veit, Schädelfissur bei normalem Becken durch Darreichung von Secale cornutum. Zeitschr. für Geburtsh. und Gynäk. Bd. III. 1878.

sie nach OLSHAUSEN[1] meist das (hintere) Stirnbein, Bei unregelmäßig gestalteten Becken könnten Knochenvorsprünge und ähnliches Verletzungen bewirken.

Bei tiefstehendem Vorderhaupt kann, nach AHLFELD[2] der Bulbus, durch einen Eindruck, den der Schläfenteil der Orbita erfährt, hervorgetrieben werden.

Schließlich treten wahrscheinlich auch bei spontanen Geburten zuweilen aus irgendwelchen Gründen Hirnhämorrhagien auf und vermögen dann, wie SIDLER-HUGUENIN[3] meint, die Ursache speziell von Augenmuskellähmungen zu werden. —

Alle diese Faktoren, die bei spontanen Entbindungen gelegentlich einmal zu Augenverletzungen führen, spielen nur eine geringe Rolle gegenüber der Bedeutung, die der Zange für die Ätiologie dieser Traumen zukommt.

Es kann, wie ich glaube, kaum einem Zweifel unterliegen; daß in den Fällen, wo bei Zangenanlegung Augenverletzungen zustande kommen, es im allgemeinen auch wirklich die Zange selbst ist, die direkt oder indirekt das Trauma hervorruft. Nur ausnahmsweise, wie in dem schon erwähnten Falle von HOFMANN, wo bei ein- und derselben Frau, zunächst nach einer spontanen Entbindung und das folgende Mal während einer ganz leichten Zangenextraktion der Bulbus aus der Orbita herausgerissen wurde, muß man vermuten, daß der Forceps keinerlei ursächliche Bedeutung hatte. — Wäre es nicht die Zange selbst, der man im allgemeinen die Schuld an den Augenverletzungen beimessen muß, sondern wäre etwa häufig lediglich das enge Becken als solches die Veranlassung, so müßten viel öfter, als es, im Verhältnis zu den Zangenentbindungen, in der Tat der Fall ist, solche Verletzungen auch bei spontanen Geburten beim engen Becken beobachtet worden sein; denn auch bei erheblicher Beckenverengung kommen ja zahlreiche Kinder spontan zur Welt.[4]

Die Wirkung der Zange beim Zustandekommen von Augenverletzungen kann eine direkte und eine indirekte sein:

Ein direkter Druck der Zange auf das Auge mit seinen schädlichen Folgen für die Orbita, für die das Auge umgebenden

---

[1] OLSHAUSEN, Lehrbuch, S. 537.

[2] AHLFELD, Lehrb. d. Geburtsh. 1898. S. 401.

[3] SILBER-HUGUENIN a. a. O.

[4] Selbstverständlich trägt aber, wie oben schon erwähnt und unten noch näher erörtert, bei Zangenentbindungen ein enges Becken zum Zustandekommen der Augenverletzungen sehr erheblich mit bei.

Weichteile und für den Bulbus selbst ist besonders dann zu befürchten, wenn die Zange bei hochstehendem Kopfe angelegt wird. Bei dieser Stellung des Kopfes wird der Schädel meist ganz oder annähernd im fronto-occipitalen Durchmesser gefaßt und somit sehr leicht das Auge direkt unter den Zangenlöffel genommen.

Die Gefahr einer direkten seitlichen Krompression der Orbita mit der Zange bietet sich dar, wenn es sich um einen Forceps bei Vorderhauptslage handelt. Besonders Cramer[1] hat bei Mitteilung seines Falles[2] darauf aufmerksam gemacht, daß bei dieser Stellung des Kopfes, wenn die Zangenlöffel zu beiden Seiten des Schädels liegen, die Augenhöhle in einer ganz besonders typischen Weise gefährdet ist.

Cramer bemerkt: „Sutura squamosa, vordere Seitenfontanelle und die Naht zwischen Jochbein und Stirnbein bilden eine fortlaufende, nachgiebige Nahtlinie. Wenn nun der scharfe Rand der Zangenlöffel gerade in diese Linie zu liegen kommt, so entsteht eine tiefe Druckfurche." „Nun ist wohl zu verstehen, daß unter diesen Verhältnissen bei zu großer Gewalt der Schläfenteil des Arcus orbitalis einbrechen kann." „Selbstverständlich wird der Bulbus bei diesem Mechanismus von der Seite her sehr stark gequetscht."

Indirekt kann die Zange zu Augenverletzungen führen, erstens indem sie an benachbarten Schädelknochen Frakturen oder Impressionen hervorruft, die sich auf die Orbita fortsetzen und eventuell das Auge selbst in Mitleidenschaft ziehen, zweitens durch Erzeugung intrakranieller oder intraorbitaler Hämorrhagien und schließlich vermutlich auch durch eine bei der Schädelkompression stattfindende Vermehrung des intrakraniellen Druckes (Sidler-Huguenin).[3]

Ein indirekter Druck kommt ebenso wie ein direkter Druck auf das Auge hauptsächlich dann zustande, wenn der Kopf im fronto-occipitalen Durchmesser gefaßt wird, vor allem, wenn darauf die Drehung des Hinterhauptes nach vorn in der Zange bei der Extraktion ausbleibt.

Daß die Augenverletzungen bei Zangengeburten, wie oben erwähnt, ganz besonders häufig bei engem Becken vorkommen und somit das enge Becken die Gefahren der Zange für das Auge zweifellos erheblich steigert, ist ohne weiteres verständlich. Gerade bei engem Becken wird die Zange besonders oft bei hochstehendem Kopfe, in dem das Auge, wie betont, speziell gefährdenden fronto-occipitalen Durchmesser, angelegt. Gerade hier kommen, wie aus

---

[1] Cramer a. a. O. Centralbl. für Gynäk. 1899.

[2] Siehe die Tabelle.

[3] Sidler-Huguenin a. a. O.

der Lehre vom engen Becken bekannt ist und an dieser Stelle nicht näher begründet zu werden braucht, Schädelfrakturen sowohl wie andere Läsionen des Kopfes bei Anwendung der Zange überhaupt besonders leicht zustande, im speziellen daher auch diejenigen, bei denen das Sehorgan in Mitleidenschaft gezogen wird. —

Wir haben nun zu erörtern, inwieweit und auf welche Weise man die Augenverletzungen bei der Entbindung möglichst zu vermeiden vermag:

In technischer Beziehung kann man nicht gut von der Regel abgehen, bei im Beckeneingang stehenden Kopfe die Zange im fronto-occipitalen Durchmesser an den Schädel anzulegen, trotz der Gefahren, die sich gerade bei dieser Lage der Löffel für das Auge darbieten.

Jedenfalls aber empfiehlt es sich, in solchen Fällen die Zange stets unter Leitung der halben Hand zu applizieren, um die Lage der Löffel möglichst genau zu kontrollieren und, wenn es irgend angeht, zu vermeiden, daß die Zange direkt über das Auge gelegt wird.

Tritt der Kopf, im Forceps, in querer Stellung, ohne sich zu drehen, in das Becken hinein, so ist es ratsam, mit besonderer Rücksicht auf das Auge die Zange abzunehmen und sie alsdann schräg zu applizieren.

Handelt es sich um einen tiefen Querstand, so ist sowohl aus anderen Gründen wie speziell, um den Druck auf das Auge zu vermeiden, die Anlegung des Instruments im schrägen Durchmesser zweckmäßig.

Allgemeine Grundsätze über die Leitung der Geburten können hier natürlich nicht erörtert werden; denn solche Grundsätze sind nicht aus der einen einzelnen Tatsache herzuleiten, daß Augenverletzungen bei diesen oder jenen Entbindungen mehr oder weniger häufig zustande kommen. Allgemeine therapeutische Grundsätze können sich vielmehr selbstverständlich nur auf die Betrachtung möglichst aller bei der Geburtsleitung zu berücksichtigenden Faktoren gründen.

Ich glaube indessen darauf hinweisen zu dürfen, daß die Geburtstraumen des Auges als ein einzelner Faktor, in Zukunft jedenfalls eine viel größere spezielle Beachtung in der Geburtshilfe verdienen, als sie sie bisher gefunden haben. Die Tatsache, daß diese Traumen fast ausschließlich nur bei Geburten vorkommen, die in Kopflage verlaufen, bei diesen Entbindungen aber durchaus nicht so selten sind, wie es den Anschein hatte, kann beispielsweise für die Lehre vom engen Becken gewiß nicht als unwesentlich angesehen werden.

Auch möchte ich nicht unerwähnt lassen, daß sich zweifellos aus dem hier zusammengestellten Material an Augenverletzungen aufs neue die Mahnung ergibt, eine Zange bei engem Becken und gar bei hochstehendem Kopfe und engem Becken niemals anders als auf strikte Indikation[1] hin anzulegen.

Wenn Olshausen[2] sagt: „Die Zange paßt für das enge Becken im allgemeinen wie die Faust aufs Auge", so zeigt die obige Kasuistik, daß man diesen Ausspruch sogar wörtlich nehmen kann. —

Wir haben uns schließlich noch zu fragen, inwieweit etwa dem Arzte, dem bei einer Entbindung eine Augenverletzung des Kindes begegnet, eine Schuld an diesem Ereignis beizumessen ist:

Von den Fällen, in denen bei Gesichtslage durch fehlerhafte Untersuchung Traumen schlimmster Art zustande kamen, sehe ich hier ab.

Von Wichtigkeit ist besonders die Beurteilung der Augenverletzungen, die bei Zangenoperationen eintreten.

In dieser Hinsicht ist zunächst von Bedeutung, daß, wie wir gesehen haben, Augenverletzungen von schwerster Bedeutung zuweilen auch bei vollkommen spontan verlaufenen Entbindungen sich ereignen.

Von Wichtigkeit für die Beurteilung ist ferner, daß wir ein sicheres Mittel, bei Zangenoperationen Augenverletzungen ganz zu vermeiden, nicht besitzen. Dementsprechend können solche Traumen auch dem Geübtesten begegnen. Ein klassisches Beispiel wird in dieser Hinsicht wohl immer ein von Lomer[3] berichteter Fall bleiben, bei dessen Mitteilung Lomer besonders hervorhob, daß es sich „in diesem Falle nicht etwa um die Folge einer ungeschickten Anlegung der Zange" handelte; „denn Herr Geheimrat Schröder hat sie selber appliziert."

Hieraus ergibt sich, daß weder aus der Tatsache an sich, daß eine Augenverletzung bei einer Entbindung zustande kam, noch aus der Art oder der Schwere dieses Traumas an sich ohne weiteres auf eine fehlerhafte Handlungsweise des Geburtshelfers zu schließen ist.

In jedem Falle muß sich vielmehr die Frage in erster Linie darum drehen, ob die Umstände des besonderen Falles die Vornahme des Eingriffes, die Anlegung der Zange unter den gegebenen Bedingungen, rechtfertigten oder nicht.

Vorwiegend oder lediglich auf Grund dieser letzteren Frage-

[1] Vgl. Bruno Wolff, Archiv für Gynäk. Bd. 69. S. 265 ff.

[2] Olshausen, Lehrbuch S. 530.

[3] Lomer a. a. O.

stellung würden, wie ich glaube, die Geburtstraumen des Auges in forensischer Beziehung zu beurteilen sein. —

Zum Schlusse möchte ich noch folgendes bemerken:

Unsere Kenntnis von den schädlichen Einwirkungen, die der spontane Geburtsverlauf und die die verschiedenen geburtshilflichen Operationen auf das Kind ausüben können, beschränkt sich heutzutage noch fast ganz auf die Bekanntschaft mit denjenigen pathologischen Zuständen, welche unmittelbar im Anschluß an die Geburt oder in der allerersten Zeit nach derselben in die Erscheinung treten. Es ist jedoch zweifellos anzunehmen, daß ebenso wie hinsichtlich des Sehorganes so auch in anderer — insbesondere in nervöser Beziehung — das Kind bei bestimmten Entbindungsarten mit besonderer Häufigkeit auch solchen Schädigungen ausgesetzt ist, die erst in der späteren Zeit des Lebens deutlich erkennbar werden. Ich verweise in dieser Beziehung besonders auf die oben erwähnte Arbeit FINKELSTEINS[1] und auf die Angaben, die KNAPP[2] über erst im späteren Kindesalter auftretende Folgen der Asphyxie scheintot geborener Kinder in seinem kürzlich erschienenen interessanten Buche macht. Unzweifelhaft wäre die genaue Kenntnis dieser späteren Folgen der Geburtstraumen und vor allem die Kenntnis davon, nach welchen Entbindungen sie vorwiegend zu befürchten sind, für die Geburtshilfe von größter Wichtigkeit. Es ist beispielsweise nicht ausgeschlossen, daß man, bei einer weiteren Verbesserung der Prognose des Kaiserschnittes oder der Symphyseotomie, für die Indikationsstellung zu diesen Operationen nicht nur die unmittelbare Lebensgefahr, die bestimmte Formen und Grade des engen Beckens für das Kind darbieten, in Betracht ziehen wird, sondern auch diejenigen Gefahren, die die Geburt durch die verengten natürlichen Geburtswege für das fernere Schicksal der lebendgeborenen Kinder mit sich bringen kann.

Wir haben hier also noch ein weites Gebiet der Forschung vor uns, ein Gebiet, das zweifellos ein großes theoretisches und praktisches Interesse verdient, und dessen Aufklärung nur durch die gemeinsame Arbeit der Geburtshelfer und der anderen Kliniker möglich sein wird. Zur Aufhellung eines einzelnen Kapitels dieses großen Forschungsgebietes liefere die vorliegende Arbeit einen kleinen Beitrag.

---

[1] FINKELSTEIN a. a. O.

[2] KNAPP, Der Scheintod der Neugeborenen. II. Klinischer Teil. Wien u. Leipzig 1904. S. 76 ff.

Lightning Source UK Ltd.
Milton Keynes UK
UKHW020440091218
333599UK00008B/623/P